DALLAS & MELISSA HARTWIG

ALLES BEGINNT MIT DEM ESSEN

ALLES BEGINNT MIT DEM ESSEN

DALLAS UND MELISSA HARTWIG

riva

Bibliografische Information der Deutschen Nationalbibliothek:
Die Deutsche Nationalbibliothek verzeichnet diese Publikation in der Deutschen National-
bibliografie; detaillierte bibliografische Daten sind im Internet über http://d-nb.de abrufbar.

Für Fragen und Anregungen:
info@rivaverlag.de

1. Auflage 2015
© 2015 by riva Verlag, ein Imprint der Münchner Verlagsgruppe GmbH
Nymphenburger Straße 86
D-80636 München
Tel.: 089 651285-0
Fax: 089 652096

Copyright © 2012 Dallas Hartwig and Melissa Hartwig. All rights reserved.
Die Originalausgabe erschien 2012 bei Victory Belt Publishing Inc., unter dem Titel *It Starts with Food*.

Alle Rechte, insbesondere das Recht der Vervielfältigung und Verbreitung sowie der Übersetzung, vorbehalten. Kein Teil des Werkes darf in irgendeiner Form (durch Fotokopie, Mikrofilm oder ein anderes
Verfahren) ohne schriftliche Genehmigung des Verlages reproduziert oder unter Verwendung elektro-
nischer Systeme gespeichert, verarbeitet, vervielfältigt oder verbreitet werden.

Whole30® is a registered trademark of Whole9 Life LLC.

Übersetzung: Dr. Iris Gläser
Redaktion: Matthias Michel
Umschlaggestaltung, Innengestaltung und Umschlagabbildung: wurde dem Original nachgebaut,
Kathleen Shannon und Kristin Tate von Braid Creative & Consulting
Illustrationen: Greg White
Autorenfoto: R. Sean Galloway
Meal Map: Melissa Joulwan
Food-Fotografien: Dave Humphreys
Satz: Carsten Klein
Druck: CPI books GmbH, Leck
Printed in Germany

ISBN Print: 978-3-86883-664-6
ISBN E-Book (PDF): 978-3-86413-819-5
ISBN E-Book (EPUB, Mobi) 978-3-86413-820-1

Weitere Informationen zum Verlag finden Sie unter
www.rivaverlag.de
Beachten Sie auch unsere weiteren Verlage unter
www.muenchner-verlagsgruppe.de

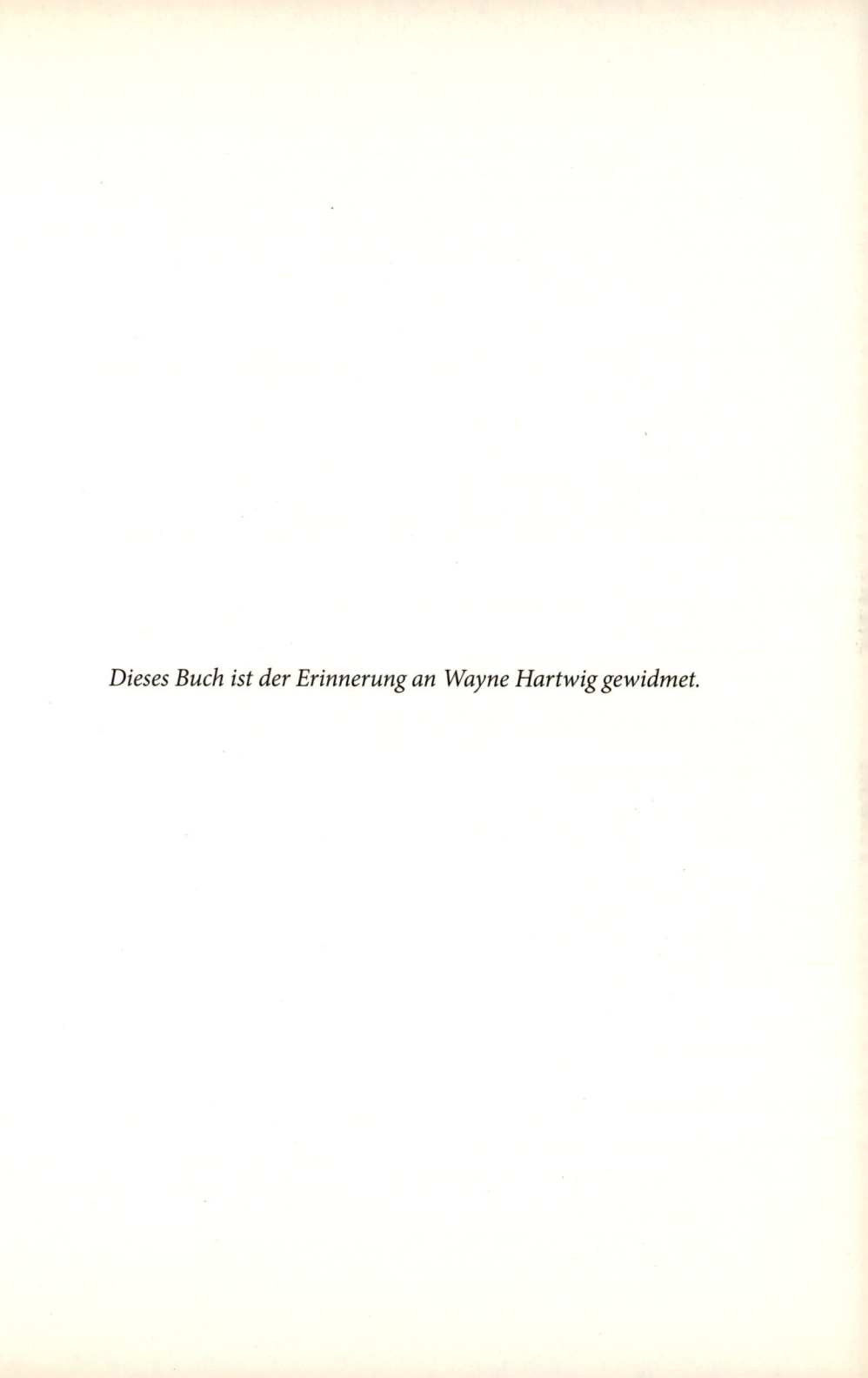

Dieses Buch ist der Erinnerung an Wayne Hartwig gewidmet.

INHALT

Anmerkung der Autoren 9
Vorwort. 11
Einführung. 13

TEIL 1: ALLES BEGINNT MIT DEM ESSEN **15**
Kapitel 1: Ihr Essen sollte Sie gesund machen. 16
Kapitel 2: Rahmenbedingungen unserer Ernährung. 23

TEIL 2: KRITERIEN FÜR GESUNDES ESSEN **29**
Kapitel 3: Was essen wir eigentlich? 30
Kapitel 4: Wie das Gehirn auf unser Essen reagiert 34
Kapitel 5: Hormone gut, alles gut 48
Kapitel 6: Rund um den Darm 75
Kapitel 7: Entzündungen: Niemand ist geschützt. 86

TEIL 3: WENIGER GUT FÜR DIE GESUNDHEIT. **101**
Kapitel 8: Zucker, Süßungsmittel und Alkohol. 102
Kapitel 9: Samenöle. 113
Kapitel 10: Getreide und Hülsenfrüchte 119
Kapitel 11: Milch 141
Kapitel 12: Wie sich alles aufsummiert 155

TEIL 4: BESSER FÜR DIE GESUNDHEIT **159**
Kapitel 13: Fleisch, Fisch, Meeresfrüchte und Eier. 160
Kapitel 14: Gemüse und Früchte. 174
Kapitel 15: Die richtigen Fette 186

TEIL 5: LASSEN SIE UNS ESSEN **205**
Kapitel 16: Mahlzeiten planen leicht gemacht. 206

TEIL 6: DAS WHOLE30®-PROGRAMM **229**
Kapitel 17: Einführung in das Whole30-Programm 230
Kapitel 18: Whole30: Ausschlussprozess 237
Kapitel 19: Whole30: Wiedereinführung. 250

TEIL 7: EINMAL WHOLE30 – IMMER WHOLE30 .... **255**
Kapitel 20: Strategien für langfristigen Erfolg 256
Kapitel 21: Feintuning für besondere Bevölkerungsgruppen 270
Kapitel 22: Ergänzen Sie Ihre gesunde Ernährung 288
Gedanken zum Abschluss 299

ANHANG **301**
Anhang A: Mahlzeitenübersicht 302
Anhang B: Alles beginnt mit den richtigen Quellen 330
Dank 337
Über die Autoren 339
Quellen 341
Stichwortverzeichnis 363

ANMERKUNG DER AUTOREN

Wir bringen es gleich auf den Punkt: Die Neufassung von *Alles beginnt mit dem Essen* stimmt zu 95 Prozent mit der Erstauflage (nur auf Englisch erschienen: *It Starts With Food*) überein. Das Buch sieht zwar anders aus, doch bis auf zwei Veränderungen in den Programmrichtlinien von Whole30, eine Modifikation unseres Wiedereinführungsschemas und kleineren Optimierungen unserer Nahrungsergänzungsempfehlungen ist es immer noch dasselbe Buch. Wir bringen Sie gleich hier auf den neuesten Stand der Whole30-Regeln:

Kartoffeln sind mittlerweile erlaubt – aber keine Pommes frites oder Kartoffelchips. Ebenfalls in Ordnung ist Salz jeglicher Art. (Wahrscheinlich würzen Sie sowieso mit Tafelsalz, von daher ist das keine große Neuerung.)

Aber warum nun diese Veränderungen, fünf Jahre nachdem wir das Whole30-Programm ins Leben gerufen haben? Ganz einfach: Wir arbeiten kontinuierlich daran, Whole30 noch gesünder, noch einfacher umsetzbar und in seinen Rahmenbedingungen noch schlüssiger zu machen.

So sind Kartoffeln jeglicher Art handfeste, nahrhafte Lebensmittel. (Es ist ein Mythos, dass sämtliche hellen Lebensmittel ernährungstechnisch wertlos sind.) Dass wir sie zunächst von unserem Ernährungsplan gestrichen hatten, war ein willkürlicher Akt, was wir in den Whole30-Regeln auch offen dargelegt haben. Wir haben sie nicht wegen ihrer fehlenden Vitamine oder ihrer mitunter negativen Wirkungen auf den Verdauungstrakt eliminiert, sondern weil man sie meist in Form von Pommes frites oder Kartoffelchips isst – und das wollten wir aus unserem Programm möglichst heraushalten.

Doch dann dachten wir uns: »Warum weisen wir nicht einfach darauf hin, dass Fritten und Chips nicht im Sinn von Whole30 sind?«

In den neuen Programmrichtlinien haben wir genau das getan. Wenn Sie Kartoffelpüree, Ofenkartoffeln oder Bratkartoffeln in Whole30 integrieren wollen, nur zu! Das macht vor allem dann Sinn, wenn Sie sehr aktiv sind und zusätzliche Kohlenhydrate in Ihren täglichen Speiseplan integrieren möchten. Aber glauben Sie ja nicht, dass wir Ihre Fritten oder Kartoffelchips in unserem Programm als Gemüse gelten lassen (und im Übrigen auch als nichts anderes!).

Doch eine Einschränkung gibt es: Kartoffeln sind einzigartig, da sie eine sehr hohe Nährstoffdichte besitzen. Falls Sie unter Übergewicht leiden, insulinresistent sind oder andere Probleme mit dem Stoffwechsel haben und sich nicht viel bewegen, brauchen Sie beim Essen kaum zusätzliche Kalorien aufzunehmen. Trifft dies auf Sie zu, sollten Sie Kartoffeln – wenn überhaupt – nur in kleinen Mengen in Ihren Whole30-Speiseplan integrieren. Außerdem: Wer jeden Abend Kartoffelbrei isst, verpasst eine riesige Palette bunter, nährstoffreicher Gemüse, die es zu erforschen gilt. Brechen Sie mit der Gewohnheit, Kartoffeln auf den Tisch zu bringen, und entdecken Sie eine neue Leidenschaft für Rosenkohl, Spargel oder Grünkohl!

Jegliches Salz ist in Ordnung. Wenn Sie Ihr Essen salzen, ist das schon gut, denn schließlich verzichten Sie ja auf all die mit viel Salz angereicherten verarbeiteten Lebensmittel, die Sie bisher gegessen haben. Mischen Sie einfach Meersalz und jodiertes Speisesalz – das ist okay.

Und das ist auch schon alles – wenn Sie bereits ein Exemplar von *It Starts With Food* haben, behalten Sie einfach diese paar Änderungen im Hinterkopf und machen Sie so weiter wie bisher. Falls Sie neu bei uns sind – herzlich willkommen! Es ist schön, dass Sie mitmachen, und wir freuen uns darauf, unser Programm mit Ihnen gemeinsam im täglichen Leben umzusetzen.

Danke fürs Lesen. Und nun: Blättern Sie um und fangen Sie an, Ihr Leben zu verändern.

Dallas und Melissa Hartwig

VORWORT

von Luc Readinger, Arzt für Allgemeinmedizin

Zum ersten Mal hörte ich von Dallas und Melissa Hartwig (und der Whole9-Community), als die beiden in Robb Wolfs *Paleo-Solution*-Podcast interviewt wurden. Gleich im Anschluss besuchte ich die Whole9-Webseite und entdeckte ein Juwel namens Whole30 – das von Dallas und Melissa entwickelte 30-Tage-Ernährungsprogramm. Whole30 ist ebenso ein Ernährungsratgeber wie eine liebevoll-strenge Anleitung zur Änderung des eigenen Verhaltens und ich konnte mich davon überzeugen, wie es das Leben und die Gesundheit vieler Menschen positiv beeinflusst hat.

Ich arbeitete damals in einer Kleinstadt in einer Hausarztpraxis, die sich an der Integrativen Medizin orientierte. Vom ersten Tag an war mir klar, dass meine Patienten von veränderten Essensgewohnheiten profitieren würden. Häufig war eine komplette Ernährungsumstellung angezeigt. Aus persönlicher und medizinischer Sicht wusste ich, wie gut vielen von ihnen das gesunde Ernährungskonzept von Dallas und Melissa tun würde.

Es gibt zu diesem Thema einige gute Bücher, von denen ich mehrere empfehlen kann. Aber es kommt wirklich darauf an, es für die Teilnehmer so einfach wie möglich zu machen. Ich wusste, dass der Ernährungsfahrplan, den ich vorschlug, vermutlich wenig ansprechend, erschreckend und kaum durchführbar erscheinen würde und nur die Motiviertesten tatsächlich ein Buch kaufen würden. Um den Patienten, die etwas für ihre Gesundheit tun mussten, die notwendigen Veränderungen in ihrem Lebensstil zu erleichtern, druckte ich das Whole30-Programm über die Webseite aus und drückte es ihnen in die Hand. Sie verließen die Praxis mit vier Blättern, auf denen alles stand, was sie wissen mussten. Gleichzeitig waren sie durch die Aufforderung von Whole30, gleich *hier und heute* zu beginnen, hoch motiviert.

Zuerst hatte ich nicht viel Hoffnung. Die Veränderungen, die ich den Menschen ans Herz legte, würden ihnen wahrscheinlich drastisch und in einigen Fällen sogar fast unmöglich vorkommen. Zu meiner Überraschung kamen meine Patienten weiterhin in meine Praxis und fühlten sich besser – oftmals viel besser. Sie hatten durchgehalten und ernteten jetzt die Früchte ihrer tief greifenden Ernährungsumstellung.

Fast alle hatten abgenommen und berichteten von gesteigerter Energie und besserer Stimmung. Es gab Patienten, die nach nur 30 Programmtagen ihre Blutdruckmedikamente absetzen konnten. Bei einem Diabetiker sank der HbA1c-Wert (der Hämoglobinwert, der über die durchschnittlichen Blutzuckerwerte der letzten bis zu drei Monate Auskunft gibt, auch als Langzeit-Blutzucker bezeichnet) innerhalb von drei Monaten um 3 Prozentpunkte, eine Verbesserung, die durch oral verabreichte Medikamente allein bislang noch nie erzielt worden war. Im Fall eines anderen Diabetikers sank der Insulinbedarf um 80 Prozent. Asthmaerkrankungen verbesserten sich, Hautausschläge verschwanden, chronische Infektionskrankheiten klangen ab, chronische Schmerzen verringerten sich, Gesundheit und Wohlbefinden verbesserten sich.

Eines Tages richtete mir meine Sekretärin aus, dass Melissa Hartwig angerufen hätte. »Oh nein«, dachte ich, »sie hat herausgefunden, dass ich das Whole30-Programm von ihrer Webseite kopiert und es an meine Patienten verteilt habe. Wahrscheinlich ist schon eine Abmahnung in Vorbereitung.« Ein Patient, der den enormen Nutzen des Programms am eigenen Leib erfahren hatte, hatte sich an Melissa gewandt und ihr meine Kontaktdaten gegeben. Zu meiner Erleichterung waren die Hartwigs begeistert, dass ich ihr Programm in meiner Arztpraxis umsetzen konnte, und berichteten mir von Kollegen aus dem Gesundheitsbereich, die damit ähnlich positive Erfahrungen gemacht hatten.

Das, was wir essen, hat nicht nur entscheidenden Einfluss auf unser Wohlbefinden, sondern legt den *Grundstein* für unsere Gesundheit – eine Tatsache, die in der konventionellen Medizin heute häufig vernachlässigt wird. Von allen medizinischen Waffen in meinem Arsenal ist Whole30 die mit Abstand wirkungsvollste und bei einer ganzen Reihe von Krankheiten anwendbar. Das Programm ist ein sehr effektives Gegenmittel für die chronischen Krankheiten unserer Zeit und kann sowohl zur Prävention als auch zur Behandlung eingesetzt werden.

Dieses Buch wird Sie mit dem Whole30-Programm und weiter mit der praktischen Umsetzung der gesunden Ernährungsempfehlungen der Hartwigs vertraut machen. Es zeigt einen nachhaltigen Weg auf, durch richtiges Essen lebenslang zu Gesundheit, Wohlbefinden und körperlicher Leistungsfähigkeit zu finden. Ich hoffe, dass Ihnen der Ratgeber, den Sie gerade in der Hand halten, zu einem Leben mit bestmöglicher Gesundheit und Vitalität verhilft – so, wie es bei meinen Patienten der Fall war.

EINFÜHRUNG

»Wir essen unbehandelte, organische Lebensmittel – frische, natürliche Produkte wie Fleisch, Gemüse und Obst. Wir bevorzugen nahrhafte Lebensmittel mit reichlich natürlich darin vorkommenden Vitaminen und Mineralstoffen gegenüber Produkten, die zwar mehr Kalorien, dafür aber einen geringeren Ernährungswert haben. Wichtig ist die Qualität der Lebensmittel – wir achten darauf, woher unser Fleisch und Fisch, die Meeresfrüchte und die Eier kommen, und kaufen so oft wie möglich regionale Bioware.

Unser Programm ist keine ›Diät‹ im herkömmlichen Sinne – wir essen so viel, wie nötig ist, um Leistungsfähigkeit, Energie und ein gesundes Körpergewicht zu erhalten. Da wir eine ausgewogene Ernährung im Blick haben, essen wir sowohl pflanzliche als auch tierische Kost. Obst und Gemüse versorgen uns mit allen notwendigen Kohlenhydraten; eine weitere ausgezeichnete Energiequelle stellen gesunde Fette dar, wozu beispielsweise Avocados, Kokosnüsse und Olivenöl zählen.

Diese Art der Ernährung trägt zu einem gesunden Stoffwechsel bei und hält das Immunsystem im Gleichgewicht. Sie ist gut für unsere Körperzusammensetzung, unsere Energie, unseren Schlaf, unsere Stimmung, Konzentrationsfähigkeit und Lebensqualität. Sie hilft dabei, den Heißhunger auf Zucker loszuwerden, und stellt wieder eine gesunde Beziehung zum Essen her. Gleichzeitig wird dadurch unser Risiko für Zivilisationskrankheiten wie Diabetes, Herz-Kreislauf-Erkrankungen, Schlaganfälle oder Autoimmunerkrankungen minimiert.«

Dallas und Melissa Hartwig, »Nutrition in 60 Seconds«

Wenn Sie dieses Buch für sich selbst gekauft haben, herzlichen Glückwunsch! Offensichtlich liegt Ihnen Ihre Gesundheit am Herzen und Sie sind bereit, alles Notwendige zu tun, um noch gesünder zu werden. Veränderungen in Angriff zu nehmen, ist nie einfach, aber wir zeigen Ihnen hier einen gangbaren Weg zu einem neuen, gesunden Verhältnis zum Essen und zu nachhaltigen, befriedigenden Ernährungsgewohnheiten.

Bleiben Sie offen und seien Sie stolz darauf, dass Sie den ersten – und wichtigsten – Schritt getan haben, um Ihr Leben zu verändern.

Haben Sie dieses Buch geschenkt bekommen, möchte man Ihnen Gutes tun. Jemandem liegen Sie und Ihre Gesundheit so sehr am Herzen, dass er Ihnen

Veränderungen erleichtern und Sie auf dem Weg dorthin begleiten möchte. Wir sind davon überzeugt, dass Ihnen unser Ansatz vernünftig, überschaubar und (ganz wichtig) persönlich sofort durchführbar erscheinen wird, unabhängig von Ihrem Alter, Ihrer gesundheitlichen Situation und Ihren Gewohnheiten. Nutzen Sie dieses Buch als Wegweiser zu dauerhaften Veränderungen in Sachen Ernährung und Lebensstil und sehen Sie es als Initialzündung auf Ihrem Weg zu optimaler Gesundheit. Sie werden es schaffen. Derjenige, der Ihnen das Buch geschenkt hat, glaubt an unsere Methoden – aber was viel wichtiger ist, er oder sie glaubt an *Sie.*

Und wenn Sie irgendwann daran zu zweifeln beginnen, ob Sie diese Veränderungen in Ihrem Leben auch wirklich hinbekommen, möchten wir Sie an etwas sehr Wichtiges erinnern:

Sie haben schon damit angefangen.

Denn was auch immer Sie anstreben – Verbesserungen Ihrer Energie, Stimmung, Konzentration, Schlaf, sportlicher Leistungsfähigkeit, Gesundheitszustand, Körperbau oder Lebensqualität …

… alles beginnt mit dem Essen.

Ihre Weggefährten in Sachen Gesundheit
Dallas und Melissa Hartwig

ALLES BEGINNT
MIT DEM ESSEN

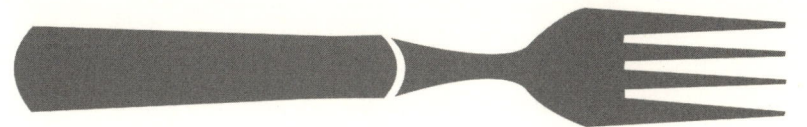

KAPITEL 1:
IHR ESSEN SOLLTE SIE GESUND MACHEN

»Ich habe mich über das Whole30-Programm informiert und entschieden mitzumachen. Ich leide an Typ-2-Diabetes, und nachdem ich von den Nebenwirkungen meiner Medikamente erfahren hatte, beschloss ich, diese abzusetzen. Schon am fünften Tag des Programms waren meine Blutzuckerwerte im Normalbereich! Ich kann kaum glauben, wie schnell der Blutzuckerspiegel nur durch Veränderungen in der Ernährung gesunken ist. Ich durchlief das ganze Whole30-Programm und verlor gute fünf Pfund – aber noch wichtiger war, dass ich mich gesünder fühlte, meine Hosen eine Nummer kleiner kaufen konnte, mein HbA1c-Wert um 1,5 Prozentpunkte gesunken war und ich meinen Blutzuckerspiegel im Griff hatte! Seither lebe ich ohne Diabetes-Medikamente und mein Arzt ist sehr zufrieden mit mir.«

Maricel B., Sugar Land, Texas

Wir haben eine Theorie über Ernährung, die den gesamten Rest dieses Buches prägt.

Ihr Essen *verbessert* entweder Ihre Gesundheit oder es *verschlechtert* sie. Sie haben die Wahl.

Es gibt keine neutralen Lebensmittel: Alles, was wir zu uns nehmen, macht uns entweder *gesünder* oder *weniger gesund*.

Dann ist es doch ganz einfach, oder? Sie brauchen nur solche Lebensmittel zu essen, die Sie gesünder machen.

Nun, ja und nein.

Unser Wissen darüber, was gesund ist und was nicht, gibt bei der Auswahl unserer Nahrung nicht den alleinigen Ausschlag. Wäre das anders, könnten wir Ihnen einfach eine Kopie unserer Einkaufsliste schicken (dann wäre dieses Buch das kürzeste aller Zeiten). Nein, die Art und Weise, wie wir unsere Nahrung auswählen, vollzieht sich auf viel komplizierteren und verschlungeneren Wegen.

Essen ist eine sehr emotionale Angelegenheit, die weit über unsere bewusste Wahrnehmung hinausgeht.

Was wir essen, beeinflusst uns schleichend auf eine subtile Art und Weise, die wir niemals mit unserer Ernährung in Verbindung bringen würden.

Und in jedem Fall ist das Lebensmittelangebot unserer modernen Welt ungeheuer verwirrend.

Aus diesem Grund ist die Wahl der richtigen Produkte gar nicht so einfach.

Aber wir machen sie einfach.

Wir teilen unsere Erkenntnisse über Lebensmittel mit Ihnen. Wir geben unsere persönlichen Erfahrungen weiter. Wir berichten über Menschen, die ihr Leben geändert haben, indem sie ihre Essgewohnheiten veränderten. Und wir beleuchten den Hintergrund – die Studien, Experimente und Schlussfolgerungen, auf denen alle unsere Empfehlungen basieren.

Außerdem fordern wir Sie auf, sich selbst von unserem Programm zu überzeugen!

Wir zeigen Ihnen, wie Sie im Selbstversuch ein für alle Mal herausfinden können, ob die Lebensmittel, die Sie essen, Sie gesünder oder weniger gesund machen. Und das ist wertvoller als *jede* wissenschaftliche Meldung, die Sie irgendwo lesen – denn bislang gab es kein einziges wissenschaftliches Experiment dieser Art, in dem es um *Sie* ging.[1]

Bis jetzt.

Wenn Sie das Whole30-Programm durchlaufen, erleben Sie *hautnah* die Auswirkungen gesunder und weniger gesunder Nahrung. Danach wissen Sie ganz genau, welche Lebensmittel Ihre Lebensqualität verbessern und welche Ihrer Gesundheit weniger guttun. In nur 30 Tagen erwerben Sie ein unglaublich kostbares Wissen. Und warum ist dieses Wissen so wertvoll?

Weil es Ihr Leben verändern wird.

Nach der Umsetzung unseres Programms müssen Sie sich nicht mehr fragen, ob die Nahrungsmittel, die Sie zu sich nehmen, gesund *für Sie* sind. Sie sind nun in der Lage, lebenslang richtige und fundierte Entscheidungen über Ihr Essen zu treffen. Und Sie wissen, wie Sie Leckereien, Süßigkeiten und andere »weniger gesunde« Nahrungsmittel in Ihren Speiseplan integrieren und dennoch konsequent in Richtung besserer Gesundheit, Fitness und Lebensqualität vorankommen können.

Das klingt verblüffend, nicht wahr? Doch wir nehmen das Versprechen, Ihr Leben zu ändern, nicht auf die leichte Schulter.

Und wenn Sie auf der letzten Seite dieses Buches angekommen sind, werden Sie nicht nur wissen, warum Sie sich nach unseren Vorschlägen ernähren sollten, sondern auch, *wie* Sie dies lebenslang tun können. Wir zeigen Ihnen, wie Sie sich von ungesunden Essensgelüsten befreien können, wie Sie lernen, wieder auf die Hungersignale Ihres Körpers zu hören, wie Sie sich satt essen und dennoch Gewicht verlieren können und wie Sie die Beschwerden loswerden, die unsere Zivilisationskrankheiten verursachen – für immer.

Alles beginnt mit dem Essen.

UNSERE GESCHICHTE

Unsere Geschichte beginnt im Jahr 2006, als Dallas (ein staatlich geprüfter Physiotherapeut) sich in der Fachpresse über die rheumatoide Arthritis informierte, an der seine Schwester Amber litt. Doch lassen wir Dallas selbst erzählen:

Ich habe mich schon immer für Biowissenschaften interessiert und, so merkwürdig es klingen mag, lese wissenschaftliche Studien zu meinem Privatvergnügen. So ist es nicht weiter erstaunlich, dass mir eines Tages im British Journal of Nutrition *ein Artikel über den Einfluss der Ernährung bei rheumatoider Arthritis in die Hände fiel. Schon wegen meiner Schwester versuchte ich, mich über die jüngsten Forschungsergebnisse auf dem Laufenden zu halten, doch damals litt ich selbst an einer hartnäckigen Sehnenentzündung. Schon seit fast 18 Monaten quälte mich meine Schulter, wohl auch, weil ich wettkampfmäßig Volleyball spiele und mich nach einer kleineren Schulterverletzung nicht lange genug auskuriert hatte. Nachdem ich an den USA Volleyball Nationals teilgenommen hatte, schwor ich, meiner Schulter genug Zeit zum Heilen zu geben. Daran hielt ich mich auch, aber es wurde nicht besser.*

Als Physiotherapeut mit einem besonderen Interesse an Sport wusste ich das eine oder andere darüber, wie man den Heilungsprozess bei Bindegewebsschädigungen beschleunigt. Nachdem ich andere Kollegen und zwei Orthopäden hinzugezogen hatte, wurden diverse Kernspinaufnahmen gemacht, die jedoch keinen strukturellen Schaden an meiner Schulter erkennen ließen. Irgendetwas befeuerte die Entzündung im Bindegewebe, doch ich wusste nicht, was es war.

Der wissenschaftliche Artikel, den ich dann las, vertrat die Theorie, dass bestimmte Nahrungsproteine (in diesem Fall stammten sie aus Hülsenfrüchten) rheumatoide Arthritis verschlimmern können, indem sie das Immunsystem zu sehr stimulieren. Aus meiner Ausbildung wusste ich, dass eine übersteigerte Immunreaktion chronische Entzündungen verursachen kann. Der Gedanke, dass irgendetwas, was ich aß, zu der Entzündung in meiner Schulter beitrug, weckte meine Aufmerksamkeit. Ich entschied mich, mehr von dem Hauptautor des Artikels, Dr. Loren Cordain, zu lesen.

Damals war ich ein Allesesser (omnivor) mit Schwerpunkt auf pflanzlicher Kost – geringe Mengen von Fleisch und Eiern, dafür viel Getreide, Hülsenfrüchte, Gemüse, Obst und Nüsse. Ich dachte mir: »Wenn irgendetwas, was ich esse, die Entzündung in meiner Schulter verursacht, warum lasse ich es nicht für eine Weile weg und schaue, was passiert?« Das habe ich gemacht. Ich verzichtete auf Hülsenfrüchte und Getreide und sechs Wochen später war der Schmerz in meiner Schulter verschwunden – nach 18 Monaten voller Pein und eingeschränkter Beweglichkeit. Das hat mich fasziniert! (Sechs Jahre später kann ich berichten, dass sich meine Schulter seitdem nicht ein einziges Mal gemeldet hat.)

Ich wollte unbedingt mehr darüber erfahren, wie die Ernährung entzündliche Prozesse, wie sie bei rheumatoider Arthritis und Sehnenentzündungen auftreten, beeinflusst. Ich las Dr. Cordains Buch The Paleo Diet (2014 ins Deutsche übersetzt: Die Paleo-Ernährung) und alles andere, was ich über durch Lebensmittel ausgelöste chronische Entzündungen finden konnte. Ich gab das, was ich lernte, an Patienten, Freunde, Familie und Melissa weiter. Schließlich beherzigte auch meine Schwester unsere Ernährungsempfehlungen und inzwischen sind bei ihr nahezu alle Symptome der rheumatoiden Arthritis verschwunden.

Wie brachten uns diese Erfahrungen dazu, das Whole30-Programm zu entwickeln? Wir springen in den April 2009. Melissa berichtet:

Dallas' Schulter war nach wie vor in Ordnung und wir ernährten uns recht vernünftig. Aber durch einen kräftezehrenden Trainingsplan, Schlafmangel und heftigen beruflichen Stress (wir arbeiteten beide Vollzeit und betrieben ein schnell wachsendes Fitnessstudio) fühlten wir uns ausgelaugt. Als wir nach ei-

nem besonders anstrengenden Krafttraining beim Mittagessen saßen, fragte ich mich laut, ob es uns besser gehen würde, wenn wir unsere Ernährung weiter optimierten.

In Anlehnung an etwas, was wir bei einem Robb-Wolf-Seminar gehört hatten (danach zeigen Ernährungsumstellungen erst nach 30 Tagen Erfolge), schlug Dallas vor, dass wir während der kommenden 30 Tage hundertprozentig konsequent einer Paläo-Diät folgen sollten – ohne Mogeleien und Ausrutscher. Wir besprachen ganz genau, wie wir vorgehen wollten, und als der Plan fertig war, fragte ich, wann wir beginnen wollten. Mit einem diabolischen Funkeln in den Augen schlug Dallas vor, sofort anzufangen. JETZT, hier und heute.

Ich blickte sehnsüchtig meine Schoko-Pfefferminz-Taler an, seufzte und stellte mich der Herausforderung.

Während der nächsten 30 Tage ging ich durch viele Höhen und Tiefen. Es war ganz einfach. Es war unmöglich. Ich war müde. Ich barst vor Energie. Ich wälzte mich ruhelos im Bett hin und her. Ich schlief wie ein Baby. Doch in der dritten Woche veränderte sich etwas. Es war, als wäre ein Schalter umgelegt worden – und mein Leben sollte niemals mehr so sein wie zuvor.

Meine Energie wuchs ins Uferlose – und stabilisierte sich. Ich hatte um 6 Uhr morgens genauso viel Schwung wie mittags und um 18 Uhr abends. Ich verlor Körperfett, ohne dieses Ziel überhaupt angestrebt zu haben. Meine Trainingsleistungen im Fitnessstudio, die zuvor stagniert hatten, verbesserten sich wieder. Ich schlief schneller ein, besser durch und wachte morgens ohne Wecker auf. Im Lauf der Zeit erkannte ich, wie schlecht ich mich vorher gefühlt hatte – kein Vergleich zu meiner jetzigen Frische und Leistungsfähigkeit.

Aber das Bemerkenswerteste an diesem 30 Tage dauernden Abenteuer war, dass sich meine Einstellung zum Essen vollkommen veränderte.

Ich hatte immer ein ungesundes Verhältnis zum Essen gehabt. Essen war mein bester Freund und mein schlimmster Feind. Ich setzte es zur Strafe oder Belohnung ein, es stand für Kontrolle oder deren Verlust. Ich habe extreme Diät- und extreme Trainingsphasen hinter mir. Aber mit diesem neuen Ernährungsplan hatte sich mein Verhältnis zum Essen in nur 30 Tagen geändert. Zum ersten Mal in meinem Leben verschaffte mir Essen ein Wohlgefühl. (Nicht das kurze und flüchtige Hochgefühl, das sich nach den ersten Löffeln Eiscreme einstellt und danach einen ganzen Tag lang für Schuld, Scham und Unbehagen sorgt. Nein, ein gesundes, anhaltendes Wohlgefühl. Etwas durch und durch Gutes.)

Mein Verlangen nach Zucker verschwand. Ebenfalls mein Drang, Junk-Food zu essen, wenn ich aufgeregt, gelangweilt, wütend oder frustriert war. Meine Haut war makellos, mein Haar schimmerte, mein Bauch wurde flacher und die

Leute sagten, ich hätte etwas Strahlendes. Ich hatte mehr Energie, lächelte öfter, war netter zu meinen Kollegen. Ganz plötzlich war ich unglaublich glücklich.

Nach all meinen komplizierten Schritt-für-Schritt-Bemühungen zur Verbesserung meines Wohlbefindens wurde mir die bemerkenswerte Erkenntnis zuteil, dass ich nichts anderes tun musste, als das Essen auf meinem Teller zu verändern. 30 Tage lang nahm ich ausschließlich Nahrung zu mir, die mich gesünder machte – und zwar so viel, wie ich wollte, ohne Kalorien zu zählen oder Portionen abzumessen. Und diese 30 Tage veränderten mein Leben in sehr greifbarer, positiver Art und Weise.

Bis heute ist es mir gelungen, eine gesunde und befriedigende Beziehung zum Essen, zur Nahrung und zu meinem Körper aufrechtzuerhalten, und das nur, weil ich 30 Tage lang anders aß.

Aus dieser Offenbarung resultierte das Whole30-Programm.

Dallas' Erfahrungen während dieser 30 Tage waren ebenso erhellend, und obwohl er nicht dieselben emotionalen Probleme mit dem Essen hatte wie ich, profitierte er enorm davon, *alle* potenziell schädlichen Nahrungsmittel und Getränke für längere Zeit von seinem Speisezettel zu streichen.

Wir entschlossen uns im Juli 2009, unsere Erfahrungen in einem Blog zu teilen. Wir nannten ihn »Change Your Life in 30 Days« und erklärten alle Regeln des Programms, dem wir im April gefolgt waren. Wir forderten unsere Leser auf teilzunehmen und baten sie, uns darüber zu informieren, ob sie mitmachen würden.

Wir hatten keine Ahnung, wie viele uns folgen würden.

Schon nach kurzer Zeit hatten mehrere Hundert Leser unser Programm durchlaufen und berichteten von ihren Erfolgen. Wir waren begeistert, dass die meisten ähnliche »Wunder« wie wir erlebten: mühelosen Gewichtsverlust, besseren Schlaf, beständige Energie, verbesserte Stimmung und gesteigerte sportliche Leistungsfähigkeit. Viele schrieben, dass ihr Verlangen nach Zucker verschwunden und ihr Verhältnis zum Essen gesünder geworden sei – es fiel ihnen leicht, Desserts und Süßigkeiten auszuschlagen, die sie früher unwiderstehlich fanden. Am meisten beeindruckte uns jedoch die Zahl der Teilnehmer, die uns berichteten, dass unser Programm ihre Krankheiten gelindert oder sogar geheilt hatte. Jahreszeitlich bedingte Allergien – verschwunden. Asthma – kein einziger Anfall mehr. Blutdruck – wieder im Normalbereich. Cholesterinwerte – erstaunlich verbessert. Sodbrennen – kein Thema mehr. Hartnäckige Sehnenentzündungen – ausgeheilt. (Nun gut, Letzteres hat uns nicht überrascht!)

Seit diesen Anfängen im Juli 2009 haben wir unser Whole30-Programm kostenlos auf unserer Homepage angeboten. Durch Mund-zu-Mund-Propaganda ist es immer bekannter geworden. In den vergangenen fünf Jahren haben Zehntausende Menschen weltweit daran teilgenommen und berichtet, dass Whole30 wirklich ihr Leben verändert hat.

> **DAS LEBEN VERÄNDERN?** Es ist amüsant, wie viele unserer Zuschriften mit dem Satz beginnen: »Als Sie mir gesagt haben, das Whole30-Programm würde mein ganzes Leben verändern, habe ich gedacht: ›Na gut. Wie auch immer.‹ Aber es ist wirklich so gekommen!« Unsere eigenen Erfahrungen waren ziemlich spannend und wir haben Hunderte von Leserberichten auf unsere Homepage gestellt (whole30.com). Wenn Sie trotzdem noch skeptisch sind in Sachen Lebensveränderung, ist das in Ordnung. Lesen Sie einfach weiter.

KAPITEL 2:
RAHMENBEDINGUNGEN UNSERER ERNÄHRUNG

»Ich bin 46 und habe schon mehrfach rund 45 Pfund abgenommen, nur um sie (und noch mehr) anschließend wieder zuzunehmen. Zu Jahresanfang lagen meine Cholesterinwerte so hoch, dass ich sicher war, weiterhin Medikamente nehmen zu müssen. Doch am Ende von Whole30 war mein Cholesterinspiegel um 83 Punkte gesunken, mein Triglyceridwert um 82 Punkte, mein LDL-Wert um 63 Punkte und mein HDL-Wert lag um drei Punkte höher. Außerdem war ich rund 9 Pfund leichter und mein Bauchumfang betrug knappe 18 Zentimeter weniger. Danke!«

Patty M., Boise, Idaho

Der Ansatz unseres Programms und die generellen Empfehlungen basieren darauf, was wir von einigen sehr klugen Leuten gelernt haben – besonders von einem. Robb Wolf, Autor des *New-York-Times*-Bestsellers *The Paleo Solution* und einer der weltweit führenden Experten, was die Lebensweise in der Steinzeit angeht, ist uns seit Jahren ein Freund und Mentor. Robb hat unser Programm und die Arbeit mit unseren Kunden enorm beeinflusst. De facto bildet sein *Thirty-Day-Elimination*-Ansatz (30 Tage Karenz) die Grundlage unseres Whole30-Programms.

Aus diesem Grund orientieren sich unsere Ernährungsempfehlungen stark an den Lehren der Steinzeiternährung (Paläo-Diät).[1] Sie haben vermutlich davon gehört – von dem in den Medien beschriebenen Speisezettel der Höhlenmenschen? Die entsprechenden Ernährungsvorschläge basieren auf dem, was die Menschen während der Altsteinzeit (Paläolithikum; daher der Name) aßen – einer 2,6 Millionen Jahre dauernden Epoche, die vor rund 10 000 Jahren mit der Erfindung der Landwirtschaft endete. Hinter der Paläo-Diät steht die Annahme, dass wir genetisch an die Essgewohnheiten unserer steinzeitlichen Vorfahren angepasst sind und sich unsere genetische Disposition während der letzten 10 000 Jahre nicht grundlegend verändert hat – was bedeutet, dass unser Erbgut gar nicht zu unseren modernen, auf der Landwirtschaft basierenden und industriell verarbeiteten Nahrungsmitteln passt. Anhänger der Paläo-Diät sind der Meinung, dass es am gesündesten wäre, würde unsere heutige Ernährung der unserer jagenden und sammelnden Vorfahren gleichen.

MYTHEN ÜBER DIE PALÄO-DIÄT

Bevor wir weitermachen, lassen Sie uns mit verschiedenen Mythen über die Paläo-Diät aufräumen. Erstens geht es nicht darum, den Höhlenmenschen wieder zum Leben zu erwecken. Niemand erwartet, dass Sie ohne Strom, heiße Dusche und Ihr geliebtes iPhone leben. Und ja, es stimmt, dass der Steinzeitmensch oft früh starb, was jedoch nicht seiner Ernährung, sondern dem Fehlen von Antibiotika, den vielen Raubtieren und den harten Lebensbedingungen geschuldet war. Zweitens handelt es sich nicht um eine karnivore (ausschließlich fleischbasierte) Ernährung – eine begrenzte Menge von hochwertigem Fleisch wird durch große Mengen pflanzlicher Kost (Gemüse und Obst) ergänzt. Drittens werden die Fette, die Teil der Paläo-Diät sind, Ihre Arterien nicht verstopfen, denn das Fett an sich ist nicht der Schuldige in diesem Szenario. (Wirklich. Später mehr dazu.) Und zu guter Letzt: Die Paläo-Diät hat nichts gegen Kohlenhydrate, sie ist vom ersten Tag an *hundertprozentig nachhaltig* und wirklich nicht radikal – es sei denn, Ihnen sind nährstoffreiche, unverarbeitete Lebensmittel unheimlich. In unserer heutigen von Mikrowelle, Fertiggerichten und niedrigem Fettgehalt dominierten Zeit könnte das allerdings durchaus der Fall sein!

Wir sind ebenfalls der Ansicht, dass die von der Paläo-Diät befürworteten Nahrungsmittel auch in der heutigen Zeit die beste Wahl darstellen. Die Forschungsarbeiten[2] und die Erfahrungen von Vertretern wie Dr. Loren Cordain und Robb Wolf haben unsere eigenen Versuche enorm beeinflusst, und die Ergebnisse, die wir mit dieser Art der Ernährung erzielt haben, sprechen für sich. Dennoch möchten wir ganz klar sagen:

> Wir beschäftigen uns deutlich mehr mit der *Gesundheit* als mit der *Steinzeit*.

Wir empfehlen Fleisch und Gemüse nicht, weil wir denken, dass dies auch unsere Vorfahren gegessen haben, wir sagen nicht, dass Käsekuchen eine schlechte Wahl ist, da die Höhlenmenschen ihn nicht kannten, und wir werden *auf keinen Fall* erörtern, ob ein Lebensmittel steinzeitgemäß hergestellt wurde. Während die Paläo-Diät durch solide Forschungsergebnisse gestützt ist (vgl. unsere Literaturhinweise), hängen wir grundsätzlich nicht alles daran auf, was der Steinzeitmensch mutmaßlich gegessen oder nicht gegessen hat.

Uns interessiert, was uns hier und jetzt gesünder macht oder uns weniger guttut.

Und wir vermuten, das interessiert Sie auch.

ES GEHT AUCH OHNE DARWIN

Wenn Sie die evolutionäre Komponente unseres Programms anspricht, ist das toll. Es ist aber auch kein Problem, wenn Sie sich weder für Geschichte interessieren noch an die Evolutionstheorie glauben. Um teilzunehmen, müssen Sie kein Darwin-Anhänger sein – wir beziehen uns lediglich auf die Biologie und natürliche Verhaltensmuster. Es gibt einiges, was fest in uns verankert ist, so etwa am Tag aktiv zu sein und nachts zu schlafen, Süßes zu mögen und Durst zu empfinden, wenn wir dehydriert sind. In der Wildnis verhelfen uns diese Urinstinkte zu Essen und Trinken, Sicherheit und Gesundheit. Aber in unserer modernen Welt funktionieren diese biologischen Signale nicht mehr wie vor Jahrtausenden, und unsere Neigung, sie zu überhören, bringt uns oft in Schwierigkeiten. Wer den biologischen Sinn dieser Signale versteht und sie trotz aller Ablenkungen der modernen hektischen Welt wahrnimmt, hält einen der Schlüssel zu optimaler Gesundheit in den Händen.

Jetzt ist der richtige Augenblick, um eine der uns am häufigsten gestellten Fragen anzusprechen: Ist euer Programm wissenschaftlich abgesichert? Die Antwort lautet natürlich Ja. Wir beziehen Unmengen technischer Informationen ein – das »irgendwie Wissenschaftliche« – und versprechen, komplizierte Zusammenhänge in leicht verständliche Konzepte herunterzubrechen. Im Anhang präsentieren wir Referenzmaterial in Fülle: durch Kollegen begutachtete, vertrauenswürdige Forschungsergebnisse, die unser hier vorgestelltes Programm untermauern. Wir empfehlen nichts, von dessen Wirksamkeit wir nicht überzeugt sind und das nicht durch Wissenschaft und Forschung bestätigt ist.

Aber sich ausschließlich auf die Wissenschaft zu verlassen, kann trügerisch sein.

Viele Ernährungskonzepte sind weniger gut erforscht als beispielsweise die Schwerkraft. Es gibt immer noch eine ganze Menge, was die Wissenschaft über

Lebensmittel, Ernährung und Gesundheit *nicht* weiß. Was nichts anderes bedeutet, als dass Sie zu jeder Erkenntnis, die wir präsentieren, im allwissenden Internet das Gegenteil finden können.

Kaffee ist für jedermann gesund!
Kaffee kann Ihr Krebsrisiko steigern!

Wer hat recht? Vielleicht keiner, vielleicht beide – das ist schwer zu sagen. Aber eins ist sicher – in Sachen Ernährung und Gesundheit kann die Wissenschaft zur Verwirrung und »Paralyse durch Analyse« beitragen (ein Zustand, in dem man *gar nichts* mehr tut, weil man nicht weiß, *was* man tun soll).

Wenn wir keine ausreichend schlüssigen Beweise haben, worauf können wir noch vertrauen? Auf Beobachtung, Erfahrung und klinische Nachweise. Unsere Empfehlungen basieren auf den Leitlinien, die bei unseren Kunden positive Wirkung gezeigt haben. Erzielen wir bei einem Kunden gute Resultate, sind wir zufrieden, doch wenn wir von Tausenden ähnlich gute Ergebnisse bekommen, zeigt dies die Wirksamkeit der Richtlinien und lässt vermuten, dass sie ähnliche Resultate für andere Kunden in einer vergleichbaren gesundheitlichen Situation erbringen.

Das Problem besteht darin, dass wir nicht ausschließlich auf Beobachtung, Erfahrung und klinische Nachweise vertrauen können. Trotz jeder Menge Erfahrungen und sorgfältiger Beobachtungen ist es mitunter schwierig, die Ursachen und Auswirkungen einer beliebigen Veränderung auf eine Bevölkerungsgruppe punktgenau zu ermitteln. Nehmen wir nur die folgende Aussage:

Wenn viel Speiseeis verkauft wird, steigt die Häufigkeit von Haiangriffen. Daher greifen Haie als Folge eines steigenden Speiseeiskonsums an.

Der letzte Satz ist natürlich Blödsinn – offensichtlich handelt es sich um zwei Dinge, die sich zeitgleich ereignen, aber in keinem Kausalzusammenhang stehen. (Die beiden Ereignisse zeigen lediglich eine zeitliche Korrelation – beide fallen in die warme Jahreszeit, in der man verstärkt Eis isst und im Meer badet.) Wenn man sich ausschließlich auf Beobachtungen verlässt, kann man leicht zeitliche Korrelation und Kausalzusammenhang verwechseln.

Wie sind wir nun zu unseren Ernährungsempfehlungen gekommen?
Wir haben Forschungsergebnisse mit klinischer Erfahrung gekoppelt.

Unsere Empfehlungen basieren auf wissenschaftlichen Studien. Unsere jahrelange Erfahrung und die dokumentierten Erfolge von Whole30 bestätigen, dass wir auf dem richtigen Weg sind. Wir bringen das Beste aus beiden Welten zusammen, nämlich wissenschaftliche Grundlagen und praktische Erfahrung, die aus unserer Arbeit mit Tausenden Menschen resultiert. Die Ergebnisse sind erstaunlich – sozusagen ein doppelter Gewinn.

Aber in keiner einzigen veröffentlichten Studie geht es um *Ihr* Leben, um *Ihre* Geschichte, um *Ihre* Situation. Das für Sie interessanteste Experiment ist der Selbstversuch, sodass Sie ein für alle Mal herausfinden können, welchen Einfluss bestimmte Faktoren auf *Ihre Gesundheit* haben.

Und genau das schlagen wir mit unserem Whole30-Programm vor.

Wissenschaftlich untermauert, durch tausendfache Beobachtungen und belegbare Ergebnisse gestützt und durch einen 30 Tage währenden Selbstversuch verankert – eine dreifache Win-win-win-Situation.

FORSCHUNG + KLINISCHE ERFAHRUNG + SELBSTVERSUCH

STÜRZEN SIE SICH IN IHR EIGENES ABENTEUER

Gleich tauchen wir tief in die Welt der Theorie ein – in das »irgendwie Wissenschaftliche«. In den Kapiteln 3 bis 7 werden wir unsere vier Kriterien für gesundes Essen vorstellen und erklären, wie weniger gesunde Produkte Gehirn, Hormone, Darm und Immunsystem negativ beeinflussen. Wir tun unser Bestes, um die Materie verständlich zu machen, und bieten Ihnen eine Fülle ähnlicher Beispiele, die dabei helfen können, das Zusammenspiel in unserem Körper zu verstehen.

Für jeden, der nicht nur wissen möchte, *wie* etwas funktioniert, sondern auch *warum*, sind diese Kapitel ein Muss. Ist Ihnen die Theorie nicht sonderlich wichtig, können Sie auch gleich zu Kapitel 8 springen: Dort erfahren Sie, was und wie viel Sie essen müssen und wie Sie es schaffen, dauerhaft gesunde Essgewohnheiten zu entwickeln.

KRITERIEN FÜR
GESUNDES ESSEN

KAPITEL 3:
WAS ESSEN WIR EIGENTLICH?

»Meine Frau und ich hatten jahrelang mit saisonalen Allergien zu kämpfen. Heute sind sie komplett verschwunden. Wir brauchen keine Antiallergika mehr, die wir früher wie Bonbons eingeworfen haben. Auch unsere vierjährige Tochter isst jetzt seit zwei Wochen nach Whole30, und ich kann bass erstaunt berichten, dass ihre Allergiesymptome praktisch weg sind. Keine Niesattacken, keine laufende Nase mehr. Nachdem sie über weite Teile ihres Lebens Medikamente einnehmen und Nasenspray benutzen musste, geht es ihr jetzt besser denn je.«

Brian C., Burnsville, Minnesota

Wir suchen unsere Lebensmittel nach unseren vier Kriterien für gesundes Essen aus. In dieser Hinsicht sind wir ziemlich wählerisch: Alle Lebensmittel, die wir empfehlen, müssen alle vier Kriterien erfüllen. Nicht drei, nicht die meisten ... alle. Wir werden diese Bedingungen in den nächsten Kapiteln noch ausführlicher erklären, aber lassen Sie uns hier schon einmal die Grundlagen skizzieren.

UNSERE VIER KRITERIEN FÜR GESUNDES ESSEN

Die Lebensmittel, die wir essen, sollten:

1. unserer Psyche guttun,
2. eine gesunde hormonelle Reaktion fördern,
3. die Darmgesundheit begünstigen,
4. die Immunfunktion stärken und Entzündungen minimieren.

Doch bevor wir uns jedes Kriterium genauer anschauen, zunächst einige grundlegende Fakten über unser Ernährung.

WAS IST NAHRUNG?

Nahrungsmittel bestehen aus einer Vielzahl komplexer Moleküle. Einige liefern Energie, andere steuern Baustoffe bei, einige treten in Wechselwirkung mit verschiedenen Rezeptoren und übermitteln Signale an unseren Körper, andere sind relativ träge. Mitunter tendieren die Menschen dazu, die Dinge zu sehr zu vereinfachen, und sagen beispielsweise: »Ich esse Vollkornprodukte wegen der *Ballaststoffe*«, oder: »Ich trinke Milch wegen des *Kalziums*«, doch in Wahrheit enthalten naturbelassene, unverarbeitete Lebensmittel einen reichhaltigen Mix verschiedenster Nährstoffe. Wir unterteilen diese Komponenten grob in zwei übergeordnete Kategorien: Mikronährstoffe und Makronährstoffe.

Mikronährstoffe sind per Definition essenzielle Nahrungsbestandteile, die nur in relativ kleiner Menge benötigt werden. Ihre Aufgabe besteht nicht darin, Energie zu liefern, vielmehr unterstützen sie eine breite Palette wichtiger biologischer Funktionen. Hierzu zählen der Schutz vor freien Radikalen, die Verbesserung der Immunreaktion und Reparaturen der DNA. Es gibt Hunderte verschiedener Mikronährstoffe. Zu den bekannteren zählen Vitamine (wie Vitamin C), Mineralstoffe (wie Kalzium) und sekundäre Pflanzenstoffen bzw. Phytonährstoffe (wie Beta-Carotin). Um langfristig gesund zu bleiben, ist es entscheidend, Lebensmittel mit dem richtigen Gehalt und einer großen Vielfalt an Mikronährstoffen zu sich zu nehmen.

Unter *Makronährstoffen* versteht man eine Gruppe chemischer Verbindungen, die für ein gesundes Wachstum, den Stoffwechsel und andere Körperfunktionen notwendig sind und in großer Menge aufgenommen werden müssen. Sie liefern Energie und übernehmen in einigen Fällen die Funktion von Baustoffen. Beim Menschen umfassen die Makronährstoffe Kohlenhydrate, Proteine und Fette.

MAKRONÄHRSTOFFE

Zu den Kohlenhydraten gehören diverse Zucker, verschiedene Arten von Stärke sowie Ballaststoffe. Unabhängig davon, ob sie in einer Möhre, in Naturreis oder in einem Pop-Tart stecken, werden alle Kohlenhydrate im Körper in Einfachzucker zerlegt. Komplexe Kohlenhydrate sind nichts anderes als ein Haufen miteinander verketteter Zuckermoleküle, die während des Verdauungsprozesses in einzelne »Kettenglieder« aufgespalten werden. Einfache Kohlenhydrate, insbesondere Glukose, stellen eine universelle Energiequelle dar, die ohne Weiteres von den meisten Körperzellen genutzt werden kann. Glukose liefert den Brennstoff für intensive körperliche Aktivität und füttert unsere Gehirnzellen.

> **UMWANDLUNG VON KOHLENHYDRATEN** Auch wenn Sie überhaupt keine Kohlenhydrate essen, kann Ihr Körper diese aus bestimmten Aminosäuren (und in geringem Umfang auch aus Fetten) selbst herstellen, um Ihr Gehirn mit der erforderlichen Menge zu versorgen. Deshalb sind einige Leute der Meinung, Kohlenhydrate müssten nicht zwangsläufig Bestandteil unserer Ernährung sein.

Proteine bestehen aus langkettigen Aminosäuren, den Bausteinen für sämtliche biologischen Strukturen. Die in den Proteinen enthaltenen Aminosäuren werden für den Muskelaufbau und -erhalt, für die Reparatur von Muskelschäden, für das Bindegewebe (z. B. Bänder und Sehnen), für Haut, Haare und sogar Knochen und Zähne benötigt. Außerdem handelt es sich bei den meisten körpereigenen Enzymen und vielen Hormonen ebenfalls um Proteine.

Fette liegen entweder ungebunden als freie Fettsäuren oder in komplexer Form vor. Man unterscheidet drei Arten von Fettsäuren: gesättigte, einfach ungesättigte und mehrfach ungesättigte. Fette ermöglichen es uns, fettlösliche Vitamine und essenzielle Nährstoffe aus der Nahrung aufzunehmen, helfen beim Nährstofftransport durch die Zellmembran und sind unerlässlich für den Erhalt einer gesunden Immunreaktion. Gleichzeitig sind Nahrungsfette die Bausteine für Hirngewebe, Nervenfasern, Sexual- und Stresshormone, Botenstoffe des Immunsystems und Zellmembranen. Schlussendlich stellen Fette eine ausgezeichnete und nachhaltige Energiequelle dar, bestens dazu geeignet, uns bei leichter körperlicher Betätigung optimal zu versorgen.

Die in allen drei Arten von Makronährstoffen gespeicherte Energie wird in Kalorien gemessen. Kohlenhydrate wie Proteine enthalten vier Kalorien pro Gramm, bei Fetten sind es neun Kalorien pro Gramm. Seit langer Zeit führen Diätratgeber und -experten Gewichtsprobleme darauf zurück, dass beim Essen einfach zu viele Kalorien und insbesondere zu viel Fett aufgenommen werden. Immerhin enthält Fett *mehr als doppelt so viele* Kalorien wie Proteine oder Kohlenhydrate!

Wenn es nur so einfach wäre.

Natürlich spielen Kalorien eine Rolle, doch hängt ein guter Gesundheitszustand von viel mehr Faktoren ab – es reicht nicht, einfach nur Kalorien (oder Fett) zu reduzieren. Das, was Sie essen, hat eine starke psychologische Wirkung auf Sie, die stärker ist als jegliche Willenskraft. Ihre Nahrung beeinflusst Ihre Hormone und steuert Ihren Stoffwechsel. Sie wirkt auf Ihren Verdauungstrakt, das erste körpereigene Bollwerk gegen feindliche Angriffe. Und sie hat Auswirkungen auf Ihr Immunsystem sowie Ihr Risiko für verschiedene Krankheiten und Gesundheitsstörungen.

Ihre Gesundheit beginnt mit dem Essen. Und Ihre Entscheidung, welche Nahrungsmittel Ihnen guttun, mit unseren vier Kriterien für gesundes Essen.

EIN BLICK VORAUS

Kapitel 4: Wie das Gehirn auf unser Essen reagiert
Kapitel 5: Hormone gut, alles gut
Kapitel 6: Rund um den Darm
Kapitel 7: Entzündungen: Niemand ist geschützt

Wir werden gleich unsere vier Kriterien für gesundes Essen erläutern. Deren Abfolge ist nicht willkürlich – sie zeigt, in welcher Reihenfolge die Dinge in der Regel aus dem Ruder laufen. Es fängt damit an, dass wir zu viele Nahrungsmittel mit geringem Nährstoffgehalt konsumieren, weil sie unsere Psyche beeinflussen. Der übermäßige Verzehr (und die Zusammensetzung der Produkte, von denen man zu viel isst) führt zu Störungen im Hormonhaushalt, im Verdauungs- und Immunsystem sowie zu gesundheitlichen Beeinträchtigungen, die sich daraus ggf. entwickeln. Kapitel 4 bis 7 bilden die Grundlage unserer Ausführungen über das Essen: Danach werden Sie besser verstehen, *warum* wir Sie auffordern, bestimmte Lebensmittel von Ihrem Speiseplan zu streichen. Außerdem finden Sie in jedem dieser Kapitel eine abschließende Zusammenfassung, die Ihnen das Verständnis erleichtern und Ihre Erinnerung auffrischen soll, wenn wir *in medias res* gehen!

KAPITEL 4:
WIE DAS GEHIRN AUF UNSER ESSEN REAGIERT

»Dieses Programm hat Resultate erbracht, die ich nicht für möglich gehalten hätte. Ich fing mit Whole30 an, nachdem mir klar geworden war, dass ich ernsthafte Probleme mit Heißhungerattacken und meinem Sättigungsgefühl hatte. Schummelmahlzeiten wuchsen sich zu Schummelgelagen und Schummelwochenenden aus. Meine Frustration über mein unkontrolliertes Essverhalten stieg sprunghaft an. Tag für Tag fragte ich mich: ›Wie kann ich meine Gier unter Kontrolle bringen? Warum glaube ich, dass ich diese ungesunden Lebensmittel brauche? Wo kann ich Hilfe finden?‹ Die Antwortet lautet: Whole30. Seitdem ich das Programm umsetze, ist das tiefe Bedürfnis, mich vollzustopfen, verschwunden. Ich muss nicht mehr darum kämpfen, gesunde Nahrungsmittel auszuwählen. Ganz ehrlich: Das, was ich jetzt esse, entspricht genau dem, was ich essen möchte.«

Aubrey H., Manassas, Virginia

Sind Sie überrascht, dass wir nicht mit Kalorien, Energiebedarf und Stoffwechsel, sondern mit Psychologie einsteigen? Bleiben Sie dran – wir sind sicher, dass dieses Kapitel bei Ihnen auf fruchtbaren Boden fällt. Grundsätzlich gehen wir davon aus, dass Lebensmittel, die gut für Ihren Körper sind, auch Ihrer Psyche guttun. Und wir glauben, dass die psychologischen Auswirkungen Ihres bisherigen Essverhaltens vermutlich die wichtigsten Faktoren sind, die es während Ihrer Umstellung auf eine gesunde Ernährung zu beobachten gilt.

Wie oft haben Sie schon versucht, Ihr Essverhalten zu ändern, haben andere Lebensmittel gekauft und die neuen Regeln ein paar Wochen lang befolgt, nur um danach wieder zu alten Gewohnheiten und Ihrem alten Taillenumfang zurückzukehren? (Vermutlich jedes Mal, wenn Sie eine neue Diät ausprobiert haben.) Möchten Sie wissen, warum es nie geklappt hat?

Diäten funktionieren nicht.

Aber das haben Sie schon gewusst, oder?

Kalorienreduzierte Diäten helfen nachweislich beim Abnehmen, funktionieren aber nur kurzfristig.[2] Den meisten Teilnehmern gelingt es nicht, die neuen Ernährungsgewohnheiten beizubehalten, und nach ein oder zwei Jahren bringt der größte Teil von ihnen[3] mehr Gewicht als zuvor auf die Waage. (Ziemlich ernüchternd, oder?) Tatsache ist, dass eine verringerte Kalorienzufuhr[4] allein Ihre Heißhungerattacken[5] vermutlich kaum abschwächen bzw. verändern wird, auch wenn Sie Gewicht verlieren. Für einen langfristigen Erfolg sind diese Gelüste, Gewohnheiten und Verhaltensmuster jedoch entscheidend, wie Sie bald erkennen werden.

Auch geht es beim Erlernen gesunder Essgewohnheiten nicht nur darum, bestimmte Lebensmittel wegzulassen oder zu reduzieren. Sie *wissen* bereits, dass Ihnen Fast Food, Fertiggerichte und Süßigkeiten nicht guttun. Sie *wissen* auch, dass Sie darauf verzichten sollten, wenn Sie abnehmen, ohne Ihre Medikamente auskommen oder gesünder werden möchten.

Und doch essen Sie das alles weiterhin.

Sie kämpfen mit ungesunden Essensgelüsten, schlechten Gewohnheiten, Zwängen und Abhängigkeiten. Sie wissen, dass Sie die Finger von diesen Dingen lassen sollten, aber Sie haben das Gefühl, Sie müssten sie einfach essen. Mitunter haben Sie nicht einmal *Lust* darauf, aber Sie essen sie trotzdem. Und es ist sehr schwierig, damit aufzuhören.

Durch all dies fühlen Sie sich schuldig und unter Druck – und trösten sich womöglich mit noch mehr ungesundem Essen.

Unser Job ist es, Ihnen zu sagen:

Es ist nicht Ihre Schuld.

Es fehlt Ihnen nicht an Entschlossenheit. Sie sind nicht zu träge. Und *Sie können nichts dafür,* dass Sie diese ungesunden Produkte weiterhin essen.

Damit wir uns nicht missverstehen: Natürlich sind Sie dafür verantwortlich, was Sie essen, und auch für Ihren derzeitigen Gesundheitszustand und Taillenumfang. Aber Sie müssen wissen, dass diese ungesunden Lebensmittel gegenüber Ihrer Willenskraft auf unfaire Weise im Vorteil sind: Sie sind so *konzipiert,* dass sie Ihr Gehirn durcheinanderbringen und Ihr Verlangen wecken. *Sie* machen es Ihnen so schwer, auf sie zu verzichten.

Solange Sie die schmutzigen kleinen Geheimnisse dieser Lebensmittel nicht kennen, werden Sie niemals in der Lage sein, ihnen zu widerstehen und die damit verbundenen Gelüste, Essensgewohnheiten und -muster hinter sich zu lassen.

Aber wir werden diese Geheimnisse enthüllen.

Wir werden Ihnen dabei helfen zu verstehen, *warum* Sie bestimmte Produkte unbedingt essen wollen, und Ihnen erklären, weshalb Sie der Versuchung immer wieder erliegen. Und dann verraten wir Ihnen, wie Sie Ihre ungesunden Gelüste ein für alle Mal austricksen können.

SCHWER ZU WIDERSTEHEN

Heißhunger kann man definieren »als intensives, nur schwer zu unterdrückendes Verlangen, ein bestimmtes Nahrungsmittel (oder eine Gruppe von Nahrungsmitteln) zu essen«. Bei diesem Verlangen geht es nicht nur um das *Verhalten*, das Sie gegenüber einem ausgewählten Produkt an den Tag legen, sondern auch um Ihre emotionale Motivation und die Konditionierung (Gewohnheit), die durch die wiederholte Befriedigung entsteht. Um Gier zu empfinden, müssen Sie nicht einmal Hunger haben – tatsächlich ist dieses Gefühl viel stärker mit Stimmungen wie Ärger, Trauer oder Frustration verbunden als mit Hunger. Zudem korreliert Ihre Fähigkeit, sich ein Lebensmittel bildlich vorzustellen und seinen Geschmack zu spüren, in starkem Maße mit der Intensität Ihres Verlangens – je mehr Sie in Ihren Fantasievorstellungen schwelgen, desto schwerer können Sie widerstehen.[6]

Die *Gier* nach bestimmten Nahrungsmitteln kann schon innerhalb weniger Tage[7] zu *ungesunden Essgewohnheiten* führen und damit in einen Teufelskreis aus ständigem Verlangen, kurzzeitiger Befriedigung, langfristigen Schuld-, Scham- und Angstgefühlen sowie Gewichtszunahme. Um unser Verhältnis zum Essen von Grund auf zu ändern (und lebenslang neue, gesunde Essgewohnheiten zu entwickeln), müssen wir verstehen, was hinter unserem Verlangen, unseren Gewohnheiten und Verhaltensmustern steht.

Alles beginnt mit der Biologie und unserer Veranlagung.

URALTE SIGNALE IN EINER MODERNEN WELT

Stellen wir uns vor, wir würden in einer unbekannten Wildnis vom Jagen und Sammeln leben: Dann müsste unser Körper uns irgendwie signalisieren, dass wir etwas Genießbares gefunden haben. So weist beispielsweise ein bitterer Geschmack auf giftige Nahrung hin, ein süßer lässt dagegen auf Essbares hoffen.[8] Dank der Natur und unserer biologischen Voraussetzungen ist unser Gehirn so ausgelegt, dass es drei grundlegende Geschmacksrichtungen goutiert: süß (sichere Energiequelle), fetthaltig (hohe Kaloriendichte) und salzig (wasserbindend). Wenn wir auf diese Geschmacksstoffe treffen, erinnern uns Neurotransmitter im Gehirn daran, dass diese Lebensmittel eine gute Wahl darstellen. Sie signalisieren Genuss und Belohnung und verankern dadurch dieses Wissen in unserer Erinnerung. Diese wichtigen Signale halfen uns einst dabei, die Nahrung auszuwählen, die für unsere Gesundheit am besten ist.

Im Hinblick auf diese Signale aus unseren frühen Tagen müssen wir jedoch einen sehr wichtigen Punkt im Hinterkopf behalten: Sie sind nicht dazu da, um uns zu verraten, welche Lebensmittel *gut schmecken*, sondern welche *nährstoffreich* sind.

In der Wildnis haben uns die Signale, die für Genuss und Belohnung stehen, zu einer überlebenstauglichen Ernährung geführt.

Unser heutiges Problem besteht darin, dass es diese uralten Signale immer noch gibt – sie werden aber mittlerweile von Lebensmitteln ausgelöst, die alles andere als gute Nahrungsquellen sind. Und das führt zu erheblichen Störungen in Körper und Gehirn.

Im Verlauf der letzten 50 Jahre hat sich das Aussehen unserer Lebensmittel drastisch verändert. In unseren Lebensmittelgeschäften und Reformkostläden finden wir dicht an dicht stehende Regale voller verarbeiteter und verfeinerter *lebensmittelähnlicher* Produkte, deren Aussehen mit den Tieren oder Pflanzen, von denen sie stammen, nichts mehr gemein hat.

Die Lebensmittelexperten haben schnell begriffen, dass unser Gehirn stark auf bestimmte Geschmacksstoffe reagiert (wie schon erwähnt, etwa auf süß, fetthaltig, salzig). Mit diesem Wissen im Kopf begannen sie, unsere natürlichen Lebensmittel zu verändern. Sie zogen Wasser, Ballast- und Nährstoffe heraus und ersetzten sie durch Bestandteile wie Maissirup, Mononatriumglutamat und Samenöle, außerdem durch künstliche Süßungsmittel, Farbstoffe und

Geschmackszusätze. All dies geschah in der erklärten Absicht, Verlangen und übermäßigen Verzehr zu schüren und den Nahrungsmittelherstellern einen größeren Profit zu bescheren.

Sie verwandelten gesunde Lebensmittel in *Frankenstein*-Essen.

Diese Produkte stimulieren das Genuss- und Belohnungszentrum im Gehirn auf andere Weise, als es die Natur vorgesehen hat: Es springt nicht an, weil ein Lebensmittel gesund und lebenswichtig ist, sondern weil es durch *wissenschaftliche Methoden* darauf getrimmt ist, unsere Geschmacksknospen zu stimulieren. Hieraus resultiert die völlige Trennung von angenehmen, das Belohnungszentrum aktivierenden Geschmacksstoffen (süß, fetthaltig, salzig) und den Nahrungsmitteln, die damit *von jeher* in der Natur verbunden sind.

In der Natur ist süßer Geschmack in der Regel mit frischen saisonalen Früchten verknüpft, die reich an Vitaminen, Mineralstoffen und serkundären Pflanzenstoffen bzw. Phytonährstoffen sind. Heute geht die Süße auf künstliche Süßungsmittel, raffinierten Zucker und Maissirup mit hohem Fruchtzuckergehalt zurück. Den Geschmack von Fett verbinden wir ursprünglich mit Fleisch, insbesondere mit nährstoffreichen Innereien. Heutzutage kommt das Fett aus der Fritteuse oder dem Margarinebecher. In unseren frühen Tagen stammten kostbare Elektrolyte wie Natrium aus dem Meer oder von den Tieren, die wir gegessen haben. In der modernen Welt rieselt das Salz aus einem Streuer.

Erkennen Sie, wie problematisch all das ist?

Die moderne Technologie beschert uns Nahrung ohne Nährwert – voller leerer Kalorien und synthetischer Stoffe, die *unseren Körper zum Narren halten und ihn dazu bringen, uns dieselben deutlichen biologischen Signale zu senden wie früher:* Wir sollen weiteressen.

Das bedeutet, dass wir mehr Kalorien aufnehmen, aber weniger Nährstoffe bekommen.

Anhaltende biologische Signale bringen uns dazu, zu viel an Süßem, Fettreichem und Salzigem zu essen, wodurch wir gleichzeitig mangelernährt sind.

Die Frankenstein-Produkte sind lächerlich billig in der Herstellung.
Sie elektrisieren unsere Geschmacksknospen auf unnatürliche Weise.
Sie haben, wenn überhaupt, nur einen geringen Nährwert.
Und sie bringen unser Gehirn durcheinander – und zwar erheblich.

EIN HOCH AUF LAS VEGAS

»Superreiz«[9] ist der wissenschaftlich klingende Terminus für etwas, was so übersteigert ist, dass wir es der Realität vorziehen – selbst wenn wir wissen, wie trügerisch es ist. Bestimmte künstlich hergestellte Produkte regen unsere Geschmacksrezeptoren stärker an als jedes natürlich vorkommende Nahrungsmittel. Bonbons sind viel süßer als Obst. Geröstete Zwiebelringe sind fett- und salzhaltiger als Zwiebeln. Süßsaures Schweinefleisch ist süßer, fetthaltiger und salziger als pures Schweinefleisch. Und Frankenstein-Produkte wie Twinkies und Oreos übertreffen jede natürliche Geschmacksnote – natürlich lieben wir sie *genau deshalb*. Diese Superreize gleichen im übertragenen Sinne dem Las Vegas Strip, einer von Luxushotels und Casinos geprägten Edelmeile. Schillernd! Exotisch! Extrem! Aber durch und durch künstlich, in keiner Weise realistisch. Völlig überwältigend. (Doch bei einem schonungslos ehrlichen Blick – etwa auf die Zutatenliste – werden Sie feststellen, dass diese Reize in Wirklichkeit billig, schmutzig und irgendwie ekelhaft sind.) Aber die in diesen Produkten enthaltenen Geschmacksverstärker (und die überaus starken Verknüpfungen, die sie im Gehirn anlegen) machen es schwierig, auf sie zu verzichten – im Vergleich zu ihnen erscheinen uns natürliche, gesunde Lebensmittel fade und langweilig.

Jetzt denken Sie vielleicht: »Wenn diese Produkte so köstlich sind, dass ich einfach nicht aufhören kann, sie zu essen, sollte ich vielleicht komplett auf Lebensmittel verzichten, die mir gut schmecken.« Aber das klingt wirklich deprimierend – und Einschränkungen in Sachen Geschmack[10] wären vermutlich auf lange Sicht ebenso wenig von Erfolg gekrönt wie eine Reduzierung der Kalorienzufuhr! Glücklicherweise ist eine solche Strategie vollkommen überflüssig. Das Problem besteht nicht darin, dass diese Produkte *lecker* sind.

Es geht vielmehr darum, dass uns diese Lebensmittel übermäßig stimulieren, aber *weder Nährwert noch Sättigung* bieten.

Das sind die Auswirkungen leerer Kalorien – Lebensmittel *ohne Sättigungsbremse*.

PRIME-RIB-STEAK UND GEFÜLLTE SCHOKOKEKSE

Die Vorstellung einer Sättigungsbremse ist eng mit den Begriffen *Sattheit* und *Sättigungsgefühl* verbunden.[11] Sie klingen ähnlich, doch handelt es sich, biologisch betrachtet, um zwei getrennte und verschiedene Konzepte.

Sattheit spielt sich in unserem Verdauungstrakt ab, insbesondere im Darm. Wenn wir im Zuge des Verdauungsprozesses die Menge an Kalorien und Nährstoffen aufgenommen haben, die unser Körper benötigt, signalisieren unsere Hormone dem Gehirn, dass wir jetzt gut genährt sind, wodurch unser Verlangen nach weiterer Nahrung abnimmt. Sattheit kann nicht vorgetäuscht werden, da sie vom *tatsächlichen Nährwert* unseres Essens abhängt. Doch da die Verdauungsprozesse langsam ablaufen, kann es mehrere Stunden dauern, bevor die entsprechenden Signale weitergeleitet werden – sie allein schaffen es also nicht, uns vom Weiteressen abzuhalten.

An diesem Punkt kommt das Sättigungsgefühl ins Spiel.

Das *Sättigungsgefühl* wird vom Gehirn gesteuert und liefert uns rechtzeitig den Impuls, mit dem Essen aufzuhören. Es beruht auf Geschmack, Geruch und Beschaffenheit der Nahrungsmittel, auf unserem Völlegefühl und auch auf unserer Kenntnis der in einer Mahlzeit enthaltenen Kalorienmenge. Während wir essen, verspüren wir verschiedene Empfindungen (»Das schmeckt gut«, »Ich sollte nicht die ganze Tüte leer essen« oder »Ich bin schon ganz schön satt«), die ständig Statusmeldungen an unser Gehirn schicken und uns bei der Entscheidung helfen, weiterzuessen oder eben nicht. Doch im Gegensatz zur Sattheit ist das Sättigungsgefühl kein absolutes Maß, sondern eine *Einschätzung*, die von unserer Wahrnehmung abhängt.

Im Idealfall würde uns das Gehirn signalisieren, mit dem Essen aufzuhören, wenn unser Körper sagt, dass wir ausreichend gegessen haben, um kraftvoll und gesund zu bleiben. In diesem Fall wären Sattheit und Sättigungsgefühl ein und dasselbe. Lassen Sie uns dies am Beispiel eines Prime-Rib-Steaks (Hochrippe) erklären, das es zum Abendessen gibt:

Fleisch aus der Hochrippe enthält vollwertiges (komplettes) Eiweiß, das von allen Makronährstoffen am besten sättigt, sowie natürliches Fett, wodurch das Eiweiß noch stärker zur Sättigung beiträgt.[12] Wenn Sie ein Prime-Rib-Steak essen, nimmt Ihr Appetit mit jedem Bissen ab. Der erste Bissen ist toll, der zweite fantastisch, doch beim zehnten Bissen erscheinen Beschaffenheit, Geruch und Geschmack weniger ansprechend. Und beim zwanzigsten Bissen haben Sie genug, Sie legen Messer und Gabel beiseite, weil Sie den Geschmack und die Konsistenz des Fleisches nicht mehr mögen.

Sie fühlen sich gesättigt und haben keinen Appetit mehr.

Außerdem dauert es länger, ein Prime-Rib-Steak zu essen als verarbeitete Lebensmittel, da Sie mehr kauen und schlucken müssen. Dies gibt Ihrem Gehirn die Chance, mit Ihrem Magen gleichzuziehen. Während Sie essen und der Verdauungsprozess beginnt, erkennt Ihr Körper, dass die Nährstoffdichte des Steaks eine ausreichende Versorgung mit Energie und Kalorien sicherstellt. Noch beim Essen wird Ihrem Gehirn signalisiert, dass der Körper gerade mit Nahrung versorgt wird, und Ihr Appetit lässt nach.

Das ist Sattheit.

Dieses Szenario gestaltet sich jedoch anders, wenn den Nahrungsmitteln die sättigenden »Zutaten« fehlen, die für eine angemessene Ernährung stehen, nämlich vollwertiges Eiweiß, natürliche Fette und essenzielle Nährstoffe. Vergleichen wir das Prime-Rib-Steak mit ein paar gefüllten Schokokeksen (Oreos[13]):

Oreos sind intensiv verarbeitete Lebensmittel, die fast kein Eiweiß, dafür aber jede Menge Zucker und Geschmacksverstärker enthalten. In der Füllung findet sich viel zugesetztes Fett. Wenn wir die gefüllten Kekse essen (meist in viel kürzerer Zeit als das Prime-Rib-Steak), durchlaufen sie unser Verdauungssystem ziemlich schnell und haben nicht genug Nährwert, um uns Sattheit *oder* Sättigung zu signalisieren. Anders als beim Steak gibt es nichts, was unseren Appetit bremsen könnte. Wir essen den zehnten Keks *mit demselben Vergnügen* wie den ersten. Unser Verlangen nach mehr *hört einfach nicht auf*, denn obwohl wir viele Kalorien aufgenommen haben, weiß unser Körper, dass es ihm nach wie vor deutlich an Nährwert mangelt. Aus diesem Grund essen wir die ganze Packung leer – *in Bezug auf die Sattheit lässt sich unser Körper nicht zum Narren halten.*

Wir hören erst auf, uns mit Oreos vollzustopfen, wenn unser Magen zum Platzen voll ist und wir merken, dass uns schlecht wird, wenn wir weiteressen.

Aber das ist keine Sättigungsbremse – das ist lediglich ein Notfallprogramm mit Schleudersitztaste.

FASSEN WIR ZUSAMMEN Diese nach wissenschaftlichen Kriterien entwickelten Lebensmittel enthalten hochattraktive künstliche Geschmacksverstärker (süß, fetthaltig, salzig), die unser »Wohlfühlzentrum« im Gehirn weit stärker stimulieren als irgendein natürliches Lebensmittel. Durch den Herstellungsprozess geht jeglicher ursprünglich vorhandener Nährwert verloren – übrig bleiben nur die Kalorien. Das Endprodukt (eigentlich kann man hier nicht mehr von einem Lebensmittel sprechen) offeriert mit jedem Bissen eine atemberaubende Vielfalt künstlich gesteigerter Geschmacksempfindungen – aber unser Körper erkennt, dass darin kein Nährwert enthalten ist. Deshalb essen wir *immer mehr* davon, auch wenn unser Magen längst voll ist.

Wenn wir das Kapitel mit diesen Überlegungen schließen würden, hätten wir unseren Standpunkt deutlich dargelegt. Ganz klar, diese Produkte verstoßen gegen unser erstes Kriterium für gesundes Essen, da sie eine ungesunde psychologische Reaktion hervorrufen – kein Wunder, dafür wurden sie ja extra entwickelt!

Leider steckt noch mehr dahinter.

Der ständige Konsum dieser Produkte wirkt sich nicht nur auf unsere Geschmacksknospen, unsere Wahrnehmung oder unseren Taillenumfang aus.

Im Lauf der Zeit programmieren diese »Lebensmittel« buchstäblich unser Gehirn um.

GENUSS, BELOHNUNG, EMOTION UND GEWOHNHEIT

In unserem Gehirn sind Genuss, Belohnung und Gefühle[14] eng miteinander verbunden. Der »Belohnungsschaltkreis« ist in die Teile des Gehirns integriert, die dafür sorgen, dass eine angenehme Erfahrung mit Gefühlsregungen angereichert und auf diese Weise verstärkt und besser im Gehirn verankert wird. Die Kombination aus Genuss, Belohnung und Emotion bringt uns dazu, *nach Belohnungsanreizen zu suchen* – und dazu gehört das Essen.

Die »Lebensmittel«, um die es hier geht – übermäßig stimulierende Produkte ohne angemessenen Nährwert, der für Sattheit oder Sättigung sorgen würde –, vermitteln dem Gehirn die Botschaft, Dopamin freizusetzen, den

Neurotransmitter, der auf das Genuss- bzw. Lustzentrum einwirkt.[15] Dopamin beeinflusst Ihr Verhalten, verstärkt das Verlangen nach Essen und legt den Schalter in Richtung Nahrungsaufnahme um – deshalb läuft Ihnen schon vor dem ersten Bissen das Wasser im Mund zusammen. (Bereits während der Arbeit träumen Sie von Ihren Lieblingskeksen aus der Bäckerei in der Innenstadt. Sie können sich Geschmack, Geruch und Beschaffenheit ganz genau vorstellen. Der Gedanke, auf dem Nachhauseweg in der Bäckerei vorbeizuschauen und Kekse mitzunehmen, elektrisiert Sie. Sie *wollen* diese Kekse unbedingt. Das ist der Einfluss des Dopamins.)

Auf dem Weg nach Hause halten Sie an der Bäckerei, kaufen ein Dutzend Kekse und beißen noch auf dem Parkplatz in den ersten hinein. (Und natürlich bleibt es nicht bei einem, denn die Kekse stellen einen übermäßigen Anreiz dar, gleichzeitig machen sie aber nicht satt, da sie kaum Nährstoffe enthalten.) Das Gehirn setzt unverzüglich Opioide frei (Endorphine, körpereigene Wohlfühlsubstanzen), die ebenfalls zum Belohnungseffekt beitragen. Die Freisetzung der Opioide beschert uns Genuss und emotionale Entlastung, baut Stress ab und sorgt dafür, dass wir uns gut fühlen.

Essen wir diese Produkte immer weiter, springen die Dopamin-Signalwege irgendwann schon an, wenn wir uns das Keksvergnügen lediglich vorstellen, etwa wenn wir an der Bäckerei vorbeifahren, jemanden beobachten, der ähnlich aussehende Kekse isst, oder wenn wir im Fernsehen eine Werbung für Kekse sehen. Diese präemptive Dopaminantwort (und die Erinnerung an die Belohnung, die Ihnen zuteilwird, wenn Sie dem Bedürfnis nachgeben) macht es völlig unmöglich, diesem Drang zu widerstehen. Die *Lust* hat sich in eine *Notwendigkeit* verwandelt.

Und der Auslöser?

Sie müssen nicht einmal hungrig sein – es geht nicht darum, den *Hunger* zu stillen. Es geht darum, das *Verlangen* zu befriedigen.

Schon nach wenigen Besuchen in der Bäckerei übermitteln die Erinnerungsschaltkreise Ihrem Belohnungszentrum im Gehirn, dass die Kekse Sie glücklich machen werden. Das Dopamin stellt Befriedigung in Aussicht, wenn Sie Ihrem Verlangen nachgeben. Sie können nicht widerstehen, essen die Kekse und fühlen sich dank der freigesetzten Endorphine gut (eine Zeit lang). Dieser Teufelskreis ist dazu da, Sie immer tiefer in seinen Bann zu ziehen, bis Sie schließlich *gewohnheitsmäßig* reagieren: Bestimmte Reize lösen bei Ihnen automatisch das Verlangen nach bestimmten Produkten aus.

Und automatisierte Gelüste sind in unseren Augen psychisch nicht gesund.

DER STRESSFAKTOR

Stress ist ein weiterer Faktor, der dazu beiträgt, diese ungesunden Verhaltensmuster zu verstärken. Wir brauchen keine wissenschaftliche Studie, um zu wissen, dass viele Menschen bei Stress essen, um sich abzulenken und besser entspannen zu können. Das Problem besteht darin, dass uns chronischer Stress[16] (durch unsere biologische Anlage) dazu bringt, zu viel zu essen – ganz gleich, ob er auf Angst oder Sorgen, Schlafmangel, körperliche Überanstrengung oder ungesunde Ernährungsgewohnheiten zurückgeht. Stress wirkt sich auf die Aktivierung unserer Belohnungssignalbahnen aus und erschwert gleichzeitig die Kontrolle unserer Essgewohnheiten.[17]

Stress macht es für uns noch schwerer, unserem Verlangen zu widerstehen.

Wenn man Stress hat, ist der Drang stark, sich mit Essen zu belohnen – und es wächst die Wahrscheinlichkeit, zu viel zu essen. Stress bringt uns auch dazu, unseren Speiseplan zu ändern, *gesunde Produkte links liegen zu lassen* und – Sie ahnen es schon – uns äußerst wohlschmeckenden Lebensmitteln zuzuwenden, die süß oder salzig schmecken und einen hohen Fettgehalt haben. (Wer greift bei Stress schon zu gegrilltem Hühnchen und gedämpftem Brokkoli?) Und wenn Sie schließlich – und unvermeidlich – kapitulieren, ist eins sicher:

Wenn Sie süße, salzige oder fettreiche Nahrungsmittel essen, fühlen Sie sich sofort weniger gestresst.

Dies funktioniert mithilfe desselben Mechanismus, über den wir schon gesprochen haben – die Dopamin- und Opioid-Signalwege im Gehirn. Wir haben Stress, essen die Kekse und fühlen uns *wirklich besser*.

Doch hieraus resultieren zwei Probleme. Zum einen fördert die stressbedingt sehr ausgeprägte Opioid- und Dopamin-Antwort im Belohnungszentrum des Gehirns die Kodierung von Gewohnheitsmustern: Zukünftiger Stress wird Sie dazu bringen, sich an die Erleichterung zu erinnern, die Sie letztes Mal verspürten, als Sie die Kekse aßen. Die Erinnerung an diese Rückmeldungen sind in Ihrem Gehirn gespeichert. Schnell entsteht daraus ein erlerntes Verhalten – das »Verlangen« nach mehr Keksen. Das bedeutet, dass Sie das nächste Mal, wenn Sie Stress haben, *automatisch* nach den Keksen greifen werden.

KEKSE MACHEN GLÜCKLICH

Stressbedingtes Essen kann dazu führen, dass man gewohnheitsmäßig zu viel isst, auch wenn man *momentan gar nicht unter Stress* steht. Im Zuge dieser durch Stress entstandenen Gewohnheiten greifen Sie eventuell auch dann zu Keksen, wenn Sie müde, angeschlagen oder irgendwie niedergedrückt sind. (Sie erinnern sich: Begierden sind in starkem Maße an Emotionen gekoppelt.) Im Lauf der Zeit knüpft Ihr Gehirn kontinuierlich neue Verbindungen zwischen »Keksen« und »Wohlgefühl«. Auf diese Weise wird die Assoziation immer stärker – und gleichzeitig wächst Ihr Verlangen nach Keksen.

Und nun die letzte Perfidie in unserem Stress-und-Kekse-Beispiel: Das gestresste Gehirn liefert starke Impulse zu essen und ist gleichzeitig *in seiner Fähigkeit beeinträchtigt, die Nahrungsaufnahme zu blockieren*. Vielleicht haben Sie nicht einmal Appetit auf einen Keks, doch da Ihre Fähigkeit zum Neinsagen vermindert ist, *müssen* Sie ihn geradezu essen. Auch wenn Sie sich ermahnen, es bei einem Keks zu belassen, werden Sie unter Stress vermutlich die ganze Packung leer essen – was Sie wiederum ziemlich gestresst zurücklässt.

Das Ganze ist ein Teufelskreis – und wahrscheinlich haben Sie nicht einmal gemerkt, dass Sie darin gefangen sind.

Bis jetzt.

Natürlich wird es uns nicht immer gelingen, den Stress aus unserem Leben zu verbannen – an dieser Hälfte der Gleichung können wir wohl leider nichts ändern. Unsere einzige Zuflucht besteht darin, uns auf die andere Hälfte zu konzentrieren und die Lebensmittel, die diese ungesunde Stressreaktion *verstärken*, von unserem Speisezettel zu streichen.

Es ist kein Zufall, dass es sich dabei um genau die hoch verarbeiteten, extrem stimulierenden, nicht sättigenden Produkte handelt, die uns bereits negativ aufgefallen sind.

Es ist immer dieselbe Geschichte.

HOLT MICH HIER RAUS

Mittlerweile stimmen Sie uns vermutlich dahingehend zu, dass Ihr Essen Ihr Gehirn nicht durcheinanderbringen sollte. Sie sind vielleicht sogar ein bisschen wütend darüber, dass einige Dinge, die Sie bislang gegessen haben, Begierden geweckt bzw. einen übermäßigen Verzehr gefördert haben. Und wir gehen jede Wette ein, dass Sie bei dem Vorschlag, fortan auf all diese heimtückischen Produkte zu verzichten und nur noch *von Natur aus* wohlschmeckende, nahrhafte und satt machende Lebensmittel zu essen, laut »Hurra« schreien würden. Theoretisch würde das natürlich funktionieren. Es gibt nur ein kleines Problem dabei.

Es ist ungeheuer schwer, auf diese ungesunden Nahrungsmittel zu verzichten.

Zuerst einmal ist es schwierig, das Essverhalten radikal zu verändern: Mit dem, was wir essen, sind sehr viele starke Emotionen verbunden – insbesondere, wenn wir nicht aus Hunger essen, sondern um Probleme zu bewältigen.

Zum zweiten sind diese Produkte so raffiniert hergestellt, dass es kaum möglich erscheint, auf sie zu verzichten. Durch den Missbrauch biologischer und natürlicher Auslöserreize ist es unter Einsatz moderner Technologien gelungen, »Lebensmittel« zu schaffen, die übermäßig stimulieren und die gehirneigenen Verbindungen zwischen Belohnung, Emotion und Genuss verändern, sodass ein künstlich gesteuertes Verlangen nach immer mehr Nahrung entsteht. Und wenn wir Ihnen verraten, welche dieser Produkte am gefährlichsten sind, welche Sie in den Müll schmeißen sollten, fangen die Probleme erst an.

Vielleicht geraten Sie in Panik.

Vielleicht denken Sie: »Das schaffe ich nie.«

Vielleicht sagen Sie sich: »Ich kann nicht ohne [setzen Sie hier Ihr persönliches ungesundes Nahrungsmittel ein] leben.«

Wir versprechen Ihnen: Sie können. Und Sie werden. Wir gehen diesen Weg mit Ihnen. Und wenn Sie es geschafft haben, werden sich drei Dinge ereignen.

Erstens werden Sie wieder in der Lage sein, den köstlichen Geschmack (einschließlich süßer, fettreicher und salziger Geschmacksrichtungen) naturbelassener Nahrungsmittel zu schätzen.

Zweitens wird das Gefühl von Genuss und Belohnung, das beim Verzehr dieses schmackhaften Essen entsteht, wieder eng an gesunde Ernährung, Sattheit und Sättigung gekoppelt – Sie hören auf zu essen, weil Sie satt, und nicht, weil Sie »zum Platzen voll« sind.

Drittens werden Sie *nie wieder zum Spielball Ihres Essens* werden.

Und das bedeutet: Freiheit.

DAS SAGT DIE WISSENSCHAFT

- Die Auswahl von Lebensmitteln, die Sie treffen, sollte zu einer psychologisch günstigen Reaktion führen.
- Süße, fetthaltige und salzige Geschmacksnoten übermitteln dem Gehirn Genuss- und Belohnungssignale. In unseren frühen Tagen wiesen uns diese Signale auf wertvolle Nahrungsmittel hin und sicherten unser Überleben.
- Heutzutage enthalten viele Lebensmittel künstliche Geschmacksverstärker und sind gleichzeitig ihres Nährwertes beraubt.
- Auf diese Weise entstehen Lebensmittel ohne Sättigungsbremse – übermäßig stimulierende Produkte, reich an Kohlenhydraten, aber arm an Nährstoffen. Die von ihnen ausgehenden Genuss- und Belohnungssignale bringen uns dazu, immer weiter zu essen, ohne dass uns ein Sättigungssignal Einhalt gebietet.
- Diese »Lebensmittel« verdrahten die Gehirnverbindungen zwischen Genuss, Belohnung und Emotionen neu, sodass nahezu unwiderstehliche Gelüste und ein automatisiertes Essverhalten gefördert werden. Stress und zu wenig Schlaf verstärken diese Muster zusätzlich.
- Diese Gewohnheiten lassen sich nur durchbrechen, indem man schmackhaftes, lohnendes Essen wieder mit dem verbindet, was die Natur uns geschenkt hat: mit gesunder Nahrung und dem Gefühl, rundum satt zu sein.

KAPITEL 5:
HORMONE GUT, ALLES GUT

»Ich habe gerade mein Whole30-Programm beendet und meine Blutzuckerwerte (bei mir wurde Typ-2-Diabetes diagnostiziert) sind jetzt in Ordnung – völlig normal. Ich komme jetzt mit der Hälfte meiner Diabetesmedikamente aus und auch mein Blutdruck liegt im Normalbereich. Meine Schmerzen, das Gefühl der Steifheit und die Schwellungen sind völlig verschwunden und ich habe rund 22 Pfund abgenommen. Whole30 hat mein Leben verändert.«

Alan H., East Bremerton, Washington

Unserem zweiten Kriterium für gesundes Essen zufolge sollte das, was Sie essen, im Körper zu einer gesunden hormonellen Reaktion führen. Dieses Kapitel ist das vermutlich wissenschaftslastigste des ganzen Buches, doch wie versprochen werden wir eine Fülle von Analogien und Beispielen nutzen, um das Ganze leichter verständlich zu machen. Auch werden wir die Dinge ein bisschen vereinfachen: Um sich bestimmte Mechanismen zunutze zu machen, muss man nicht im Detail verstehen, wie sie genau funktionieren.

Lassen Sie uns mit einigen Grundlagen beginnen.

HORMONE

Hormone sind chemische Botenstoffe, deren Transport in der Regel über die Blutbahn erfolgt. Sie werden von Zellen in einem Teil des Körpers ausgeschüttet und docken an bestimmten Rezeptoren in einem anderen Körperteil an. (Stellen Sie sich einen Kurier vor, der eine Botschaft von einer Person zur anderen trägt.) Hormone erfüllen verschiedene Funktionen, doch besteht eine der wichtigsten darin, die Dinge in der Balance zu halten.

Im Wesentlichen liegen allen biologischen Prozessen Regulierungsmechanismen zugrunde, die dafür sorgen, dass die Körpersysteme innerhalb gesunder, sicherer Rahmenbedingungen arbeiten und das Gleichgewicht der Lebensfunktionen erhalten bleibt. Denken Sie an den Thermostat in Ihrem Haus. Die Heizung springt an, um die Raumtemperatur über dem eingestellten Minimalwert zu halten, doch wenn es zu warm wird, schaltet der Thermostat den Ventilator bzw. die Klimaanlage an. Und genau wie Ihr Thermostat dafür sorgt, dass bei Ihnen zu Hause »gesunde« Temperaturen herrschen, sorgen Hormone auf fein verästelten und verschlungenen Wegen dafür, dass Ihr Körper im Gleichgewicht der Lebensfunktionen bleibt.

Hormone reagieren auf jeglichen Einfluss von außen, der die Waagschalen ins Ungleichgewicht bringt. Kehren wir zum Beispiel des Thermostats zurück: Wenn Sie im Winter ein Fenster öffnen, stört dies die Raumtemperatur in Ihrem Haus. Durch das Öffnen des Fensters wird eine Meldung an den Thermostat geschickt (»Es wird kalt hier drinnen!«), der mit einer internen Korrektur auf diesen Reiz reagiert und dafür sorgt, dass die Heizung anspringt. Ist die Temperatur wieder im Normalbereich, schaltet sich die Heizung ab.

Wenn wir Nahrung aufnehmen und verdauen, lösen die unterschiedlichen biochemischen Komponenten im Essen mehrere hormonelle Reaktionen aus. Diese hormonellen Reaktionen steuern Verwendung, Einlagerung und Verfügbarkeit von Nährstoffen – wohin sie transportiert werden und was geschieht, wenn sie dort angekommen sind. Unterschiedliche Nährstoffe rufen unterschiedliche hormonelle Reaktionen hervor, doch dienen sie *alle* dazu, das durch frisch ankommende, verdaute Nahrungspartikel veränderte Gleichgewicht wiederherzustellen.

EINGESCHWORENES TEAM

Obwohl es unter den Hormonen zahlreiche Akteure gibt, werden wir uns aus Gründen der Einfachheit nur mit vier von ihnen im Detail beschäftigen, und zwar mit:

Insulin, Leptin, Glucagon und Cortisol.

Diese vier Hormone bilden (gemeinsam mit vielen anderen) ein komplexes – doch nicht unzerstörbares – Netz von Regelkreisen, die auf alle Systeme des Organismus einwirken. Sie alle beeinflussen sich gegenseitig und agieren im Körper wie ein eingespieltes Team. Sind sie dort in der richtigen Menge enthalten, ist keines dieser Hormone »gut« oder »schlecht«. Die Dinge laufen jedoch aus dem Ruder, wenn wir von dem einen oder anderen Hormon zu viel oder zu wenig haben.

Lassen Sie uns mit der Betrachtung von Insulin und Leptin beginnen, da diese beiden Hormone eng miteinander verbunden sind.

INSULIN

Zusammenfassung: Anaboles (muskelaufbauendes) Hormon, das von den Beta-Zellen (Langerhans-Inseln) der Bauchspeicheldrüse (Pankreas) als Reaktion auf eine Energiezufuhr insbesondere durch Kohlenhydrate produziert wird. Insulin erleichtert den Transport von Makronährstoffen (Eiweiß, Fett, Kohlenhydrate) über die Blutbahn in die Zellen, wo sie entweder sofort oder später verwertet werden. Gleichzeitig regelt Insulin auf Stoffwechselebene den Übergang von der Kohlenhydrat- zur Fettverbrennung. Ein dauerhaft erhöhter Insulinspiegel geht mit einer Leptinresistenz und indirekt mit einem erhöhten Cortisolspiegel einher.

Von allen Hormonen kann man Insulin am ehesten als »Schlüsselhormon« bezeichnen. Es wirkt auf praktisch alle Körperzellen ein und übt direkten Einfluss auf Energiespeicherung, Zellwachstum und -reparatur, Fortpflanzungsfunktionen und – am allerwichtigsten – den Blutzuckerspiegel aus.

Insulin wirkt auf bestimmte Zellen wie ein (einseitiger) Türöffner und ermöglicht es diesen, Nährstoffe zu speichern oder zu nutzen. Obwohl Insulin alle Makronährstoffe – Eiweiß, Fett und Kohlenhydrate – effektiv speichert, ist seine Freisetzung ursächlich mit der Aufnahme von Kohlenhydraten verbunden.*

Wenn wir Kohlenhydrate essen, werden sie in unserem Körper in Einfachzucker aufgespalten und in die Blutbahn aufgenommen. Dies führt zu einem Anstieg des im Körper zirkulierenden Blutzuckers (Glukose).

Damit wir gesund bleiben, *muss* unser Blutzuckerspiegel im Normalbereich liegen – die Werte dürfen weder zu niedrig noch zu hoch sein. Genau wie in unserem Thermostat-Beispiel bedeutet »normal« hier so viel wie »gesund«. Übertragen auf die Regulierung des Blutzuckerspiegels, agiert Ihre Bauchspeicheldrüse wie der Thermostat, wohingegen das Insulin die Rolle der Klimaanlage übernimmt und verhindert, dass der Blutzuckerspiegel dauerhaft hoch bleibt.

---

* Proteinquellen wie Rindfleisch, Fisch, Eier und Milch führen ebenfalls (in unterschiedlichem Ausmaß) zur Freisetzung von Insulin. Wir werden das ausführlicher erläutern, wenn wir uns mit Milchprodukten befassen.

Ein Blutzuckeranstieg wird sofort von Beta-Zellen in der Bauchspeicheldrüse bemerkt, die daraufhin Insulin ins Blut ausschütten. Das Insulin übermittelt bestimmten Körperzellen das Signal, Glukose aus dem Blut aufzunehmen und zu speichern, und bringt die Blutzuckerwerte dadurch in den gesunden Normalbereich zurück. Gleichzeitig löst ein erhöhter Insulinspiegel ein Sattheitsgefühl aus und reduziert unseren Hunger.

INSULINSENSITIVITÄT Das gerade beschriebene Szenario nennt man auch *Insulinsensitivität*. Wenn Ihr Stoffwechsel richtig funktioniert, steigt Ihr Blutzuckerspiegel nach einem gesunden Essen nur geringfügig an – nicht zu stark und nicht zu schnell. Als Antwort auf die steigenden Blutzuckerwerte setzt die Bauchspeicheldrüse genau die Menge an Insulin frei, die notwendig ist, um den Körperzellen mitzuteilen, wie viel Glukose gespeichert (und so dem Blut entzogen) werden muss. Die Botschaft des Insulins lautet: »Diese Nährstoffe speichern.« Die Zellen, die für die Insulinbotschaft *empfänglich* sind, reagieren prompt auf die Aufforderung und entziehen dem Blutstrom Glukose. Diese wird gespeichert und der Blutzuckerspiegel sinkt wieder auf Normalmaß.* Insulinsensitivität ist der Ausdruck einer guten, normalen und gesunden Beziehung zwischen der Bauchspeicheldrüse und den meisten Körpergeweben.

---

* Im Blut zirkuliert ständig ein wenig Insulin, das dafür sorgt, dass geringe Mengen an Zucker zu lebenswichtigen Organen wie dem Gehirn gelangen. Die Insulinausschüttung erfolgt nicht nach dem Alles-oder-nichts-Prinzip, sie gleicht vielmehr einem Rinnsal, einem Fluss oder einer Flut. Hat man einen gesunden Stoffwechsel, entspricht die Menge an freigesetztem Insulin der Glukosemenge im Blut und der Geschwindigkeit, mit der es in den Blutstrom gelangt ist.

Insulin kontrolliert den Blutzuckerspiegel und übt damit eine überaus wichtige Funktion aus, denn dauerhaft erhöhte Blutzuckerwerte wirken sich in hohem Maße schädigend[1] auf verschiedene Organe aus, so etwa auf Leber, Bauchspeicheldrüse, Nieren, Blutgefäße, Gehirn und periphere Nerven.

Da ein chronisch erhöhter Blutzuckerspiegel (Hyperglykämie) schädlich ist, muss man die Blutzuckerwerte in den Griff bekommen, wenn man dauerhaft gesund bleiben will.

Haben die Zellen erst einmal Glukose aus dem Blutstrom aufgenommen, kann diese entweder sofort in Energie umgesetzt oder »für später« gespeichert werden. Vorrangig wird Glukose in der Leber und in der Muskulatur gespeichert, in Form komplexer Kohlenhydrate, dem *Glykogen*. Das in der Leber gespeicherte Glykogen kann problemlos in Glukose zurückverwandelt und in den Blutstrom abgegeben werden, wenn der Körper Energie braucht. Anders das in den Muskelzellen gespeicherte Glykogen: Es verbleibt dort, um die Muskeln mit Energie zu versorgen. (Das ist auch gut so, denn Ihre Muskeln können eine Menge harter Arbeit leisten!)

GLYKOGENSPEICHER Die körpereigenen Vorratsbehälter für Kohlenhydrate (Leber und Muskeln) funktionieren so ähnlich wie der Benzin- oder Dieseltank in Ihrem Auto. Ist er voll, passt nichts mehr hinein. Sie können ihn nicht größer machen oder noch mehr einfüllen. Der Kohlenhydratspeicher in Ihrem Körper ist nicht sonderlich groß. Sie können darin nur so viel Glykogen speichern, dass Sie rund 90 Minuten lang körperlich ohne Pause schwer arbeiten können.[2] Doch da Kohlenhydrate ein Brennstoff für *intensive* körperliche Aktivität sind, zapfen Sie Ihre Glykogenspeicher kaum an, wenn Sie am Schreibtisch arbeiten, Fernsehen schauen oder im Haus herumwerkeln. Mit anderen Worten – es ist ganz leicht, den Kohlenhydratspeicher aufzufüllen, doch wenn Sie sich nicht körperlich verausgaben, verbrauchen Sie kaum etwas von der gespeicherten Energie!

Was die Hormone angeht, beginnen Ihre Probleme mit einer übertriebenen »Kohlenhydratisierung«: dem dauerhaft erhöhten Verzehr übermäßig stimulierender, nährstoffarmer und kohlenhydratreicher Lebensmittel.

Zunächst wird ein dauerhaftes Überangebot von Kohlenhydraten Ihren Stoffwechsel dazu bringen, zur Energiegewinnung das zu verbrennen, wovon am meisten vorhanden ist, nämlich Zucker. Bei einem Überangebot an Zucker bevorzugt es der Körper bei vielen Stoffwechselprozessen, Zucker anstatt Fett als Energiequelle zu nutzen. Demzufolge wird das gespeicherte Fett nicht zur Energiegewinnung genutzt.

Wird nur wenig Fett verbrannt, sammelt es sich an, und der Körperfettanteil tendiert dazu, größer zu werden.

Zudem hat der Körper ein Problem, all die überschüssige Glukose zu speichern: Haben die Leber- und Muskelzellen noch Kapazitäten frei, werden sie willig zusätzliche Glukose aufnehmen. Sind diese Zellen jedoch bereits mit Glykogen gefüllt, ist nichts mehr zu machen – alle Zimmer sind belegt. Ist weder in den Muskel- noch Leberzellen Platz, greift unser Körper zu Plan B, um die Energie dennoch zu speichern.

Plan B wird Ihnen nicht gefallen.

Sind die Glykogenspeicher in Leber und Muskeln gefüllt, wandelt die Leber (und Ihre Fettzellen) die überschüssige Glukose in Palmitinsäure, eine gesättigte Fettsäure, um. Unter Beteiligung von zwei weiteren Säuremolekülen (und Glyzerin) können daraus *Triglyzeride* entstehen.

In Kombination führen diese beiden Prozesse – die Bevorzugung der Kohlenhydratverbrennung gegenüber der Fettverbrennung und die Bildung von Triglyzeriden – zu einem steigenden Körperfettanteil und zu einer erhöhten Menge von Triglyzeriden und freien Fettsäuren im Blut: Beides ist weder erstrebenswert noch gesund. Zudem bringt diese Anhäufung von Zucker und Triglyzeriden im Blut ein weiteres Hormon, nämlich Leptin, aus dem Tritt.

LEPTIN

Zusammenfassung: Den Energiehaushalt beeinflussendes Hormon, das primär von den Fettzellen produziert[3] und in einer Menge abgegeben wird, die der des gespeicherten Fettes entspricht. Leptin informiert das Gehirn darüber, wie viel Körperfett gespeichert wurde, und reguliert sowohl die Energieaufnahme als auch den Energieverbrauch, um das Körperfettniveau in der Balance zu halten. Ein zu hoher Konsum von nährstoffarmen, übermäßig stimulierenden Kohlenhydraten führt zu chronisch erhöhten Triglyzerid- und Blutzuckerwerten, was einer Leptinresistenz und einer erhöhten Einlagerung von Fett Vorschub leistet. Gleichzeitig wächst die Insulinresistenz.

Leptin wird mitunter als »Sättigungshormon« bezeichnet, da ein höherer Leptinspiegel dazu beiträgt, dass wir uns satt und zufrieden fühlen. Der Leptinspiegel unterliegt im Lauf des Tages normalen Schwankungen, die in erster Linie mit dem Rhythmus unserer Mahlzeiten einhergehen.[4] Da man während des Schlafes nichts zu sich nimmt, ist der Leptinspiegel morgens ziemlich niedrig. Dadurch wird die Bildung appetitfördernder Hormone angestoßen – einer der Gründe, warum wir hungrig aufwachen.[5] Am Ende des Tages (in der Regel nach dem Abendbrot) ist der Leptinspiegel höher und trägt dazu bei, uns satt und zufrieden zu halten, bis wir zu Bett gehen.

Die vorrangige Aufgabe des Leptins besteht jedoch darin, das übergeordnete Zusammenspiel von Hunger und Aktivität zu steuern, um unseren Körper in Form zu halten – nicht zu dick und nicht zu dünn. Körperfett an sich ist nicht schlecht – es erlaubt uns, lange Perioden der Nahrungsknappheit zu überleben (oder bei Grippe ein paar Tage lang nichts zu essen).[6] Doch unser Körper ist ein geborener Pessimist. Auch wenn *gerade jetzt* ein Überangebot an leicht zugänglicher Energie besteht, geht unsere DNA unbeirrbar davon aus, dass es in Kürze keine Nahrung mehr geben wird. Und der einzige Weg, die bevorstehende Hungersnot zu überleben, besteht darin, Energie in Form von Fett zu speichern. Das ist so natürlich wie das Atmen.

FÜR SCHLECHTE ZEITEN VORSORGEN

Uns in der westlichen Welt erscheint die Vorstellung eines »Nahrungsmangels« unsinnig. Vielleicht denken Sie ja: »Warum hat mein Gehirn immer noch nicht kapiert, dass es heute *überall* genug zu essen gibt?« Es ist aber so, dass wir uns über Jahrtausende hinweg unsere Nahrung hart erarbeiten mussten – ohne jegliche Garantie, dass unsere Lebensmittelversorgung auch weiterhin gesichert sein würde. Wir prallen hier wiederum auf archaische Signale in einer modernen Welt: Um unser Überleben sicherzustellen, sendet uns das Gehirn nach wie vor biologisch sinnvolle Botschaften, obwohl wir heute mit einem *vollkommen künstlichen* Lebensmittelangebot konfrontiert sind.

Da Fett ein Energiespeicher ist, sollte unser Körper in jeder Situation feststellen können, wie viel Energie (Fett) gerade zur Verfügung steht. Hier kommen die Fettzellen ins Spiel: Sie sondern Leptin ab und übermitteln auf diese Weise dem Gehirn, ob Sie zu dick, zu dünn oder genau richtig sind.[7] Auf Grundlage der überaus wichtigen Leptinbotschaften erteilt Ihr Gehirn Ihrem Unterbewusstsein ständig Anweisungen, die Ihr Essverhalten und Ihre körperliche Aktivität steuern.

Haben Sie nur sehr wenig Körperfett – vielleicht zu wenig, um einen potenziellen Nahrungsmangel zu überleben –, ist Ihr Leptinspiegel niedrig. Das nur schwache Leptinsignal signalisiert Ihrem Gehirn: »Ich habe zu wenig Körperfett!« Daraufhin wird Ihnen Ihr Gehirn übermitteln, mehr zu essen und sich weniger zu bewegen. Dies dient dazu, Ihr Verhalten zu verändern, bis Ihr Körperfettanteil wieder ein sichereres Niveau erreicht hat. Sie haben mehr Hunger (und essen wahrscheinlich mehr), Ihr Stoffwechsel verlangsamt sich (teilweise durch Veränderungen Ihres Schilddrüsenhormonspiegels) und Sie beginnen, Körperfett aufzubauen.

Mit steigendem Körperfettanteil steigen auch die Leptinwerte und Ihre Fettzellen signalisieren Ihrem Gehirn nun immer häufiger: »Es reicht, wir haben mittlerweile genug Energie gespeichert!« Wenn diese Botschaft richtig ankommt (d. h., wenn Sie für das Leptinsignal *empfänglich bzw. sensitiv* sind), wird Ihr Gehirn Ihren Bewegungsdrang anregen und Ihren Appetit drosseln. Sie werden körperlich ein bisschen aktiver und reduzieren das Essen ein wenig, sodass Sie schlussendlich nicht allzu sehr zunehmen.

Natürlich sind die Dinge viel komplizierter als in dieser vereinfachten Zusammenfassung. Dennoch kann man sagen, dass die Natur das Zusammenspiel im körpereigenen Energiehaushalt so eingerichtet hat, dass unser Körper perfekt auf dem »genau richtigen« Niveau bleibt. Die Probleme fangen dann an, wenn das, was wir essen, eine ungesunde psychologische Reaktion hervorruft und zu einer ständigen »Kohlenhydratisierung« führt.

Sollen wir noch einmal kurz zusammenfassen?

Wenn Sie ständig zu viele Lebensmittel essen, die keine Sättigungsbremse enthalten, wird Ihr Organismus mit Glukose überflutet. Tritt Zucker in so großer Menge auf, wird zunächst er für die Energiegewinnung verbrannt – in Sachen Stoffwechsel lehnt sich das Fett entspannt zurück und sammelt sich an. Auf diese Weise reichern sich in der Leber Triglyzeride an und das Blut weist erhöhte Glukose- und Triglyzeridwerte auf. Doch entstehen dadurch Probleme hinsichtlich des Leptins?

Der Glukose- und Triglyzeridüberschuss in der Blutbahn erreicht schließlich auch Teile des Gehirns und beeinträchtigt dessen Fähigkeit, die Leptinbotschaft zu »hören«. Dies führt zu einer Stoffwechselstörung, die man als *Leptinresistenz* bezeichnet.[8]

SCHLANK UND DOCH ÜBERGEWICHTIG

Wenn Sie Übergewicht haben, leiden Sie mit hoher Wahrscheinlichkeit an einer Leptinresistenz – aber Sie müssen nicht erkennbar übergewichtig sein, um diese Störung aufzuweisen. Eine Ansammlung von Viszeralfett (Fett, das sich in den Organen und um sie herum anreichert) reicht aus, um eine hormonelle Fehlfunktion zu begünstigen – und dazu gehört die Leptinresistenz. Wir bezeichnen betroffene Personen als »schlank und doch übergewichtig«: Sie sind augenscheinlich nicht dick, haben jedoch einen ungesund hohen Körperfettanteil, vergleichsweise wenig Muskelmasse und eine ernsthafte hormonelle Fehlfunktion, wozu auch aus dem Gleichgewicht geratene Schilddrüsen- und Sexualhormone gehören.

Eine Leptinresistenz gleicht einem hormonellen Dialog, der völlig schiefläuft. Wenn Sie ausreichend Körperfett gebildet haben, senden Ihre Fettzellen im Normalfall folgende Leptinbotschaft ans Gehirn: »He, wir haben inzwischen genug Energie gespeichert, du solltest mal das Essen zurückfahren und für mehr Bewegung sorgen.« Doch wenn die Rezeptoren im Gehirn und in anderen Geweben immer schlechter auf das Leptin reagieren, fehlt dieser Botschaft die Schlagkraft. Ihr Gehirn versteht nicht mehr, was ihm das Leptin sagen will, nämlich dass ausreichend Körperfett gespeichert wurde.

Das heißt, Ihr Gehirn nimmt an, dass Sie zu *dünn* sind.

Stellen Sie sich vor, Ihr Gehirn wäre blind und weder in der Lage, Ihr pummeliges Konterfei im Spiegel noch die immer größere Zahl, die Ihre Waage anzeigt, zu erkennen. Es *braucht* das Leptin, um zu wissen, was los ist. Solange das Gehirn vom Leptin nicht erfährt, dass genug Fett gebildet worden ist, wird es Ihnen immer weiter signalisieren, mehr zu essen und sich weniger zu bewegen, um Ihr Überleben zu sichern.

Erinnern Sie sich daran, dass Ihr Gehirn ein Pessimist ist. Ohne die Leptinbotschaft wird Ihr Unterbewusstsein Ihr Verhalten weiterhin so steuern, als wären Sie zu dünn – obwohl Sie *genau wissen*, dass Sie mehr zunehmen, als gut für Sie ist.

BETTHUPFERL Die Leptinbotschaft (oder ihr Ausbleiben) ist stärker als Ihre Willenskraft. Selbst wenn Sie erkannt haben, dass Sie zugenommen haben, und versuchen, weniger zu essen, sind Sie den Anweisungen Ihres Gehirns ausgeliefert. Ein untrügliches Kennzeichen der Leptinresistenz sind beispielsweise unbezwingbare Essensgelüste nach dem Abendbrot. Den ganzen Tag über haben Sie sich möglichst gesund ernährt, doch ab 20 Uhr zieht Sie Ihre Speisekammer oder Tiefkühltruhe magisch an. Sie müssen sich hier keinen Mangel an Willensstärke vorwerfen – Ihr Gehirn reagiert auf die uralten Leptinsignale und untergräbt unaufhörlich Ihre bewussten Entscheidungen.

Wer unter Leptinresistenz leidet, setzt Fett an und schwimmt sozusagen in Leptin – doch das Gehirn hat keine Ahnung davon, fährt den Stoffwechsel herunter und signalisiert dem Körper, mehr zu essen. Und angesichts der Verlockungen durch übermäßig stimulierende, nährstoffarme und kohlenhydratreiche »Lebensmittel« fällt das auch gar nicht schwer. Und prompt führt die ungezügelte Zufuhr von Kohlenhydraten dazu, dass immer weiter Zucker statt Fett verbrannt

wird, sich zusätzliches Körperfett anlagert (überschüssige Kohlenhydrate wandeln sich in Fett um) und im Blut ein noch höherer Triglyzeridspiegel ausbildet. Hierdurch verschlimmert sich die Leptinresistenz.
Und das bringt uns zurück zum Insulin.

ZURÜCK ZUM ANFANG

Erinnern Sie sich noch an die Insulinsensitivität? Diesen Begriff verwendet man, wenn die Botschaft des Insulins, »Nährstoffe zu speichern«, klar und deutlich bei den Zellen ankommt. Die Zellen entziehen dem Blut Glukose und speichern diese, wodurch ein zu starker (oder dauerhafter) Anstieg der Blutzuckerwerte verhindert wird.

Der Gegenspieler der Insulinsensitivität heißt *Insulinresistenz*. Und …

Leptinresistenz führt zur Insulinresistenz.[9]

Wir fassen zusammen: Sie essen ständig zu viel, da übermäßig stimulierende, nährstoffarme »Lebensmittel« keine Sättigungsbremse aufweisen. Dadurch werden Sie leptinresistent: Ihr Gehirn denkt, dass Sie zu dünn sind (obwohl der Spiegel Ihnen etwas anderes verrät). Demzufolge fordert Sie das Gehirn auf, mehr zu essen und sich weniger zu bewegen, was weiterhin einen zu hohen Konsum von Nahrungsmitteln fördert. Ihr Stoffwechsel gewinnt mittlerweile die notwendige Energie aus der Zuckerverbrennung. Im Körper und in der Leber sammelt sich immer mehr Fett an und in Ihrem Blut schwimmen zu viel Glukose und Triglyzeride.

All diese überschüssige Glukose muss irgendwo gespeichert werden. Leider können die Zellen nicht unbegrenzt Energie aufnehmen, ohne geschädigt zu werden. Um sich vor der Glukoseschwemme zu schützen, werden die Zellen *insulinresistent*.[10] Wenn das geschieht, verlieren die Zellen die Fähigkeit, auf die Insulinbotschaft zu reagieren: Die Bauchspeicheldrüse sendet zwar über das Insulin die Aufforderung, Nährstoffe zu speichern, doch die Zellen hören einfach nicht mehr hin und der Blutzuckerspiegel bleibt hoch.

Da hohe Blutzuckerwerte wirklich *sehr* ungesund sind, ist der Körper darauf angewiesen, dass die Zellen Energie speichern. Deshalb reagiert er mit einer noch dringlicheren Durchsage: Bei Insulinresistenz schüttet die Bauchspeicheldrüse *noch mehr* Insulin aus, bis die Botschaft schließlich nicht mehr zu überhören ist und die bereits vollen Zellen zusätzliche Glukose *aufnehmen müssen*. Diese »Zwangsernährung« hat jedoch oxidativen Stress und erhöhte Blutfettwerte zur Folge, was die Zellen zusätzlich schädigt.[11] Die lädierten Zellen versuchen weiterhin, sich zu schützen, und werden gegenüber dem Insulin immer resistenter ... und der Kreislauf beginnt von Neuem.

SYSTEMISCHE ENTZÜNDUNGEN

Diese übervollen, überwiegend vom Zucker unter Strom gesetzten Zellen produzieren reaktive Sauerstoffspezies (Ihnen vermutlich als freie Radikale bekannt), die zu Zellschäden führen. Infolge dieser Schäden kommt es zu einem wahren Feuerwerk an Immunantworten, wozu auch die Freisetzung von Entzündungsbotenstoffen sowie Immunzellen gehört, die als »Ersthelfer« die entstandenen Gewebeschäden zu reparieren versuchen. Diese Immunreaktion wird als systemische Entzündung bezeichnet (wir kommen bald darauf zu sprechen) und verstärkt die Insulinresistenz noch weiter.

Zu diesem Zeitpunkt haben Sie einen Glukoseüberschuss in einem insulinresistenten Organismus. Die Blutzuckerwerte *bleiben erhöht*, da die Zellspeicher bereits voll sind und nicht mehr auf die Botschaft des Insulins, noch mehr Glukose zu speichern, reagieren. Hieraus entsteht eine permanente Hyperglykämie – chronisch erhöhte Blutzuckerwerte. Und das ist, wie Sie sich erinnern, ausgesprochen schädlich – insbesondere für die Beta-Zellen der Bauchspeicheldrüse, wo das Insulin gebildet wird.

Eine chronische Hyperglykämie bringt die Beta-Zellen zunächst dazu, sich anzupassen. Dadurch kann die Bauchspeicheldrüse zunehmend mehr Insulin produzieren, um mit dem überschüssigen Blutzucker fertigzuwerden. Doch dieses Spiel lässt sich nicht beliebig fortsetzen. Schließlich beginnen die Beta-Zellen der Bauchspeicheldrüse, im Verlauf der permanenten Hyperglykämie zu zerfallen.[12] Aufgrund der toxischen Höhe der Blutzuckerwerte und dem daraus resultierenden oxidativen Stress gehen sie regelrecht zugrunde.

In diesem Stadium verliert der Körper die Fähigkeit, ausreichend Insulin zur Regulierung des Blutzuckerspiegels zu bilden – und aus einer Insulinresistenz und viel zu hohen Blutzuckerwerten entwickelt sich ein Diabetes Typ 2.

Ihre Gesundheit wird jedoch schon in Mitleidenschaft gezogen, *lange bevor* Sie Diabetes bekommen. Hyperglykämie (erhöhte Blutzuckerwerte) ist schädlich, doch Hyperinsulinämie (stark erhöhter Insulinspiegel) ist *noch viel gefährlicher* und eindeutig ein Risikofaktor für verschiedene ernsthafte Zivilisationskrankheiten wie Diabetes, Adipositas, Herzinfarkt, Schlaganfall und Alzheimer.[13]

Da ein dauerhaft erhöhter Insulinspiegel schädlich ist, gilt es im Hinblick auf die langfristige Gesundheit, den Insulinspiegel unter Kontrolle zu bringen.

ICH. BRAUCHE. ZUCKER. Wenn Sie unter Insulinresistenz leiden (und dank Ihrer Leptinresistenz fortlaufend zu viele Kohlenhydrate aufnehmen), muss Ihre Bauchspeicheldrüse ständig steigende Insulinmengen freisetzen, um die Glukose aus dem Blutstrom zu entfernen. Da die Regulierung Ihres Blutzuckerspiegels nicht mehr vernünftig funktioniert, kann all das Insulin sogar den *gegenteiligen Effekt* bewirken – lagen die Werte bisher *zu hoch*, sind sie jetzt *zu niedrig* (eine Störung, die man häufig als »reaktive Hypoglykämie« bezeichnet).[14] Mit niedrigen Blutzuckerwerten sind spezifische Begleiterscheinungen verbunden – Sie sind launisch, müde, leicht umnebelt und, dank des ständig ausbleibenden Sättigungsgefühls, *hungrig*. Für Sie bedeutet das: »Ich brauche Zucker«.[15] Eigentlich braucht Ihr Körper gerade gar keine Kalorien, doch dank der verwirrten Botschaften, die Ihr Körper sendet – Sie sind zu dünn, Ihr Blutzuckerspiegel ist zu niedrig –, erliegen Sie denselben »Lebensmitteln« (übermäßig stimulierend und nährstoffarm), die Sie überhaupt erst in Schwierigkeiten gebracht haben. Ein Teufelskreis – und es kann noch schlimmer kommen. Wenn Sie nicht zügig Ihre Essgewohnheiten verändern, kann sich die Insulinresistenz sehr schnell zu Diabetes Typ 2 auswachsen.

Typ-2-Diabetes tritt dann auf, wenn der Körper nicht mehr genug Insulin herstellen kann, um die Blutzuckerwerte innerhalb gesunder Grenzwerte zu halten, weil die Insulinresistenz stark ausgeprägt ist und die Beta-Zellen absterben. Das ist *sehr, sehr schlecht* – insbesondere, wenn sich Ihre Ernährung immer noch nicht geändert hat.

Eine Diabetes hat ihre eigenen Begleiterscheinungen und Folgeerkrankungen: Adipositas, Grauer und Grüner Star, Hörverlust, periphere Durchblutungsstörungen, Nervenschädigungen, Hautinfektionen, hoher Blutdruck, Herzerkrankungen und Depressionen. Jedes Jahr sterben Tausende an Diabetes-Komplikationen.

Niemand will Diabetes. Und auch *keins* der folgenden Szenarien: weder die primäre Nutzung von Zucker zur Energiegewinnung noch die permanente Akkumulation von Körperfett, wirkungslose Hormonbotschaften, Energiespitzen und -einbrüche, unablässiger Hunger und langfristige gesundheitliche

Konsequenzen ... *Aus diesem Grund* stellt eine gesunde hormonelle Reaktion eines unserer vier Kriterien für gesundes Essen dar. Deshalb treten wir auch dafür ein, Lebensmittel, die unserem Stoffwechsel nicht guttun, von unserem Speiseplan zu verbannen.

Aber es gibt noch mehr zu berücksichtigen.

Und wir versichern Ihnen, dass es auch gute Nachrichten gibt.

Lassen Sie uns zunächst über Glucagon sprechen.

GLUCAGON

Zusammenfassung: Kataboles (Energie abbauendes) Hormon, das in den Alpha-Zellen der Bauchspeicheldrüse gebildet wird, sobald der Körper nach Energie verlangt, entweder nach körperlicher Anstrengung oder nach mehreren Stunden ohne Nahrungsaufnahme (längerem Hungern). Glucagon wirkt auf die Speicherzellen (wie Leber- und Fettzellen) wie ein einseitiger Türöffner und erlaubt dem Körper, auf die zuvor in den Zellen gespeicherte Energie zurückzugreifen. Chronischer Stress, Aufnahme von Eiweiß und niedrige Blutzuckerwerte regen die Freisetzung von Glucagon an. Große Mengen von Insulin und freie Fettsäuren im Blut beeinträchtigen das Glucagon in seiner Wirkung.

DREIMAL »G« Glaubten die Wissenschaftler, die sich diese Namen ausdachten, sie könnten uns verwirren? Rufen wir uns die drei »G«-Wörter noch einmal kurz ins Gedächtnis zurück, bevor wir weitermachen. *Glukose* ist ein bestimmter Einfachzucker, der im Essen vorkommt und auch in unserem Blut zirkuliert. Als *Glykogen* bezeichnet man die in der Leber und in den Muskeln gespeicherte Form der Glukose. *Glucagon* ist das energieabbauende Hormon, das der Leber den Impuls gibt, Glykogen wieder zu Glukose umzubauen und in den Blutstrom zu entlassen, wenn irgendwo im Körper Energie benötigt wird. Ist das klar geworden? Prima!

Normalerweise zirkulieren zu jedem Zeitpunkt rund fünf Gramm (ein Teelöffel voll) Blutzucker in unserer Blutbahn. Aus verschiedenen Gründen – bei Stress, lange Zeit nichts gegessen oder den zuvor beschriebenen Blutzuckerabfall haben – kann unsere »Blutzuckertemperatur« jedoch unter einen kritischen Wert fallen. (Der wissenschaftliche Ausdruck hierfür ist »Hypoglykämie« = Unterzuckerung.) Da die Versorgung des Gehirns mit Glukose buchstäblich eine Frage von Leben oder Tod ist – wenn Ihr Blutzuckerspiegel zu stark absinkt, fallen Sie ins Koma –, verfügt Ihr Körper über verschiedene ausfallsichere Mechanismen, um dieses Szenario zu verhindern. Einer davon funktioniert mithilfe eines Hormons, das man *Glucagon* nennt.

So wie das Insulin die Rolle der »Klimaanlage« übernimmt, wenn zu viel Glukose im Blut zirkuliert, fungiert das Glucagon wie eine »Heizung« und sorgt dafür, dass der Blutzucker nicht zu stark absinkt und wir Zugang zu der zuvor gespeicherten Energie bekommen. Sobald der Körper bemerkt, dass der normale Blutzuckerspiegel absinkt, setzten die Alpha-Zellen in der Bauchspeicheldrüse Glucagon frei. Das Glucagen fordert den Körper dann auf, das gespeicherte Fett aufzuspalten und das in der Leber gespeicherte Glykogen (und bei Bedarf auch Eiweiß aus der Muskulatur) zu Glukose umzubauen, die dann langsam in den Blutkreislauf abgegeben wird, um uns mit Energie zu versorgen und den Blutzuckerspiegel im Normalbereich zu halten.

Doch die Sache hat einen Haken.

Das Glucagon kann den Zellen *nur dann* signalisieren, die gespeicherte Energie freizugeben (und das Körperfett abzubauen), wenn im Blut nicht allzu viel Insulin zirkuliert. Denn wenn der Insulinspiegel erhöht ist, werden die Nährstoffe ebenso schnell gespeichert wie mobilisiert – oder schneller. Demzufolge dominiert bei (sogar nur moderat) erhöhtem Insulinspiegel die Engergiespeicherung über den Energieabbau.[16]

Wenn Sie unter Insulinresistenz leiden und eine kohlenhydratreiche Mahlzeit zu sich nehmen, bleibt der Insulinspiegel hoch und »hallt« im Körper mehrere Stunden lang nach. Zwischen den Mahlzeiten sollten Sie zur Energiegewinnung eigentlich Ihre Fettreserven anzapfen – doch das klappt nicht, weil das Insulin *immer noch* herumschwadroniert und das Glucagon sich kein Gehör verschaffen kann.

Schießen Sie gnadenlos Ernährungsgewohnheiten ab, die Ihre Blutzuckerwerte chronisch in die Höhe treiben und so Leptin- und Insulinresistenz fördern. Unser Fazit:

Glucagon kann uns bei einem chronisch erhöhten Insulinspiegel nicht dabei helfen, unsere Blutzuckerwerte zu stabilisieren und unsere Fettspeicher zur Energiegewinnung zu nutzen.

Wir haben es fast geschafft, noch einen Augenblick Geduld. Wir müssen nur noch ein weiteres Hormon vorstellen, das mit Kohlenhydratisierung, Insulinresistenz und Stress zusammenhängt. Lernen Sie das Cortisol kennen.

CORTISOL

Zusammenfassung: Von den Nebennieren freigesetztes »Stresshormon«, das dem Körper dabei hilft, sich von einer akuten Flucht-oder-Kampf-Stresssituation zu erholen. Seine Ausschüttung ist eine Folge von niedrigen Blutzuckerwerten, physischem oder psychischem Stress, intensivem und langem Training sowie von Schlafentzug. Cortisol spielt eine Schlüsselrolle in Bezug auf Salzhaushalt, Blutdruck, Immunfunktion (es hat immunsuppressive und entzündungshemmende Wirkungen) und Energiehaushalt. Es erhöht den Blutzucker, indem es die Aufspaltung von Glykogen fördert. Chronisch erhöhte Cortisolwerte leisten der Insulinresistenz Vorschub und neigen dazu, den Leptinspiegel ansteigen zu lassen.

Cortisol folgt einem vom Tag-Nacht-Wechsel geprägten Biorhythmus. Die Cortisolwerte sind kurz vor dem Aufwachen am höchsten und fungieren während der frühen Morgenstunden wie ein »Steh-auf-und-mach-dich-auf-den-Weg«-Hormon. Helles Licht am frühen Morgen, insbesondere Sonnenlicht, trägt zu einem gesunden Cortisolrhythmus bei. Dieses Hormon mobilisiert die für jegliche Aktivität notwendige Energie und heizt Ihrem Nervensystem so ein, dass Sie sich (mental) eher wie Einstein als wie Homer Simpson fühlen. Schreitet der Tag voran, sinkt der Cortisolspiegel rasch ab und bleibt auch am späten Abend und während der Nacht niedrig, wodurch Sie sich vor dem Zubettgehen entspannen und bis zum Morgen gut durchschlafen können.

LICHT AUS Es ist gesund, früh am Morgen einen höheren Cortisolspiegel zu haben. Künstliches Licht nach Einbruch der Dunkelheit (hierzu gehört auch das von Fernseher, Computer und Smartphone) vermittelt Ihrem Körper jedoch, dass es immer noch Tag ist. Dies macht es Ihnen unmöglich, abends hormonell »abzuschalten«, wodurch Sie sich müde, aber gleichzeitig unter Strom fühlen. Erhält Ihr Gehirn kurz vor dem Schlafengehen die Botschaft, dass der Tag noch nicht zu Ende ist, stört dies auch die normale hormonelle Reaktion während des Nachtschlafes (etwa die Ausschüttung von Melatonin) – und Sie bekommen nicht genug tiefen, erholsamen Schlaf. Dieser Schlaf und ein normaler Cortisolzyklus sind wichtig für die Gedächtnisfunktion und den künftigen Zugriff darauf. Warten Sie mal, wo haben Sie noch mal Ihren Textmarker hingelegt?

Die Freisetzung von Cortisol ist mit vielen Faktoren (wie Schlaf, Bewegung und psychischen Belastungen) verbunden, wird aber auch durch Ihre Essgewohnheiten beeinflusst. Das Cortisol soll unter anderem dem Glucagon dabei helfen, die Blutzuckerwerte in einem gesunden Bereich zu halten. Merkt Ihr Körper, dass die Blutzuckerwerte zu niedrig sind (etwa wenn Sie über eine sehr lange Zeit nichts gegessen haben) oder zu schnell absinken (wie es bei Insulinresistenz häufig nach einer Blutzuckerspitze der Fall ist), reagiert er auf die Stresssituation, indem er Cortisol ausschüttet. Das Cortisol veranlasst daraufhin das Glucagon, sich an die Arbeit zu machen: Um den schwankenden Blutzuckerspiegel zu stabilisieren, werden in der Leber (oder im Muskelgewebe) gespeicherte Glykogenvorräte aufgespalten und in den Blutstrom abgegeben.

Der Ärger fängt dann an, wenn Ihr Verhalten (in Sachen Ernährung oder anderweitig) dem Körper signalisiert, dass Sie *die ganze Zeit* über gestresst sind. Dadurch werden Ihre Nebennieren dazu angeregt, *ständig* Cortisol auszuschütten. Und wenn das Cortisol außer Rand und Band gerät, bereitet es jede Menge Probleme – und einen Teil davon kennen Sie ziemlich gut.

Chronischer Schlafmangel, übermäßiges Training und anhaltender Psychostress – ein Kennzeichen unserer Zeit – können dem Körper einen ungesunden Cortisolspiegel bescheren. Ebenso längere Zeiten, in denen man nichts (längeres Fasten) oder zu wenig isst (übermäßige Kalorienrestriktion).

Wer hungert und – insbesondere tagsüber – acht, zwölf oder sechzehn Stunden lang nichts isst, setzt seinen Körper unter Stress und muss mit einem erhöhten Cortisolspiegel rechnen, wodurch der bereits überlastete Organismus zusätzlich beansprucht wird. Wer zu viele Kalorien von seinem Speisezettel streicht (was Sie sicherlich schon ausprobiert haben), macht sich ebenfalls heftigen Stress und treibt seine Cortisolwerte in die Höhe – paradoxerweise wird es hierdurch schwerer, an Gewicht zu verlieren, insbesondere an Bauchfett.

Wollen Sie einen weiteren Grund dafür wissen, warum es hinsichtlich einer angestrebten langfristigen Gewichtsabnahme nicht funktioniert, Mahlzeiten wegzulassen und die Kalorien zu reduzieren? Weil das permanent erhöhte Cortisol über verschiedene hormonelle Signalwege eine Vielfalt von Botschaften schickt, die alle nur eins im Sinn haben: *das Körperfett zu erhalten*. In Wirklichkeit wird durch einen chronisch erhöhten Cortisolspiegel Muskelmasse abgebaut, was Ihnen mehr Fett und weniger Muskeln beschert.

Jetzt haben wir wohl Ihre volle Aufmerksamkeit gewonnen …

Durch chronisch erhöhte Cortisolwerte wird der Übergang von Glukose aus dem Blut in die Zellen behindert *und* die Aufspaltung von Glykogen in der Leber gefördert – beides erhöht die Glukosewerte im Blut. Und zu allem Übel behindert das Cortisol auch noch die Freisetzung von Insulin aus der Bauchspeicheldrüse.[17]
Und was bedeutet das?

Stress, der zu einem chronisch erhöhten Cortisolspiegel führt, lässt die Blutzuckerwerte ansteigen und trägt zur Insulinresistenz bei.

Erhöhte Cortisolwerte begünstigen auch eine Gewichtszunahme, da sie uns dazu bringen, stressbedingt zu viel zu essen.[18] (Erinnern Sie sich aus dem letzten Kapitel daran?) Cortisol verstärkt auch die Gier nach übermäßig stimulierenden, nährstoffarmen und kohlenhydratreichen »Lebensmitteln«, die den Stress zeitweilig reduzieren, dafür aber unseren Leibesumfang vergrößern.

Daneben sorgen zu hohe Cortisolspiegel dafür, dass sich Körperfett bevorzugt um den Bauch herum anlagert (und nicht an Ihrem Allerwertesten oder Ihren Oberschenkeln).[19] Bauchfett im Übermaß (auch *Stammfettsucht* genannt) gilt als Bestandteil des *metabolischen Syndroms*, eine Sammelbezeichnung für verschiedene, sehr eng miteinander verbundene Symptome: Adipositas, Bluthochdruck, Insulinresistenz/Hyperinsulinämie, Hyperglykämie, erhöhte Triglyzeridwerte und niedrige HDL-Werte (das »gute« Cholesterin). Eine ausgeprägte Stammfettsucht stellt auch einen unmittelbaren Risikofaktor etwa für Herzerkrankungen, Schlaganfall, Arterienverkalkung und Nierenleiden dar.[20]

Und da alle guten Dinge drei sind, bringt ein Zuviel an Cortisol auch noch die normale Schilddrüsenfunktion durcheinander.[21] Der sich dadurch verlangsamende Stoffwechsel macht es uns noch viel einfacher, zusätzliche Pfunde aufzupacken – selbst wenn wir nicht zu viel essen.

Wenn Sie nun eine innige Beziehung zu Lebensmitteln ohne Sättigungsbremse haben, *außerdem* leptinresistent *und* insulinresistent *sowie* chronisch gestresst sind …

… wundern Sie sich dann noch darüber, dass Sie nicht einmal bei Ihrer fett- und kalorienreduzierten Diät abnehmen?

Unserer Meinung nach können wir die Dinge wie folgt zusammenfassen:

Letztlich dreht sich alles um die Hormone.

Im täglichen Leben kann man den Fluss der Hormone mit Ebbe und Flut vergleichen. Sie reagieren auf verschiedene äußere Reize wie Essen, körperliche Aktivität, Schlafen, Stressbewältigung und auf weitere subtile Einflussfaktoren. Da dieses Buch nicht genug Seiten hat, um all diese Wechselwirkungen im Detail zu untersuchen, konzentrieren wir uns auf die *Auswirkungen des Essens* (das Richtige, das Falsche, zu wenig, zu viel), indem wir ein paar Szenarien aus dem wirklichen Leben beschreiben. Schließlich heißt das Buch ja *Alles beginnt mit dem Essen*. Diese Beispiele werden Ihnen verdeutlichen, warum es so entscheidend ist, dass unser Essen eine gesunde hormonelle Reaktion hervorruft – und was geschehen kann, wenn dies nicht der Fall ist.

Sind Sie bereit?

Lassen Sie uns zunächst über den Prototyp eines guten Tages reden.

GESUNDER HORMONHAUSHALT: GUTER TAG

Sie sind relativ schlank, Ihre Ernährung, Ihr Lebensstil und Ihre Schlafgewohnheiten sind gesund. Nährstoffarme Produkte, die auf das Belohnungszentrum einwirken, konsumieren Sie maßvoll und Ihr Hormonhaushalt ist gesund und ausgeglichen. Für Sie ist nahezu jeder Tag ein guter Tag.

Gegen 6 Uhr steigt Ihr Cortisolspiegel (der in der Nacht sehr niedrig lag) sprunghaft an und hilft Ihnen eine halbe Stunde später beim Aufwachen – mit dem guten Gefühl, ein geborener Morgenmensch zu sein.

Auch dank Ihres entsprechend niedrigen Leptinspiegels verspüren Sie beim Aufwachen Hunger. Um 7 Uhr setzen Sie sich zu einer einfachen Mahlzeit an den Tisch – drei Rühreier mit Zwiebeln, Paprika und Spinat, eine halbe Avocado, ein paar frische Blaubeeren und eine Tasse Kaffee.

Dieses Frühstück enthält nur wenige Kohlenhydrate, deshalb steigt Ihr Blutzucker nur moderat an. Auf dieses Signal hin setzt Ihre Bauchspeicheldrüse eine angemessene Menge Insulin frei, was Ihre Leber und Ihre Muskeln sanft dazu anregt, die im Blut zirkulierende Glukose aufzunehmen und in Form von Glykogen zu speichern. Da Sie sich körperlich regelmäßig bewegen, ist in Ihren Glykogenspeichern noch Platz, und da Sie insulinsensitiv sind, werden Glukose, Aminosäuren und Fette zügig zu den Zellen transportiert, wo sie ihre jeweiligen Aufgaben in Angriff nehmen.

Im Verlauf der nächsten paar Stunden nimmt die Glukose in Ihrem Blut allmählich ab, was die Bauchspeicheldrüse dazu bringt, eine gewisse Menge

Glucagon auszuschütten. Das Glucagon gibt Ihrer Leber die Anweisung, etwas Glukose zurück in den Blutstrom zu leiten, damit der Blutzuckerspiegel auf einem normalen, gesunden Niveau bleibt. Dieses Zusammenspiel von Geben und Nehmen wird permanent überprüft und angepasst, damit Energieniveau und Konzentrationsfähigkeit den ganzen Tag über konstant bleiben.

Gegen Mittag erinnern Sie der sinkende Blutzuckerspiegel und die ansteigenden »Hungerhormone« daran, dass es Zeit fürs Mittagessen ist. Sie genehmigen sich einen herzhaften Salat (aus verschiedenen Blattsalaten, gerösteter Roter Bete, Apfelscheiben, gebratener Hähnchenbrust und Walnüssen) mit einem Dressing aus Olivenöl und Balsamico. Obwohl Sie nur 30 Minuten Zeit für die Mittagspause haben, entspannen Sie sich und genießen Ihr Essen. Verdauungssystem und Hormone reagieren auf das Mittagessen ähnlich wie auf das Frühstück – mit einem langsamen und mäßigen Blutzuckeranstieg, einer mäßigen Insulinantwort und einer allmählichen Abnahme der Blutzuckermenge im Verlauf der nächsten Stunden. Das Glucagon erlaubt es Ihnen weiterhin, Ihre Glycogen- und Fettspeicher anzuzapfen, um Sie energetisch in einem ruhigen Fahrwasser zu halten.

Im Verlauf des Nachmittags fängt es bei der Arbeit plötzlich an, hoch herzugehen, und plötzlich schaut es so aus, als würde es ein langer Tag werden.

Gegen 17 Uhr ist Ihr Blutzucker ein bisschen *zu stark* abgesunken. Dem Cortisol wird signalisiert, mithilfe des Glucagons gespeicherte Energie freizusetzen, wodurch Blutzuckerspiegel und Energieniveau stabilisiert werden. Da Sie die Fähigkeit haben, Nahrungsfette (und Körperfett) als primäre Energiequelle zu nutzen, und Ihr Insulinspiegel nicht erhöht ist, können Sie problemlos Ihre Fettspeicher anzapfen, um Ihr Energieniveau aufrechtzuerhalten.

Um 18:30 Uhr sind Sie endlich zu Hause. Sie haben Hunger, fühlen sich aber nicht schlecht gelaunt, schwindlig oder lethargisch. Sie langen kräftig zu und genießen den Eintopf (Rindfleisch aus Weidehaltung mit Möhren-, Zwiebel- und Tomatenstücken), der den ganzen Tag über im Schongarer (Slow Cooker) langsam vor sich hin gekocht hat. Dieses nahrhafte Mahl stößt die Ausschüttung von Sättigungshormonen wie Leptin und Insulin an und sorgt dafür, dass Sie nach dem Essen satt und zufrieden sind. Während der nächsten Stunden sorgt die moderate Insulinreaktion in Kombination mit der Glucagonantwort, die auf das Eiweiß im Rindfleisch zurückgeht, für ein beständiges Energieniveau.

Gegen 19:30 sind Ihre Cortisolwerte ziemlich niedrig (obwohl sie aufgrund des stressigen Nachmittags zuvor zeitweilig erhöht waren). Mehrere Sättigungshormone (unter anderem Leptin) liegen in größerer Menge vor und tragen dazu bei, dass Sie nach dem Abendessen zufriedengestellt bleiben.

Um 20 Uhr bereiten Sie das Mittagessen für den nächsten Tag vor, nehmen sich ein gutes Buch und eine Tasse Kräutertee und kommen langsam runter, bevor Sie gegen 21:30 Uhr zu Bett gehen. Mithilfe Ihrer erwartungsgemäß niedrigen Cortisol- und stabilen Blutzuckerwerte schlafen Sie schnell ein und bis zum Morgen durch.

Entspricht dieses Szenario einem *Ihrer* typischen Tage?
Vermutlich nicht, nehmen wir an.
Betrachten wir einen Tagesablauf, der uns vertrauter ist. Er beginnt an demselben frühen Morgen, doch unterscheidet sich dieser Morgen sehr deutlich von dem gerade beschriebenen.

GESTÖRTER HORMONHAUSHALT: SCHLECHTER TAG

Zu diesem Zeitpunkt haben Sie – größtenteils dank Ihrer Essgewohnheiten – ein paar Pfund zu viel auf den Rippen, sind leptin- und ein wenig insulinresistent. Durch Ihren Lebensstil und Ihre Ernährungsweise sind Ihre Cortisolwerte und Ihr täglicher Cortisolzyklus durcheinandergeraten.

Ihr Wecker klingelt um 7 Uhr, dann nochmals um 7:09 Uhr und um 7:18 Uhr. Jetzt begeben Sie sich auf direktem Weg in die Küche, bereit für die erste Tasse Kaffee. Am Morgen liegen Ihre Cortisolwerte auf einem ungewöhnlich niedrigen Niveau (eine Funktionsstörung, die auf einen übermäßig stressigen Alltag zurückgeht und durch ungesunde Essgewohnheiten noch verstärkt wird), was dazu führt, dass Sie sich weder frisch noch munter fühlen. Auf dem Weg zur Haustür schnappen Sie sich einen fettarmen Blaubeer-Muffin, eine Banane und Orangensaft und halten vor Ihrem Lieblings-Coffeeshop an, wo Sie einen großen Latte macchiato mit Sojamilch trinken.

Da Ihr Frühstück fast komplett aus rasch verdaulichen Kohlenhydraten (und Zucker!) besteht, schnellen Ihre Blutzucker- und Insulinwerte in die Höhe und zwingen Leber und Muskeln dazu, die überschüssige Energie aufzunehmen. Der hohe Blutzuckerspiegel macht Sie schlagartig hellwach, doch bereits gegen 10 Uhr haben die großen Insulinmengen zu viel Zucker aus dem Blut entfernt – jetzt spüren Sie die Auswirkungen eines plötzlichen Blutzuckerabfalls, der bei Insulinresistenz häufig auf eine Blutzuckerspitze folgt. Diese den Organismus stressende Unterzuckerung löst eine Cortisolantwort aus. Hierdurch wird Glucagon aktiviert und der Blutzucker erreicht wieder Normalwerte. Das Glucagon spaltet in der Leber gespeichertes Glykogen auf und erhöht so den Blutzuckerspiegel. Da Ihr Stoffwechsel in Sachen Energiegewinnung in einem viel zu starken Maße auf Glukose setzt, funktioniert die Fettverbrennung bei Ihnen nicht richtig.

Ihr Gehirn übersetzt dies mit der Botschaft: »Ich brauche jetzt Energie!« Sie trinken noch eine Tasse Kaffe und essen einen halben Bagel mit Erdnussbutter. Da Sie bei der Arbeit meist sitzen, stecken Ihre Leber und Muskeln noch voller Energie. Ein Teil der Kohlenhydrate des Bagels werden sofort verbrannt, doch die restliche Energie wird gespeichert (oder zirkuliert weiterhin im Blutstrom).

Zum Mittagessen holen Sie sich aus dem Fast-Food-Laden gleich nebenan ein kleines Putensandwich (Weizenvollkornbrot, Pute, fettarmer Käse und Senf), eine kleine Portion gebackener Kartoffelchips und eine Diät-Limo. Ihre kohlenhydratreiche Mahlzeit treibt wiederum Ihre Blutzucker- und Insulinwerte in die Höhe und auch das in der Limo enthaltene Koffein trägt dazu bei, das Stresshormon Cortisol zu aktivieren. Durch all dies bekommen Sie kurzfristig einen Energieschub. Obwohl im Putenfleisch Eiweiß vorhanden ist, werden die Versuche des Glucagons, gespeicherte Energie freizusetzen, von dem erhöhten Insulinspiegel überschattet. Und wiederum wird der Zucker als Brennstoff genutzt, während das Fett gespeichert wird und sich im Blut (und in der Leber) Triglyzeride anreichern.

Ein paar Stunden später hat das viele Insulin den Blutzucker – wieder einmal – in die Knie gezwungen und gegen 15 Uhr fallen Sie ins dreifache »Nachmittagsloch«: Sie fühlen sich müde, hungrig und benebelt. Glücklicherweise haben Sie für solche Fälle ein paar gesunde Snacks griffbereit und stärken sich mit einem Müsliriegel und einem fettreduzierten Erdbeerjoghurt. Wiederum macht die kohlenhydratreiche Zwischenmalzeit Ihrem Energiehaushalt kurzfristig Beine und hält den Hunger in Schach.

Da es bei der Arbeit hektisch zugeht, fühlen Sie sich gegen 16 Uhr völlig ausgelaugt und schnappen sich einen kleinen Eiskaffee (mit entrahmter Milch und einem Teelöffel Zucker), um den Rest des Tages zu überstehen. Das im Kaffee enthaltene Koffein löst einen weiteren Cortisolschub aus, der Ihren Blutzuckerspiegel erhöht und Ihnen frische Energie schenkt. Das funktioniert eine Weile, doch als Sie gegen 17:30 Uhr nach Hause fahren, sind Sie gestresst, erschöpft und schlecht gelaunt.

Sie widerstehen dem Drang, sich eine Pizza zu bestellen, und bereiten Hühnchen »parmigiana« zu, mit fettreduziertem Käse, Vollkornnudeln und einer Salatbeilage. Um den Stress des Tages herunterzuspülen, gönnen Sie sich auch ein Glas Rotwein. Dank Ihrer Leptinresistenz essen Sie mehr, als Sie eigentlich brauchen, und wenn Sie schließlich Ihre Gabel weglegen, fühlen Sie sich vollgestopft.

Nur zwei Stunden später haben Sie Lust auf etwas Süßes. Sie durchstöbern die Tiefkühltruhe nach einem 500-ml-Becher Frozen Joghurt und lassen sich damit vor dem Fernseher nieder. Um 21 Uhr ist der halbe Becher leer.

Sie fühlen sich erschöpft von Ihrem langen Tag, doch aufgrund der Blutzuckerschwankungen, der Aufnahme von Koffein (all dies ruft eine Stressreaktion hervor) sowie Ihrer ungesunden Schlafgewohnheiten ist Ihr Cortisolspiegel höher, als er sein sollte. Da Sie nicht abschalten können, bleiben Sie bis 23:30 Uhr wach, schauen sich die Nachrichten an und verschicken ein paar E-Mails. Sie schlafen nicht gut, wälzen sich stundenlang im Bett hin und her, bis Sie Ihr Wecker am nächsten Morgen wieder aus dem Schlaf reißt.

Dank übermäßigem Essen, Leptinresistenz, Insulinresistenz, Gewichtszunahme, Fehlregulierung von Hunger sowie Energiespitzen und -einbrüchen war Ihr Tag nicht ganz so angenehm.

Was am Abend passiert, ist für bestimmte Aspekte Ihres gestörten Hormonhaushalts bezeichnend. Am Ende des Tages schüren Leptinresistenz und ein (durch schwankende Blutzuckerwerte und regelmäßige »Koffeinstöße«) erhöhter Cortisolspiegel Ihr Hungergefühl und die Lust auf Süßes – selbst wenn Sie gut zu Abend gegessen haben. Es fällt Ihnen daher schwer, ein- und durchzuschlafen. Doch obwohl der Tag, den wir gerade skizziert haben, nicht gerade super war, war er auch nicht *so* schlecht, oder? Sie haben immerhin einigermaßen »gesund« gegessen, fühlen sich insgesamt immer noch ziemlich gut und vielleicht haben Sie auch nur ein paar Pfund zu viel auf den Rippen – dann muss ja alles in Ordnung sein.

Vielleicht aber auch nicht – denn die hormonellen Störungen sind *unsichtbar*. Sie spielen sich sozusagen unter der Oberfläche ab und gehen zum größten Teil auf Ihre Ernährung zurück. Vielleicht bemerken Sie ihre Auswirkungen derzeit noch gar nicht – doch das wird nicht immer so bleiben. Schauen wir uns an, wie sich dieses Essverhalten im Lauf von Monaten oder sogar Jahren auswirkt.

Immerhin finden sich die meisten von uns in diesem »typischen Tagesablauf« wieder.

GESTÖRTER HORMONHAUSHALT: DREI JAHRE SPÄTER

Sie haben in den letzten drei Jahren rund 13 (na gut, 18) Pfund zugelegt. Ihr Arzt hat hohen Blutdruck und auch ein Vorstadium von Diabetes (Prädiabetes) festgestellt. Sie haben keine Ahnung, wie es so weit kommen konnte, denn Sie essen immer noch keine Fertiggerichte, dafür aber fettreduzierte Mahlzeiten und Snacks. Sie sind in einem Kreislauf aus übermäßigem Essen, einer an Fahrt aufnehmenden Leptin- und Insulinresistenz und einem zunehmend gestörteren Cortisolzyklus gefangen. Die Dinge stehen nicht gut.

Nach einer weiteren Nacht mit unruhigem Schlaf klingelt der Wecker. Nicht zuletzt wegen Ihrer anhaltend ungesunden Essgewohnheiten liegt Ihr Cortisolspiegel am Morgen immer noch extrem niedrig und macht Ihnen das Aufstehen schwer. Eine Tasse Kaffee belebt Sie schließlich so weit, dass Sie es unter die Dusche schaffen.

Durch das aus dem Gleichgewicht geratene Cortisol verspüren Sie keinen Hunger aufs Frühstück, doch Sie zwingen sich dazu, eine Schale geschroteter Weizenkörner mit entrahmter Milch und ein Vollkorntoast mit Margarine zu essen, dazu gibt es noch mehr Kaffee mit Süßstoff. Sie begeben sich zur Arbeit und legen auf dem Weg einen Stopp ein, um einen »nicht dick machenden« Karamell-Macchiato zu trinken – Ihr kulinarisches Highlight des Tages.

Ihr kohlenhydratreiches, fettarmes Frühstück mit nur dürftigem Eiweißgehalt bringt Ihnen einen schnellen und anhaltenden Blutzuckeranstieg ein, verbunden mit einem überproportional hohen Insulinausstoß (da Sie immer noch insulinresistent sind). Diese hohen Blutzucker- und Insulinwerte richten im Körper nahezu unbemerkt Schaden an und erhöhen Ihr Risiko für eine Reihe von Zivilisationskrankheiten und -leiden.

Und das war erst das Frühstück.

Am späten Vormittag sind Sie heftig unterzuckert (das Cortisol erteilt dem Glucagon den Auftrag, sich gefälligst um die Blutzuckerwerte zu kümmern!) und Ihr Magen knurrt. Sie greifen zu einem fettarmen Blaubeer-Muffin und einem Saft. Und wieder setzen große Mengen an Zucker noch größere Mengen von Insulin frei – und Sie fahren weiter Achterbahn im Spannungsfeld zwischen Energieniveau, Konzentration, Stimmung und Hunger. Da Sie alle paar Stunden kohlenhydratreiche Nahrung »nachlegen«, bleiben Ihre Insulinwerte erhöht und das Glucagon hat keine Veranlassung, die Fettspeicher zur Energiegewinnung anzuzapfen. Übrigens würde das auch gar nicht funktionieren, da Sie Ihre Energie in extrem hohem Ausmaß über die Zuckerverbrennung beziehen.

Ihr Mittagessen (übrig gebliebene Spaghetti mit Fleischklößchen und ein Glas entrahmte Milch) ruft das eben beschriebene Muster zum dritten Mal an diesem Tag hervor – Ihr Blutzucker fährt Achterbahn und provoziert eine entsprechende Cortisolantwort. Gegen 15 Uhr haben Sie wieder Hunger. Ein Feigenriegel und ein kleiner Eiskaffee vertreiben den Hunger, bis Sie nach Hause fahren.

Dort angekommen, fühlen Sie sich genervt, lethargisch und völlig fertig. Dennoch nehmen Sie sich Zeit, um ein gesundes Abendessen (Naturreis, ein mageres Steak, ein paar mit Honig glasierte Möhren und ein Vollkornweizenbrötchen) vorzubereiten. Da Ihr Gehirn leptinresistent ist (und Ihnen nicht signalisiert, dass Sie bereits Übergewicht haben), vertilgen Sie zum Nachtisch auch noch einen Obstsalat mit Joghurt und Müsli.

Später am Abend werden Sie von heftigen Gelüsten geplagt. Wie ferngesteuert schleichen Sie um Küche und Tiefkühltruhe herum, auf der Suche nach mehr Fett, Salz und *ganz besonders* Zucker. Schließlich entscheiden Sie sich für einen 500-g-Becher einer ganz besonderen Eiscreme und den Rest einer Tüte Brezeln – beides Produkte, die hochverarbeitet, übermäßig stimulierend und nährstoffarm sind. (Und all das fördert, wie wir Ihnen schon erklärt haben, übermäßiges Essen und verstärkt langfristig Ihre Leptin- und Insulinresistenz.)

Sie sind abgekämpft, haben jedoch ungesund hohe Cortisolwerte. Aus diesem Grund können Sie sich nicht entspannen, bis Sie spät abends die letzte Talkshow gesehen haben – und Ihnen steht eine weitere unruhige Nacht bevor.

Und das Schlimmste?

Morgen früh fängt alles von vorn an.

In diesem Szenario stehen die zunächst »unsichtbaren« hormonellen Störungen plötzlich ganz stark im Mittelpunkt. Die zusätzlichen 18 Pfund Körperfett sind immunologisch wirksam – und geben eine Menge Leptin ab. Da die Sättigungsbotschaft des Leptins nicht im Gehirn ankommt, essen Sie ständig zu viel – insbesondere Lebensmittel ohne Sättigungsbremse, da es *so gut schmeckt*.

Ihr alles andere als aktiver Lebensstil und der anhaltend zu hohe Konsum von zucker- und kohlenhydratreichen verarbeiteten Lebensmitteln hält Ihre Blutzucker- und Insulinwerte *seit Jahren* auf einem zu hohen Niveau: Sie leiden mittlerweile an einer ausgeprägten Insulinresistenz – und sind möglicherweise nicht weit von einer Diabetes entfernt. Sie legen weiterhin schleichend an Körperfett zu, das Glucagon hat keine Möglichkeit, die Zellen zur Fettverbrennung anzuregen, und Ihre Energieversorgung hängt größtenteils vom Zucker ab.

Unter anderem wegen des gestörten Cortisolhaushalts hält Ihr Körper eisern am Bauchfett fest, auch wenn Sie weniger Kalorien aufnehmen – und das macht Ihnen das Abnehmen *noch schwerer*.

ABER ICH ERNÄHRE MICH DOCH SO GESUND!

Diese hormonelle Fehlregulierung ist so einschneidend, dass es für Sie extrem schwer ist, Ihre Sucht nach übermäßig stimulierenden »Lebensmitteln« zu überwinden und *nicht* zuzunehmen. Dabei langfristig gesund zu bleiben, ist praktisch unmöglich.

Vielleicht denken Sie jetzt: »Ich brauche mehr Bewegung.«

Aber hier irren Sie sich.

Und das haben Sie ja auch schon ausprobiert, oder?

Sie können eine falsche Ernährung und die daraus resultierenden Hormonstörungen nicht durch Bewegung kompensieren.

Denken Sie daran, dass Hormone diese Funktionsstörungen hervorrufen und aufrechterhalten. Und das Essen nimmt den größten Einfluss auf Gleichgewicht und Funktionsweise dieser Hormone.

Vielleicht denken Sie jetzt: »Dann muss ich eben weniger essen.«

Schon wieder falsch.

Das haben Sie schon versucht – mit all den fett- und kalorienreduzierten »diätetischen Nahrungsmitteln«, die bislang auf Ihrem Speisezettel standen. Schauen Sie sich nur die Dinge an, die Sie während der geschilderten beiden »Modelltage« hypothetisch gegessen haben. Wir haben kein Gelage mit Pizza, Cheeseburgern oder Tortilla-Chips beschrieben. Warum nicht? Ganz einfach: Wir können unseren Standpunkt problemlos anhand von Müsliriegeln, Bagels und fettarmem Joghurt verdeutlichen. Sind Sie überrascht, dass Süßigkeiten, Kuchen und Kekse nicht die einzigen Lebensmittel ohne Sättigungsbremse sind? Verarbeitete und konzentrierte, mit Kohlenhydraten, Zucker, Salz und/oder Fett angereicherte Produkte erfüllen dieses Kriterium ebenso gut.

Was zu übermäßigem Essen führt. Und zu Leptinresistenz, Insulinresistenz und einem gestörten Cortisolzyklus. Und all das fördert wiederum den übermäßigen Verzehr.

Unter Berücksichtigung all dieser Dinge fragen wir uns, ob Sie das denken, was auch wir denken:

**Die »gesunde« Kost, die Sie bisher gegessen haben,
ist am Ende gar nicht so gesund.**

Und wenn Sie von diesen Nahrungsmitteln einfach weniger essen, wird das Ihre hormonelle Reaktion nicht verbessern. (Es ist sogar so, dass eine zu starke Kalorienreduktion Ihren Cortisolhaushalt *noch verschlechtert.*)

Wenn Sie jetzt eine Verschnaufpause brauchen, nur zu. Für ziemliche viele Menschen sind diese Informationen neu, aber wir hoffen, dass Ihnen ein Licht aufgeht.

Warum bin ich spät abends so gierig auf Süßes?
Warum nehme ich nicht ab, wenn ich weniger esse?
Warum falle ich jeden Nachmittag gegen 15 Uhr in ein Loch?
Warum wache ich jede Nacht gegen 2 oder 3 Uhr auf?
Warum werde ich so launisch, wenn ich nicht alle zwei Stunden etwas esse?
Woher kommt dieser Rettungsring – ich ernähre mich doch so gesund!

Wenn Sie sich hier wiederfinden, trösten Sie sich mit zwei simplen Feststellungen:

Sie wissen jetzt, warum.
Und wir werden Ihnen helfen, da rauszukommen.

DIE GUTE NACHRICHT

Es gibt auch eine gute Nachricht. (Wird auch Zeit, oder?)

Die gute Nachricht lautet, dass sich Ihr Gesundheitszustand *hochgradig verbessern* lässt – auch nach Jahrzehnten ungesunder Essgewohnheiten und eines gestörten Hormonhaushaltes, auch bei fortgeschrittener Leptin- und Insulinresistenz und in vielen Fällen sogar bei einem diagnostizierten Diabetes Typ 2.

Sie können damit aufhören, zu viel zu essen. Sie können die Uhr in Richtung auf Insulin- und Leptinsensitivität zurückstellen, Ihrem Körper wieder beibringen, Fett zu verbrennen, und Ihren Cortisolspiegel auf weitgehend normale Werte bringen. Und zwar, indem Sie etwas ganz Einfaches tun:

Andere Dinge essen als bisher.
Lesen Sie bitte weiter.

DAS SAGT DIE WISSENSCHAFT

- Die Lebensmittel, für die Sie sich entscheiden, sollten im Körper eine gesunde hormonelle Reaktion fördern.
- Ein permanent zu hoher Verzehr von kohlenhydratreichen Produkten ohne Sättigungsbremse (Kohlenhydratisierung) führt dazu, dass Sie Zucker als Brennstoff brauchen, Körperfett aufbauen und sich in Ihrer Leber Triglyzeride ansammeln; außerdem kommt es im Blutstrom zu einem Überschuss von Glukose und Triglyzeriden.
- Der Glukose- und Triglyzeridüberschuss im Blut fördert eine Leptinresistenz im Gehirn.
- Leptinresistenz bedeutet, dass Ihr Gehirn die Leptinbotschaft nicht versteht und davon ausgeht, dass Sie immer noch zu dünn sind. Infolgedessen essen Sie weiterhin zu viel und fahren Ihren Stoffwechsel herunter (unter anderem über die Schilddrüse).
- Eine Leptinresistenz begünstigt die Insulinresistenz, bei der die Zellen nicht mehr auf die Aufforderung des Insulins, Energie zu speichern, reagieren. Werden Nährstoffe mit Gewalt in die Zellen gestopft, führt dies zu Schädigungen und Entzündungen und schließlich zu chronisch erhöhten Blutzucker- und Insulinwerten.
- Chronisch erhöhte Blutzucker- und Insulinwerte stellen Risikofaktoren für Diabetes Typ 2 und eine Reihe weiterer Zivilisationskrankheiten dar.
- Glucagon kann dazu beitragen, den Blutzuckerspiegel zu stabilisieren und die Fettverbrennung anzukurbeln, doch funktioniert das nur bei nicht erhöhten Insulinwerten.
- Cortisol ist ein Stresshormon. Längere Fastenkuren oder eine im Übermaß reduzierte Kalorienaufnahme können in Kombination mit Schlafmangel oder zu viel Stress zu einem chronisch erhöhten Cortisolspiegel beitragen.
- Ein permanent erhöhter Cortisolspiegel lässt den Blutzucker ansteigen, was eine Insulinresistenz begünstigen kann und eine Gewichtszunahme in der Bauchregion fördert (eine Komponente des metabolischen Syndroms).

KAPITEL 6:
RUND UM DEN DARM

»Wegen meiner Morbus-Crohn-Erkrankung hatte ich solche Schmerzen, dass ich nicht mehr aufrecht stehen konnte. Immer wenn ich etwas aß, tat es weh. 1999 wurden mir operativ ca. 75 cm meines Dünndarms sowie ein Teil des Dickdarms entfernt. Die Operation linderte den starken Schmerz, doch nach dem Essen hatte ich nach wie vor Darmkrämpfe und Bauchschmerzen. Ich durchlief das Whole30-Programm zum ersten Mal im März 2010. Während der Nahrungsumstellung verschwanden die Darmkrämpfe und Blähungen vollständig – und kehrten nicht zurück. Inzwischen bin ich auch die ständige Angst los, dass der Morbus Crohn wieder aufflammen könnte, da ich jetzt seine Ursache verstehe.«

Sarah G., Fort Collins, Colorado

Unser drittes Kriterium für gesundes Essen bewertet die Auswirkungen bestimmter Nahrungsmittel auf den Verdauungstrakt. Wir sind der Meinung, dass Sie nur Dinge essen (und trinken) sollten, die eine normale, gesunde Verdauungsfunktion fördern – alle Lebensmittel, die Ihren Darm negativ beeinträchtigen, beeinträchtigen auch Ihre Gesundheit.

Lassen Sie uns zunächst die normale Darmfunktion betrachten und dann darüber sprechen, wie sie durch das, was Sie essen, gestört werden kann.

DER DARM

Unser Verdauungstrakt (oder Darm) hat die Aufgabe, Nährstoffe aus der Nahrung aufzunehmen, doch ist er gleichzeitig ein wichtiger Teil des Immunsystems. (Das haben Sie noch nicht gewusst, oder?) Diese beiden Funktionen – Verdauungs- und Immunfunktion – sind untrennbar miteinander verbunden, doch wird die wichtige Rolle des Darms bei der Regulierung der Immunreaktion oft unterschätzt. Wir werden dies ausführlicher im nächsten Kapitel besprechen.

Vermutlich sind Sie mit den wichtigsten Teilen des Verdauungssystems schon vertraut: mit Magen, Dünndarm und Dickdarm. Schauen wir uns an, wie die Verdauung funktioniert!

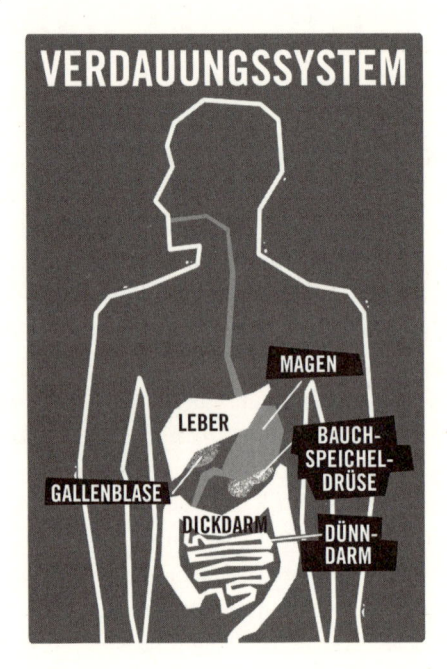

VERDAUUNGSSYSTEM

MAGEN
LEBER
BAUCH-SPEICHEL-DRÜSE
GALLENBLASE
DICKDARM
DÜNN-DARM

Sie nehmen einen Bissen Nahrung zu sich und fangen an zu kauen. Hierdurch wird die Nahrung (der Mischmasch aus Makronährstoffen, Wasser, Ballaststoffen und Mikronährstoffen) in kleinere Einheiten zerlegt und ein Enzym in Ihrem Speichel beginnt damit, die Kohlenhydrate in Einfachzucker umzuwandeln.

Wenn Sie den Bissen herunterschlucken, gelangt er in den Magen. Mit den Kohlenhydraten und den Nahrungsfetten geschieht dort nicht viel, wohl aber mit dem Eiweiß – durch das saure Milieu im Magen und einige Verdauungsenzyme werden Proteine in kleinere Bausteine aufgespalten.

Ihr Magen funktioniert gleichzeitig wie ein Sattheits-Sensor und kommuniziert über das Nervensystem und die Hormone mit Ihrem Gehirn.[1] Die Nachricht des Magens, dass Sie gegessen haben, bringt das Gehirn dazu, mehr Energie freizugeben.

Nun gibt Ihr Magen eine bestimmte Menge der Mischung aus Nahrung und Verdauungsenzymen in den Dünndarm ab, wo Gallensalze und Bauchspeicheldrüsenenzyme dabei helfen, die Nahrung weiter zu zerkleinern. Kohlenhydrate werden vollständig zu Einfachzuckern abgebaut, kleinere Proteinmoleküle zu Peptiden bzw. einzelnen Aminosäuren und Fette zu Glycerol und Fettsäuren.

Ist alles fein säuberlich zerlegt, werden die meisten nützlichen Nahrungsbestandteile durch die Auskleidung des Dünndarms absorbiert und schließlich in den Blutstrom aufgenommen, der die Nährstoffe wie ein Förderband verteilt.

Die Reste Ihres Mahls wandern in den Dickdarm weiter, wo Wasser und einige Mineralstoffe absorbiert werden. Der verfestigte Rest wird dann entsorgt – nun, Sie wissen ja, wie!

LEBER UND GALLENBLASE Fast alles, was aus dem Dünndarm in den Blutstrom übertritt, gelangt von dort aus auf direktem Weg in die Leber, die bestimmte Stoffwechselfunktionen entscheidend reguliert und zudem einen wichtigen Filter darstellt. Eine der vielen Aufgaben der Leber besteht darin, bestimmte Stoffe im Blut, die die Darmbarriere durchbrochen haben, unschädlich zu machen, *bevor* sie sich im Körper ausbreiten können. So werden etwa schädliche Bakterien, die es durch die Schleimhautbarriere geschafft haben, weitestgehend durch das Immunsystem zerstört – aber einige übrig gebliebene (toxische) Reste dieser Zellen können es dennoch schaffen, den Blutstrom zu erreichen. Ihre Leber filtert sie heraus, bevor sie sich im Körper ausbreiten können. Zudem ist die Leber für die Produktion von Gallenflüssigkeit (wird in der Gallenblase gespeichert und hilft bei der Fettverdauung) und Cholesterin (entscheidend für eine gesunde Zell- und Hormonfunktion) zuständig. Sie baut auch überschüssige Kohlenhydrate aus der Nahrung zu Fetten (Triglyzeriden) um und speichert wichtige Substanzen wie die Vitamine A, D, B12 sowie Kupfer und Eisen.

BARRIERE ZWISCHEN DRINNEN UND DRAUSSEN

Ihr Dünndarm ist der Schlüssel zu einem gesunden Verdauungssystem. Er ist lang und gewunden und besitzt eine gewaltige Oberfläche. (Ausgebreitet wäre sie so groß wie ein Tennisplatz![2]) Der Dünndarm funktioniert wie ein Vorratsbehälter, der Ihre Nahrung so lange vorhält, bis sie vollständig verdaut ist, doch seine wichtigste Aufgabe besteht darin, Nährstoffe effektiv zu absorbieren.

Stellen Sie sich die Auskleidung des Dünndarms ähnlich wie Ihre Haut vor – eine überaus flexible, elastische, semipermeable Membran, die sich wie eine Barriere zwischen dem Körperinneren und der Außenwelt verhält. Die Haut ist dazu da, die guten Dinge (Flüssigkeiten, Gewebe etc.) *im* Körper und die schlechten (Bakterien, Viren etc.) *außerhalb* des Körpers zu halten.

Ihr Dünndarm tut mehr oder weniger dasselbe – nur in viel größerem Umfang. Ja, Ihr Darm ist die größte Schnittstelle zur Außenwelt, wichtiger als Ihre Haut oder der Atemtrakt. Genau deshalb ist Ihr Darm so entscheidend für Ihr Immunsystem.

IM DARM FÄNGT ALLES AN Rund 70 bis 80 Prozent Ihres gesamten Immunsystems sind im Darm lokalisiert.[3] Der Grund dafür sind verschiedenste Übeltäter, die sich hier tummeln und Ihren Körper nur allzu gern als Basislager missbrauchen würden. Die meisten von ihnen gelangen über die Nahrungsaufnahme in den Verdauungstrakt. Deshalb schützt Ihr Immunsystem die Darmschleimhaut mit Immunzellen, die auf pathogene Keime Jagd machen, die die Auskleidung des Darms durchbrechen könnten. Schafft es dennoch einer der Übeltäter, an den Immunzellen vorbei in den Blutstrom zu kommen, landet er unweigerlich in der Leber, wo eine noch größere Anzahl von Immunzellen zu Ihrem Schutz bereitsteht. Erst wenn die Eindringlinge *alle* diese Verteidigungslinien durchbrechen und es schaffen, andere Gewebe zu infizieren, wird eine umfassende Immunreaktion des ganzen Körpers ausgelöst.

Stellen Sie sich die Nahrung, die noch *in* Ihrem Dünndarm ist, so vor, als wäre sie noch *außerhalb* Ihres Körpers. Technisch gesehen trifft das zu, denn erst wenn Nahrungspartikel durch die Auskleidung des Dünndarms treten und in den Blutstrom gelangen, sind sie wirklich im Körperinneren angekommen.

Zudem gibt es noch einen anderen entscheidenden Punkt: Der gesamte Verdauungsprozess spielt sich ab, während der Nahrungsbrei noch in dem langen Schlauch ist, der das eine Ende des Verdauungstraktes mit dem anderen verbindet. Würde unverdaute Nahrung auf irgendeinem Weg *ins Körperinnere* gelangen, wäre sie so gut wie verschwendet.

Völlig nutzlos.

Und vermutlich schädlich.

> **Entscheidend für eine gesunde Verdauung ist es,
> die richtigen Partikel in den Körper zu lassen
> und die falschen draußen zu halten.**

Lassen Sie uns nochmals auf die Haut zurückkommen. Denken Sie nur daran, was passieren würde, wenn Ihre Haut »löchrig« wäre – zum Beispiel, wenn Sie einen Fahrradunfall und dadurch größere Hautabschürfungen erleiden würden. Die Abschürfungen würden Ihr ungeschütztes Inneres der Außenwelt preisgeben. Falls auf diesem Weg Bakterien in den Körper eindringen würden, könnte dies zu einer ziemlich unangenehmen Infektion führen, die Ihr Immunsystem dann in harter Arbeit bekämpfen müsste.

Nun, etwas Ähnliches kann passieren, wenn Ihr Darm in Mitleidenschaft gezogen und so »undicht« wird, dass er nicht mehr in der Lage ist, ungesunde Partikel »außen vor« zu halten. In diesem Fall müsste sich (wiederum) das Immunsystem mit den fremden Eindringlingen beschäftigen, die irrtümlich »nach drinnen« gelangt sind, wo sie nichts zu suchen haben.

LEAKY-GUT-SYNDROM

Das Leaky-Gut-Syndrom[4] wird von vielen Schulmedizinern nicht als Krankheit anerkannt, was für diejenigen, die täglich mit den Auswirkungen dieses Leidens konfrontiert sind, ziemlich frustrierend ist. Das Leaky-Gut-Syndrom (einfacher gesagt, eine anhaltend erhöhte Durchlässigkeit der Darmschleimhaut) tritt auf, wenn die Auskleidung des Dünndarms ungewöhnlich durchlässig oder in ihrer Struktur geschädigt ist. Hierdurch kann der Dünndarm seine Aufgabe, Nährstoffe zu absorbieren und gleichzeitig schädliche Stoffe außen vor zu halten, nicht mehr erfüllen. Infolgedessen können einige Bakterien und ihre Zellgifte sowie unverdaute Nahrungs- oder Abfallpartikel durch die Darmwand in den Blutstrom treten, wo sie eine Immunreaktion auslösen. Auf diese Weise ist das Leaky-Gut-Syndrom an verschiedenen immunologischen Problemen beteiligt.

Wenn die Auskleidung des Dünndarms *die* physische Barriere zwischen dem Körperinneren und der Außenwelt darstellt, wird auch klar, warum die Unversehrtheit dieser Barriere so überaus wichtig ist. Sie müssen jederzeit die Kontrolle über das behalten, was in Ihren Körper eintreten darf.

Ohne diese Kontrolle herrschte Chaos, das sich von seinen Ursprüngen im Verdauungstrakt durch den gesamten Körper ausbreiten würde.

Die gute Nachricht ist, dass ein gesunder Darm hervorragend für die Aufgabe gerüstet ist, schädliche Substanzen aus der Nahrung zu filtern und dabei die Stoffe zu absorbieren, die der Körper dringend benötigt. Lassen Sie uns ein anderes Beispiel anführen, um zu verdeutlichen, wie eine intakte Darmschleimhaut den Prozess der selektiven Absorption bewältigt.

DIE PARTY TOBT – BEWACHT VOM SICHERHEITSPERSONAL

Stellen Sie sich Ihren Körper wie einen exklusiven Nachtclub in einem anrüchigen Stadtviertel vor, der nur Mitgliedern vorbehalten ist. In den Räumen des »Club Body« patrouillieren ständig Sicherheitskräfte (Immunzellen, die durch den Körper zirkulieren), die über die Mitglieder wachen und Übeltäter in Schach halten, die sich unbefugt Zutritt verschafft haben. Die erste Abwehrlinie wird jedoch von den großen muskulösen Türstehern (eine Ansammlung von Immunzellen, die einen Teil der Darmbarriere bilden) besetzt: Sie entscheiden, wer den Club betreten darf (Mitglieder) und wer nicht (jeder andere).

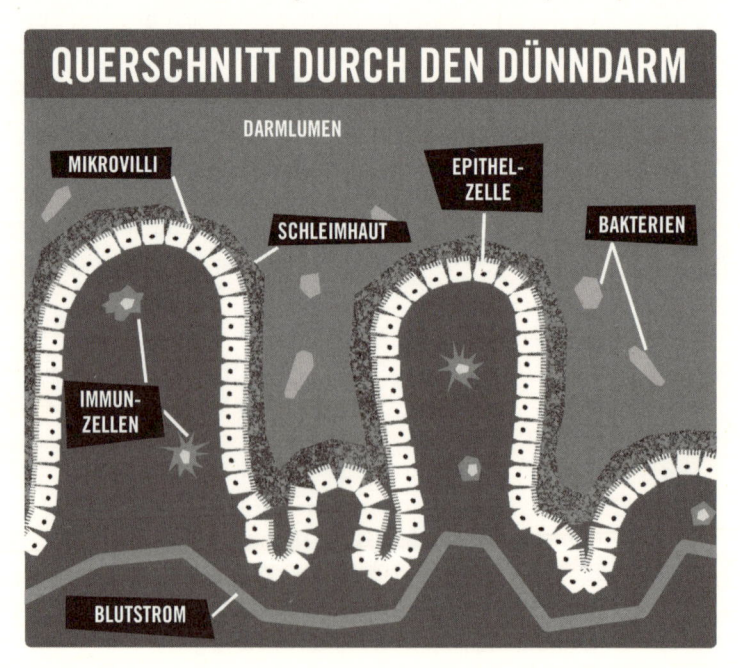

QUERSCHNITT DURCH DEN DÜNNDARM

DARMLUMEN

MIKROVILLI

EPITHEL-ZELLE

SCHLEIMHAUT

BAKTERIEN

IMMUN-ZELLEN

BLUTSTROM

Einige Substanzen – entsprechend verdautes Essen, zum Beispiel – werden als Mitglieder identifiziert und dürfen eintreten, während Fremde und Unruhestifter (wie Bakterien und Viren) draußen bleiben müssen. Andere Dinge, die wir im Körperinneren nicht gebrauchen können, etwa unverdaute Nahrung und Ballaststoffe, werden ebenfalls abgewiesen.

Die Türsteher nehmen ihren Job sehr ernst, da sie aus Erfahrung wissen, dass *alle* Eindringlinge potenziell große Probleme im Körperinneren verursachen können. Nun hat der Club aber nur eine bestimmte Zahl von Eingängen, und solange die Türsteher alle Türen bewachen und Übeltäter davonjagen, sollte die Situation in den Clubräumen bzw. dem Körperinneren (theoretisch) sicher und gesund bleiben.

BAKTERIEN: FREUNDE UND FEINDE

Da es so wichtig ist, Ihr Körperinneres gesund zu halten und vor Angriffen zu schützen, hat Ihr Körper seine Schutztruppen zusätzlich verstärkt – durch eine Gruppe ungewöhnlicher Verbündeter vor dem Clubeingang. Ihr Körper beherbergt Billionen (ja, *Billionen*) Bakterien, die meisten davon in Ihrem Darm. Im Verlauf einer sehr langen Zeit ist unser Immunsystem mit einigen dieser Bakterien eine Arbeitsbeziehung, eine Art von Allianz, eingegangen. Ihre Anwesenheit löst keine Immunreaktion aus – sie werden als bewährte Freunde betrachtet und bilden eine wichtige Komponente des gesunden menschlichen Körpers. Wir nennen sie unsere BBF (beste Bakterienfreunde) und würden eher auf unsere große Zehe als auf diese freundschaftlichen Beziehungen verzichten – so wichtig sind sie für uns.

Unsere Allianz mit diesen befreundeten Bakterien hilft uns dabei, unser empfindliches Immunsystem im Gleichgewicht zu halten. Wie verdeckte Ermittler halten sich diese Bakterien im Dünndarm auf, vor den Eingangstüren zum »Club Body«, und unterstützen die Sicherheitskräfte dabei, die dort herumlungernden bösen Buben zu vertreiben und Ärger vorzubeugen. Gute Darmbakterien helfen uns dabei, die Nahrung zu verdauen, Mikronährstoffe aufzunehmen, Vitamine herzustellen, die Immunfunktion zu stabilisieren. Zudem besetzen sie Positionen, die anderenfalls von pathogenen Bakterien eingenommen werden würden.[5]

> **GUTE FREUNDE UND BÖSE BUBEN** Die Wissenschaft erkennt in immer stärkerem Maße, wie wichtig die Darmflora für viele gesundheitliche Aspekte ist, etwa für den Stoffwechsel, die Psyche ... und die Immunität. Eine gesunde Darmflora (die richtigen Bakterien in der richtigen Menge) fördern eine ausgeglichene Immunfunktion, was wiederum zu einem entspannten, fein abgestimmten Immunsystem führt. Wenn wir die Population der »guten« Bakterien im Darm schädigen, geben wir den bösen Buben die Gelegenheit, sich zu vermehren. Wenn sie dann in größeren Horden vor unseren Sicherheitstüren herumlungern, setzen sie das Sicherheitspersonal erheblich unter Stress. Der Schlüssel zu allem ist die Balance. Es ist wie in der Geschichte von Goldlöckchen und den drei Bären: nicht zu viel und nicht zu wenig – wir brauchen genau die richtige Menge.

WIE DIE DINGE AUS DEM RUDER LAUFEN KÖNNEN

Wie es scheint, verfügt Ihr Körper (bzw. der Club) über ein ziemlich gutes System, um gesund zu bleiben und Angriffe abzuwehren. Zunächst einmal gibt es die sicheren Wände der Clubräume (die Dünndarmschleimhaut), dann die Türsteher (Immunzellen in der Darmschleimhaut) und eine Sicherheitstruppe im Clubinneren (zirkulierende Immunzellen). Und im Außenbereich haben Sie verbündete Bakterien, Ihre BBFs, die dabei helfen, Recht und Ordnung zu erhalten.

Im Allgemeinen funktioniert das Abwehrsystem Ihres Darmtraktes hervorragend.

Bis plötzlich irgendetwas schiefgeht.

Denn es gibt ein paar Wege, auf denen böse Buben in diesen exklusiven Nachtclub eindringen können. Vielleicht greifen sie einen Türsteher an, schleichen sich als Mitglied getarnt ein oder öffnen eine verschlossene (nicht benutzte) Tür, die gerade nicht bewacht war. Und falls Ihr Darm zu durchlässig ist (stellen Sie sich ein Sieb vor), stehen ohnehin alle Türen und Fenster weit offen und man kann nicht mehr kontrollieren, wer eintritt. Für die körpereigenen Sicherheitskräfte bedeutet dies jede Menge Ärger.

NORMALE DURCHLÄSSIGKEIT — **ERHÖHTE DURCHLÄSSIGKEIT**

FREMDES MOLEKÜL — DARMLUMEN — FREMDES MOLEKÜL

SCHLEIMHAUT — EPITHELZELLE

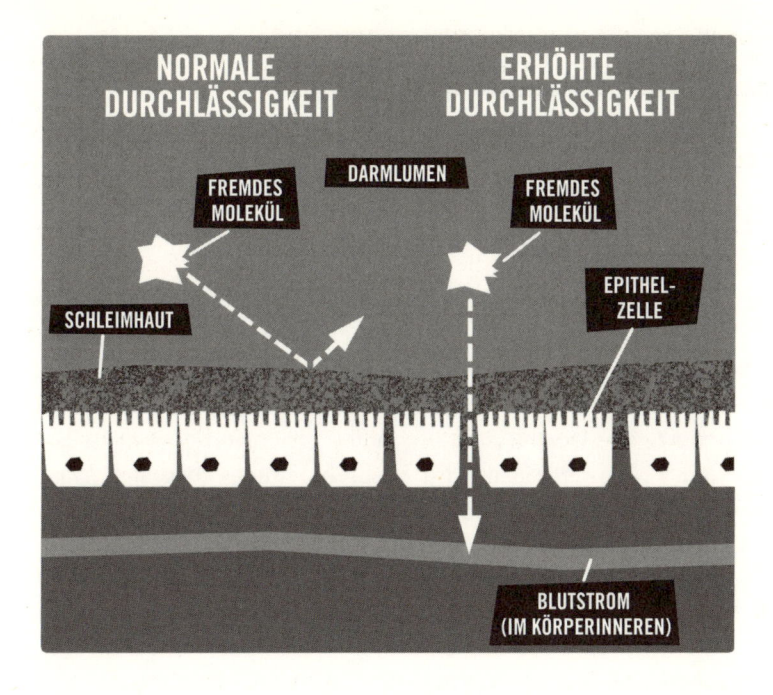

BLUTSTROM (IM KÖRPERINNEREN)

Tritt diese Situation ein, ist der Club nicht mehr länger gesund oder sicher. Erzwingen sich böse Buben Zutritt (über im Grunde streng kontrollierte Eintrittspforten), entstehen Kämpfe, Eigentum wird zerstört und die restliche Sicherheitscrew im Inneren möglicherweise überwältigt.

Dasselbe passiert im Inneren Ihres Körpers, wenn die Darmschleimhaut beeinträchtigt ist.

Einmal im System, greifen die bösen Buben rasch auf den *gesamten Körper* über.

Das ist eine sehr kritische Situation – aber wollen Sie wissen, was am schlimmsten daran ist?

Dass ungesundes Essen daran schuld ist.

Wer das Falsche isst, überschwemmt sein Verdauungssystem mit bösen Buben, die das Immunsystem überwältigen. Falsches Essen lässt all die Strolche und Verstellungskünstler in den Körper, die dort tun, was sie biologisch tun müssen: eindringen und Chaos anrichten. Und diesen Zustand, der mit einer erhöhten Darmdurchlässigkeit, Verdauungsstress und systemischen Entzündungen einhergeht, schaffen Sie selbst – durch falsches Essen. Sie können nichts dafür, denn Sie wussten ja nichts über die Auswirkungen. (Keine Angst, wir erklären in Teil 3, welche Lebensmittel Ihren Darm irritieren.)

WARUM ES EINE ROLLE SPIELT

Einige unverbesserliche Optimisten mögen sich an dieser Stelle fragen, ob eine erhöhte Dünndarmdurchlässigkeit auch *Vorteile* haben könnte. Wenn die Schleimhautbarriere nur ein kleines bisschen durchlässiger wäre, könnte man dann nicht vielleicht besser Nährstoffe aufnehmen und die Nahrung ein wenig schneller verdauen? Doch leider funktioniert unser Körper so nicht. Lassen Sie uns nochmals zu unserer Haut zurückkehren. Kann es überhaupt *jemals* einen biologischen Vorteil bedeuten, eine offene Wunde zu haben? Die Antwort lautet natürlich Nein.

Eine erhöhte Darmdurchlässigkeit stellt *immer* ein Problem dar, da dies bedeutet, dass Ihr Körper keine Kontrolle mehr darüber hat, was eindringt und was abgewehrt wird. Eine erhöhte Darmdurchlässigkeit (und das resultierende Entzündungschaos) steht nicht nur mit entzündlichen Darmerkrankungen[6] wie Morbus Crohn, Colitis ulcerosa und Reizdarmsyndrom (RDS) in Verbindung, sondern auch mit chronischen Leiden[7] wie Herz-Kreislauf-Erkrankungen und Diabetes, Überempfindlichkeitsreaktionen[8] wie Asthma und Allergien und Autoimmunerkrankungen[9] wie Hashimoto-Thyreoiditis, rheumatoider Arthritis und Diabetes Typ 1.

In der Tat ist das dritte Kriterium für gesundes Essen direkt mit dem vierten verknüpft, denn eine erhöhte Darmdurchlässigkeit ruft systemische Entzündungen hervor. (Sie werden sehr bald erfahren, warum das schlecht ist.)

> **Man kann die Bedeutung des Darms als gesunde, intakte Barriere gar nicht genug betonen.**

Zum Schluss noch eins – quasi das i-Tüpfelchen, was den undichten Darm angeht. Erinnern Sie sich noch daran, dass überschüssiges Bauchfett (Stammfettsucht, in den Medien oft als »Apfelform« oder »Apfeltyp« beschrieben) ein klarer Risikofaktor für Herzerkrankungen, Bluthochdruck, Schlaganfall und Diabetes ist?

Die Ansammlung von Viszeralfett (was zu der Apfelform beiträgt) ist eine *direkte* Auswirkung einer erhöhten Darmdurchlässigkeit.[10]

Bei fortbestehender erhöhter Darmdurchlässigkeit beginnen Ihre Leber und die umgebenden Fettdepots im Lauf der Zeit, wie ein Schwamm zu reagieren und einige der unerwünschten Eindringlinge aufzusaugen. Dies führt einerseits zu erheblichen Entzündungsreaktionen in diesen Geweben und andererseits zu exzessiven Fettablagerungen in der Leber und dem umgebenden Fettgewebe.

Eine erhöhte Darmdurchlässigkeit fördert also in starkem Maße (gemeinsam mit Cortisol) hartnäckiges Bauchfett und steht in direktem Zusammenhang mit Ihrem Risiko für Herzkrankheiten, Bluthochdruck, Schlaganfall und Diabetes.

Mittlerweile sind Sie bestimmt hellwach geworden – doch trotzdem gibt es auch hier gute Nachrichten. Genau wie im Fall der Hormone lässt sich die gesundheitliche Situation *wieder ins Lot bringen* – auch nach Jahrzehnten schlechter Ernährungsgewohnheiten und trotz eines Darms, der leck wie ein Sieb ist. Sie können Ihre Darmschleimhaut wieder aufbauen, ein bestens funktionierendes Abwehrsystem errichten und die gesunde Darmflora wiederherstellen, indem Sie etwas ganz Einfaches tun:

Verändern Sie das, was Sie täglich essen.

DAS SAGT DIE WISSENSCHAFT

- Das, was Sie essen, sollte die Darmgesundheit und das Verdauungssystem fördern.
- Die Aufrechterhaltung einer gesunden Darmbarriere ist entscheidend für Ihre Gesundheit.
- Bestimmte Lebensmittel können die gesunden Darmbakterien aus dem Gleichgewicht bringen und/oder eine erhöhte Darmdurchlässigkeit fördern, wodurch das Verdauungssystem geschädigt wird.
- Ein geschädigtes Verdauungssystem und ein bakterielles Ungleichgewicht führen zu Verdauungsstress und können chronische Krankheiten, Überempfindlichkeiten und Autoimmunerkrankungen fördern.
- Der größte Teil Ihres Immunsystems ist im Darm lokalisiert. Demzufolge sind unser drittes und viertes Kriterium für gesundes Essen sehr eng miteinander verbunden.

KAPITEL 7:
ENTZÜNDUNGEN: NIEMAND IST GESCHÜTZT

»*Ursprünglich brachte mich die Idee, meinen Körper so zurückzusetzen, dass die Gier nach Zucker oder Kohlenhydraten verschwinden würde, zu Whole30. Ich hatte ja keine Ahnung, dass Gott mir Whole30 geschickt hatte, um meine Schmerzen vollständig zu lindern! Ich litt an Fibromyalgie, Osteoarthritis, Reizdarmsyndrom und anderen Symptomen. Zeitweilig nahm ich vier oder fünf verschiedene Medikamente ein! Doch in der dritten Programmwoche waren alle meine Gelenk-, Knochen- und Muskelschmerzen verschwunden. Mein Kopf war ganz klar. Ich war voll konzentriert. Nebenbei verlor ich auch gute zwölf Pfund und wurde meine ungesunden Essensgelüste los, doch verglichen mit dem völligen Verschwinden meiner gesundheitlichen Beeinträchtigungen war das nicht wirklich wichtig.*«

Bethann M., Pleasant Lake, Indiana

Unser letztes Kriterium für gesundes Essen ist in starkem Maße mit dem dritten Kriterium verbunden und bringt zum Ausdruck, dass wir unser Essen so auswählen sollten, dass die Immunfunktionen unterstützt und Entzündungen minimiert werden.

Mit dem Ausdruck »Unterstützung der Immunfunktion« wollen wir sagen, dass Ihre Ernährung zu einem entspannten, hochgradig effizienten Abwehrsystem beitragen sollte. Anders ausgedrückt sollte die aufgenommene Nahrung nicht zu einer ständig auf Hochtouren laufenden Immunabwehr führen, ein Zustand, der als *systemische Entzündung* bekannt ist. (Was uns hier besondern interessiert, ist die chronische systemische Entzündung, die Wochen, Monate oder sogar Jahre andauern kann.)

Vielleicht haben Sie schon von der systemischen Entzündung gehört, in einer Überschrift oder Kurzmeldung der Medien, aber vermutlich wissen Sie nicht genau, was das eigentlich ist und warum das wichtig sein soll.

Schauen wir uns den ersten Teil der Frage an.

ENTZÜNDUNGEN – HIER, DORT, ÜBERALL?

Ganz einfach ausgedrückt zeigt eine Entzündung an, dass das Immunsystem seinen Job macht – es handelt sich um eine Schutzmaßnahme Ihres Körpers, um einer Verletzung Einhalt zu gebieten und die Heilung einzuleiten. Eine Entzündung signalisiert, dass Ihr Immunsystem auf Hochtouren läuft und mobil gemacht hat. Ob das geschädigte Gewebe auf eine bakterielle Infektion, Überlastung oder ein physisches Trauma zurückgeht: Der Sinn der resultierenden Entzündung besteht immer darin, weiteren Schaden abzuwenden und die schon eingetretenen Schäden zu reparieren.

Doch das, was als gesunde Reaktion beginnt, kann ins Gegenteil umschlagen, wenn es zu lange anhält oder sich zu weit ausbreitet. Da es verschiedene Entzündungsreaktionen gibt (einige gesund, andere weniger), hier ein kurzer Überblick:

DAUER

Akut	Chronisch
Die Sofortantwort des Körpers auf eine Verletzung. Stellen Sie sich eine akute Entzündung wie einen Reinigungsprozess vor, der dem Wiederaufbau vorangeht. Sie klingt rasch ab, wenn der Körper mit dem Heilungsprozess beginnt. Eine akute Entzündung ist etwas Gutes, eine Funktion, die wir nicht entbehren können.	Die chronische Entzündung verlängert die spontane Entzündungsreaktion auf Monate oder sogar Jahre. Hierdurch werden die Wiederherstellung gesunder Gewebestrukturen verhindert und verschiedenste Gesundheitsprobleme auf den Plan gerufen.

AUSDEHNUNG

Lokal	Systemisch
Meist auf eine bestimmte Körperregion begrenzt.	Betrifft den gesamten Körper und wird durch eine hoch aktive Immunabwehr gekennzeichnet, deren Zellen im Blutstrom zirkulieren und *überallhin* gelangen.

Wenn wir im weiteren Verlauf von »Entzündung« sprechen, meinen wir nicht die spontane Entzündung, die Sie bekommen, wenn Sie sich den Knöchel verrenken (akute lokale Entzündung) oder sich einen grippalen Infekt einfangen (akute systemische Entzündung). Wir reden von der gefährlichsten Entzündung – der ungesunden *chronischen* (= lang anhaltenden) *systemischen* (= den ganzen Körper betreffenden) Entzündung.

SIND SIE GUT GESCHÜTZT?

Bevor wir uns ansehen, wie eine chronische systemische Entzündung Ihrer Gesundheit schaden kann, lassen Sie uns nochmals betrachten, wie das Immunsystem Entzündungen bekämpft, ob sie nun »gut« oder »schlecht« sind. Im Grunde ist Ihr Immunsystem ein eng verzahnter Komplex aus Gewebestrukturen und zirkulierenden Zellen, die Sie vor allen fiesen Angreifern schützen sollen, die in der großen bösen Welt lauern: Bakterien, Parasiten, Pilze, Viren etc. Die Welt ist randvoll mit lästigen kleinen Mistkerlen, die Ihren Körper nur allzu gern als neues Zuhause erobern würden, und Ihre Gabel ist das Einfallstor, über das sie am einfachsten dorthin gelangen.

Damit Sie Ihr Immunsystem richtig beschützen kann, muss es in der Lage sein, sauber zwischen den Kategorien »Sie selbst« und »nicht Sie selbst« zu unterscheiden. (Immunologen bezeichnen dies als »selbst« und »fremd«.) Spürt Ihr Körper an einer Stelle, wo es nicht hingehört, etwas »Fremdes« auf, startet er sofort eine Taxierung der Situation, was zu einer Immunreaktion führen kann. Bei einem bekannten, klar identifizierbaren Eindringling fällt diese deutlich aggressiver aus als bei einem nicht spezifischen Verdacht auf etwas Unbekanntes.

Nehmen wir einen anderen Vergleich.

Wenn Sie aufwachen und feststellen würden, dass ein fremder Mann in Ihrer Küche herumlungert, hätten Sie Angst und würden sich bedroht fühlen. Sie würden sich fragen, was er will und vermutlich besorgt und defensiv reagieren. Nachdem Sie ihn gefragt hätten, was um alle Welt er in Ihrer Wohnung macht, würden Sie entsprechend reagieren – ihn bitten zu bleiben, falls er sich als Freund der Familie entpuppt, oder aber ihn hinauskomplimentieren, wenn er bei Ihnen nichts verloren hat.

Wäre der Mann jedoch gerade dabei, Ihre Küche kurz und klein zu schlagen, wüssten Sie sofort, dass er kein Freund ist, und würden viel heftiger auf ihn reagieren, indem Sie die Polizei rufen oder zum Golfschläger greifen und ihn rausschmeißen. Und wenn er am nächsten Tag wieder in Ihrer Küche anzutreffen wäre (er ist ganz schön hartnäckig, oder?), würden Sie sich sofort daran erinnern, dass er ein böser Bube ist und ihn noch aggressiver als zuvor aus dem Haus jagen.

Ihr Immunsystem funktioniert ganz ähnlich. Alles, was nicht in Ihren Körper gehört, wird als Bedrohung aufgefasst, eingefangen und bewertet – befragt, wenn Sie so wollen. Kommt dabei heraus, dass Ihnen die Substanz schaden kann, kümmert sich das Immunsystem sofort darum und brandmarkt sie als Störenfried. Bei zukünftigen Begegnungen mit dieser Substanz wird die Immunabwehr spezifischer, zielgerichteter reagieren – mit Antikörpern und einer hocheffizienten Spezialeinheit.

Die Identität ist also wichtig. Auch die Fähigkeit, zwischen »selbst« und »fremd« zu unterscheiden. Und schließlich, dass die Dinge dort bleiben, wo sie hingehören. An dieser Stelle kommen das dritte und vierte Kriterium für gesundes Essen wieder zusammen.

Bestimmte Lebensmittel verprügeln oder narren die »Türsteher« bzw. schleichen sich an ihnen vorbei, um einen Weg vom Verdauungstrakt ins Körperinnere zu finden. In der Immunabwehr lösen sie Chaos aus und zwingen das System, Sie vor unerwünschten Nebeneffekten einer ganz *normalen* Körperfunktion zu schützen, nämlich dem Verdauen von Nahrung. Diese Lebensmittel verwirren Ihre Immunzellen und bringen sie dazu, Antikörper herzustellen, die dann das bekämpfen, was normalerweise gesund und gut wäre. Als Folge der daraus entstehenden Fehler in der Arbeit des Immunsystems entwickeln Sie möglicherweise Nahrungsmittelunverträglichkeiten oder Allergien, systemische Entzündungsreaktionen und eventuell eine Autoimmunerkrankung.[1]

Aus einer zu großen Belastung oder Verwirrung
Ihres Immunsystem resultieren gravierende Probleme.

Und um hier noch einen draufzusetzen, zeigen wir Ihnen ganz genau, wie das aussieht.

BRÄNDE LÖSCHEN UND SCHWACHSTELLEN BEKÄMPFEN

Ihr Immunsystem schützt Sie vor Eindringlingen von außen, doch spielt es ebenfalls eine entscheidende Rolle bei der Heilung von Verletzungen und bei der Reparatur und Gesunderhaltung verschiedener Körperstrukturen. Ihr Immunsystem hat seine eigenen Prioritäten und tendiert dazu, die Abwehr von Eindringlingen über Heilung und Gesunderhaltung zu stellen. (Den fremden Eindringling aus der Küche zu vertreiben, ist dringlicher als der Abwasch.) Doch wichtig sind alle diese Arbeiten für den Körper – und wenn etwas liegen bleibt, können sich daraus Konsequenzen ergeben.

Betrachten wir ein weiteres Beispiel.

Stellen Sie sich Ihr Immunsystem wie einen Löschtrupp vor. Seine wichtigste Aufgabe ist der Schutz vor potenziell gefährlichen Bedrohungen: Bränden. Zum Aufgabenspektrum gehören aber auch routinemäßige Wartungs- und Reparaturarbeiten, etwa das Instandsetzen beschädigter Werkzeuge, das Waschen der Löschfahrzeuge sowie Essen und Schlafen. Wenn sie einen Brand bekämpfen, arbeiten Ihre Feuerwehrleute extrem hart, doch gibt es auch Zeiten, in denen sie ziemlich entspannt sind. Es besteht ein gewaltiger Unterschied zwischen vereinzelten Löscheinsätzen (akute Erfordernisse etwa nach einer traumatischen Verletzung oder einer spontanen Infektion) und einem Kampf, der an sieben Tagen in der Woche über 24 Stunden (chronische Aktivierung des Immunsystems bzw. systemische Entzündung) geht.

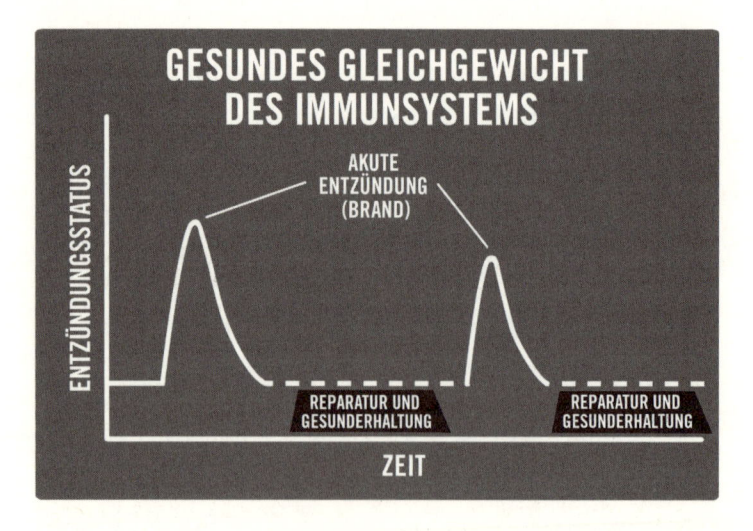

GESUNDES GLEICHGEWICHT DES IMMUNSYSTEMS

AKUTE ENTZÜNDUNG (BRAND)

ENTZÜNDUNGSSTATUS

REPARATUR UND GESUNDERHALTUNG

REPARATUR UND GESUNDERHALTUNG

ZEIT

Im Beispiel vom »gesunden Gleichgewicht des Immunsystems« reagieren Ihre Feuerwehrleute auf einen Großbrand. Sie bekämpfen die Flammen und eilen dann zurück in die Zentrale, wo sie Zeit zum Aufräumen und für simple Reparatur- und Wartungsarbeiten haben, bevor man von ihnen verlangt, wieder vollen Einsatz zu zeigen. In dieser Situation stürzen sich Ihre Löschtruppen (das Immunsystem) auf kürzestem Weg ins Feuer (akute Entzündung aufgrund einer traumatischen Verletzung, Infektion etc.), doch ist es gelöscht, wird die Immunaktivität heruntergefahren, damit Erholung und Reparatur- und Wartungsarbeiten beginnen können.

Dieser Prozess ist normal und stellt eine gesunde, ausgeglichene Reaktion dar. Ihr Immunsystem braucht einen Einschaltknopf, um rasch auf eine Bedrohung reagieren zu können, doch ebenso wichtig ist der »Aus«-Schalter, der den Körper in den Reparaturmodus versetzt und ihm die Zeit und die Ressourcen verschafft, um wichtige Heil- und Wartungsaufgaben wahrzunehmen.

Im Beispiel der »chronischen systemischen Entzündung« müssen die Feuerwehrleute, die sich gerade von der Bekämpfung des akut-stressigen und ihnen alles abverlangenden Feuers erholen, plötzlich noch zusätzliche Aufgaben übernehmen: Es gilt jetzt, sich nicht nur um die normalen Reparatur- und Wartungsarbeiten in der Feuerwache zu kümmern, sondern auch noch die Straßen der Stadt zu fegen, als Müllabfuhr zu fungieren, die Schulkinder zu unterrichten und Schlaglöcher auszubessern.

Uff.

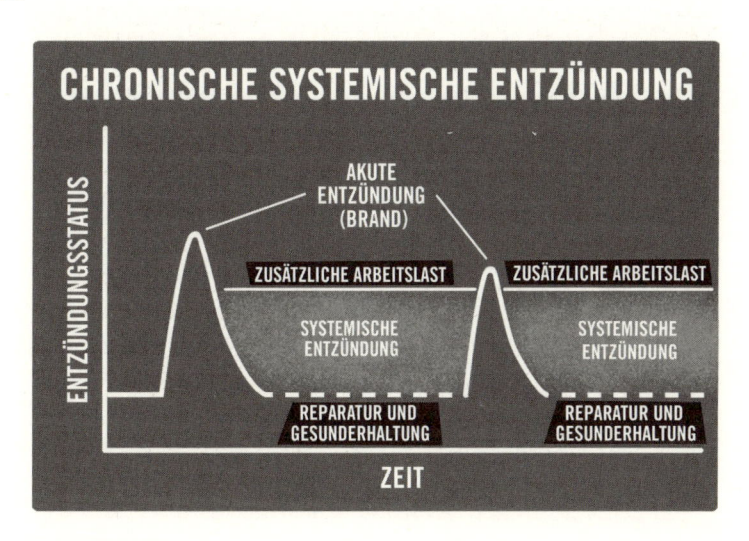

CHRONISCHE SYSTEMISCHE ENTZÜNDUNG

ENTZÜNDUNGSSTATUS

AKUTE ENTZÜNDUNG (BRAND)

ZUSÄTZLICHE ARBEITSLAST

SYSTEMISCHE ENTZÜNDUNG

REPARATUR UND GESUNDERHALTUNG

ZUSÄTZLICHE ARBEITSLAST

SYSTEMISCHE ENTZÜNDUNG

REPARATUR UND GESUNDERHALTUNG

ZEIT

Als ob ihre ursprüngliche Jobbeschreibung nicht schon genug Verantwortung beinhaltet hätte, haben sie jetzt nochmals deutlich mehr zu tun. Wenn dies ein einmaliges Ereignis bleibt, können sie damit fertigwerden: Sie erledigen die zusätzlichen Aufgaben und widmen sich dann den Wartungs- und Reparaturarbeiten. Doch wenn diese Situation längere Zeit anhält, entstehen daraus langfristig gravierende Probleme.

Ein überbeanspruchtes, aus dem Gleichgewicht geratenes Immunsystem ist äußerst ungesund.

Wenn bestimmte Bedingungen (wie das von Ihnen bevorzugte Essen) Ihr Immunsystem mit zu vielen Aufgaben überfrachten, kann es seine *Hauptaufgaben* nicht mehr so effizient erledigen und das eine oder andere bleibt liegen oder wird nicht richtig ausgeführt.

So etwa dieses Virus zu bekämpfen, das gerade umgeht.
Oder eine hartnäckige Sehnenentzündung zu heilen.
Oder Ihre Arterien frei von Ablagerungen zu halten.
Sie werden uns zustimmen, dass dies alles sehr wichtige Jobs sind.

WARUM ES WICHTIG IST

Chronische systemische Entzündungen zu reduzieren, ist uns ein ganz besonderes Anliegen, da sie eindeutig zu den auslösenden Faktoren der meisten Zivilisationskrankheiten zählen.

In der medizinischen Forschung ist seit Langem bekannt, dass ein ganzes Bündel von Symptomen (als »metabolisches Syndrom«[2] bezeichnet) miteinander in enger Verbindung steht. Häufig treten diese Symptome gemeinsam auf und erhöhen das Risiko von Herzerkrankungen, Schlaganfällen und Diabetes.[3] Lange Zeit wusste man jedoch nicht, wie diese Dinge zusammenhingen. Man ging davon aus, dass Fettleibigkeit zu Diabetes, hohe Cholesterinwerte zu Herzinfarkten und ein hoher Blutdruck zu Schlaganfällen führen. Auch vermutete man, dass Diabetes Fettleibigkeit verursachen könnte, doch existierte keine umfassende Theorie, um all diese Erkenntnisse zu einem schlüssigen Bild zusammenzusetzen.

Heute gibt es noch immer zahlreiche Erklärungstheorien, doch gelten einige Zusammenhänge inzwischen als gesichert. Konkret haben wir gelernt, dass systemische Entzündungen unmittelbar zu Insulinresistenz und Diabetes, Herz-Kreislauf-Erkrankungen, Schlaganfällen, Bluthochdruck, hohen Cholesterin- und Triglyzeridwerten beitragen, ferner zu chronisch entzündlichen Krankheiten (wie Reizdarmsyndrom und Asthma), zu Knochen- und

Gelenkerkrankungen (wie Osteoporose und Arthritis), zu neurologischen Erkrankungen (wie Alzheimer und Parkinson) und ganz bestimmt zu einer Gewichtszunahme.[4]

All das macht die chronische systemische Entzündung zu einer *sehr großen* Sache.

Die Kontrolle der Entzündungsprozesse in Ihrem Körper hat einen tief greifenden Einfluss auf Ihre Lebensqualität.

Wenn Sie an irgendeinem dieser Symptome oder Erkrankungen – oder gleich an mehreren, wie es für das metabolische Syndrom typisch ist – leiden, wird dies Ihre Lebensqualität deutlich beeinflussen. Heute, morgen und während der nächsten Jahre, auch wenn Sie regelmäßig Sport treiben, »ziemlich gesund« essen und kein Übergewicht haben. Nicht umsonst bezeichnet man diese Symptome als *stille* Entzündungen. Und deshalb sterben 40 Jahre alte Männer beim Marathonlauf an einer Herzattacke.

Doch was, wenn Sie jung, gesund, aktiv und schlank sind? Dann trifft dieses Szenario doch bestimmt nicht auf Sie zu!

Natürlich tut es das trotzdem, doch sind Sie vermutlich zu jung, um dies zu erkennen. Das ist auch in Ordnung – mit 20 Jahren denkt man nicht einmal an »Alte-Leute-Krankheiten« wie Herzinfarkt und Schlaganfall.

Wir waren auch mal 20. Wir verstehen das.

Und erklären noch einmal die Relevanz auch für jüngere Menschen:

Die chronische systemische Entzündung hat nicht nur für sogenannte Alterskrankheiten Bedeutung. Entzündungen tragen zu einer langen Liste von Krankheiten bei, mit denen Sie möglicherweise gerade zu tun haben. So etwa zu Asthma, Allergien, Akne, Ekzemen und anderen Hautkrankheiten, Depressionen, Aufmerksamkeitsdefizit-/Hyperaktivitätssyndrom (ADHS) und Stimmungsschwankungen.

Sind Sie jetzt aufgewacht?

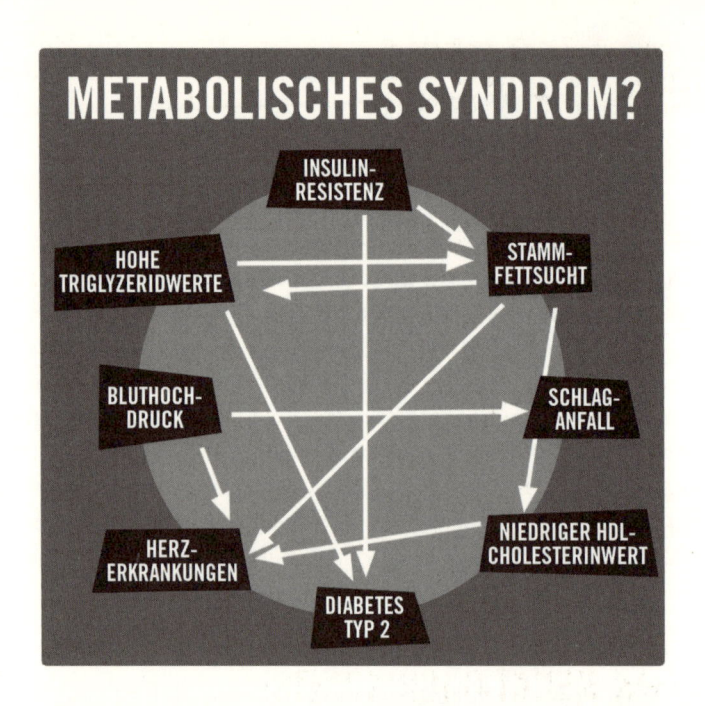

METABOLISCHES SYNDROM?

- INSULIN-RESISTENZ
- HOHE TRIGLYZERIDWERTE
- STAMM-FETTSUCHT
- BLUTHOCHDRUCK
- SCHLAGANFALL
- HERZERKRANKUNGEN
- NIEDRIGER HDL-CHOLESTERINWERT
- DIABETES TYP 2

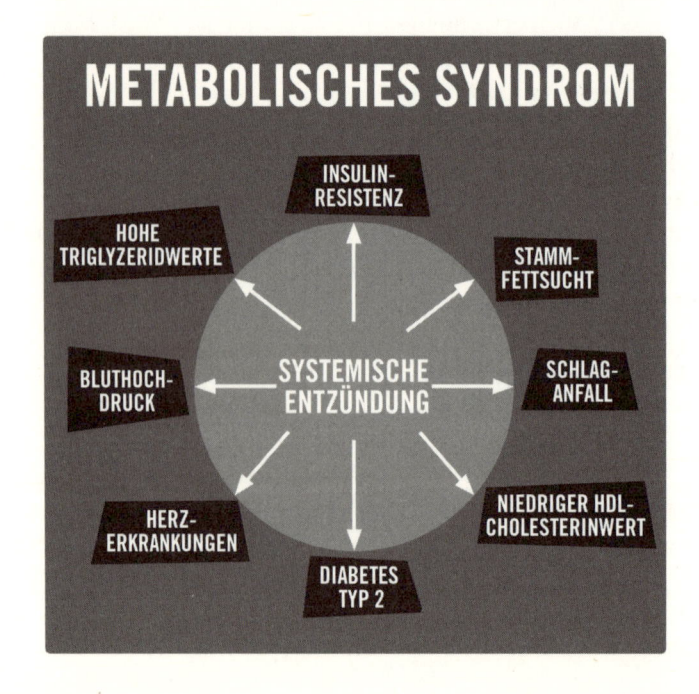

METABOLISCHES SYNDROM

SYSTEMISCHE ENTZÜNDUNG

- INSULIN-RESISTENZ
- HOHE TRIGLYZERIDWERTE
- STAMM-FETTSUCHT
- BLUTHOCHDRUCK
- SCHLAGANFALL
- HERZERKRANKUNGEN
- NIEDRIGER HDL-CHOLESTERINWERT
- DIABETES TYP 2

SPORT UND ERHOLUNG Eine chronische systemische Entzündung beeinträchtigt Ihre körperliche Fitness, ganz gleich, ob Sie Sport im Team oder als Freizeitsport am Wochenende betreiben oder regelmäßig ins Fitnessstudio gehen. Stellen Sie sich die sportliche Betätigung wie eine mikroskopisch kleine Verletzung vor – wie einen Stressfaktor, der Ihren Körper dazu zwingt, sich anzupassen, und Sie so stärker und gesünder macht. Der Sport selbst ist dabei nicht das Wichtigste – Sie werden leistungsfähiger, während Sie sich von der sportlichen Anstrengung *erholen*. Nur wenn Sie Ihrem Körper genügend Zeit und die Möglichkeit geben, Schäden zu reparieren und neues Gewebe aufzubauen, werden Sie stärker, schneller und gesünder. Leiden Sie an einer chronischen systemischen Entzündung, kann sich Ihr Körper nicht so gut erholen und regenerieren – hierzu zählt auch die Reparatur der durch den Sport entstandenen Schäden. Dadurch neigen Sie stärker zu Verletzungen oder einer Überanstrengung – und sind keinesfalls so stark, wie Sie sein könnten. Die systemische Entzündung macht *alles* kaputt, oder etwa nicht?

ABER MAN MERKT DOCH NICHTS!

An diesem Punkt fragen Sie sich vermutlich: »Wenn dies alles still und unauffällig verläuft, woher soll ich wissen, ob ich das habe?« Eine sehr gute Frage – und wir haben die Antwort darauf.

Zunächst einmal ist es ziemlich wahrscheinlich, dass Sie an einer chronischen systemischen Entzündung leiden, wenn Sie auch nur *irgendeines* der Lebensmittel essen, die wir im nächsten Teil besprechen werden. Diese Lebensmittel befeuern sowohl direkt als auch indirekt Entzündungsreaktionen, und ihre Auswirkungen sind ziemlich universell.

Wenn Sie Übergewicht haben, haben Sie gleichzeitig eine systemische Entzündung. (Sie *müssen* nicht übergewichtig sind, um an Entzündungen zu leiden, doch kämpft nahezu jeder Übergewichtige mit Entzündungsreaktionen.) In den Augen der meisten Wissenschaftler verhält sich adipöses Gewebe (Körperfett)[5] wie ein separates endokrines Organ, das eine Vielzahl unterschiedlicher biologisch aktiver Botenstoffe produziert. Wenn Fettzellen durch »Überfüllung« geschädigt werden, eilen dem Fettgewebe bestimmte Immunzellen zu Hilfe, um die angeschlagenen Fettzellen zu reparieren und zu sanieren. Diese Immunzellen schütten zusätzlich immunreaktive Substanzen aus, wodurch Entzündungsreaktionen im Fett selbst und an anderen Körperstellen befeuert werden.

Je mehr Körperfett Sie haben, desto mehr dieser entzündungsfördernden Verbindungen können Ihre Fettzellen abgeben. Deshalb sind wir ziemlich sicher, dass Sie im Fall von Übergewicht auch unter Entzündungsreaktionen leiden. Und raten Sie mal – *gerade* das Bauchfett[6] ist in diesem Prozess besonders aktiv und trägt mehr als andere Fettdepots (etwa auf den Oberschenkeln oder am Hinterteil) zu Entzündungen bei.

Konkret gehen wir auch davon aus, dass die »stille Entzündung« gar nicht so still ist, wenn man weiß, auf was man achten sollte. Hier ist eine umfassende (aber nicht vollständige) Liste von Krankheiten und Gesundheitsstörungen, die mit der systemischen Entzündung verbunden sind oder eine entzündliche Komponente haben. Falls Sie an irgendeinem dieser Störungen oder Symptome leiden, bestehen gute Chancen, dass bei Ihnen eine »stille« Entzündung vorliegt.

MIT DER STILLEN ENTZÜNDUNG VERBUNDEN:

Adipositas/Fettleibigkeit	Akne	Allergien
Alzheimer-Krankheit	Anämie	Arthritis
Asthma	Arterienverkalkung	Basedow-Krankheit
Bipolare Störung	Bluthochdruck	Borreliose
Bronchitis	Chronische Schleimbeutelentzündung	Chronische Sehnenentzündung
Chronischer Schmerz	Colitis	Colitis ulcerosa
Demenz	Depression	Dermatitis
Diabetes mellitus (Typ 1 und 2)	Divertikulitis	Durchblutungsstörungen
Ekzeme	Emphyseme	Endometriose
Entzündliche Darmerkrankungen	Essentieller Tremor	Fibromyalgie
Gastroenteritis	Gefäßentzündung	Gelenkschmerzen
Gicht	Haarausfall	Hepatitis
Hashimoto-Thyreoiditis	Herzentzündung	Herzerkrankungen
Hoher Cholesterinspiegel	Hoher Triglyzeridspiegel	Insulinresistenz
Interstitielle Zystitis	Krampfanfälle	Krebs
Lupus	Migräne	Morbus Crohn (Crohn-Krankheit)
Multiple Sklerose	Muskelentzündung	Myasthenia gravis

Myome	Nierenentzündung	Ödeme
Osteopenie	Osteoporose	Parkinson-Krankheit
Parodontose	Polychondritis	Polyzystisches Ovarialsyndrom (PCOS)
Raynaud-Phänomen	Rheumatoide Arthritis	Sarkoidose
Schuppenflechte	Sinusitis	Sjögren-Syndrom
Sklerodermie	Sodbrennen/Reflux	Trichotillomanie
Überempfindlicher Darm	Unfruchtbarkeit	Vitiligo (Weißfleckenkrankheit)
Zahnfleischentzündung	Zirrhose	Zöliakie

Eine ziemlich lange Liste, nicht wahr?

Genau das haben wir schon gesagt: Die Kontrolle der Entzündungprozesse in Ihrem Körper beeinflusst *Ihre Lebensqualität.*

UND WAS IST MIT DER GENETIK?

Unser ganzes Buch dreht sich um die Vorstellung, dass unser Essen die größte Rolle beim Streben nach optimaler Gesundheit spielt – aber es ist nicht die einzige Einflussgröße. Unser gewählter Lebensstil, das Bewegungsverhalten, unsere Umgebung und natürlich unsere Gene haben ebenfalls Auswirkungen auf unsere Gesundheit und unsere Anfälligkeit für eine Reihe von Krankheiten und Gesundheitsstörungen, die durch unsere Lebensweise bedingt sind. Doch möglicherweise spielen die Gene eine ganz andere Rolle, als Sie vermuten.

Mitunter hört man die Aussage: »Diabetes, hohe Cholesterinwerte und Herzerkrankungen liegen bei uns in der Familie!« Damit wäre das Schicksal eines Menschen vorprogrammiert. Die meisten Menschen glauben, dass das, was in ihrer DNA kodiert ist, unveränderbar ist. Die gute Nachricht ist, dass das absolut nicht stimmt!

Ihre genetische Ausstattung spielt natürlich eine Rolle in unendlich vielen Bereichen, die sich von der Größe über die Augenfarbe bis zur Gesundheit erstrecken. Doch noch wichtiger als die Gene in Ihrer DNA-Sequenz ist die Frage, welche davon *angeschaltet* sind. Ein nicht angeschaltetes Gen tut *absolut gar nichts*. Wirklich relevant für Ihre Gesundheit ist die Schnittstelle zwischen den Umwelteinflüssen und Ihren Genen.

**Die Epigenetik ist die Schnittstelle
zwischen Ihren Genen und Ihrer Umwelt.**

Unter Epigenetik versteht man die Lehre von der Genexpression – ob Gene an- oder ausgeschaltet werden und mit welcher Stärke die in ihnen enthaltene Information zum Ausdruck kommt. Wir werden alle mit einem bestimmten Code geboren, doch verfügen wir von Geburt an auch über Schalter, die dem Code sagen, was er tun soll. Der Beitrag unserer Umwelt (Ernährung, Bewegung, Luftqualität etc.) aktiviert diese Schalter. Stellen Sie sich das Ganze folgendermaßen vor:

**Die Genetik lädt das Gewehr,
doch die Umwelteinflüsse ziehen den Abzug durch.**

Ebenfalls beeinflusst wird die Epigenetik von physischem und emotionalem Stress. Tatsächlich hängt die Genexpression davon ab, wie Sie auf *alles*, was rings um Sie herum geschieht, reagieren, ganz gleich ob es sich dabei um Luftverschmutzung, einen Umzug in eine andere Gegend oder um ein Kindheitstrauma handelt.

Kurzum, Sie entwickeln in der Regel keine Diabetes, keinen Bluthochdruck und keine Herzerkrankungen, nur weil in Ihrer Familie ein Gendefekt oder eine Prädisposition vorliegen. Um dieses Szenario in Gang zu setzen, ist eine bestimmte Interaktion zwischen Ihren Genen und Ihrer Umwelt erforderlich.

Das ist eine gute Nachricht.

Sie bedeutet, dass unser Schicksal nicht von unseren Genen abhängt.

Daraus folgt, dass unter anderem Erkrankungen wie Diabetes, Bluthochdruck und Herzerkrankungen weitgehend vermeidbar sind.

Auch wenn unser Gewehr entsprechend vorgeladen ist, müssen wir den Abzug nicht durchziehen, indem wir uns ungesund ernähren, zu wenig bewegen, zu wenig schlafen, zu viel Stress und andere ungesunde Lebensgewohnheiten haben. So können wir unser Risiko für diese Krankheiten drastisch reduzieren.

Lesen Sie weiter, denn dieses Buch hat zum Ziel, den größten Auslöser gesundheitlicher Probleme zu enttarnen – das Essen auf Ihrem Teller.

DIE GUTE NACHRICHT

Genau wie im Fall der Hormone und des durchlässigen Darms besteht die gute Nachricht darin, dass auch nach jahrzehntelangem ungesundem Essverhalten und Jahren einer systemischen Entzündung die meisten Gesundheitsfolgen *hochgradig reversibel* sind. Ihr Körper kann die systemischen Entzündungen reduzieren, die meisten entzündlichen Störungen ausheilen und endlich lange liegen gebliebene Reparatur- und Wartungsarbeiten zu Ende bringen.

Leider gibt es auch einiges, was sich nicht vollständig umkehren lässt.

Gelegentlich kann eine unbehandelte systemische Entzündung das Immunsystem derart überlasten und irritieren, dass hieraus Krankheiten entstehen, die sich bedauerlicherweise nicht mehr rückgängig machen lassen. Wir haben jedoch herausgefunden, dass sich die *Symptome* der meisten dieser entzündungsbedingten Krankheiten und Gesundheitsstörungen drastisch reduzieren bzw. eliminieren lassen und sich Ihre Lebensqualität dadurch signifikant erhöht.

Sie müssen hierfür nur eines tun – mittlerweile wissen Sie, was wir Ihnen raten:

Verändern Sie Ihre Ernährung.

DAS SAGT DIE WISSENSCHAFT

- Das, was Sie essen, sollte zu einem ausgeglichenen Immunsystem beitragen und chronische systemische Entzündungsreaktionen minimieren.
- Die chronische systemische Entzündung betrifft den ganzen Körper (systemisch) und bedeutet, dass die Aktivität des Immunsystems anhaltend (chronisch) hochgefahren wird.
- Ihr Immunsystem hat zwei Hauptaufgaben: die Abwehr von Bedrohungen sowie Reparatur- und Wartungsarbeiten auf niedrigem Niveau.
- Bestimmte Lebensmittel tricksen das Sicherheitssystem im Darm aus und richten Chaos in der Immunabwehr an.
- Wenn bestimmte Einflussgrößen, wie etwa Ihr Essen, Ihr Immunsystem überfordern, kann es seine Hauptaufgaben weniger effizient erledigen und einiges wird liegen bleiben bzw. weniger gründlich erledigt werden.
- Die chronische systemische Entzündung ist einer der Hauptrisikofaktoren für eine Reihe von Zivilisationskrankheiten und -leiden und ursächlich für das metabolische Syndrom verantwortlich.
- Die stille Entzündung spielt sich nicht so lautlos ab, wenn man weiß, worauf man achten muss.
- Die entzündlichen Reaktionen im Körper in den Griff zu bekommen, hat tief greifenden Einfluss auf die Lebensqualität.

WENIGER GUT
FÜR DIE GESUNDHEIT

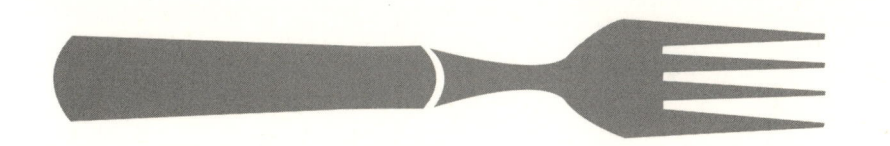

KAPITEL 8:
ZUCKER, SÜSSUNGSMITTEL UND ALKOHOL

»Im Oktober 2009 diagnostizierte man Lyme-Borreliose bei mir. Ich litt an Symptomen wie steifem Nacken und Kopfschmerzen – mir tat alles weh, ich war ständig müde und konnte nachts nicht durchschlafen, da ich solche Schmerzen hatte! Mein Arzt sagte mir, dass es trotz Antibiotika-Einnahme sechs Monate oder länger dauern könnte, bis es mir besser gehen würde. Ich sagte mir: ›Sechs Monate kann ich nicht warten!‹, entdeckte Whole30 und dachte: ›Warum probiere ich es nicht aus – was habe ich zu verlieren?‹ Nun, ich hatte eine ganze Menge zu verlieren – jedes einzelne meiner Borreliose-Symptome und ein paar Pfund Gewicht gleich dazu! Nach dem dritten Tag fing ich an, mich besser zu fühlen, und es ging stetig aufwärts. Heute geht es mir besser als vor meiner Borreliose-Erkrankung – solange ich mich an meinen Ernährungsfahrplan halte!«

Anita H., Albany, New York

Hier kommt jetzt endlich der Teil, auf den Sie alle gewartet (oder ihn gefürchtet?) haben. Im Folgenden stellen wir Ihnen alle Lebensmittelkategorien vor, die unseren vier Kriterien für gesundes Essen nicht entsprechen. Eine Legende wird uns dabei helfen zu erklären, warum das so ist.

1 **2** **3** **4**

1. **Diese Lebensmittel verletzen unser erstes Kriterium für gesundes Essen: eine gesunde psychologische Reaktion.** Die betreffenden Lebensmittel aktivieren das Belohnungszentrum im Gehirn und locken mit übermäßig stimulierenden Geschmacksstoffen, ohne dabei den Nährwert zu bieten, den natürliche Nahrung besitzt. Hierbei handelt es sich um Produkte ohne Sät-

tigungsbremse, die uns dazu bringen, zu viel zu essen, und uns die Kontrolle über unsere Gelüste, unsere Gewohnheiten und unser Verhalten rauben.
2. **Diese Lebensmittel verletzen unser zweites Kriterium für gesundes Essen: eine gesunde hormonelle Reaktion.** Die betreffenden Lebensmittel stören den normalen Hormonhaushalt, fördern Leptin- wie Insulinresistenz (mitsamt allen negativen Begleiterscheinungen), behindern das Glucagon in seiner Energie freisetzenden Funktion und tragen zur Erhöhung des Cortisolspiegels bei.
3. **Diese Lebensmittel verletzen unser drittes Kriterium für gesundes Essen: eine gesunde Verdauungsfunktion.** Die betreffenden Lebensmittel erhöhen die Durchlässigkeit des Dünndarms und schwächen so die Darmbarriere, die normalerweise verhindert, dass unerwünschte Stoffe ins Körperinnere (wo sie nicht hingehören) gelangen. Produkte, die unser drittes Kriterium für gesundes Essen verletzten, erfüllen standardmäßig auch nicht unser viertes Kriterium.
4. **Diese Lebensmittel verletzen unser viertes Kriterium für gesundes Essen: eine starke Immunfunktion, verbunden mit minimierten Entzündungsreaktionen.** Da die betreffenden Lebensmittel die Darmdurchlässigkeit erhöhen (oder gleich zu einer chronischen systemischen Entzündung führen), bringen sie das Immunsystem aus dem Gleichgewicht. Dies kann zur Entwicklung von Symptomen einer systemischen Entzündung oder zu Autoimmunerkrankungen führen und stellt einen zentralen Risikofaktor für viele Zivilisationskrankheiten und -leiden dar.

Bevor wir loslegen: Uns ist vollkommen klar, dass viele Ihrer Lieblingsprodukte unsere Kriterien verfehlen, Lebensmittel, die vielleicht den Großteil Ihres täglichen Speiseplans ausmachen. Vielleicht klappen Sie dieses Buch zu, verdrehen die Augen und sagen sich: »Diese Leute sind nicht ganz dicht.«

Bevor wir verraten, um welche Lebensmittel es geht, würden wir Ihnen gern ein paar einfache Fragen stellen.

Finden Sie es *in Ordnung*, dass einige Ihrer bevorzugten Lebensmittel Ihr Verhalten bestimmen, Sie dazu bringen, Dinge zu essen, die Sie gar nicht essen wollen und Sie ihnen auch beim besten Willen nicht widerstehen können?

Mögen Sie Leistungsabfälle, Benommenheit, schleichende Gewichtszunahme, häufige Hungerattacken, die Unfähigkeit, Fett zu verbrennen, und einen Stoffwechsel, der langsamer als eine Schnecke ist?

Können Sie mit Blähungen und Völlegefühl, Verstopfung, Durchfall, Magenbeschwerden, Müdigkeit, Fehlernährung und Lebensmittelallergien *leben*?

Gefällt es Ihnen, immer häufiger an Krankheiten, Infektionen, Schmerzen und den Symptomen unzähliger gesundheitlicher Beeinträchtigungen zu leiden, die teilweise irreversibel sind?

Wir sind ganz sicher, dass Sie jede einzelne dieser Fragen mit einem vollmundigen »Natürlich nicht!« beantwortet haben.

Könnten Sie uns dann bitte einen Gefallen tun?

Erinnern Sie sich im Lauf dieses Kapitels an Ihre Antworten auf diese Fragen.

Irgendwann werden Sie an den Punkt kommen, an dem Sie abwägen müssen: Ist der flüchtige Kick von einem Stück Pizza, einem Bier oder einem Becher Frozen Joghurt es wert, in eines (oder mehrere) der gerade skizzierten Szenarien hineinzurutschen?

Fangen wir mit einfachen Beispielen an, um den Ball ins Rollen zu bringen.

ZUCKER UND SÜSSUNGSMITTEL

Wir fangen mit etwas an, worüber wir wahrscheinlich alle einer Meinung sind: Zucker macht uns nicht gesünder.

Möchten Sie dagegen etwas sagen? Spricht *überhaupt* irgendetwas dafür, dass zugefügter Zucker unserer Gesundheit guttut?[*]

Vielleicht überrascht es Sie, dass sowohl Zucker als auch künstliche Süßungsmittel durch alle vier Kriterien für gesundes Essen fallen.

Wenn wir Lebensmittel beschreiben, die eine ungesunde psychologische Reaktion hervorrufen, denken wir zuerst an süße Dinge. Da die Süße des Zuckers süchtig macht,[2] essen wir davon leicht zu viel. Je mehr Zucker wir essen, desto stärker gewöhnen wir uns an einen hohen Zuckerspiegel und desto mehr Zucker möchten wir zu uns nehmen.

Künstliche Süßungsmittel sind mitunter *noch problematischer*, da sie uns einen Süßekick liefern sollen, der alles weit in den Schatten stellt, was uns die Natur je bieten kann.[3]

---

[*] Wir bezweifeln dies. In einem höchst unwissenschaftlichen Experiment haben wir »Zucker ist gesund« in Google eingegeben, um zu prüfen, ob wir irgendeine Bestätigung dieser Hypothese finden können. Der erste Link, der auftauchte, trug die Überschrift »Die Experten sind sich einig – Zucker schadet der Gesundheit«.[1] Wirklich wahr.

Aspartam (Equal, Canderel, NutraSweet) und Stevia sind 200- bis 300-mal süßer als Haushaltszucker.

Sucralose (Splenda) ist 600-mal süßer als Haushaltszucker.

Saccharin (Sweet'N Low) ist bis zu 700-mal süßer als Haushaltszucker.

Erinnern Sie sich an das Beispiel vom Las Vegas Strip? Künstliche Süßungsmittel entsprechen voll und ganz der Definition eines Superreizes: »übermäßig stimulierend«.

Ist es ein Wunder, dass wir Sklaven der süßen Verlockungen sind?

Die künstlichen Süßungsmittel schenken uns Geschmacks- und Belohnungsempfindungen, die wir (biologisch) zuvor noch nie erlebt haben, und regen unsere Geschmacksknospen (und das Lustzentrum im Gehirn) auf eine fast überirdische Weise an. Nur wird es von Mal zu Mal schwerer, denselben Grad der Wonne zu erreichen, wenn wir diese Dinge essen – und gleichzeitig nimmt unsere Empfänglichkeit für die natürlichen Aromen frischer Nahrungsmittel immer mehr ab.

Warten Sie – hierzu erzählen wir Ihnen eine Geschichte.

Auf einem unserer Ernährungsworkshops hob eine attraktive Frau nach dem Exkurs über künstliche Süßungsmittel schüchtern die Hand und fragte: »Aber wenn ich meine Erdbeeren nicht mehr mit Splenda süßen darf, woher soll dann der süße Geschmack kommen?«

Du meine Güte!

Dieses Phänomen ist bei denjenigen, die künstliche Süßungsmittel einsetzen, nur allzu verbreitet.

ERINNERN SIE SICH AN DAS LEPTIN? An diesem Phänomen sind vermutlich auch Ihre Hormone beteiligt. Forschungsergebnisse legen nahe, dass das Geschmacksorgan (Zunge und Geschmacksknospen) für das Leptin eine periphere Zielscheibe darstellt.[4] Leptinresistenz (Ihr Gehirn kann die Leptinbotschaft nicht mehr vernünftig entziffern) führt mitunter dazu, dass sich im Verhalten eine »gesteigerte Vorliebe für Süßes« entwickelt. Wenn Sie leptinresistent sind, erscheint Ihnen der süße Geschmack weniger intensiv, wodurch Sie immer mehr davon essen, um Ihr Verlangen zu befriedigen. Erkennen Sie jetzt, wie dies den unnatürlich stimulierenden künstlichen Süßungsmitteln in die Hände spielt?

Zugesetzter Zucker gehört zu den Lebensmitteln, die sehr schnell zu einer ungesunden hormonellen Reaktion führen. Aus dem übermäßigen Verzehr nährstoffarmer, mit Zucker gesüßter verarbeiteter Lebensmittel resultiert ein zu hoher und zu häufiger Anstieg des Blutzuckerspiegels, der den Körper dazu bringt, verstärkt auf die Verbrennung von Kohlenhydraten zu setzen. Überschüssige Kohlenhydrate werden zu Triglyzeriden umgebaut, die gemeinsam mit dem chronisch erhöhten Blutzucker zu einer Leptinresistenz beitragen. Dies bedeutet weiterhin, dass zur Energiegewinnung kein Fett verbrannt wird, wodurch sich das Körperfett anreichern kann. Leptinresistenz begünstigt eine anhaltend zu hohe Kalorienaufnahme, in deren Folge sich innerhalb der Zellen Fett anreichert, was zu Insulinresistenz, Hyperglykämie und chronisch erhöhten Insulinspiegeln führt. Durch erhöhte Cortisolwerte steigert sich die mit Stress verbundene Gier nach bestimmten Produkten – Sie essen noch mehr gesüßte Lebensmittel, denen eine Menge Zucker zugesetzt wurde.

Ein Teufelskreis.

LEERE KALORIEN Und noch was: Was Mikronährstoffe wie Vitamine, Mineralstoffe oder Phytonährstoffe angeht, trägt der Zucker rein gar nichts bei. (Nein, Melasse ist *keine* gesunde Eisenquelle. Seit wann suchen wir überhaupt Eisen im Zucker?) Zucker liefert nichts anderes als Kalorien – vier pro Gramm. Das entspricht genau der Definition der »leeren Kalorien« – volle Energie, aber kein Nährwert. Und das klingt in unseren Ohren nicht sehr süß.

Zucker bringt auch das gesunde Umfeld unseres Darms durcheinander, insbesondere das empfindliche Gleichgewicht zwischen »guten« und »schlechten« Bakterien. Eher ungünstige Darmbakterien lieben raffinierten Zucker. Wenn Sie Ihrem Körper also viel zugesetzten Zucker zuführen, fördern Sie die »bösen Buben« und reduzieren möglicherweise die Population der erwünschten Bakterien. Tritt diese Dysbiose genannte Störung ein, können sich daraus Blähungen und Völlegefühl, Krämpfe, Durchfall, Verstopfung und Entzündungssymptome wie Müdigkeit, Körper-, Kopf- und Gelenkschmerzen entwickeln. Auch künstliche Süßungsmittel wie Sucralose können Ihre gute Darmflora abtöten, auch wenn sie in »normaler« Menge konsumiert werden.[5]

Schlussendlich heizt der Zucker über zwei unterschiedliche Wege Entzündungsprozesse im Körper an. Zum ersten verführt uns konzentrierter Zucker in verarbeiteten Lebensmitteln dazu, zu viel zu essen, was über die Leptin- und

Insulinresistenz wiederum Entzündungen befeuert. Zum zweiten löst der Zucker über seine Wirkungen auf die Darmflora und die Begünstigung von Dysbiose (die »bösen« Bakterien richten Chaos an) per Definition ein entzündliches Geschehen im Darm aus.

> **ALLES ANDERE ALS SÜSS** Zahllose Berichte haben den Konsum verschiedener künstlicher Süßungsmittel mit zahlreichen Krankheiten wie Krebs, entzündlichen Darmerkrankungen, Migräne, Nierenfunktionsstörungen, Autoimmunerkrankungen, Karpaltunnelsyndrom und Neurotoxizität in Verbindung gebracht. Es gibt nicht genug langfristige Studien am Menschen, um diese Assoziationen zu bestätigen oder zu verwerfen, doch für uns stellen diese potenziellen Risiken zusätzliche Nachteile in einer bereits sehr langen Liste dar – Grund genug, um vollständig auf künstliche Süßungsmittel zu verzichten.

Jetzt, wo wir *das* geklärt haben, lassen Sie uns erläutern, was wir unter »zugesetztem« Zucker verstehen.

Zunächst einmal reden wir *nicht* über natürliche Zucker, die wir in unverarbeiteten Lebensmitteln wie Früchten finden. Wir möchten Lebensmittel hier nicht auf ihre Inhaltsstoffe reduzieren – Früchte sind kein Zucker, sondern *Nahrung!* Natürlich enthalten Früchte Zucker, doch liegt dieser Zucker (wie wir bald darlegen werden) in einer mikronährstoffdichten Packung von Vitaminen, Mineralstoffen, Phytonährstoffen, Ballaststoffen und Wasser vor. Auf diese Art von Zucker beziehen sich unsere Warnungen *nicht*.

Als zugesetzter Zucker gilt jegliche Art von Zucker oder Zuckerersatzstoffen, die Lebensmitteln oder Getränken während des Verarbeitungsprozesses oder der Zubereitung beigemischt werden. Dazu zählen der Rohzucker für Ihren Kaffee, der Honig für Ihren Tee oder der Agavendicksaft, mit dem Ihre Eiscreme gesüßt ist. Wir unterscheiden nicht zwischen der Form oder der Quelle und es ist uns gleich, ob der Zusatz »völlig natürlich« oder »unraffiniert« ist. Wie Sie in diesem Kapitel lernen, ist

Zucker = Zucker = Zucker.

Es gibt in der Verstoffwechselung einige Unterschiede zwischen den verschiedenen Zuckerformen (Glukose, Fruktose, Laktose etc.), doch ist ihnen eines gemeinsam: ein süßer Geschmack, der einen zu hohen Verzehr begünstigt, und kein nennenswerter Nährwert. Leere Kalorien. Was bedeutet, dass Honig, Ahornsirup, Agavendicksaft oder Melasse auch nicht anders zu bewerten sind als zugesetzter Zucker.

> **DEFINITIV NICHT NATÜRLICH** Das gilt auch für künstliche Süßungsmittel. NutraSweet, Equal, Splenda, Stevia – keins davon ist »natürlicher« als die Schuhe, die Sie gerade tragen. Einige stammen aus der Natur, doch nach der chemischen Verarbeitung hat Splenda mehr mit Pestiziden als mit Haushaltszucker gemeinsam. (Stevia ist auch nicht besser. Nehmen Sie doch einmal ein Stevia-Blatt und kauen es eine Weile. Es ist gar nicht so süß. Zumindest nicht, bevor es irgendwo in einem Labor in weiße Kristalle umgewandelt worden ist.)

Kurz zusammengefasst erfüllen weder Zucker noch künstliche Süßungsmittel auch nur eins unserer vier Kriterien für gesundes Essen und machen Sie nicht gesünder. Und ja, wir wissen, welche Frage Ihnen jetzt auf den Nägeln brennt: »Aber wenn ich Zucker esse, welche Form ist dann am wenigsten schädlich?«

Lassen Sie uns die Antwort für den nächsten Abschnitt aufheben.

ALKOHOL

1 2 3 4

Dieser Abschnitt fällt relativ kurz aus, da Alkohol keine wie auch immer gearteten gesundheitlichen Qualitäten besitzt. Es ist uns gleich, was man über Rotwein oder Tequila oder glutenfreies Bier sagt – der gemeinsame Nenner all dieser Getränke ist der *Alkohol*, und *genau er* ist das größte Problem. (Wir werden später auf einige der Marketingbotschaften eingehen, die uns ein Saufgelage als unschuldiges Vergnügen verkaufen wollen.)

Alkohol entspricht keinem unserer vier Kriterien für gesundes Essen. Was die gesunde psychologische Reaktion betrifft, macht Alkohol zunächst einmal süchtig.[6] Gemeint ist hier nicht die umgangssprachliche, sondern die klinische Definition: das Bedürfnis nach Alkohol allen negativen Konsequenzen zum Trotz, der Gewöhnungseffekt und die Entzugssymptome, wenn die Alkoholzufuhr reduziert oder unterbrochen wird.

Regelmäßig Getränke zu konsumieren, von denen man weiß, dass sie krankhaft süchtig machen, scheint uns nicht gerade sehr gesund zu sein.

Doch auch diejenigen, die nur in Gesellschaft Alkohol trinken (und nicht suchtgefährdet sind), können unter seinen ungesunden psychologischen Auswirkungen leiden.

Der Alkohol setzt unsere Kontrollmechanismen herab. Das bedeutet, dass wir unter Alkoholeinfluss vermutlich eher schlechte Entscheidungen fällen.*

Wenn Sie Dinge konsumieren, die Ihre Urteilsfähigkeit beeinträchtigen (und Sie zu nächtlichen Pizza-, Eiscreme- und Plätzchenorgien verleiten), erleichtert das nicht gerade Ihre Fortschritte bei der Auswahl des richtigen Essens. Außerdem reicht schon eine kleine Menge Alkohol aus, um Kontrolle und Entscheidungsfindung zu beeinträchtigen – und der Einfluss auf das Gehirn hält bis zum nächsten Tag an. Das bedeutet, dass ein Drink (oder drei davon) am Freitagabend zu einem ganzen Wochenende voller ernährungstechnischer Fehlentscheidungen führen kann.

Wahrscheinlich wissen Sie, wovon wir reden.

Was die hormonelle Seite angeht, so stört der Alkoholkonsum nicht nur die Funktion der Glukose im Körper, sondern bringt auch Regulationshormone wie Insulin und Glucagon durcheinander. Auch bei gut ernährten Menschen kann der Alkohol den Blutzuckerspiegel beeinflussen. Insbesondere in Kombination mit Zucker (Whisky-Cola, schon mal gehört?) regt Alkohol die Insulinausschüttung an, wodurch dem Blutstrom zu viel Blutzucker entzogen wird und es zu einer temporären Unterzuckerung kommt.[7] Zudem schränkt der Alkohol mitunter die normale Funktion des Glucagons so ein, dass der Blutzuckerspiegel zu lange zu niedrig bleibt – für den Körper eine sehr stressige Situation.

LEERE KALORIEN MAL ZWEI Haben Sie Lust auf ein bisschen Mathematik? Wenn Zucker »leere Kalorien« hat und ein Gramm Alkohol fast doppelt so viel Kalorien wie ein Gramm Zucker, ist dann nicht der Alkohol die Mutter aller leeren Kalorien? Er hat mehr als genug Energie, um Ihre Hormone durcheinanderzubringen, doch keine Spur irgendeines Nährwerts. Eine Lose-lose-Situation.

---

* Schlechte Entscheidungen, die sich auf das Essen, auf Ihre Ernährung beziehen. Bei anderen schlechten Entscheidungen können wir Ihnen nicht helfen – das wäre ein völlig anderes Buch.

Zu guter Letzt, als hormonelle Auswirkung der besonderen Art, hemmen sowohl der kurzzeitige *als auch* der chronische Alkoholkonsum erwiesenermaßen die Produktion von Testosteron.

Ups.

Ebenfalls zeigen zahlreiche Studien – und zwar ziemlich eindeutig –, dass Alkohol die Durchlässigkeit des Dünndarms[8] und eine übermäßige Vermehrung der Darmbakterien fördert und so zum Leaky-Gut-Syndrom mit all seinen entzündlichen Nebeneffekten beiträgt. Doch das ist nicht der einzige Weg, über den Alkohol auf das Immunsystem wirkt: Sowohl spontaner als auch anhaltender Alkoholkonsum beeinträchtigen die zelluläre Immunität und schwächen die Fähigkeit des Immunsystems, mit entzündlichen Folgeerscheinungen fertigzuwerden.[9] Außerdem wirkt Alkohol prooxidativ, was so viel bedeutet, dass er im Körper zu Oxidationsprozessen beiträgt:[10] Er senkt das Antioxidansniveau und erhöht die Menge freier Radikaler, was (wie wir bald erklären werden) wiederum zur chronischen systemischen Entzündung beiträgt.

> **TANZ MIT MIR** Auch in geringer Menge ist Alkohol akut neurotoxisch. Er verändert die normale Aktivität Ihres Nervensystems und kann sowohl das Nervengewebe wie auch die Neuronen schädigen – die Zellen, die Signale im Gehirn und anderen Teilen des Nervensystems verarbeiten und weiterleiten. Vereinfacht ausgedrückt ist das der Grund dafür, warum Sie nach ein paar Drinks schwanken, nicht mehr sauber artikulieren können und denken, Sie wären ein verdammt guter Tänzer. Quecksilber, Blei, Insektizide und Formaldehyd zählen ebenfalls zu den Neurotoxinen (Nervengiften), und Biotoxine können zu Botulismus (Lebensmittelvergiftungen) führen. Aber einen Quecksilber-Cocktail hat noch nie jemand verlangt, oder? Wir glauben nicht, dass Lebensmittel mit neurotoxischem Potenzial eine gesunde Wahl darstellen.

Lassen Sie uns die Argumente beleuchten, die *für bestimmte Arten von Alkohol* sprechen – wie etwa für »Gesund fürs Herz«-Rotwein. Der erste Fallstrick:

> **Diese Botschaften stammen von Leuten,**
> **die Alkohol herstellen und vermarkten.**

Wenn Sie ein Produkt verkaufen würden, das in der wissenschaftlichen Literatur generell als ungesund eingestuft wird – wären Sie nicht bemüht, zumindest eine Produkteigenschaft auszuloben, die einigermaßen gut klingt? Natürlich wären Sie das! Als Rotweinproduzent würden Sie einige Studien über die herzgesunden Effekte gewisser Antioxidantien, z. B. Resveratrol*, lesen (oder in Auftrag geben) und dann feststellen, dass Ihr Wein winzige Mengen dieser gesunden Komponente enthält, und anfangen, Ihren Wein als »gesund fürs Herz« zu vermarkten.

Wir könnten Ihnen kaum einen Vorwurf machen. Als Rotweinproduzent geht es Ihnen ja nicht vorrangig um die Gesundheit, sondern um den *Profit* (auch daran ist nichts falsch, immerhin betreiben Sie ein Geschäft). Und wenn Sie an Ihrem Produkt einen gesundheitlichen Vorteil ausweisen, ist das sehr, sehr gut fürs Geschäft.

Das Problem besteht darin, dass es sich eher um eine Nebensache handelt. 30 ml Rotwein enthalten durchschnittlich 160 Mikrogramm Resveratrol (mit einer großen Schwankungsbreite).[12] Die meisten Resveratrol-Studien wurden im Tierversuch durchgeführt, nicht am Menschen – und um auf dieselben Resveratrolmengen zu kommen, die im Mäuseversuch eingesetzt wurden, müsste ein Mensch täglich über 60 Liter Rotwein (also rund *80 Flaschen*) trinken.[13]

Ernsthaft?

Weiterhin verschweigt der Rotweinproduzent, dass das im Rotwein vorhandene Resveratrol aus der Haut roter Trauben stammt.

Dann könnte man ja einfach die verdammten Trauben essen.

So hätte man alle potenziellen (beschriebenen) Vorteile des Resveratrols und keine der Nachteile des Alkohols. Eine Win-win-Situation – allerdings nicht für den Rotweinproduzenten.

Ähnlich argumentiert wird in Sachen glutenfreies Bier oder Tequila, der hundertprozentig aus Agaven gebrannt wurde. Nur weil die Hersteller einen Weg gefunden haben, ihre Produkte aufzuwerten, sind sie noch lange nicht gut für Ihre Gesundheit.

Wir sind nicht interessiert an »weniger schlecht« bzw. aufgewertet.

Unser Anliegen ist es, Ihnen das *Optimale* anzubieten.

---

* Spannenderweise fand man im Januar 2012 heraus, dass ein Forscher der University of Connecticut, der sich mit den gesundheitlichen Vorteilen von Resveratrol beschäftigte, in 145 verschiedenen Forschungsprojekten Daten fingiert oder manipuliert hatte.[11] Huch.

DIE GUTE NACHRICHT

Hören Sie uns jetzt genau zu. Wir sagen *nicht*, dass Sie nie wieder Zucker essen oder Alkohol trinken dürfen. Wir wollen nur, dass Sie auf Wissen basierende Entscheidungen über Ihr Essen treffen. Wir möchten nicht, dass Sie Ihre Entscheidungen mit Marketingsprüchen rechtfertigen oder sich einreden, dass etwas eine wirklich gute Wahl darstellt, nur weil es glutenfrei, kohlenhydratreduziert oder gut fürs Herz ist.

Warum all dieser Selbstbetrug, wenn doch die Tatsache, dass [setzen Sie hier Ihr Lieblingsprodukt ein] *so lecker* schmeckt, völlig ausreicht, um schwach zu werden?

Wir sind keine Ernährungsroboter. Auch wir werden von Zeit zu Zeit gern einmal schwach, wie alle anderen auch. Aber wir gehen ehrlich mit unseren Gründen dafür um, und das verlangen wir von Ihnen auch: »Dieses Produkt macht mich nicht gesünder, aber das ist in Ordnung, da es lecker/etwas ganz Besonderes/kulturell relevant oder emotional wichtig ist.«

Wir respektieren diese Gründe voll und ganz.

Wenn es um weniger gesunde Lebensmittel geht, beherzigen Sie bitte, dass Sie umso gesünder sein werden, je weniger (und seltener) Sie davon essen. Doch wo Sie diese Linie ziehen, ist vollkommen Ihre Sache.

Wir werden dies später noch sehr viel detaillierter erklären. Wir wollten nur bereits jetzt darauf zu sprechen kommen, damit Sie aufhören können sich zu fragen, ob wir beabsichtigen, Ihr Leben zu ruinieren.

KAPITEL 9:
SAMENÖLE

»Ich hatte meine definitiv letzte Migräneattacke, bevor ich mit Whole30 anfing. Diese Entwicklung kam für mich völlig überraschend, da ich während der vergangenen acht Jahre drei- oder viermal pro Jahr an Migräne litt, und zwar jeweils für eine Woche oder sogar länger. Ich war dann völlig außer Gefecht gesetzt, nicht fähig, irgendetwas zu tun, außer mich schmerzgeschüttelt hinzulegen. Jetzt bin ich ziemlich sicher, dass meine Migräne Geschichte ist. Danke, Whole30, dass du mein Leben verändert hast!«

Laura R.

4

Industrielle Samenöle oder Pflanzenöle werden aus den Samen verschiedener Pflanzen gewonnen. Obwohl diese Öle aus sehr verschiedenen Quellen (Erdnüsse, Sojabohnen, Sonnenblumenkerne) stammen, haben sie zwei Dinge gemeinsam – einen hohen Anteil *mehrfach ungesättigter Fettsäuren (PUFAs =polyunsaturated fatty acids)* und eine große Menge von *Omega-6-Fettsäuren*. Es ist erwiesen, dass eine an diesen Fetten reiche Ernährung – insbesondere, wenn die Fette aus Samenölen stammen[1] – der systemischen Entzündung Vorschub leistet und deshalb unser viertes Kriterium für gesundes Essen verletzt.

Wollen wir es hierbei belassen? Wenn Sie uns vertrauen, können Sie sich den Rest des Kapitels schenken. Interessieren Sie die Hintergründe, lesen Sie weiter.

EIN ZUVIEL AN MEHRFACH UNGESÄTTIGTEN FETTEN

Mehrfach ungesättigte Fettsäuren (PUFAs) stellen eine der drei Gruppen dar, in die man Fettsäuren im Allgemeinen einteilt. Es gibt viele verschiedene PUFAs, doch werden wir uns auf Omega-6- und Omega-3-Fettsäuren konzentrieren. Beide bezeichnet man als essenzielle Fettsäuren, die für unsere Gesundheit notwendig sind, aber nicht vom Körper selbst hergestellt werden können. Die einzige Quelle für diese Fettsäuren bildet unsere Nahrung.

OMEGA-3- UND OMEGA-6-FETTSÄUREN

Omega-3-Fettsäuren haben bedeutsame strukturrelevante und metabolische Funktionen im Gehirn, beeinflussen Gedächtnis und Leistungsfähigkeit und sind wichtig für eine gesunde Netzhaut. Zwei Arten von Omega-3-Fettsäuren, EPA und DHA[2], können nachweislich Entzündungen reduzieren und eventuell dazu beitragen, das Risiko für chronische Krankheiten wie Herzerkrankungen, Krebs und Arthritis zu verringern. Omega-6-Fettsäuren sind ebenfalls entscheidend für eine gesunde Gehirnfunktion, Stoffwechsel, Wachstum und Entwicklung – doch wenn wir zu viel davon essen, kann dies Entzündungsprozesse im Körper anheizen.

Um gesund zu bleiben, brauchen wir mehrfach ungesättigte Fette in unserem Essen – aber *zu viel davon* macht uns Probleme, insbesondere, wenn es sich um Omega-6-Fettsäuren handelt. Die Schwierigkeit besteht darin, dass Samenöle viel Omega-6 enthalten und die moderne Ernährung reich an Samenölen ist, da diese in fast *allen Produkten* vorkommen.

Nahezu jedes Restaurant verwendet Samenöle, ob es sich nun um eine Fast-Food-Kette oder ein Feinschmecker-Etablissement handelt. Auch in den meisten verarbeiteten Lebensmitteln findet man Samenöle – die Palette reicht von Tortillachips über Suppen, Salat-Dressings bis zu Fruchtsnacks. Allein in den Vereinigten Staaten hat sich der Verzehr von Sojaöl zwischen 1909 und 1999 schätzungsweise vertausendfacht; die US-Gesundheitsbehörde (National Institutes of Health) nimmt an, dass mittlerweile überraschende zehn Prozent des gesamten Kalorienverbrauchs in den USA auf den Konsum von Sojabohnen (meist in der Form von Öl) zurückgehen.[3]

Zehn Prozent der Gesamtkalorienmenge sind eine ganze Menge.

Diese Samenöle sind überall zu finden, weil sie billig sind – aber sie sind nicht *gesund*.

Wissenschaftler gehen davon aus, dass unser zunehmender Verzehr von mehrfach ungesättigten Fetten (PUFAs) aus industriell gefertigten Samenölen eine entscheidende Rolle bei der Zunahme von mit Entzündungen einhergehenden Erkrankungen wie Adipositas, Insulinresistenz, Diabetes Typ 2 und Krebs spielt, die während der letzten Jahrzehnte zu beobachten war.[4] Und es ist ziemlich wahrscheinlich, dass die meisten modernen Zivilisationskrankheiten[*] mit der drastischen Veränderung in der Zusammensetzung unserer Nahrungsfette verbunden sind.[5]

ERSTER VERSTOSS: ÄUSSERE OXIDATION

Die erste Sorge bezüglich der PUFAs in Samenölen gilt ihrer Stabilität im Hinblick auf externe Stressfaktoren wie Luft, Licht und Hitze. Im Kontakt mit diesen Faktoren können im Öl enthaltene Moleküle mit dem Luftsauerstoff reagieren und freie Radikale bilden, ein Prozess, den man *Oxidation* (oder »ranzig werden«) nennt.

> **FREIE RADIKALE** Freie Radikale sind natürlich vorkommende, hochreaktive Moleküle, die bei vielen biologischen Funktionen eine wesentliche Rolle spielen, so etwa bei der Immunität und der Zellreparatur. Gut, wenn davon eine gewisse Menge im Körper ist – doch allzu viel ist ungesund. Entscheidend ist das Gleichgewicht, denn ein Überschuss von freien Radikalen kann Zellen (und Ihre DNA) schädigen. Ein Überangebot an freien Radikalen ist mit der Alzheimer-Krankheit, Bluthochdruck und sogar Krebs in Verbindung gebracht worden – und fördert in starkem Maße Entzündungen.[6]

Mutter Natur hat alle ölhaltigen Samen mit einem eingebauten Schutzmechanismus versehen, der die enthaltenen Fette vor Oxidationsprozessen bewahrt. Diese Schutzkomponenten (treffend *Antioxidantien* genannt) verhindern die Oxidation und verzögern so das Ranzigwerden.[**] Wir sind daran interessiert, dass unsere Nahrungsöle diese gesunden Antioxidantien erhalten – aber Samenöle haben davon nur wenig (wenn überhaupt).

Damit man sie unauffällig in jedes künstlich gefertigte Lebensmittel integrieren kann, hat man die industriell hergestellten Samenöle (unter dem Einsatz übler chemischer Lösungsmittel) veredelt, entfärbt und desodoriert, um ihren natürlichen Geschmack und Geruch zu entfernen. Leider gehen in dem Veredelungsprozess auch große Teile der gesundheitsfördernden Antioxidantien verloren. (Einige

---

[*] Nach Dr. Joseph Hibbeln, U.S. National Institutes of Health.
[**] Wir werden uns detaillierter mit freien Radikalen und den Vorteilen von Antioxidantien in der Nahrung beschäftigen, wenn wir auf Gemüse zu sprechen kommen.

Hersteller versuchen, dies wettzumachen, indem sie ihre Samenöle nachträglich wieder mit künstlichen Antioxidantien anreichern, doch haben zahlreiche Studien gezeigt, dass solche supplementierten Antioxidantien im Vergleich zu natürlich vorkommenden eine deutlich geringere Schutzfunktion haben.)[7]

Schon vor der industriellen Verarbeitung zählen mehrfach ungesättigte Fettsäuren zu den am wenigsten stabilen Fetten, doch wenn man ihre natürlichen Antioxidantien großteils entfernt, werden Samenöle noch schneller ranzig.

VERDORBENE ÖLE Die an mehrfach ungesättigten Fettsäuren reichen Samenöle sind so empfindlich, dass bereits bei Zimmertemperatur und indirektem Licht (wie man es etwa in Lebensmittelläden findet) Oxidationsprozesse in der Flasche auftreten – insbesondere bei Ölen, die in durchsichtigen Plastikflaschen abgefüllt sind. Eventuell ist das Samenöl in Ihrem Einkaufswagen schon teilweise ranzig, bevor Sie es überhaupt nach Hause gebracht haben!

Wenn wir diese Samenöle zum *Kochen* verwenden, setzen wir sie in noch stärkerem Maße Luft, Hitze und Licht aus. Während des Kochvorgangs »opfern« sich die Antioxidantien, die den Veredelungsprozess überlebt haben, quasi selbst in einem vergeblichen Versuch, weitere Oxidationsprozesse zu verhindern. Hat die Oxidation erst einmal begonnen, lässt sie sich kaum stoppen – die Autooxidation läuft immer schneller ab, wie eine Radikalkettenreaktion.

Finden Sie die Vorstellung, ranziges Öl zu sich zu nehmen, auch so abstoßend wie wir?

Studien belegen, dass einige dieser oxidierten Fette zu toxischen Substanzen umgewandelt werden, die Schaden in der Leber anrichten können – der Verzehr ranziger PUFAs stellt also ein Gesundheitsrisiko dar.[8]

Doch das war erst Verstoß Nummer eins.

ZWEITER VERSTOSS: INNERE OXIDATION

Eine der Aufgaben von Fett besteht darin, den Aufbau und Erhalt unserer Zellmembranen zu unterstützen. Deshalb spiegeln sich die Nahrungsfette, die wir aufnehmen, auch im Aufbau unserer Zellwände.[9] Essen wir zu viele mehrfach ungesättigte Fettsäuren, sind einige davon vermutlich schon in der Ölflasche (oder der Bratpfanne) oxidiert und bescheren uns giftige Nebenprodukte. Der (nicht oxidierte) Rest wird dann in unsere Zellwände eingebaut. Doch Samenöle erweisen sich im Küchenregal und in der Bratpfanne als am wenigsten stabil, und nicht anders verhält es sich im *Körperinneren*.

Mehrfach ungesättigte Fettsäuren gehören zu der Fettkategorie, die in unserem Körper am schnellsten oxidiert.

Wenn wir zu viel mit mehrfach ungesättigten Fettsäuren angereichertes Samenöl zu uns nehmen, wird mehr und mehr davon in unsere Zellmembranen eingelagert, was wiederum unsere Zellen *selbst* immer verletzlicher macht. (Stellen Sie sich vor, Sie würden ein Haus aus termitenzerfressenem Holz bauen. Je mehr geschädigtes Holz Sie verbauen, desto instabiler wird das Haus.) Die mehrfach ungesättigten Fettsäuren in unseren Zellwänden können durch freie Radikale oxidiert werden, wodurch giftige Nebenprodukte entstehen und ein Feuerwerk gleichermaßen zerstörerischer Kettenreaktionen in Gang gesetzt wird. Diese Reaktionen rufen verschiedenartigste Schädigungen hervor und befeuern (Sie ahnen es schon!) *systemische Entzündungen*.

Das war Verstoß Nummer zwei.

DRITTER VERSTOSS: ZU VIEL OMEGA-6

Erinnern Sie sich noch an unsere Aussage, dass wir reichlich Samenöle zu uns nehmen, da diese Öle in fast allem enthalten sind? Es geht aber nicht nur um die Menge an mehrfach ungesättigten Fettsäuren, die wir konsumieren – wichtig ist auch, wie hoch ihr Anteil an Omega-6-Fettsäuren ist. Samenöle enthalten sehr viel Omega-6, während ihr Omega-3-Gehalt faktisch keine Rolle spielt. Während eine gewisse Menge an Omega-6-Fettsäuren in unserem Essen wichtig für unsere Gesundheit ist, bringt ein Zuviel davon die Fettsäuren in unserem Körper aus dem Gleichgewicht. Und wenn der Anteil von Omega-6 in unserem Körper unverhältnismäßig viel höher ist als die Menge an Omega-3, ist Ärger vorprogrammiert – konkret nehmen dadurch die entzündungsfördernden Komponenten zu und das antientzündliche Potenzial ab.[10] Wir können es auch kürzer sagen:

Die Aufnahme von Samenölen mit einem hohen Anteil von Omega-6 heizt systemische Entzündungen an.

Dritter Verstoß – Sie sind draußen. Aus diesen drei Gründen verfehlen industriell verarbeitete Samenöle unser viertes Kriterium für gesundes Essen.

ÖLE MIT HOHEM ÖLSÄUREGEHALT

Die Hersteller reagieren inzwischen auf das Omega-6-Problem und fangen an, aus Sonnenblumenkernen und Samen von Färberdisteln Öle mit hohem Ölsäuregehalt herzustellen, wobei es sich chemisch um einfach ungesättigte Fette handelt. Diese modifizierten Samenöle haben ein Fettprofil, das dem des Olivenöls (übrigens eine sehr gesunde Wahl) gleicht, und verwirren mitunter den Konsumenten, der versucht, ein gesundes Öl zu kaufen. Lassen Sie sich nicht täuschen. Im Gegensatz zu Olivenöl Extra-Vergine (das immer ohne Erwärmung, Lösungsmittel oder extrahierende Chemikalien gepresst wird) sind die meisten dieser Öle mit hohem Ölsäuregehalt stark veredelt, wobei im Verarbeitungsprozess ungesunde Chemikalien *und* Hitze zum Einsatz kommen. Auch können Sie diesen neuen Spielarten »kalt gepresster« Öle nicht immer trauen, denn die Phrase ist oft nichts anderes als ein Marketingtrick. Die beste Wahl ist der Verzicht auf alle Samenöle und der Griff zu den gesundheitsfördernden Ölen, die wir in Kapitel 15 zum Kochen, für Soßen und Dressings empfehlen.

GÄNGIGE SAMEN- UND PFLANZENÖLE, DIE SIE VERMEIDEN SOLLTEN

Baumwollsamenöl	Palmkernöl
Chia-Öl	Rapsöl
Erdnussöl	Reiskeimöl
Färberdistelöl	Sesamöl
Hanföl	Sojaöl
Leinsamenöl	Sonnenblumenöl
Maisöl	Traubenkernöl

Auch wenn Samenöle nur eins unserer vier Kriterien für gesundes Essen verletzen, gibt es Gründe genug, sie aus der Küche zu verbannen und wegzuschmeißen. Angesichts all der gesunden Alternativen, die wir Ihnen im nächsten Kapitel vorstellen, haben Sie ohnehin keinen Platz mehr für sie – weder in der Küche noch in Ihrem Speiseplan!

KAPITEL 10:
GETREIDE UND HÜLSENFRÜCHTE

»*1992 bekam ich die Diagnose Zöliakie und habe mich seitdem glutenfrei ernährt. Wegen der starken Belastung meines Darms entwickelte ich auch andere Nahrungsmittelunverträglichkeiten sowie eine erhöhte Empfindlichkeit gegenüber bestimmten Umweltreizen. Ich habe gelernt, damit umzugehen, und führe ein einigermaßen aktives Leben, doch gab es immer wieder monatelang anhaltende Verdauungsbeschwerden (Blähungen) und lähmende Müdigkeit. Ich habe verschiedenste Probiotika und Verdauungsenzyme durchprobiert – nichts half. Dann stieß ich auf Whole30. Innerhalb weniger Tage verschwanden die Blähungen und kamen nicht zurück. Leistungsfähigkeit und Kondition verbesserten sich, und ich konnte besser denken. Meine Beeinträchtigungen durch die Umwelt sind nicht so schlimm. Für jemanden mit Zöliakie stellt diese Art der Ernährung den Weg zu optimalem Wohlbefinden dar.*«

Sandy H., Middleport, New York

1 2 3 4

Wir vermuten einmal, dass sich bei diesem Thema die Geister scheiden. Unsere generellen Ernährungsempfehlungen beinhalten nämlich keinerlei Getreide – kein Brot, keine Cerealien, keine Nudeln, keinen Reis, nicht einmal glutenfreies Getreide oder Pseudogetreide wie Quinoa.

Nein, nicht einmal *Vollkorn*.

Uns ist klar, dass wir damit vermutlich allem widersprechen, was Sie je von Ihren Eltern, Ärzten, Fitnesstrainern, der Regierung oder den Werbestrategen im Fernsehen gehört haben. Aber wir haben nicht vor, uns dafür zu entschuldigen, denn all die Leute, die Ihnen jahrelang »gesunde« Vollkornprodukte verkauft haben, liegen schlicht und einfach falsch.

Wir können nachvollziehen, wenn Sie das irgendwie wütend macht – oder zumindest skeptisch. Wir wollen ja, dass Sie skeptisch sind! Wir waren es auch.

Aber die wissenschaftlichen Erkenntnisse, unsere Ausbildung und unsere Erfahrungen haben unseren Blick vollkommen verändert – und wir glauben fest, dass auch Sie am Ende dieses Kapitels anders über Getreide denken werden.

Lassen Sie uns über die mit Getreide verbundenen Probleme sprechen – ob es sich nun um raffiniertes Getreide, volles Korn oder irgendetwas dazwischen handelt.

ÜBERLEBEN ODER SICH WOHLFÜHLEN?

Auf dem Speisezettel der meisten Agrargesellschaften hat lokal angebautes Getreide (bzw. Hülsenfrüchte) seinen festen Platz und liefert billige Energie. Deshalb sagen viele Leute: »Wieso soll Getreide schlecht sein? – Diese gesunden Menschen essen es seit Tausenden von Jahren.« Zunächst einmal gibt es viele für die Gesundheit einer Population bedeutsame Faktoren. Sonniges Wetter, die Auswahl der Lebensmittel, Bewegung und Umwelt tragen alle ihren Teil bei – deshalb ist es Unsinn zu sagen, dass die Menschen in den traditionellen asiatischen Kulturen gesund sind, nur weil sie Reis essen. Außerdem sagt die Tatsache, dass einige Gesellschaften seit Jahrtausenden Getreide konsumieren, nichts darüber aus, ob Getreide wirklich gesund ist. Ihre Ernährungsgewohnheiten spiegeln wider, mithilfe welcher Nahrungsmittel sie wo und wann *überleben* konnten. Doch *Überleben* und *Wohlfühlen* sind nicht dasselbe. In unserer modernen Welt geht es darum, dass wir uns gesund und gut fühlen – nicht darum, den Hungertod zu vermeiden. Und in unserer Kultur stehen uns dafür optimal gesundheitsfördernde Lebensmittel zur Verfügung, die ohne die Nachteile des Getreides auskommen.

Unter Getreide versteht man die Körnerfrüchte bestimmter Pflanzen aus der Familie der Gräser. Hierzu gehören Weizen, Hafer, Gerste, Roggen, Hirse, Mais, Reis (auch Wildreis), Sorghum, Teff, Triticale, Dinkel, Khorasan-Weizen (Kamut), Buchweizen, Amaranth und Quinoa*.

Der einzige Zweck dieser Körnerfrüchte ist die Reproduktion der Pflanze. (Pflanzen bekommen keine »Babys«, nur damit wir etwas zu essen haben.) Wenn die Körner heranreifen und auf den Boden fallen, brauchen sie die in ihnen gespeicherte Energie quasi als Initialzündung, damit sie auskeimen und heranwachsen können, bis ihnen erste Blätter sprießen und sie mithilfe der Photosynthese aus dem Sonnenlicht Energie beziehen können.

---

* Ja, wir wissen, dass Quinoa kein Getreide ist, doch sind ihre Eigenschaften so ähnlich (übrigens auch ihre gesundheitlichen Auswirkungen), dass es Sinn macht, sie hier mit aufzunehmen.

In den Getreidekörnern liegt der Großteil dieser primären Energie in Form von Kohlenhydraten vor. Jetzt kommt es darauf an, wie wir dieses Getreide verarbeiten (und wie bzw. in welcher Menge wir es zu uns nehmen) – *eventuell* verletzen die enthaltenen Kohlenhydrate unser erstes und zweites Kriterium für gesundes Essen.

RAFFINIERTES GETREIDE

Lassen Sie uns über die verschiedenen Komponenten eines Getreidekorns sprechen.

Die Kleie bildet die äußere Schale des Korns, sozusagen die Rüstung. Ihre Aufgabe besteht darin, den Samen vor externen Bedrohungen, etwa durch Bakterien und Insekten, zu schützen. Der Teil des Samenkorns, aus dem sich eine neue Pflanze entwickelt, ist der Keimling: Dort ist die Erbinformation gespeichert. Und schließlich gibt es noch das Endosperm, den Mehlkörper. Es besteht überwiegend aus Stärke und einigem Eiweiß und liefert die für das Heranwachsen des Samens notwendige Energie.

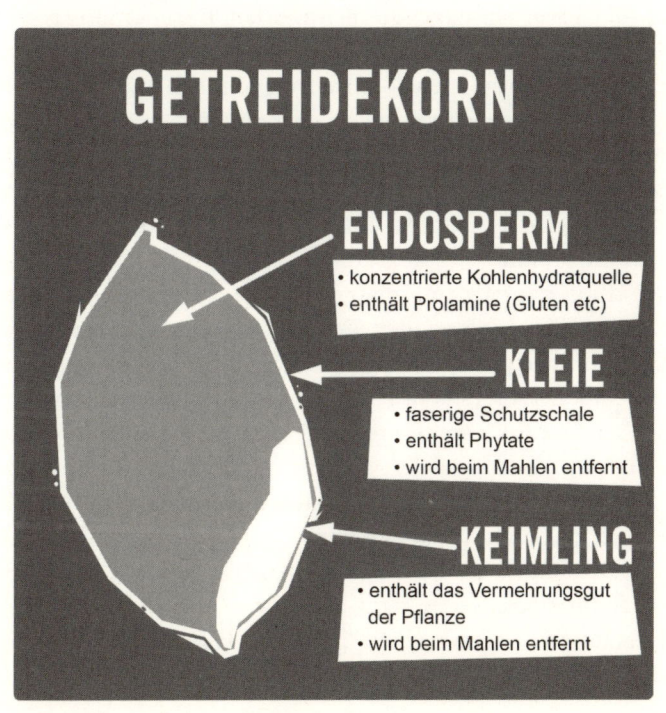

GETREIDEKORN

ENDOSPERM
- konzentrierte Kohlenhydratquelle
- enthält Prolamine (Gluten etc)

KLEIE
- faserige Schutzschale
- enthält Phytate
- wird beim Mahlen entfernt

KEIMLING
- enthält das Vermehrungsgut der Pflanze
- wird beim Mahlen entfernt

Raffiniertes Getreide hat mit der gerade beschriebenen natürlichen Struktur nur noch wenig gemeinsam. Während des Veredlungsprozesses werden sowohl Kleie als auch Keimling entfernt und damit die darin enthaltenen Ballaststoffe, Vitamine und Mineralstoffe. (Mitunter führt man dem Produkt nachträglich wieder einige Vitamine und Mineralstoffe zu – die entsprechende Kennzeichnung lautet dann »angereichert« –, doch können diese zugesetzten Nährstoffe nicht wettmachen, was im Verarbeitungsprozess verloren gegangen ist.) Wenn man Getreide auf diese Weise mahlt, bleibt nur der Mehlkörper (Endosperm) übrig.

Deshalb fehlen raffiniertem Getreide die meisten ursprünglichen Nährstoffe, doch die Kalorien bleiben fast vollständig erhalten.

Das so behandelte Getreide verarbeitet man dann zu Produkten wie Weißbrot, Instant-Haferbrei, Snacks und Süßspeisen. Um sie noch schmackhafter zu machen, wird aus diesen Lebensmitteln das Wasser herausgezogen (dadurch werden die Kalorien noch konzentrierter) und durch Zucker, Fett und Salz ersetzt. Da kaum noch Ballaststoffe vorhanden sind, können die Kalorien noch schneller und einfacher aufgenommen werden. Darüber hinaus enthält raffiniertes Getreide aufgrund des intensiven Verarbeitungsprozesses kein vollwertiges (komplettes) Eiweiß mehr – entscheidend für das Sättigungsgefühl – und auch kaum noch Mikronährstoffe.

Anders ausgedrückt: Es handelt sich um Junkfood.

Das aus raffiniertem Getreide gewonnene Mehl bildet die Grundlage der meisten übermäßig stimulierenden, nährstoffarmen und kohlenhydratdichten Lebensmittel ohne Sättigungsbremse. (Denken Sie daran, dass wir dieses Produkt nicht in reiner Form, sondern als *Bestandteil anderer Nahrungsmittel* konsumieren.) Diese ungesunden Erzeugnisse bringen uns dazu, ständig zu viel zu essen, und begünstigen einen erhöhten Blutzuckerspiegel, die Verbrennung von Glukose zur Energiegewinnung, die Ansammlung von Körperfett und einen Anstieg freier Fettsäuren und Triglyzeride im Blut. Hält der übermäßige Konsum an (was leicht passieren kann), stellen sich möglicherweise Leptin- und Insulinresistenz mit allen ihren negativen Begleiterscheinungen für Ihre Gesundheit ein.

Aus diesem Grund verletzt raffiniertes Getreide unser erstes *und* zweites Kriterium für gesundes Essen.

Das ist keine große Überraschung, denn fast jeder ist der Überzeugung, dass uns raffiniertes Getreide und Weißmehlprodukte nicht gesünder machen.

Aber was ist mit »herzgesundem« Vollkorn? Sie werden gleich sehen, welche spezifischen Probleme damit verbunden sind.

> **VOLLKORN** Fürs Protokoll: Auch Vollkornprodukte entsprechen häufig nicht unserem ersten Kriterium für gesundes Essen. Das Wort »Vollkorn« auf einem Lebensmitteletikett bedeutet nicht automatisch, dass das Produkt zu 100 Prozent aus vollem Korn besteht.[1] In Deutschland ist zwar vorgeschrieben, dass Vollkornbrot zu mindestens 90 Prozent Vollkornmehl enthalten muss, doch können sich darin durchaus Zusatzstoffe befinden, auf die man lieber verzichten würde. Auch stammt der Großteil des verwendeten Vollkornmehls aus konventionellem Anbau. Lassen Sie sich nicht dadurch zum Narren halten, dass Ihre Waffeln, Muffins oder Kekse angeblich aus Vollkornmehl hergestellt wurden. Auch vollmundig »vollwertige« Produkte können sich leicht als Lebensmittel ohne Sättigungsbremse erweisen.

VOLLES KORN

In vollem Korn, das oft als gesunde Alternative zu raffiniertem Getreide angepriesen wird, sind alle natürlichen Baukomponenten – Kleie, Keimling, stärkehaltiger Mehlkörper – in demselben Mengenverhältnis wie in der intakten Körnerfrucht vorhanden.

Da das volle Korn noch Ballaststoffe enthält, wird ihm häufig ein niedrigerer Glykämischer Index (GI) als raffiniertem Getreide zugeschrieben – und dies wird oftmals fälschlich mit »gesünder« übersetzt.

> **GLYKÄMISCHER INDEX** Der Glykämische Index (GI) erfasst über eine numerische Skala, wie lange es dauert, bis 50 g Kohlenhydrate aus einem bestimmten Lebensmittel den Blutzuckerspiegel ansteigen lassen. Kohlenhydrate, die im Verdauungsprozess rasch aufgespalten werden und die Glukose schnell in den Blutstrom einspeisen, haben einen höheren GI als Kohlenhydrate, die langsamer verdaut werden und die Glukose sukzessive abgeben. Die rechnerische Bezugsgröße für den GI (also das Lebensmittel, an dem alle anderen gemessen werden) ist entweder Glukose (mit einem Wert von 100) oder Weißbrot (mit einem Wert von 70 bis 73).

Weißbrot lässt den Blutzuckerspiegel sehr schnell ansteigen (hoher GI), während die in hundertprozentigem Vollkornbrot enthaltene Stärke länger braucht, um zu Glukose abgebaut zu werden (mittlerer GI). Der niedrigere GI-Wert geht in erster Linie auf den höheren Ballaststoffanteil im Vollkornmehl zurück, doch wenn man ein Lebensmittel mit hohem GI durch andere fett- und ballaststoffreiche Produkte ergänzt, wird der gesamte GI der Mahlzeit dadurch ebenfalls herabgesetzt.

Auf keinen Fall sagt der GI *irgendetwas* über weitere gesundheitliche Qualitäten eines Lebensmittels aus, weder über möglicherweise problematische Proteine noch über die Beschaffenheit der enthaltenen Zucker oder Fette bzw. über die biologische Verfügbarkeit der Nährstoffe. Der GI verrät Ihnen auch nicht, wie viele Kohlenhydrate ein Produkt enthält oder wie viel Insulin benötigt wird, um den Blutzucker nach dem Verzehr zu regulieren.

Ebenso wenig berücksichtigt der GI, wie viel eines bestimmten Lebensmittels man normalerweise isst. So ist der GI der Wassermelone mit 72 sehr hoch, doch wie viel isst man in der Regel davon – eine Scheibe oder zwei? Der GI von M&M's® Peanut liegt mit einem Wert von 33 viel niedriger, doch da diese Süßigkeiten übermäßig stimulieren und nährstoffarm sind, isst man leicht eine ganze Tüte davon. Was denken Sie – welches der beiden Produkte ist gesünder?

Der Glykämische Index ist für die Wahl gesunder Lebensmittel nicht sonderlich relevant.

Doch der Glykämische Index ist nicht das Einzige, was im Hinblick auf volles Korn bemüht wird – seine Verfechter führen auch den höheren Gehalt an Mikronährstoffen ins Feld. Hier stimmen wir zu: *Vergleicht man Vollkorn mit raffiniertem Getreide*, enthält das volle Korn sicherlich mehr Nährstoffe. Doch in Sachen Kohlenhydrate, Vitamine, Mineralstoffe und Phytonährstoffe stellen raffiniertes und vollwertiges Getreide nicht Ihre einzige Option dar.

Wie sieht es mit Gemüse und Früchten aus?

NICHT SONDERLICH NÄHRSTOFFREICH

Die Werbung großer Getreideproduzenten möchte Sie gern glauben machen, dass Getreidekörner überaus nährstoffreich sind – wer auf sie *verzichtet*, enthält seinem Körper all die wichtigen Vitamine, Mineralstoffe und Ballaststoffe vor, die man nur in Getreidekörnern findet.

GETREIDE UND HÜLSENFRÜCHTE

Das ist einfach nicht wahr.

Verglichen mit Gemüse und Obst, ist Getreide nicht (wir wiederholen: *nicht*) nährstoffreich.

Erinnern Sie sich noch an Kapitel 5, wo wir in Sachen »gesunder Hormonhaushalt« den Prototyp eines »guten Tages« mit einem »schlechten Tag« verglichen haben? Der gute Tag beschreibt eine Ernährung, die auf unseren Kriterien für gesundes Essen basiert. Der schlechte Tag repräsentiert die typisch westliche »gesunde« Ernährung, die auf Vollkorn und fettreduzierte Nahrungsmittel setzt.

Wenn wir die Mahlzeiten dieser beiden Tage bezüglich ihres Nährstoffgehaltes analysieren, stellen wir fest, dass die »gesunde« Ernährung mit Schwerpunkt auf Vollkorn über dreimal so viel Zucker und Natrium enthält wie eine vorrangig durch Obst und Gemüse gekennzeichnete Kost.

Es kommt noch besser: Was wir an dem guten Tag gegessen haben, liefert uns mehr Ballaststoffe, Kalium und Magnesium und auch *deutlich mehr* Eisen, Zink und die Vitamine A, B6, B12, C, D, E und K (häufig auch in viel besserer Bioverfügbarkeit).

»GUTER TAG« VERSUS »SCHLECHTER TAG«[2]

	Einheit	Guter Tag	Schlechter Tag	Differenz
Kalorien	kcal	2318	2901	(20%)
Eiweiß	g	146	115	27%
Kohlenhydrate	g	140	442	(68%)
Ballaststoffe	g	39	35	13%
Zucker	g	70	236	(70%)
Fett	g	142	69	106%
Natrium	mg	1348	5390	(75%)
Kalzium	mg	779	1451	(46%)
Kalium	mg	6047	5126	18%
Magnesium	mg	575	462	24%
Eisen	mg	30	20	50%
Zink	mg	24	13	85%
Vitamin A	µg	3132	329	852%
Vitamin C	mg	228	157	45%
Vitamin D	µg	4	0	–

	Einheit	Guter Tag	Schlechter Tag	Differenz
Vitamin E	mg	22	10	114%
Vitamin K	µg	1260	82	1435%
Vitamin B6	mg	4	3	32%
Vitamin B12	µg	7	4	59%
Folat	µg	935	646	45%
Beta-Carotin	µg	30 862	1770	1644%

FLÜSSIGE KALORIEN

Wundern Sie sich über die zusätzlichen Kalorien während unseres typischen »schlechten Tages«? Dazu nur zwei Wörter: flüssige Kalorien. Der Kaffee (jeweils mit entrahmter Milch und einem Teelöffel Zucker), die beiden Soja-Latte (ein großer, ein kleiner), das 225-ml-Glas Orangensaft und das gute Achtel Rotwein schlagen mit zusätzlichen 532 Kalorien zu Buche – fast exakt die Kaloriendifferenz zwischen gutem und schlechtem Tag. Die meisten von uns glauben, dass die flüssigen Kalorien (bzw. der Zucker), die wir aufnehmen, nicht zählen, doch wenn fast 20 Prozent der täglichen Kalorienmenge in flüssiger Form zugeführt werden – dann *zählt das* unserer Meinung nach schon.

Es gibt noch einen weiteren Grund, weshalb eine getreidereiche Kost ernährungstechnisch nicht gerade optimal ist: Wenn Sie Ihren Teller mit Vollkornprodukten füllen, ist dort wahrscheinlich weniger Platz für andere Lebensmittel wie etwa *Gemüse*. Und dies vermindert den Gehalt an Mikronährstoffen in Ihrer Kost zusätzlich. Wir fassen zusammen:

Es gibt in Getreide keine einzige gesundheitsfördernde Substanz, die nicht auch in Gemüse und Obst enthalten ist.

Kein einziges Vitamin. Kein einziger Mineralstoff.
Nicht einmal Ballaststoffe.
Ja, die Vollkornverfechter *bestehen* darauf, dass Sie das volle Korn wegen der Ballaststoffe brauchen – aber haben Sie denn völlig vergessen, dass Gemüse und Obst große Mengen an Ballaststoffen enthalten? Wie Sie aus der folgenden Tabelle ersehen können, nimmt Getreide bezüglich der Ballaststoffe keineswegs eine Monopolstellung ein:

GEHALT VON BALLASTSTOFFEN IN BESTIMMTEN LEBENSMITTELN[3]

Getreide	Portionsgröße	Ballaststoffe (g)
Vollkornbrot	2 Scheiben	3,4
Haferbrei, gekocht	1 Tasse	4,0
Naturreis, gekocht	1 Tasse	3,5

Gemüse und Obst	Portionsgröße	Ballaststoffe (g)
Brokkoli, roh	1 1/2 Tassen	3,5
Möhren, roh	1 Tasse	3,1
Blumenkohl, roh	1 1/2 Tassen	3,8
Grüne Bohnen, gekocht	1 Tasse	4,0
Süßkartoffeln, geschält und gekocht	1/2 Kartoffel	3,9
Winterkürbis, gekocht	1 Tasse	5,7
Äpfel, ungeschält	1 großer	3,3
Bananen	1	3,1
Brombeeren	1 Tasse	7,6
Orangen	1 kleine	3,1
Birnen	1 mittlere	5,1
Erdbeeren	1 Tasse	3,3
Mandeln	30 g	3,3

Alle diese Gemüse und Früchte enthalten in etwa genauso viele Ballaststoffe (oder mehr!) wie zwei Scheiben Vollkornbrot oder eine Tasse Haferbrei bzw. Naturreis. (Wir haben die Mandeln hier nur aus Spaß erwähnt – auch Nüsse und Samen weisen Ballaststoffe auf!) Wir tricksen nicht, die Gemüseportionen sind *bescheiden* – Sie brauchen also kein Pfund Brokkoli zu essen, um genug Ballaststoffe aufzunehmen.

Aus unserem Vergleich wird ersichtlich, dass Gemüse und Obst sehr viel nährstoffreicher als ihre Vollkorn-Gegenspieler sind. Eigentlich könnten wir es dabei belassen ...

Aber zu dieser (Ernährungs-)Geschichte gibt es noch mehr zu sagen.

HERZGESUND? Doch wie verhält es sich mit all den Behauptungen der Vollkornfraktion über die herzgesunden Eigenschaften des vollen Korns? Möglicherweise ist an diesen Aussagen gar nicht so viel dran, da Studien zeigen, dass Vollkorn wohl weniger gut vor Krankheiten schützt, wie man meinen möchte. Einer jüngeren Meta-Analyse zufolge gibt es keine substanziellen Belege für den »herzgesunden« Anspruch, der auf schlecht durchgeführten und von der Getreideindustrie gesponserten Forschungsarbeiten gründet.[4] Die Studie kommt zu der Schlussfolgerung: »Trotz der einheitlichen Wirkungen, die man in Versuchen mit Vollkornhaferflocken erkannt hat, sollten die positiven Ergebnisse mit Vorsicht interpretiert werden. Viele der durchgeführten Untersuchungen waren kurzfristig, von schlechter Qualität und nicht ausreichend aussagekräftig. Die meisten davon wurden von Firmen gefördert, die ein kommerzielles Interesse an Vollkorn haben.« Genug gesagt.

KÖNNEN WIR DIE NÄHRSTOFFE WIRKLICH NUTZEN?

Getreidekörner enthalten eine Komponente, die man Phytinsäure (Phytate)[5] nennt und die größtenteils in der Kleie (Schale) vorliegt. Diese Phytate, oft als »Anti-Nährstoffe« bezeichnet, schnappen sich im Korn vorkommende Mineralien wie Kalzium, Eisen, Zink und Magnesium und bilden mit ihnen einen unlöslichen und unverdaulichen Komplex. Das bedeutet, dass diese Nährstoffe in nicht nutzbarer Form in Ihren Dünndarm gelangen – und deshalb nicht vom Körper aufgenommen werden können.

Egoistische Anti-Nährstoffe.

Auch wenn diese Mineralstoffe technisch in einigen Getreidekörnern vorhanden sind, kann sie der Körper nicht verwerten – also ist es egal, ob sie da sind oder nicht. Was lernen wir daraus? Nicht nur, dass Vollkorn relativ nährstoffarm ist, sondern auch, dass viele der vorhandenen Mineralstoffe für den Körper nicht verfügbar sind.

Anders ausgedrückt: Einen Nährstoff *zu uns zu nehmen*, bedeutet noch lange nicht, dass wir ihn auch *verwerten* können.

> **EIN WORT ÜBER PHYTATE** Phytate sind auch in anderen pflanzlichen Lebensmitteln (wie Gemüse) enthalten, doch ist ihre Konzentration dort relativ gering. Aufgrund des gleichzeitig hohen Nährstoffgehaltes bleiben die negativen Auswirkungen der Anti-Nährstoffe vergleichsweise begrenzt. (Da in Gemüse mehr Mineralstoffe vorliegen und nur eine begrenzte Menge an Phytaten darauf lauert, diese zu binden, bleibt ein großer Prozentsatz dieser Nährstoffe für uns verfügbar.) Außerdem werden durch die verschiedenen Zubereitungsarten von Gemüse (etwa durch das Schälen stärkehaltiger Wurzelgemüses) große Mengen an Phytaten entfernt. Klar, wenn wir unsere Getreidekörner schälen (also Kleie und Keimling entfernen) würden, wären weniger Phytate übrig – doch dann hätten wir es mit raffiniertem Getreide zu tun, das seiner Nähr- und Ballaststoffe mehr oder weniger beraubt wäre, aber noch immer *alle* konzentrierten Kohlenhydrate enthalten würde. Das scheint uns kein besonders guter Tausch zu sein.

An diesem Punkt kann man sich kaum noch dafür aussprechen, Getreide in seine tägliche Kost zu integrieren – und wir haben noch nicht einmal über Gluten gesprochen.

PROBLEMATISCHE PROTEINE

Für uns sind die Neigung, Getreideprodukte im Übermaß zu verzehren, und ihre mangelnde Nährstoffdichte Grund genug, sie von unserem Speiseplan zu verbannen und so Platz für Früchte und Gemüse zu machen. Aber an der Geschichte ist noch mehr dran – und das bringt uns zu unserem dritten und vierten Kriterium für gesundes Essen.

Im Getreide gibt es viele verschiedene Proteinstrukturen, von denen man weiß, dass sie die Durchlässigkeit des Darms vorübergehend erhöhen und so die Barriere zwischen »draußen« und »drinnen« schwächen. Außerdem können diese Proteine die Darmbarriere unautorisiert durchbrechen und eine Immunreaktion auslösen (Entzündungen!).

Erinnern Sie sich noch an den Nachtclub?

Diese problematischen Proteine werden insgesamt schlecht verdaut. Außerdem können sie den Türsteher vor dem Club zeitweilig außer Gefecht setzen und so lichtscheuem Gesindel den Weg in die (ehemals sicheren) Innenräume öffnen. Sind diese Unruhestifter erst einmal drinnen, müssen sie von den Sicherheitskräften im Körper (den Immunzellen) gejagt und gestellt werden, denn sie gehören nicht ins Körperinnere. Eine Klasse dieser ziemlich problematischen Proteine gehört zu einer Gruppe, die man *Prolamine* nennt. Diese Prolamine können Ihren Darm und andere Teile Ihres Körpers durch systemische Entzündungen schädigen.

> **SIE KENNEN GLUTEN** Während Sie mit dem Wort »Prolamine« vielleicht nicht viel verbinden, sagt Ihnen der Begriff »Gluten« ganz sicher etwas. Gluten ist ein Protein, das im Mehlkörper von Weizen, Roggen und Gerste vorkommt und teilweise aus Prolaminen besteht. Von allen Proteinen, die Prolamine enthalten, ist Gluten das hinterhältigste, denn Menschen mit Zöliakie leiden an einer spezifischen Glutenunverträglichkeit.[6]

Prolamine sind besonders problematisch, da unsere Verdauungsenzyme sie wegen ihrer besonderen Struktur nur unter großen Schwierigkeiten (oder gar nicht) zu einzelnen Aminosäuren abbauen können.[7]

Problem Nummer 1: Diese Proteine sind verdauungsresistent.

Außerdem interagieren diese Prolamine (auch die im Gluten enthaltenen) auf direktem Weg mit einigen mikroskopisch kleinen Bauteilchen Ihrer Darmbarriere. Mit »interagieren« meinen wir konkret, dass sie Veränderungen in der Funktion der Darmbarriere herbeiführen und die Türen des »Clubs« zeitweilig öffnen. Dies bringt diese nicht verdauten Proteine in direkten Kontakt mit den Immunzellen *im Körperinneren*.

Problem Nummer 2: Diese Proteine rufen begrenzte Entzündungen im Darm und anderswo hervor, indem sie unautorisiert die Darmbarriere durchbrechen und schließlich dort landen, wo sie nicht hingehören.

Die Interaktion zwischen fremden Proteinen und Immunzellen löst eine Entzündungsreaktion aus, deren Stärke individuell variiert. (Es gibt erhebliche Unterschiede von Mensch zu Mensch, obwohl die Erforschung der individuellen Sensitivität noch ziemlich lückenhaft ist.)

Ein gravierendes Beispiel einer Unverträglichkeit gegenüber Getreideproteinen stellen Menschen dar, die an Zöliakie leiden. Das ist eine Autoimmunerkrankung, die dann auftritt, wenn genetisch dafür empfängliche Menschen auch nur minimale Mengen an Gluten konsumieren. Gelangt Gluten in ihren Körper, entwickeln Zöliakiepatienten eine überaus heftige Immunreaktion im Darm und anderen Körperbereichen – es ist so, als würde man eine Atombombe abwerfen, um eine Spinne zu töten.

ZÖLIAKIE UND GLUTENSENSITIVITÄT

Die *Zöliakie*[8] ist eine einzigartige Erkrankung, weil sie von einer *spezifischen* Nahrungskomponente ausgelöst wird und der Mechanismus gut erforscht ist: Wir wissen, dass Gluten bei Menschen mit einer genetischen Prädisposition diese Krankheit verursacht. Essen Zöliakiepatienten Gluten, werden ihre Enterozyten (Zellen, die den Dünndarm auskleiden) durch die einer atomaren Explosion vergleichbare Reaktion des hyperaktiven Immunsystems geschädigt. Und geschädigte Enterozyten können Grundnährstoffe wie Proteine, Kohlenhydrate, Fette, Vitamine, Mineralstoffe und in einigen Fällen auch Wasser und Gallensalze nicht richtig absorbieren. Bleibt die Zöliakie unbehandelt, wird die Schädigung des Dünndarms eventuell chronisch und ggf. sogar lebensbedrohlich. Auch steigt das Risiko für Mangelernährung und immunologische Erkrankungen. Es gibt eine weitere Gesundheitsstörung, die man als *Glutensensitivität*[9] bezeichnet. Davon Betroffene zeigen zwar nicht dieselben Veränderungen in der Darmdurchlässigkeit wie Zöliakiepatienten (tatsächlich zeigen sie *keinerlei* erfassbare Veränderungen), doch führt Gluten auch bei ihnen zu einer unmittelbaren Aktivierung des Immunsystems. Diese Reaktion, bei der es sich weder um eine Allergie noch um eine Autoimmunantwort handelt, kann zu ähnlichen gastrointestinalen Symptomen führen, wie wir sie von Zöliakiepatienten kennen. Die Erforschung der Glutensensitivität steht noch am Anfang und niemand weiß, welcher Prozentsatz der Bevölkerung betroffen sein könnte.

Dass Sie weder an Zöliakie noch an Glutensensitivität leiden, bedeutet nicht, dass Getreide Ihnen bekommt, ob darin nun Gluten vorhanden ist oder nicht. Beispielsweise enthalten Mais und Haferflocken verschiedene Prolamine und andere Stoffe, die vielleicht ähnlich problematisch oder sogar noch schädlicher sind. Da diese Eiweißbestandteile noch nicht so detailliert erforscht sind wie Gluten, kann man mit Recht sagen, dass sie potenziell ähnliche negative

Auswirkungen auf Ihre Verdauungsfunktion und Ihren Immunstatus haben könnten.

Deshalb erfüllt Getreide – nicht einmal Vollkorn – unser drittes und viertes Kriterium für gesundes Essen nicht.

Wenn Sie regelmäßig Getreide essen (ob raffiniert oder vollwertig), setzen Sie Ihren Körper diesen potenziell problematischen Proteinen aus. Dies führt im Darm lokal zu Entzündungsprozessen, die sich (bei Vorliegen einer erhöhten Darmdurchlässigkeit, was nur allzu häufig der Fall ist) zu systemischen Entzündungen aufschaukeln können und an anderer Stelle im Körper eine oftmals lautlose Immunantwort provozieren.

Oder eher *überall* im Körper.

Die Auswirkungen dieser Entzündungen können sich überall in jeglicher Form manifestieren: Allergien, Arthritis, Asthma, Autoimmunerkrankungen wie Zöliakie, Morbus Crohn, Lupus (Schmetterlingsflechte), multiple Sklerose und Hashimoto-Thyreoiditis; chronisches Erschöpfungssyndrom, Fibromyalgie, Colitis ulcerosa, Divertikulitis, Schuppenflechte, Ekzeme, Rosazea, Endometriose. Sie sind sogar *im Gehirn* erkennbar. (Entzündungsbotenstoffe im Gehirn werden mit Depression, Angst und sogar mit Erkrankungen wie bipolarer Störung und Schizophrenie in Verbindung gebracht.) Bei jedem Menschen sind die Symptome unterschiedlich ausgeprägt – die Folgeerscheinungen des entzündlichen Geschehens sind praktisch *unbegrenzt*.

Das bedeutet, dass die Bezeichnung »glutenfrei« definitiv kein Freibrief ist.

Die ursprünglich für Zöliakiepatienten entwickelten glutenfreien Brownies, Pfannkuchen, Kekse und Brotsorten sind heute der letzte Schrei. Aber sind diese Produkte auch gesund – oder eher ein Marketing-Hype?

Viele unserer Kunden und Whole30-Teilnehmer berichten von ähnlichen gesundheitlichen Problemen beim Verzehr von glutenfreien Getreideprodukten. Deshalb glauben wir, dass in Sachen Getreide mehr im Argen liegt als das bekannte Glutenproblem. Glutenfreies Getreide und Pseudogetreide wie Quinoa enthalten höchstwahrscheinlich immer noch potenziell entzündungsfördernde Proteine und andere Komponenten, die Entzündungen im Darm und an anderer Stelle hervorrufen können.

Schlussendlich ist Brot immer noch Brot (und Pfannkuchen bleibt Pfannkuchen), ganz gleich, aus welchem Getreide es hergestellt wurde. Und glutenfreies Getreide ruft dieselbe ungesunde psychologische Reaktion hervor wie sein glutenhaltiger Gegenspieler. Insgesamt bedeutet »glutenfrei« nicht unbedingt eine gesunde Wahl.

> **NACHTEILE AUSGLEICHEN** In alten Kulturen, deren Überleben vom Getreide abhing, entwickelte man verschiedene Arten der Zubereitung, wodurch einige der nährwerthemmenden und entzündungsfördernden Nachteile abgemildert wurden. Es hat sich gezeigt, dass durch langes Einweichen, ausgiebiges Kochen, Wässern, Keimen und Fermentieren *einige* der im Getreide enthaltenen Phytate und *einige* der entzündungsfördernden Proteine *teilweise* abgebaut werden.[10] Doch beachten Sie die Worte »einige« und »teilweise«. Diese Zubereitungsmethoden führen nicht zwingend zu einem Produkt, das Ihrem Darm guttut. In unserer modernen Welt scheint es uns kaum der Mühe wert zu sein, ein Lebensmittel einzuweichen, zu wässern, vorzukeimen und/oder zu fermentieren, nur um es ein bisschen weniger schlecht zu machen – insbesondere, wenn Obst und Gemüse uns ernährungstechnisch sehr viel mehr Vorzüge bieten und keinen der Nachteile des Getreides bescheren.

Einen Moment, vielleicht denken Sie: »Diese Beweisführung ist nicht gerade bombensicher! Vielleicht reagiere ich auf bestimmte Komponenten im Getreide, vielleicht aber auch nicht.«

Sie haben völlig recht. Und wir können Ihnen diese Frage nicht beantworten.

Doch Sie können es auch nicht, solange Sie unser Whole30-Programm nicht ausprobiert haben.

Denken Sie daran, dass wir unsere Empfehlungen nicht ausschließlich wissenschaftlich untermauern können, da es in einigen Fällen (nehmen wir die Auswirkungen von Proteinen in nicht glutenhaltigem Getreide) einfach keine entsprechenden Daten gibt. Doch auf Grundlage der vorhandenen Forschungsergebnisse und in Kombination mit dem umfangreichen Beweismaterial, das von unseren Kunden stammt, raten wir Ihnen, dem Getreide endgültig Lebewohl zu sagen. Dafür gibt es drei Gründe: (a) Getreide verleitet dazu, davon zu viel zu essen, und begünstigt hormonelle Störungen, (b) im Vergleich zu Gemüse und Früchten stellt es keine gute Nahrungsquelle dar und (c) bestimmte, in allen Arten von Getreide vorhandene Proteine können durchaus schädlich für den Körper sein – ebenso schädlich wie Gluten, von dem wir dies *sicher* wissen.

Wir denken, dies ist nachvollziehbar, doch um die Frage »Wie kann ich wissen, ob Getreide *mir* schadet?« zu beantworten, müssen Sie uns durch einen Selbstversuch unterstützen.

Während unseres Whole30-Programms werden Sie bemerken, wie Ihr Körper reagiert, wenn Sie ihm Getreideprodukte zunächst völlig entziehen und diese dann nachfolgend wieder in Ihre Kost integrieren. Dann ergänzen sich die hier präsentierten wissenschaftlichen Ergebnisse, unsere Sachkenntnis und Ihre eigenen Erfahrungen derart, dass Sie eine auf Wissen basierende Entscheidung darüber treffen können, wie oft (wenn überhaupt) Sie Getreideprodukte essen sollten.

Sehen Sie? Wir haben für Sie schon alles ausgearbeitet.

HÜLSENFRÜCHTE

3 **4**

Als Nächstes folgt eine andere Pflanzenfamilie, die eine ganze Menge mit dem Getreide gemeinsam hat: die der Hülsenfrüchtler. Dazu gehören alle Arten von Bohnen, Erbsen, Linsen und Erdnüssen (die eigentlich überhaupt keine »Nüsse« sind). Genau wie Getreidekörner weisen die Pflanzen dieser Familie Ähnlichkeiten in ihrem Verhalten auf – und in ihren chemischen Bestandteilen, die auf uns einwirken, wenn wir sie essen.

Die Ähnlichkeiten mit den Getreidekörnern fangen mit dem Samen an. Die Hülsenfrüchtler bilden eine Pflanzenfamilie, doch der Teil, den wir essen, wenn wir schwarze Bohnen, Sojabohnen oder Linsen zubereiten, ist der *Samen* der Pflanze. Genau wie bei den Getreidekörnern ist in den Samen der Hülsenfrüchtler eine große Menge an Energie in Form von Kohlenhydraten gespeichert. Tatsächlich übertrifft der Gehalt an Kohlenhydraten bei den meisten Hülsenfrüchten den Eiweißgehalt um das Doppelte oder Dreifache.

Doch bitte denken Sie daran – wir haben keine Angst vor Kohlenhydraten und kennen auch niemanden, dessen Stoffwechsel durch den Verzehr zu vieler kohlenhydratreicher schwarzer Bohnen aus den Fugen geraten wäre! Damit sagen wir noch lange nicht, dass Hülsenfrüchte eine besonders gesunde Wahl darstellen, doch wir verbannen sie nicht von unserem Speisezettel, weil sie viele Kohlenhydrate enthalten. Der einem Lebensmittel eigene Gehalt an Kohlenhydraten *allein* verursacht noch keine hormonellen Fehlsteuerungen – kritisch wird es erst, wenn man zu viel davon isst.

Unserer Erfahrung nach neigt man kaum dazu, ständig zu viele Hülsenfrüchte zu essen. Zumindest haben wir noch nie gehört, dass jemand ein ungesundes Verlangen nach Linsen entwickelt hätte. Da Hülsenfrüchte nicht gemahlen werden, wie man es sehr häufig mit Getreide tut, entsprechen sie im Grunde dem vollen Korn – genau wie dieses haben sie mehr Ballaststoffe, mehr Wasser und mehr Nährstoffe als raffiniertes Getreide. Aus diesem Grund bringen sie einen nicht ansatzweise dazu, zu viel von ihnen zu essen – im Gegensatz zu raffinierten, übermäßig stimulierenden und nährstoffarmen Lebensmitteln.

AUF DEN KONTEXT KOMMT ES AN Aber Vorsicht: Wenn Sie bisher ständig zu viele übermäßig stimulierende, nährstoffarme verarbeitete Lebensmittel konsumiert haben und Ihr Hormonhaushalt bereits ernsthaft gestört ist, *kann* ein anhaltend zu hoher Verzehr von Kohlenhydraten – auch wenn diese aus einer nicht verarbeiteten Nahrungsquelle wie Hülsenfrüchte stammen – eine ungesunde hormonelle Reaktion begünstigen. Und wenn Sie Ihre schwarzen Bohnen dann noch in einem gehaltvollen, dick mit Käse bestreuten Dip ertränken und dazu Nachos essen, na ja … das ist eine andere Geschichte. Wie immer, es kommt auf den Kontext an.

Hülsenfrüchte verletzten weder unser erstes noch unser zweites Kriterium für gesundes Essen, doch bedeutet das, dass sie eine gesunde Wahl darstellen?

Zunächst einmal enthalten Hülsenfrüchte genau wie Vollkorn beträchtliche Mengen an Phytaten. Denken Sie daran, dass diese Phytate viele der im Samen vorliegenden Mineralstoffe an sich binden – für den Körper sind die Mineralstoffe dann nicht mehr verfügbar. Hierdurch sind die Hülsenfrüchte nicht so mikronährstoffdicht, wie man annehmen sollte. Dasselbe trifft auch auf Getreidekörner zu.

Analog zur Getreidezubereitung haben alte Kulturen, in denen Hülsenfrüchte eine Hauptnahrungsquelle darstellen, Methoden entwickelt, mit deren Hilfe die Nachteile minimiert werden: Wässern, Vorkeimen, längeres Einweichen und Kochen sowie die Fermentierung. Doch berücksichtigen Sie, dass bestimmte Hülsenfrüchte wegen ihres hohen Kaloriengehaltes verzehrt wurden, weil es *nichts anderes gab*. Dass Völker dank dieser Nahrungsmittel überlebten, bedeutet nicht, dass ihre Wahl optimal oder gut war, sondern dass sie keine andere Wahl hatten. Hülsenfrüchte heutzutage mithilfe der traditionellen Methoden entsprechend zuzubereiten, ist zeitaufwendig – und offen gesagt erscheint uns dies angesichts eines Nahrungsmittels, das gar nicht so nahrhaft ist, ein gigantischer Aufwand zu sein.

ZURÜCK ZU DEN BALLASTSTOFFEN Viele Menschen halten Bohnen für eine gute Ballaststoffquelle, was auch stimmt – doch das trifft auch für Gemüse und Obst zu (ganz zu schweigen von der Tatsache, dass die Bioverfügbarkeit der in Obst und Gemüse enthaltenen Nährstoffe höher ist). Natürlich *könnten* Sie beim Verzehr von Bohnen eine gesunde Menge von Ballaststoffen aufnehmen, doch wäre das so, als würden Sie einen Bounty-Riegel essen, um in den Genuss der Vorzüge der Kokosnuss zu kommen. Es gibt sehr viel bessere Ballaststofflieferanten, und zwar ohne die potenziellen Nachteile der Hülsenfrüchte.

MAGISCHE HÜLSENFRÜCHTE?

Einige der kurzkettigen Kohlenhydrate (Zucker), die man in Hülsenfrüchten findet, können im Dünndarm nicht richtig absorbiert werden. Sie liefern dann Nahrung für bestimmte Bakterien, die sowohl im Dünn- als auch im Dickdarm leben. Die Bakterien fermentieren (verdauen) diese als *Galaktane* bezeichneten Kohlenhydrate, was zu vielen störenden Symptomen wie Blähungen führen kann.

Wir nehmen an, Sie kennen diese Probleme.

Leiden Sie zusätzlich an einer Überbesiedlung durch Darmbakterien oder einem unausgewogenen Verhältnis der Darmflora, können große Mengen an Galaktanen die »schlechten« Bakterien fördern und so eine anhaltende Dysbiose im Darm befeuern. Die Tragweite dieses Geschehens hängt im Wesentlichen von der Gesundheit Ihrer Darmflora ab. Angesichts der Lebensmittel, die Sie bislang konsumiert haben, und deren kumulativen Auswirkungen auf Ihre Darmbakterien ist die Dysbiose leider ein überaus häufiges Phänomen. Im Hinblick auf diese potenzielle Gefahr verfehlen Hülsenfrüchte unser drittes Kriterium für gesundes Essen (die Stärkung eines gesundes Verdauungssystems) und dementsprechend auch unser viertes Kriterium (systemische Entzündungen durch einen geschädigten Darm).

> **FODMAP-VERTRETER** Diese Galaktane sind nicht die einzigen fermentierbaren Kohlenhydrate, die Magenbeschwerden verursachen. Sie gehören zu einer Kategorie, die man FODMAP[11] nennt (Fermentierbare Oligosaccharide, Disaccharide, Monosaccharide und Polyole) – eine Vergesellschaftung fermentierbarer Kohlenhydrate und Zuckeralkohole, die man in verschiedenen Nahrungsmitteln findet, so etwa in Getreide, Bohnen, Gemüse und Früchten. Diese Stoffe werden nur schlecht resorbiert, »füttern« dadurch die Darmbakterien und verursachen eine Fülle von Symptomen, u. a. Dysbiose und systemische Entzündungen. *Fruktane* (ein weiteres Kohlenhydrat der FODMAP-Gruppe), wie sie etwa im Weizen vorkommen, haben auf den Verdauungstrakt empfindlicher Personen ähnliche Auswirkungen. Die daraus resultierende Dysbiose ist einer der Gründe dafür, dass auch Menschen, die weder an Zöliakie noch an Glutensensitivität leiden, nachteilig auf Getreide reagieren.

SOJA FÜR JEDERMANN?

Wir besprechen Sojabohnen und Sojaprodukte in einem separaten Abschnitt, da sie einzigartige Wirkstoffe enthalten – und weil Soja, im Wesentlichen als Ergebnis von Marketingaktivitäten, sehr häufig mit dem Wort »gesund« gleichgesetzt wird.

Damit sind wir nicht einverstanden.

Sojabohnen[12] zeichnen sich insbesondere dadurch aus, dass sie Samen liefern, die mehr Eiweiß enthalten als die meisten anderen Hülsenfrüchte (und als alle Getreide). Dadurch eignen sie sich in idealer Weise für die Produktion in großem Stil, doch bedeutet das nicht automatisch, dass sie auch ein gesundes Lebensmittel liefern! Sojabohnen enthalten nämlich Wirkstoffe, die man als *Isoflavone* bezeichnet. Dabei handelt es sich um bestimmte Phytoöstrogene (*phyto* bedeutet Pflanze, *Östrogen* ist ein weibliches Geschlechtshormon, dem diese Pflanzenstoffe strukturell ähneln).

Diese Phytoöstrogene werden von unserem Körper – egal ob Mann oder Frau – als weibliche Sexualhormone erkannt. Haben Sie das verstanden? Unser Körper hält diese Phytoöstrogene für *Östrogen*! Einige Phytoöstrogene wirken stimulierend auf die körpereigenen Östrogenrezeptoren, andere blockieren diese. Die Wirkungen der in Soja enthaltenen Phytoöstrogene sind gewebespezifisch, d. h., die Auswirkungen etwa auf das Brustgewebe sind völlig andere als beispielsweise auf Gebärmutter- oder Prostatagewebe.

Vielleicht haben Sie gehört, dass »Soja herzgesund« ist oder »das Risiko für Brustkrebs« reduziert, doch dies sind radikal vereinfachte Medienschlagworte, die nichts über die Gesamtauswirkungen der in Soja enthaltenen Phytoöstrogene aussagen. Fakt ist, dass Phytoöstrogene positive Wirkungen auf eine bestimmte Bevölkerungsgruppe (z. B. Frauen in der Perimenopause) haben können, doch über ihren Einfluss auf andere Gruppen weiß man kaum etwas.

SOJA AUF REZEPT Stellen Sie sich vor, Ihr Arzt würde sagen: »Also, wenn Sie sich Sorgen um Ihr Herz machen, nehmen Sie diese Pillen ein. Ich weiß nicht, wie viel Sie davon nehmen sollten, und auch nicht, wie viel Wirkstoff eine Tablette enthält, aber diese Pillen sollen gut fürs Herz sein, also schlucken Sie sie!« Sie würden niemals bereit sein, eine willkürliche Menge pharmazeutischer Östrogene einzunehmen. (Und wenn Sie als Mann dieses Buch lesen – *glauben Sie*, dass Sie zusätzliches Östrogen benötigen?) Weshalb sollten Sie also auf ein Lebensmittel setzen, das reich an östrogenähnlichen Substanzen ist?

Unserer Meinung nach spielt jemand, der regelmäßig ein Lebensmittel mit großen Mengen an hormonell aktiven Substanzen konsumiert, ganz gewaltig mit seiner Gesundheit, *insbesondere* wenn bei ihm kein spezifisches Ungleichgewicht der Sexualhormone vorliegt, wie es in der Perimenopause der Fall sein kann (oder er als Mann vermutlich nicht unter einem Östrogenmangel leidet). Dieses Risiko sollte niemand eingehen. Wir behaupten zwar nicht, dass Soja unserem zweiten Kriterium für gesundes Essen nicht entspricht (gesunde Hormonantwort), aber wir werden dies aufmerksam im Auge behalten.

ERDNÜSSE

Ebenfalls besorgniserregend sind Erdnüsse, da sie spezifische, sehr problematische Proteine enthalten.[13] Zunächst einmal sind Erdnüsse botanisch gar keine Nüsse, sondern Hülsenfrüchte. Alle Hülsenfrüchte enthalten Eiweißstrukturen, die dem Menschen gefährlich werden können – insbesondere ein Protein namens *Lektin*. Im Rohzustand sind Lektine hochresistent gegenüber Verdauungsprozessen und für Tiere toxisch.

In anderen Hülsenfrüchten (wie schwarzen Bohnen oder Kidneybohnen) werden diese Lektine beim Kochvorgang zerstört und auf diese Weise unschädlich gemacht.[14] Doch die in Erdnüssen enthaltenen Lektine sind anders. Sie sind verdauungsresistent und können durch Hitze nicht zerstört werden. Wenn sie in Ihrem Darm ankommen, sind sie noch größtenteils intakt. Indem sie die Struktur anderer Proteine nachahmen, bringen die Lektine Ihre Darmschleimhaut mitunter dazu, ihnen Eintritt in den Körper zu gewähren, und gelangen so in den Blutkreislauf.

Sind sie dort angekommen, können die Erdnuss-Lektine eine Immunreaktion auslösen. (Denken Sie daran, dass unverdaute fremde Proteine *im* Körper absolut nichts verloren haben.) Mittlerweile wissen Sie, dass eine unangemessene Aktivierung Ihres Immunsystems Ihre Gesundheit sowohl kurz- als auch langfristig negativ beeinflussen kann. Diese gefährlichen Proteine verletzen unser drittes und viertes Kriterium für gesundes Essen – und das bedeutet, dass Erdnüsse und Erdnussbutter von unserem Speiseplan verschwinden. (Wir vermuten, dass die Widerstandsfähigkeit des Erdnuss-Lektins teilweise für die rasch zunehmende Häufigkeit von Erdnussallergien verantwortlich ist.)

ERDNUSSBUTTER UND MARMELADE?

Die meisten Leute verzichten mehr oder weniger kampflos darauf, weiterhin Limabohnen essen zu dürfen – doch in Sachen Erdnussbutter sieht das ganz anders aus. Geraten Sie nicht in Panik, wenn Sie dem cremigen (oder stückigen) Zeug verfallen sind – wir haben Ersatz. Sonnenblumenkernbutter ähnelt der Erdnussbutter so sehr, dass Ihre Kinder den Unterschied vermutlich gar nicht herausschmecken würden, und Sonnenblumenkerne enthalten nicht dieselben ungesunden Proteine wie Erdnüsse. Jegliche Art von Nussbutter sollte man nur in Maßen essen – die Gründe werden wir bald erklären –, doch wenn Sie sich ab und zu Sonnenblumenkernbutter gönnen, wird sie den Vergleich mit Erdnussbutter geschmacklich mit Glanz und Gloria bestehen. (Lassen Sie einfach das Brot und die überzuckerte Marmelade weg, okay?)

Wir dürfen Lektin nicht für alle mit Hülsenfrüchten verbundenen Probleme verantwortlich machen, da *niemand* Hülsenfrüchte isst, ohne sie zuvor zu kochen, und das Lektin durch große Hitze zerstört wird (außer in der Erdnuss). Es sei jedoch angemerkt, dass Lektine in nicht ausreichend gekochten Hülsenfrüchten (beispielsweise in einem Schongarer (Slow Cooker) bei niedriger Temperatur) mitunter unvollständig abgebaut werden, was zu schweren Magenproblemen führen kann.

STARTEN SIE DEN SELBSTVERSUCH

Wir geben zu, dass die wissenschaftlichen Argumente gegen Hülsenfrüchte nicht annähernd so stark ins Gewicht fallen wie beispielsweise gegen Zucker. Zwar weist das Datenmaterial darauf hin, dass bestimmte Lektine extrem schädlich sein *können*, und zahlreiche Studien legen den Schluss nahe, dass in Soja enthaltene Phytoöstrogene den Hormonhaushalt nachteilig beeinflussen können, doch liegen den Wissenschaftlern einfach nicht genug Erkenntnisse über alle Hülsenfrüchte vor. Deshalb weiß man nicht, wie schädlich sie potenziell sind.

An diesem Punkt kommen Sie ins Spiel.

Denken Sie daran, dass unsere Empfehlungen auf drei Faktoren beruhen: erstens auf der Wissenschaft, zweitens auf unserer Erfahrung und der unserer Kunden und drittens auf dem Selbstversuch. Die Wissenschaft geht davon aus, dass der Verzehr von Hülsenfrüchten (insbesondere Erdnüssen) unsere Kriterien für gesundes Essen verletzt. Unsere Erfahrung bestätigt zweifelsfrei, dass sich die meisten Menschen wohler in ihrer Haut fühlen, wenn sie auf Hülsenfrüchte verzichten. Doch jetzt wird es Zeit, dass Sie sich einbringen.

Sie können an einem zusätzlichen (begrenzten) Forschungsprojekt über Hülsenfrüchte teilnehmen, indem Sie unser Whole30-Programm umsetzen. Machen Sie *sich selbst* zum Gegenstand einer Fallstudie und untersuchen Sie die Auswirkungen von Hülsenfrüchten auf *Sie selbst*. Indem Sie Hülsenfrüchte von Ihrem Speisezettel verbannen (zumindest während des Versuchszeitraums), entwickeln Sie ein Gefühl für Ihre persönliche Verträglichkeit gegenüber diesem Nahrungsmittel und können so leichter entscheiden, welche Rolle Hülsenfrüchte bei Ihren täglichen Mahlzeiten spielen sollten.

KAPITEL 11:
MILCH

»*Während meine Familie das Whole30-Programm durchlief (und auch danach), gelang es, die Blutzuckerwerte meines Sohnes Jeremiah (Diabetes Typ 1) vollständig unter Kontrolle zu bringen. Das war zuvor noch nie gelungen. Seine Werte springen normalerweise ohne irgendeinen Grund extrem hin und her – wir wussten nie, was wir dagegen tun konnten. Es war wirklich frustrierend, doch jetzt sind seine Werte perfekt. Ich kann es kaum in Worte fassen, wie überraschend diese Veränderung für uns war. Dank Whole30 weiß ich jetzt ganz sicher, dass Jeremiahs Körper bestmöglich funktioniert, und als Mutter tue ich alles, damit das so bleibt.*«

Jacque G., New Orleans, Louisiana

Die Diskussion über Milch* interessiert viele Leute und liefert keine simplen Richtig-oder-falsch-Antworten. Milch enthält zahlreiche funktionale Bestandteile, die in Abhängigkeit von ihrer Quelle und dem individuellen Konsumenten hochproblematisch, generell harmlos oder sogar segensreich sein können.

Die wirkliche Herausforderung ist eine doppelte. Zum einen sollte man ehrlich abwägen, ob Milch einem guttut oder nicht. Gehört man zu den Menschen, die von Milch profitieren, gilt es, zum zweiten, eine qualitativ hochwertige Bezugsquelle dafür zu finden. Glücklicherweise ist das Whole30-Programm in der Lage, Ihnen beim ersten Teil dieser Aufgabe zu helfen. Lassen Sie uns in der Zwischenzeit einige Forschungsergebnisse hinsichtlich des Milchkonsums besprechen.

---

* Obwohl der Löwenanteil der in den USA und Europa konsumierten Milch aus Kuhmilch besteht, lassen sich diese Erkenntnisse auch auf Schaf- oder Ziegenmilch übertragen.

MILCH: VOLLKOMMEN

Kuhmilch ist ein perfektes Lebensmittel … wenn Sie ein Kalb sind. Genau wie Muttermilch die beste Wahl für einen Säugling darstellt.

Milch ist eine hervorragende Quelle für Energie und die Bausteine des Lebens. Dank ihr wachsen junge Säugetiere, die noch keine feste Nahrung wie Gras (Kühe) oder verschiedenste Pflanzen und Tiere (Menschen) verwerten können, rasch heran. Bis das Verdauungssystem eines Säugetieres (inklusive der Zähne) voll entwickelt ist und es feste Nahrung zu sich nehmen kann, stellt die Muttermilch die optimale Nährstoffquelle dar.

Doch Muttermilch ist mehr als ein neutraler Vorrat an Kohlenhydraten, Proteinen und Fetten, obwohl sie beträchtliche Mengen all dieser Makronährstoffe enthält. Und ja, Milch enthält auch Kalzium – aber wirklich wichtig ist das Verständnis dafür, dass Milch viel *mehr* ist als nur Kalorien und Kalzium!

Milch stellt ein energiereiches Liefersystem für Hormone dar.

Milch ist ein Mix aus bioaktiven Substanzen, die nicht nur das rasche Wachstum (das Körpergewicht wird in kürzester Zeit verdoppelt oder verdreifacht) sehr junger Säugetiere fördern, sondern gleichzeitig auch die komplette Ausbildung des Immunsystems sicherstellen. Wir werden bereits mit der Grundanlage unseres Immunsystems geboren, doch fehlen uns einige Bestandteile, die uns mit der Muttermilch zugeführt werden müssen. In diesem Zusammenhang ist Milch ein perfektes Lebensmittel und ein perfekter Botschafter.

MILCH: ALLES ANDERE ALS VOLLKOMMEN

Für *neugeborene Kälber oder Säuglinge* sind diese Wachstums-, Hormon- und Immunbotschaften der Muttermilch biologisch gesund und angebracht. Doch sind sie erst von der Muttermilch entwöhnt, wachsen weder Kälber noch Kleinkinder so schnell weiter wie zuvor und auch ihr Verdauungs- und Immunsystem ist vollständig entwickelt. Demzufolge sind die Wachstums- und Immunbotschaften der Muttermilch nicht länger notwendig oder zweckmäßig.

Und werden die *auf das Kalb zugeschnittenen* biologischen Botschaften laut und klar von Ihrem *ausgewachsenen menschlichen Körper* vernommen, sind sie noch *weniger angemessen* – und mitunter geradezu schädlich.

Um zu zeigen, wie Milchprodukte gemeinhin zumindest an einem unserer Kriterien für gesundes Essen scheitern, lassen Sie uns über die bereits gut bekannten Milchbestandteile (Proteine, Kohlenhydrate, Fette und Kalzium) sprechen – und auch über einige weniger gut bekannte Komponenten.

MILCHPROTEINE: CASEIN UND MOLKENPROTEINE

Obwohl es Dutzende von Milchproteinen gibt, lassen sie sich zwei Kategorien zuweisen: *Casein* und *Molkenproteine*. Auf das Casein entfallen rund 80 Prozent des gesamten Milcheiweißes. Casein stellt eine Quelle für Aminosäuren dar, die ein Kalb verdauen und in Muskeln, Bindegewebe, Haut, Haare, Hormone, Enzyme und sogar zum Aufbau der Knochen- und Zahnmatrix umwandeln kann. Für das schnelle Wachstum von Kälbern hat diese artspezifische Proteinspritze großen Nutzen.

ABER WACHSEN KINDER UND TEENAGER NICHT AUCH?

Auch wenn die Kinder noch im Wachstum sind, wachsen sie bei Weitem nicht mehr so schnell wie im Babyalter. (Nicht einmal männliche Teenager verdreifachen ihr Gewicht innerhalb weniger Monate!) Sind sie der Muttermilch erst einmal entwöhnt, macht es einfach keinen Sinn mehr, den Kindern weiterhin die Wachstums-, Hormon- und Immunbotschaften zu schicken, die sie als Neugeborene gebraucht haben – und ganz sicher ist es nicht angebracht, ihnen biologische Botschaften zu senden, die für den *neugeborenen Nachwuchs eines anderen Säugetiers* gedacht sind. Kinder im Wachstum brauchen zweifellos entsprechend viel Energie (Kalorien!), Eiweiß, gesunde Fette und Mikronährstoffe, doch besteht ihre alters- und artgerechte Nahrung aus einer nährstoffreichen omnivoren Kost: Fleisch, Fisch, Meeresfrüchte, Eier, Gemüse, Obst und gesunde Fettquellen wie Kokosnüsse, Oliven und Avocados. Fazit: Ist Ihr kleiner Hosenscheißer erst einmal abgestillt und bei fester Nahrung angekommen, besteht einfach *keine Notwendigkeit* mehr, seine gesunde Kost mit Kuhmilch anzureichern. (Ganz zu schweigen von den verschiedenen Beschwerden bei Kindern, die mit Milchkonsum in Verbindung gebracht werden, wie Akne, Asthma, Kurzsichtigkeit, Insulinresistenz und Diabetes Typ 1.)[1]

Milch enthält auch Bestandteile – Proteine und »Peptide« (kurzkettige Eiweiße) –, die im Körper des bestimmungsgemäßen Empfängers (Nachwuchs) eine spezielle *physiologische* Funktion haben. So werden beispielsweise während des Verdauungsprozesses in die Molekularstruktur des Caseins eingebettete Proteinsequenzen freigesetzt und überbringen eine Botschaft von der Mutter an ihr Kind.

Aus dem Casein hervorgegangene Exorphine oder *Casomorphine* (morphinähnliche, aus Casein abgeleitete Substanzen) bilden eine Kategorie dieser aus Milch gewonnenen Proteinfragmente. Casomorphine sind bei jungen Säugetieren (und bei Erwachsenen mit erhöhter Darmdurchlässigkeit) dazu fähig, die Darmbarriere zu durchbrechen und an Opioidrezeptoren im enterischen (Darmnervensystem) und zentralen Nervensystem anzudocken. Man weiß, dass Casomorphine (dank ihrer morphinähnlichen Wirkung) die Nahrungspassage durch den Darm verlangsamen.[2]

Lassen Sie uns den biologischen Zusammenhang hier nochmals herausstellen: Die Anwesenheit von Casomorphinen in menschlicher Muttermilch oder Kuhmilch ist für Säuglinge bzw. Kälber vermutlich nicht schädlich und dient wahrscheinlich dazu, das Band zwischen Mutter und Kind zu festigen, das Stillen bzw. Säugen zu verbessern und so die Überlebenschancen neugeborener Säugetiere zu erhöhen. Doch die Auswirkungen dieser mächtigen bioaktiven »Nährhormone« *von ganz anderen Säugetieren* auf den ausgewachsenen Menschen sind zum größten Teil unbekannt.*

FINGER WEG VON MEINEM KÄSE

Käse wird meist aus konzentriertem Casein hergestellt, das man mit Enzymen versetzt. Diese greifen die Caseinmoleküle teilweise an und setzen dabei einige dieser morphinähnlichen Substanzen frei. Ist es ein Zufall, dass die überwältigende Mehrheit unserer Kunden und Seminarteilnehmer sagt, dass Käse das Milchprodukt ist, auf das sie am wenigsten gern verzichten würden? Niemand weiß genau, ob dadurch unser erstes Kriterium für gesundes Essen (gesunde psychologische Reaktion) verletzt wird – aber wir finden das wirklich faszinierend.

Auch löst Casein, insbesondere wenn es aus lange gereiftem Käse stammt, bei vielen Leuten eine spezifische Immunreaktion aus, die man als *Histaminreaktion*[3] bezeichnet. (Bei dafür empfänglichen Menschen verletzt Milch demzufol-

---

* Forschungen weisen darauf hin, dass diese Peptide die intakte Darmbarriere beim ausgewachsenen Menschen nicht passieren können, doch wenn bereits eine erhöhte Durchlässigkeit vorliegt, kann man nicht sagen, welche Auswirkungen dies haben könnte.

ge auch unser viertes Kriterium für gesundes Essen.) Histaminintoleranz kann zu Kopfschmerzen führen, zu Magen-Darm-Problemen, zu Asthmaanfällen und zu saisonalen Allergien.

Man weiß nicht, wie groß der betroffene Bevölkerungsanteil ist, und solange Sie nicht für eine gewisse Zeit komplett auf Milchprodukte verzichten, werden Sie nicht herausfinden, ob Sie dazugehören oder nicht.

CASEIN UND GLUTEN Casein teilt einige strukturelle Ähnlichkeiten mit bestimmten Komponenten von Gluten. Dies bedeutet, dass glutensensitive Menschen (darunter Zöliakiepatienten) caseinhaltige Milchprodukte vermutlich weniger gut vertragen. Die Forschung zeigt, dass rund 50 Prozent der Zöliakiepatienten ebenfalls empfindlich auf Milch reagieren.[4] Bei genetisch dafür empfänglichen Personen führt der unvollständige Abbau von Peptiden mit Opioidaktivität (etwa bei Gluten oder Casein) im Fall einer erhöhten Darmdurchlässigkeit dazu, dass diese Fragmente in den Blutkreislauf gelangen und dort möglicherweise Einfluss auf neurologische Funktionen nehmen. Die Folge wären Störungen wie Wochenbettpsychose, Schizophrenie[5] und Autismus[6] (oder deren Verschlimmerung).

Die zweite Hauptkategorie der Milchproteine sind die *Molkenproteine*. Darunter versteht man eine Mischung verschiedener kleinerer Proteine und Hormone, darunter Immunglobuline, Insulin, der insulinähnliche Wachstumsfaktor (IGF, *Insuline-like growth factor*) IGF-1, Östrogene[7] und andere Wachstumsfaktoren. (Denken Sie daran, dass Milch ein mächtiger Förderer des Wachstums ist!) Aus diesem Grund ist Milch ein hochgradig *insulinogenes* Lebensmittel: Durch die Kombination von Laktose und Molkenproteinen werden beim Milchkonsum sehr große Insulinmengen freigesetzt.

Und das ist überaus sinnvoll: Mit der Biologie fängt alles an.

Die Aufbau- und Speicherfunktion von Insulin steht in *perfektem Einklang* mit dem schnellen Wachstum, das sich während dieser monatelangen Stillphase abspielt. Bei einem so intensiven Wachstum sind große Insulinmengen notwendig, um Nährstoffe mit Hochdruck zu speichern. Doch die bemerkenswert hohe Insulinmenge, die als Reaktion auf das Milch- und Molkeneiweiß abgegeben wird[8], ist mehr oder weniger die Ursache dafür, warum Milch zumindest im Hinblick auf diejenigen, die am metabolischen Syndrom leiden, unser zweites Kriterium für gesundes Essen verletzt: Bei dieser Bevölkerungsgruppe fördert Milch die gesunde hormonelle Reaktion nicht.

MILCHEIWEISSPULVER

Die Werbung einiger Nahrungsergänzungsmittel-Anbieter möchte uns glauben machen, dass eine kräftige Insulinantwort (insbesondere nach dem Training) dabei hilft, die Zellen mit Nährstoffen zu versorgen, und so die Erholung optimiert. Doch Sie brauchen nach dem Training keinen Insulinkick, um die Nährstoffe in die Zellen zu stopfen, da Ihr Körper unmittelbar nach dem Work-out ohnehin sehr insulinsensitiv ist. In diesem Zustand erfolgt die Aufnahme von Nährstoffen leichter als sonst – Sie können Nährstoffe in die Zellen schmuggeln, *ohne* dass große Insulinmengen vorhanden sein müssen. Außerdem können sich die häufigen Insulinspitzen durch den regelmäßigen Konsum von Molkenprotein nachteilig auswirken (ähnlich wie der anhaltende Verzehr zu vieler Kohlenhydrate und der daraus resultierende Hyperinsulinismus bei Menschen, die vom metabolischen Syndrom betroffen sind). Wir glauben, dass eine Nahrungsergänzung durch Molkeneiweiß für die meisten Menschen keine gute Idee ist, insbesondere wenn sie an Insulinresistenz[9] und Übergewicht leiden. Für schlanke, insulinsensitive und leistungsorientierte Sportler *kann* Molkeneiweiß jedoch unter bestimmten Umständen eine leicht zugängliche Eiweißquelle darstellen. (Ergänzungsmittel aus Caseinproteinen sind zwar nicht hochgradig insulinogen, werden jedoch von den meisten Menschen schlecht vertragen, deshalb empfehlen wir sie nie.) Generell sollten Sie nach dem Training zu nährstoffreichem Fleisch, Fisch, Meeresfrüchten und Eiern greifen – und nicht zu nährstoffarmem verarbeitetem Milcheiweiß.

Jeder, der seine Insulinsensitivität steigern[10] (oder nicht insulinresistent werden) möchte, wäre gut beraten, wenn er Milchprodukte vermeiden würde, einschließlich derer, die hochgradig insulinogene Komponenten enthalten wie mit Zucker gesüßter Joghurt oder Kefir, Milch (unabhängig vom Fettgehalt), Molkeneiweißpulver und natürlich Eiscreme. (Müssen wir Ihnen wirklich erklären, dass Eiscreme nicht gesund ist? Und bitte – nicht das Milchfett ist hier das Problem.)

Insulin ist nicht das einzige potenziell ungünstige Hormon, das durch Milch erhöht wird. Milchkonsum führt auch zu signifikant gesteigerten Mengen von IGF-1, einem weiteren machtvollen Wachstumsfaktor. IGF-1 kurbelt das Wachstum bei Kindern an, doch wird es ebenfalls mit der Förderung (oder indirekten Begünstigung) verschiedener Krebsarten in Verbindung gebracht, so etwa mit Brust-, Dickdarm- und Prostatakrebs.[11] Natürlich sagen wir nicht, dass Sie Krebs bekommen, wenn Sie Milch trinken, doch wenn Sie dafür ein hohes Risiko haben, erscheint es nicht klug, Substanzen zu sich zu nehmen, die das Zellwachstum verstärken.

MILCHZUCKER: LAKTOSE

Hier geht es um mehr als nur um die Eiweißbestandteile der Milch – auch die Kohlenhydratkomponente kann Probleme verursachen. Die in der Milch vorliegende Kohlenhydratvariante nennt man *Laktose*. Obwohl Milch davon keine großen Mengen enthält (und einige andere Milchprodukte aufgrund des Verarbeitungsprozesses nur sehr wenig Laktose aufweisen), bereitet die Laktose einem überraschend großen Prozentsatz der Bevölkerung Probleme.[12] Die meisten Kleinkinder vertragen (und verdauen) Laktose gut, doch nach der Entwöhnung von der Muttermilch verlieren die meisten von uns die Fähigkeit, Laktose in verwertbare Formen von Kohlenhydraten (Glukose und Galaktose) umzuwandeln.

Wird Laktose nicht richtig verdaut, können Blähungen und Magen-Darm-Störungen die Folge sein. Auch tragen mitunter schon kleine Laktosemengen dazu bei, das Gleichgewicht der Darmbakterien zu stören, und fördern so Dysbiose. Im Hinblick auf diejenigen, die Laktose nicht mehr effizient verdauen können (also die meisten von uns), verletzt Milch auch unser drittes Kriterium für gesundes Essen (Förderung einer gesunden Verdauung).

Was Milch angeht, ist die Laktoseintoleranz jedoch nicht unsere größte Sorge, gerade im Hinblick darauf, dass Milch die Neigung hat, die Insulinproduktion anzukurbeln, und so potenziell eine Immunreaktion auslösen kann. In der Tat reagieren vermutlich viele Leute, die glauben, an einer Laktoseintoleranz zu leiden (indem sie feststellen, dass ihnen Milch nicht bekommt), gleichzeitig empfindlich auf *Milcheiweiß*.

Angesichts der verschiedenen Bedenken, die sich aus der wissenschaftlichen Datenlage ergeben, erscheint uns die vorausschauend-vorsichtige Strategie, Milch (und Milchprodukte) von unserem Speiseplan zu streichen, sowohl klug als auch gesund.[13] Es ist genau wie beim Getreide – wenn wir alle Vorzüge eines (problematischen) Lebensmittels auch in anderen, gesünderen Nahrungsquellen finden können, warum lassen wir es dann nicht?

WAS IST MIT KALZIUM?

Wann immer wir zugeben, mit Milch nichts am Hut zu haben, kommt die unvermeidliche Frage:

»Und was ist mit Kalzium?«

Diese Frage aller Fragen entspringt der Meinung, dass starke, gesunde Knochen wichtig sind und dass Kalzium für starke, gesunde Knochen sorgt. Wir widersprechen hier nicht. Doch ganz gleich, was die Milchwerbung Ihnen suggerieren möchte – das Thema »starke Knochen« ist viel komplizierter. Was den Dreiklang Milch-Kalzium-Knochen angeht, gibt es drei Irrtümer:

1. Der Aufbau starker, gesunder Knochen hängt nur vom Kalzium ab.
2. Ihre Kalzium*aufnahme* ist das Einzige, was zählt.
3. Milch ist die einzige gute Quelle für Kalzium.

Lassen Sie uns diese Aussagen Satz für Satz auseinandernehmen.

Niemand leugnet, dass Kalzium wichtig für gesunde Knochen ist – Kalzium ist die Substanz, die einem Knochen Stärke verleiht, so wie es Ziegelsteine bei einem Gebäude tun. Aber Knochen brauchen mehr als nur Kalzium, um zu wachsen und stark zu bleiben.[14] Beim Knochenaufbau spielen auch Vitamin C, Vitamin D3[15] (technisch ein Hormon), Vitamin K[16] sowie Mineralstoffe wie Magnesium[17] und Phosphor eine wichtige Rolle.

Gleichzeitig beeinflussen Ihre Hormone und Ihr Entzündungsstatus die Gesundheit Ihrer Knochen[18] – eine Tatsache, die Sie an dieser Stelle nicht überraschen sollte. Chronisch erhöhte Blutzucker-[19] und Cortisolspiegel[20] sowie systemische Entzündungen beschleunigen den Knochenabbau und hemmen die Bildung neuer knochenbildender Zellen.[21]

Wenn der erste Trugschluss in dem Glauben liegt, dass die Knochengesundheit ausschließlich vom Kalzium abhängt, besteht der zweite in der Annahme, dass unsere Kalziumaufnahme das alles entscheidende Kriterium ist. Sollte das stimmen – wie würde diese Aussage mit dem folgenden Satz zusammenpassen?

Die Vereinigten Staaten von Amerika haben eine der höchsten Osteoporoseraten der Welt, obwohl dort mit die höchste Kalziumaufnahme zu verzeichnen ist.[22]

Das macht keinen Sinn … *falls es nicht um mehr geht als nur darum, wie viel Kalzium wir aufnehmen.* Und es geht um mehr: nämlich auch darum, in welchem Ausmaß wir Kalzium absorbieren und speichern können.

Sowohl die in Getreide und Hülsenfrüchten enthaltenen Phytate (Anti-Nährstoffe) sowie Stress und der Alterungsprozess hemmen die Aufnahme von Kalzium.[23] Eine plötzliche Reduktion von Nahrungsproteinen setzt die Kalziumaufnahme herab und steht möglicherweise mit einem signifikant höheren Abbau von Knochensubstanz in Verbindung. (Auf der anderen Seite erhöht eine adäquate Versorgung mit Proteinen die Kalziumaufnahme und stimuliert die Bildung neuer Knochensubstanz.[24])

Außerdem sind die für gesunde Knochen wichtigen Vitamine D3 und K fettlöslich – sie brauchen also eine gewisse Menge Fett, um in den Blutstrom aufgenommen zu werden. Deshalb setzt eine fettreduzierte Ernährung (wie sie uns allen seit 20 Jahren ans Herz gelegt wird) möglicherweise die Fähigkeit Ihres Körpers herab, diese beiden Vitamine aufzunehmen, was die Knochengesundheit negativ beeinflussen kann.

Wir haben Sie gewarnt, dass die Zusammenhänge kompliziert sind.

DIE SACHE MIT DEN NAHRUNGSERGÄNZUNGSMITTELN

Genau aus diesen Gründen kann die Kalziumergänzung, zu der wir bislang oft gegriffen haben, weder Osteoporose noch Knochenbrüchen vorbeugen. Verstehen Sie, eine Osteoporose geht ja *nicht auf einen Mangel an Kalzium* zurück. Und Studien zeigen, dass eine Kalziumaufnahme allein keine durch Knochenschwund verursachten Brüche verhindern kann. Zusätzlich zur Nahrung eingenommenes Kalzium erhöht kurzfristig zwar die Knochendichte, doch im Lauf der Zeit arbeiten Ihre Hormone (schon wieder!) gegen das zusätzliche Kalzium und hinterlassen Ihre Knochen womöglich brüchiger als zuvor.[25] Medikamente zur Steigerung der Knochendichte (Bisphosphonate) wie etwa Fosamax® (Wirkstoff: Alendronsäure) und Bonviva® (Wirkstoff: Ibandronsäure) sind auch nicht viel besser. Sie lagern einen langlebigen Wirkstoff in die Knochen ein und erwecken so den *Anschein* einer erhöhten Dichte, doch bauen sie nicht die Art von Knochenmatrix auf, die unsere Knochen tatsächlich stärker macht. Dies kann zu scheinbar »dichten« Knochen führen, die zu brüchig sind, um Alltagsbelastungen standzuhalten.[26]

Und schlussendlich ist *zu viel* Kalzium[27] genauso schädlich wie zu wenig. Überschüssiges Kalzium resultiert meist aus der Kombination von Milch *und* nahrungsergänzenden Kalziumpräparaten *und* dem Kalzium, das verschiedensten Produkten zugesetzt wird, von Antazida zur Neutralisierung der Magensäure bis hin zu Orangensaft und Cerealien. Ein Zuviel an Kalzium steigert das Risiko für einen gefährlich hohen Kalziumspiegel im Blut, was zu einer eingeschränkten Nierenfunktion, Nierensteinen und Bluthochdruck führen kann. Darüber hinaus legen jüngere Studien nahe, dass die Einnahme von nahrungsergänzenden Kalziumpräparaten tatsächlich das Risiko für einen Herzinfarkt erhöht.

Natürlich ist eine »genau richtige« Menge an Kalzium immer noch wichtig für die Gesamtgesundheit (für Knochen und anderes). Es wird jedoch höchste Zeit, die »Fakten« richtigzustellen, die der jahrelangen, von der Industrie gesponserten Werbung geschuldet sind, und den dritten Trugschluss anzusprechen:

Milch ist nicht die einzige gute Kalziumquelle.

Sie finden Kalzium (in bioverfügbarer Form und beträchtlicher Menge) in einer großen Palette von milchfreien, nährstoffreichen Lebensmitteln: in Gemüse (z. B. gekochter Spinat[28], Grünkohl[29], Blattkohl, Sareptasenf, Rübstiel bzw. Stielmus und Pak Choi), in Algen wie Nori, in Fleisch, Fisch und Meeresfrüchten (z. B. Knochenbrühe, Sardinen, Sardellen, Garnelen, Austern und konservierter Lachs) sowie in Nüssen und Samen (z. B. Mandeln, Haselnüsse und Walnüsse).

WAS DAS GRÜNZEUG ALLES KANN Das in Gemüse enthaltene Kalzium erweist sich mitunter als *bioverfügbarer* (für den Körper besser nutzbar) als das Kalzium in der Milch. Eine Studie vergleicht die Aufnahme von in Grünkohl vorliegendem Kalzium mit Kalzium aus der Milch – und kürt den Grünkohl zum klaren Sieger. (Ja, Grünkohl!) Neuere Studien haben gezeigt, dass insbesondere das in Pflanzen enthaltene Kalzium die Knochenmineraldichte erhöht und das Osteoporoserisiko senkt. Dies geht wahrscheinlich *nicht nur* auf den Kalziumgehalt der Pflanzen zurück – die Ergänzung durch andere Vitamine (wie Vitamin K), Mineralstoffe[31] und Phytonährstoffe liefert Synergieeffekte, die der Knochengesundheit zusätzliche Vorteile bringen. Also noch ein Grund, Grünzeug zu essen[30].

Wir denken, dass wir hier eine Zusammenfassung brauchen.

Ihr Körper mag es, im Gleichgewicht zu sein. Erinnern Sie sich an die Geschichte von Goldlöckchen? Nicht zu wenig, nicht zu viel … genau die richtige Menge. Und da sich die Kalziumversorgung nicht im luftleeren Raum abspielt, zwingt ein Zuviel an Kalzium Ihren Körper dazu, zur Kompensation das Niveau anderer Vitamin- und Mineralstoffvorräte anzupassen, was Ihren Körper *noch mehr* aus dem Gleichgewicht bringt.

Wie sollen Sie also starke, gesunde Knochen ganz ohne Milch und Nahrungsergänzungsmittel aufbauen? Kurz gesagt, indem Sie unseren Richtlinien folgen! In Sachen Lebensmittelqualität garantiert Ihnen unser Ernährungsplan eine breite Palette an Mikronährstoffen sowie adäquate Mengen von Eiweiß und Fett, was einen gesunden und ausgeglichenen Hormonhaushalt fördert und systemische Entzündungen minimiert.*

LASSEN SIE DIE MUSKELN SPIELEN Für alle Überflieger haben wir einen Extratipp, um starke, gesunde Knochen aufzubauen – heben Sie etwas Schweres hoch. Körperliche Aktivitäten unter Gewichtsbelastung sowie Krafttraining werden seit Langem mit gesteigerter Knochendichte in Verbindung gebracht.[32] Die Tag für Tag einwirkenden Druckkräfte fordern unsere Knochen auf gesunde Art. Um strukturell mehr Last tragen zu können, reagieren unsere Knochen auf den Reiz, indem sie mehr stützende Substanzen aufbauen. Fordern wir unsere Knochen dagegen nicht auf diese Art und Weise (wenn wir viel sitzen oder bei unserem täglichen Übungsprogramm keine Gewichte einsetzen), werden sie allmählich verkümmern. Anders ausgedrückt: Fordern Sie sie oder verlieren Sie sie.

Doch auch wenn Sie allen unseren Empfehlungen folgen, werden Sie feststellen, dass Sie wahrscheinlich weniger Kalzium aufnehmen, als Sie der vorherrschenden Lehrmeinung zufolge sollten.

Wissen Sie was?

Das erscheint uns nicht so schlimm.

Bedenken Sie, dass es nicht ursächlich darum geht, wie viel Kalzium Sie aufnehmen. Auch weisen Studien darauf hin, dass Sie wahrscheinlich gar nicht so viel Kalzium brauchen, wie Sie denken[33], wenn Ihre Ernährung und Ihr

---

* Empfehlungen für Nahrungsmittelergänzungen siehe Kapitel 22.

Lebensstil gesunde, starke Knochen begünstigen (und wenn Sie unserem Plan folgen, ist das der Fall!).

Lassen Sie also die Milch weg, essen Sie Grünzeug, gehen Sie ab und zu in die Sonne, bewegen Sie sich regelmäßig und genießen Sie *sämtliche* Gesundheitsvorteile einer nährstoffreichen, entzündungshemmenden, hormonoptimierten Kost – wozu auch starke, gesunde Knochen gehören.

ABER WAS IST MIT …

Die Diskussion über Milch bringt immer eine Reihe von Fragen mit sich, die alle mit den Worten »Aber was ist mit …?« anfangen. Lassen Sie uns einige Optionen in Sachen Milch ansprechen und herausfinden, ob wir sie als gesunde Wahl einstufen oder eben nicht.

Was ist mit Weidemilch?

Im angelsächsischen Sprachraum nennt man Weidemilch *pastured milk* – doch lassen Sie sich dadurch nicht verwirren. *Pastured* klingt zwar ähnlich wie *pasteurisiert,* ist aber nicht dasselbe. *Pastured* bezieht sich darauf, wie das Tier gehalten wurde (meist draußen auf der Weide), und auf das Futter, das es bekommen hat (im Fall der Kühe Gras). Die Pasteurisierung hingegen ist ein Prozess, bei dem die Milch erhitzt und dann abgekühlt wird, um sie länger haltbar zu machen und das Wachstum von Mikroorganismen zu hemmen.

In einer natürlichen Umgebung gehaltene und mit natürlichem Futter ernährte Kühe sind grundsätzlich gesünder. Ein Produkt aus Weidemilch (im Idealfall biologisch) enthält einen höheren Anteil gesunder Fette wie konjugierte Linolsäuren (CLA) und Omega-3-Fettsäuren sowie ein ausgewogeneres Verhältnis von essenziellen Fettsäuren. Außerdem findet man in Weidemilch im Vergleich zu konventioneller Milch größere Mengen von Carotinoiden (eine Klasse von Antioxidantien) und den Vitaminen A und E. Schlussendlich enthält Weidevollmilch keine Überreste von Eiweißbestandteilen, die auf eine Fütterung auf Getreidebasis zurückgehen und problematisch für Menschen mit schweren Überempfindlichkeitsreaktionen gegenüber Getreide oder Gluten sein können.

Doch auch wenn die Milch von Kühen aus freier Weidehaltung stammt, wischt das nur *einige* unserer Bedenken vom Tisch. Biologisch erzeugte Weidemilch enthält noch immer dieselbe Laktose und dieselben Milchproteine,

Wachstumsfaktoren und Hormone wie konventionell produzierte Milch und ist von daher keine wirklich gesunde Option.

Was ist mit Rohmilch?

Verfechter der Rohmilch behaupten, dass rohe (nicht pasteurisierte) Milch die bessere Wahl darstellt, da durch den Pasteurisierungsprozess Enzyme (wie Laktase) zerstört werden, die dabei helfen, bestimmte Milchbestandteile zu verdauen. Doch abgesehen von diesem Aspekt *treffen all unsere anderen Vorbehalte auch auf die Rohmilch zu.*

Wenn Sie wild entschlossen sind, Milch zu konsumieren, stellt Rohmilch vielleicht eine »weniger schlechte« Wahl dar – doch falls Sie in den USA leben, wird es wahrscheinlich schwierig werden, welche zu bekommen, da der Verkauf von Rohmilch in vielen Bundesstaaten verboten ist.

Solche Anstrengungen scheinen uns – im Hinblick auf die Tatsache, dass Rohmilch immer noch nicht optimal für die Gesundheit ist – nicht der Mühe wert zu sein.

Was ist mit fermentierter Milch?

Produkte aus fermentierter Milch (wie Joghurt oder Kefir) weisen gegenüber herkömmlicher Milch einige Vorzüge auf. Da die in diesen Lebensmitteln enthaltenen Bakterien bereits einen beträchtlichen Teil der Laktose und Milchproteine abgebaut haben, sind sie im Allgemeinen besser verträglich.

Der am häufigsten erwähnte Vorteil fermentierter Milch sind die gesundheitsfördernden Bakterien, die dazu beitragen, das Gleichgewicht der Darmbakterien zu erhalten. Wahrscheinlich haben Sie schon von *Lactobacillus acidophilus* gehört, einer wegen ihrer positiven Eigenschaften bekannten Bakterienart, doch gibt es auch Dutzende anderer nützlicher Bakterien. (Dabei handelt es sich um einige der »verbündeten« Bakterien, auf die wir bei der Diskussion des »Nachtclubs« in Kapitel 6 hingewiesen haben.)

Obwohl Sie durch den Verzehr dieser Bakterien einige Vorteile erlangen können, erweist sich der Anlieferungsmechanismus möglicherweise als problematisch und auch die individuelle Verträglichkeit schwankt stark. Probieren Sie nach dem Whole30-Programm einfach aus, wie Ihnen ungesüßter Joghurt oder Kefir bekommen, doch stellen Sie sicher, dass er aus Weidemilch und biologisch produziert wurde. Konventionell hergestellter, gesüßter, fettreduzierter Joghurt macht Sie nicht gesünder – nicht einmal, wenn sich Früchte unten im Becher befinden!

Die gute Nachricht: Nützliche Bakterien können Sie nicht nur in Joghurt finden. Nicht pasteurisiertes Sauerkraut und Kimchi, Kombucha und fermentierter »Kefir« aus Kokoswasser sind (ebenso wie probiotische Nahrungsergänzungsmittel, falls angezeigt) gute Quellen für nützliche Darmbakterien, und das ganz ohne die potenziellen Nachteile der meisten Milchprodukte.*

> **DIE AUSNAHMEN** Sie haben vielleicht bemerkt, dass wir keine speziellen Bedenken gegen Milchfett zum Ausdruck gebracht haben. Vielmehr werden wir im Abschnitt »Besser für die Gesundheit« über Butter sprechen. Überrascht? Hören Sie sich das an – wissenschaftliche Studien, in denen Vollmilch mit fettreduzierter Milch verglichen wird, attestieren der Vollmilch bessere gesundheitliche Qualitäten. Das ist kein Freibrief für Vollmilch – diese Vorteile sind im Wesentlichen den gesundheitsfördernden Eigenschaften des Milchfetts geschuldet, dessen Verzehr wir in *seiner reinen Form* als Butterschmalz oder Ghee empfehlen. So enthält beispielsweise Bioweidebutter kaum noch (oder gar keine) Anteile der Proteinfraktionen, Wachstumsförderer oder Hormone, die man in Milch findet, doch viele nützliche Bestandteile wie Vitamin K2, konjugierte Linolsäuren (CLA) und sogar Omega-3-Fettsäuren.

Zusammenfassend ist die Frage nach den gesundheitlichen Qualitäten von Milch nicht einfach zu beantworten und hängt von vielen Faktoren ab, doch ziehen wir es vor, auf Nummer sicher zu gehen. Warum soll man etwas zu sich nehmen, das so viele potenzielle Nachteile aufweist – und das angesichts der Tatsache, dass man die für den Körper notwendigen Nährstoffe auch aus anderen, gesünderen Quellen beziehen kann?

Genau wie bei den anderen »weniger gesunden« Nahrungsmitteln empfehlen wir, die wissenschaftlichen Ergebnisse und unsere Erfahrungen mit dem Whole30-Programm mit einem kleinen Selbstversuch zu kombinieren. Verzichten Sie 30 Tage lang auf Milch und Milchprodukte und finden Sie so heraus, welche Wirkung Milchzucker und Milchproteine auf Sie haben. Die meisten unserer Kunden – insbesondere die von Akne, Allergien oder Asthma geplagten – verzeichnen eine deutliche Linderung ihrer Beschwerden, wenn sie auf Milch verzichten. Doch solange Sie es nicht selbst ausprobiert haben, werden Sie nie wissen, ob das auch auf Sie zutrifft.

---

* Mehr darüber in Kapitel 22, doch beachten Sie, dass im Fall einer Histaminintoleranz fermentierte Lebensmittel problematisch für Sie sein können, selbst wenn sie nicht aus Milch hergestellt wurden. Gehen Sie vorsichtig vor, wenn Sie fermentierte Lebensmittel in Ihre Kost einbauen.

KAPITEL 12:
WIE SICH ALLES AUFSUMMIERT

»*Ich war verunsichert und gehemmt, da ich an Vitiligo (Weißfleckenkrankheit, die sich in Form fleckiger, ›krank aussehender‹ weißer Verfärbungen zeigt) litt und Hände, Gesicht, Brust und andere Körperregionen betroffen waren. Ich ging davon aus, lebenslang Make-up auf die Flecken schmieren und Ewigkeiten bei der Lichttherapie verbringen zu müssen. Doch heute bin ich wirklich von den Socken – ich habe eine Autoimmunerkrankung, die meinem Arzt zufolge unheilbar ist, und trotzdem hatte ich seit meiner Whole30-Umstellung KEINE Schübe mehr!!!! Das Programm hat den Weg für grundlegende positive Veränderungen in meinem Familienleben geebnet. Danke!*«

Jessica G., Vancouver, Washington

Wir sind damit fertig, alle Lebensmittel und Getränke zu besprechen, von denen wir denken, dass sie Ihrer Gesundheit schaden. Aber noch nicht ganz.

Wir haben aufgezeigt, welche Probleme diese Lebensmittel verursachen können, wenn sie für sich allein verzehrt werden. Sie bringen unsere Psyche, die Hormone und den Darm durcheinander und fordern unser Immunsystem heraus – manchmal geschieht all dies gleichzeitig.

Doch wir essen diese Lebensmittel nicht getrennt voneinander.

Wir nehmen sie in verschiedensten Kombinationen zu uns.

Wir streichen Erdnussbutter auf Weizenvollkorntoast, dazu gibt es ein Glas Milch.

Wir essen Drei-Bohnen-Chili mit Sour Cream und Käse.

Wir essen zum Frühstück Frühstücksflocken mit Sojamilch, schmieren uns zum Mittagessen ein paar Sandwichs und essen abends Käsemakkaroni.

Die Auswirkungen dieser Lebensmittel auf unseren Körper und unser Gehirn summieren sich.

Insulinresistenz und Leptinresistenz entwickeln sich nicht über Nacht – das ist ein schleichender Prozess. Eine Mahlzeit allein führt nicht dazu, dass der Darm chronisch durchlässig wird – eine andauernd erhöhte Darmdurchlässigkeit braucht in der Regel Zeit, um sich zu entwickeln. Eine chronische systemische Entzündung stellt nicht immer einen Prozess dar, der sich beobachten lässt – sie vollzieht sich still, subtil und heimtückisch.

Unsere gesammelten Ernährungsgewohnheiten und ihre langfristigen Auswirkungen führen mitunter dazu, dass unsere Körpersysteme anfangen zu versagen.

Willkommen bei den Autoimmunerkrankungen.

WAS SIND AUTOIMMUNERKRANKUNGEN?

Im Normalfall greifen Ihre Immunzellen keine »körpereigenen« Zellen an. In bestimmten Situationen lassen sich die Immunzellen jedoch verwirren und attackieren Ihren eigenen Körper, was zu Schäden führt, die wir mit dem Begriff *Autoimmunerkrankungen*[1] bezeichnen.

Es gibt über 80 bekannte Autoimmunerkrankungen und noch weit mehr, von denen man vermutet, dass sie in diese Kategorie fallen. Zu den häufig betroffenen Organen und Geweben zählen Schilddrüse, Bauchspeicheldrüse, Nebennieren, rote Blutkörperchen, Epithelzellen (Arterien und Darm), Myelinscheide oder Nervenzellen, Haut, Muskeln und Gelenke. Zu den Autoimmunerkrankungen, von denen wir bereits einige erwähnt haben, gehören auch multiple Sklerose (MS), Lupus, Zöliakie, Hashimoto-Thyreoiditis, Morbus Basedow, rheumatoide Arthritis, Diabetes Typ 1 sowie perniziöse Anämie.

NOCH EINMAL: EPIGENETIK Man nimmt an, dass sich die meisten Autoimmunerkrankungen aus der Interaktion eines Umweltfaktors mit einer bestimmten erblichen Komponente entwickeln.[2] Das bringt uns zurück zur Epigenetik – falls Sie die genetische Anlage für Zöliakie haben, aber niemals mit Gluten in Berührung kommen, sind Ihre Chancen, diese Krankheit zu bekommen (und unter ihren Symptomen zu leiden), minimal bzw. nicht existent. Ob sich aus einer genetischen Prädisposition wirklich eine Autoimmunerkrankung entwickelt, hängt u. a. von Umweltfaktoren, Infektionskrankheiten und Stress ab – doch die größte Rolle hierbei *könnte* die Ernährung spielen.

IM DARM FÄNGT ALLES AN

Wissen Sie noch, wie wichtig es ist, eine adäquate Barriere zwischen »draußen« und »drinnen« aufrechtzuerhalten? Und dass wir schlussendlich mit einem »durchlässigen Darm« dastehen, wenn diese Barriere geschädigt wird?

Infolge der erhöhten Darmdurchlässigkeit können Bakterien und ihre Gifte, unverdaute Nahrungspartikel und Abfallstoffe aus dem Darm in den Blutstrom übertreten.

Denken Sie daran, dass 70 bis 80 Prozent unseres Immunsystems im Darm lokalisiert sind.

Trifft diese Verteidigungsarmee von Immunzellen im Körperinneren auf Substanzen, die dort nicht hingehören, erfolgt eine Reaktion. Und zwar eine starke.

Nun ist der »fremde Eindringling« vielleicht nur ein Stückchen nicht vollständig verdautes Hühnereiweiß, das sich zufällig durch die Darmbarriere in den Körper gemogelt hat. Ein durchlässiger Darm zwingt das Immunsystem dazu, Dinge zu attackieren, die mitunter völlig harmlos sind (wie eine nützliche Eiweißquelle) – wenn sie denn dort bleiben würden, wo sie hingehören. Doch da sie das nicht tun, identifiziert das Immunsystem nun das Hühnereiweiß als »fremd« und greift es an.

Dies ist eine der Theorien über die Entstehung von Nahrungsmittelallergien.

Ein durchlässiger Darm ermöglicht es teilweise verdauter Nahrung, an Orte zu gelangen, wo sie nicht hingehört. So wird eine Immunantwort ausgelöst und möglicherweise auch eine Überempfindlichkeitsreaktion auf ein im Grunde gesundes Lebensmittel.

Es ist eindeutig, dass das Leaky-Gut-Syndrom im Zusammenhang mit immunvermittelten Problemen im Körper steht. Wie sich dies auf die *Autoimmunität* übertragen lässt, ist weniger gut erforscht. Die bis heute am intensivsten untersuchte Theorie (noch in der Erforschung) bezieht einen zusätzlichen Mechanismus mit ein, die »molekulare Mimikry«: Danach sieht etwas *Fremdes* etwas *Körpereigenem* sehr ähnlich.

Sehen Sie, bestimmte Teile von Proteinen, die von verschiedenen Lebensmitteln und Infektionserregern stammen, gleichen Bauteilen verschiedener körpereigener Proteine. (Erinnern Sie sich an die maskierten bösen Buben an der Eingangstür zum Club?) Die Theorie geht davon aus, dass die Immunzellen im Körperinneren möglicherweise verwirrt werden, wenn Sie auf fremde

Eindringlinge treffen, die körpereigenen Stoffen sehr ähnlich sehen. Eventuell greifen sie dann *uns* anstelle des fremden Eindringlings an. Dieses Szenario ist sehr viel wahrscheinlicher, wenn Ihr Immunsystem bereits dadurch überlastet und gestresst ist, dass es sich mit all den Substanzen beschäftigen muss, die über Ihre Nahrung in den Körper gelangen und nicht dort bleiben, wo sie hingehören.

MOLEKULARE MIMIKRY Bei Zöliakie sieht ein bestimmter Teil des Weizenproteins einem speziellen Virus sehr ähnlich, der wiederum einem speziellen Darm-Eiweiß stark ähnelt.[3] Infolge dieser Mimikry wird das Immunsystem dazu veranlasst, den *Darm* anzugreifen, sobald das betreffende *Weizenprotein* gegessen wird. Eine ähnliche Mimikry führt bei genetisch dafür anfälligen Menschen zu rheumatoider Arthritis, da das Immunsystem die Gelenke angreift (und zwar unter Beteiligung eines in Getreide und Hülsenfrüchten vorliegenden Eiweißes bzw. von Teilen des Epstein-Barr-Virus bzw. von in Gelenken vorliegenden Kollagenbestandteilen). Bei Diabetes Typ 1 ahmen Casein (Milchprotein) und andere virale Proteine bestimmte Eiweiße in den Betazellen der Bauchspeicheldrüse nach. Sie bringen die Immunzellen dazu, diese Betazellen anzugreifen und zu zerstören, wodurch der Körper nicht mehr in der Lage ist, ausreichend Insulin für die Kontrolle des Blutzuckerspiegels zu produzieren.

Theoretisch kann sich aus einem durchlässigen Darm ein verwirrtes Immunsystem und daraus eine Autoimmunerkrankung entwickeln.[*]

Die gute Nachricht besteht darin, dass die meisten dieser kumulativen Auswirkungen – die ungesunde psychologische Reaktion, die Stoffwechselstörungen, die Darmdurchlässigkeit, die systemischen Entzündungen und vielleicht sogar die Symptome der Autoimmunerkrankung selbst – in der Mehrzahl der Fälle *hochgradig reversibel* sind.[4]

Die Wiederherstellung guter Gesundheit beginnt mit dem Essen.

---

[*] Darmbakterien spielen bei diesem Prozess wahrscheinlich ebenfalls eine bedeutende Rolle, doch steht die Forschung hierzu noch am Anfang.

BESSER FÜR
DIE GESUNDHEIT

KAPITEL 13:
FLEISCH, FISCH, MEERESFRÜCHTE UND EIER

»Mein Siebenjähriger bekam mit vier Jahren die Diagnose autistoide Entwicklungsstörung. Er war schon immer verhaltensauffällig (Schreien, Wutanfälle, Schlagen seiner Geschwister, Selbstverletzungen) und ich habe alles Mögliche versucht, um das zu ändern – unter anderem nahm ich an Elternschulungen teil, da ich dachte, ich würde etwas falsch machen. Im Dezember 2011 stießen mein Mann und ich auf Whole30. Innerhalb nur weniger Tage hatte ich ein völlig anderes Kind! Eines Morgens wachte er mit einem Lächeln im Gesicht auf, war sehr verträglich und setzte sich sogar hin und machte seine Hausaufgaben, ohne dabei zu quengeln oder zu protestieren. Wir sind so glücklich über die Auswirkungen auf unsere gesamte Familie, dass wir weiterhin Clean Food essen, und wir schildern jedem, der uns zuhört, das Programm in leuchtenden Farben.«

Nicole L., Corona, Kalifornien

Gewöhnlich fangen die Leute an diesem Punkt an, sich zu fragen, was zum Teufel sie denn überhaupt noch essen sollen. Wir versichern Ihnen, dass es für Sie jede Menge Nahrungsmittel gibt! Lassen Sie uns jetzt über diejenigen sprechen, die *allen vier* Kriterien für gesundes Essen entsprechen – also die Lebensmittel, die sich auf Ihrem Teller befinden sollten. (Denken Sie nicht, dass es sich dabei einfach nur um die übrig gebliebenen Produkte handelt – jede Gruppe dieser Nahrungsmittel hat auch spezielle Eigenschaften, die sich positiv auf Ihre Gesundheit auswirken.)

> **MACHEN SIE'S WIE WIR** Vielleicht möchten Sie sich die detaillierte Einkaufsliste (inklusive unserer Empfehlungen für die »beste Wahl«) von unserer Homepage herunterladen, bevor Sie diesen Abschnitt durchblättern. Sie finden sie unter whole30.com/pdf-downloads.

Mitunter bezeichnet man unsere Art der Ernährung als »radikal«. (Und das ist noch nett formuliert – ziemlich oft hören wir auch »plemplem«.) Doch wenn Sie sich die Lebensmittel, die Sie unserer Meinung nach gesünder machen, einmal genau ansehen – wie radikal ist das wirklich?

Wir möchten, dass Sie Fleisch, Fisch, Meeresfrüchte und Eier essen. Sie wissen schon – das, was Ihre Ururgroßeltern gegessen haben, etwa Rindfleisch, Hühnchen und Fisch. Sie brauchen weder Leber noch Zunge zu essen (aber Sie dürfen, wenn Sie möchten) und wir ermutigen Sie nicht dazu, zum reinen Fleischfresser zu mutieren. Doch in jede Mahlzeit qualitativ hochwertiges, nahrhaftes Eiweiß einzubinden, scheint uns nicht allzu radikal zu sein.

Wir möchten, dass Sie dieses Eiweiß durch viel pflanzliche Nahrung ausgleichen, und zwar durch Gemüse und Früchte. Sie brauchen nicht auf selbst gepressten Saft zu setzen oder supergrüne Pillen einzunehmen oder eine Tagesmahlzeit durch einen Smoothie zu ersetzen – wir wollen nichts anderes, als dass Sie Ihr Gemüse essen. Und ein Ernährungsplan, der den Verzehr einer breiten Palette von nährstoffreichem Gemüse und Obst empfiehlt, ist auch nicht so ungewöhnlich, oder?

Abschließend werden wir gesunde Fette in Ihre Mahlzeiten einbinden. Nicht die im Fast-Food-Cheeseburger enthaltenen Fette, nicht die aus Samenöl und auch keine Fette aus butterähnlichen künstlichen Lebensmitteln. Nein, Fett aus gesunden Quellen, das Sie mit Energie versorgt und Ihren Stoffwechsel in Schwung hält. Das klingt auch nicht gerade übermäßig verrückt, oder?

Wenn Sie diesen Teil lesen, vergessen Sie alles, was Sie *nicht mehr essen* werden.

**Denken Sie stattdessen an all die Dinge,
die Sie zu *essen bekommen* werden.**

Leckere, naturbelassene Lebensmittel und so reich an Nährstoffen, wie es die Natur vorgesehen hat. Mahlzeiten, die sättigen und dafür sorgen, dass Sie satt, zufrieden und gut ernährt sind – und nicht hungrig und voller unbefriedigter

Gelüste. Nahrung, die ein gesundes Verhältnis zum Essen fördert, Ihre Hormone im Gleichgewicht hält, Ihren Darm gesunden lässt und Entzündungsreaktionen minimiert.

In unseren Ohren klingt das völlig zurechnungsfähig und vernünftig.

TIERISCHES EIWEISS

Die erste Kategorie von Lebensmitteln, die Sie gesünder machen, schließt Fleisch, Fisch, Meeresfrüchte und Eier ein – alles reiche Eiweißquellen, doch ohne irgendeinen der Nachteile vegetarischer Eiweißquellen wie Kidneybohnen, Vollkorn und Tofu.[*]

Sie erinnern sich daran, warum wir ausreichend Eiweiß brauchen, nicht wahr?

Es ist unerlässlich für das Wachstum und die Wiederherstellung von Haut, Haar, Sehnen, Bändern und Muskeln, es hilft Ihnen dabei, sich von allgemeinen Tätigkeiten und körperlichem Training zu erholen, und es wird für die Produktion von Hormonen, Enzymen, Neurotransmittern und Antikörpern benötigt.

> **DIE KOMPLETTE GESCHICHTE** Proteine bestehen aus Aminosäuren. Davon gibt es 21 und neun von ihnen sind »essentiell« (lebensnotwendig; der Körper kann sie nicht selbst herstellen) und müssen über die Nahrung aufgenommen werden. Bei einem *kompletten (vollwertigen) Protein* handelt es sich um eine Eiweißquelle, die alle essentiellen Aminosäuren in zweckmäßiger Menge und Proportion enthält. Alle tierischen Eiweißquellen sind komplett, die meisten pflanzlichen dagegen nicht.

Abgesehen davon, dass es unsere physiologischen Bedürfnisse erfüllt, ist Eiweiß von allen Makronährstoffen der am stärksten sättigende.[1] Während des Verdauungsprozesses signalisiert komplettes Eiweiß Ihrem Gehirn, dass Sie aufhören können zu essen, da Sie satt und gut ernährt sind. Mahlzeiten und Zwischenmahlzeiten mit einer angemessenen Menge an komplettem Eiweiß helfen Ihnen dabei, maßvoll zu essen, das Hungergefühl effektiv hinauszuschieben und ein gesundes Körpergewicht[2] zu halten.

---

[*] Detaillierte Empfehlungen für Vegetarier oder Veganer finden Sie in Kapitel 21.

FLEISCH, FISCH, MEERESFRÜCHTE UND EIER

Was ist eigentlich mit »tierischen Eiweißquellen« gemeint? Hier sind einige gängige Beispiele (aber keine erschöpfende Aufstellung).

Quellen für tierisches Eiweiß	Beispiele
Fleisch: Wiederkäuer	Rindfleisch, Büffel/Bison, Rothirsch, Lamm, Reh, Elch, Ziege
Fleisch: Geflügel	Huhn, Ente, Pute, Fasan, Strauß, Wachtel
Fleisch: Anderes	Schwein, Wildschwein, Kaninchen/Hase
Fisch und Meeresfrüchte	Fisch, Weichtiere (Tintenfisch, Oktopus, Jakobsmuscheln, Venusmuscheln, Miesmuscheln, Austern), Krustentiere (Krebse, Krabben, Garnelen, Hummer, Langusten)
Eier	in der Regel Hühnereier
Verschiedenes: Innereien	Leber, Zunge, Niere, Herz, Bries etc.
Verschiedenes: Knochen	Mark, Knochenbrühe

KÖSTLICHE BRÜHE Obwohl Knochenbrühe keine besonders reiche Proteinquelle darstellt, enthält sie dennoch wertvolle Aminosäuren, die man selbst in großen Mengen an Muskelfleisch nicht findet. Außerdem gilt sie als hervorragende Quelle für Vitamine und Mineralstoffe, darunter Kalzium und Magnesium, sowie für Heilstoffe im Verdauungstrakt wie Gelatine (Kollagen). In Anhang A finden Sie mehrere köstliche Rezepte für Knochenbrühen.

Allerdings wird Fleisch nicht immer auf dieselbe Art »produziert«. Wenn wir die Qualität unserer tierischen Eiweißquellen beurteilen, gilt es, vor allem zwei Dinge zu berücksichtigen.

Hierauf kommt es an: wie das Tier gehalten wurde und was es zu fressen bekommen hat.

Beide Faktoren tragen entscheidend zur Gesundheit des Tieres, zur Qualität seines Fleisches und schlussendlich zu Ihrer Gesundheit bei.

NATÜRLICH VERSUS INDUSTRIELL

Artgerecht gehaltene Tiere, die ein normales soziales und biologisches Verhalten an den Tag legen dürfen, sind gesünder und benötigen weniger medizinische Maßnahmen. Im Hinblick auf Kühe bedeutet dies, dass sie auf einer Weide grasen dürfen. Im Hinblick auf Hühner und Schweine, dass sie freien, uneingeschränkten Zugang zu Grün- und Weideland haben. Tiere, die in einer natürlichen Umgebung wirklich »ökologisch« (in zertifizierten oder anderweitig ausgewiesenen Betrieben) gehalten werden, bekommen weder Wachstumshormone noch vorbeugende Antibiotika oder andere potenziell toxische Substanzen und sind Pestiziden, Düngemitteln, Schwermetallen und anderen Umweltgiften weniger stark ausgesetzt.

NATÜRLICH NATÜRLICH! Die Bezeichnung »natürlich«[3] wird bei der Lebensmittelkennzeichnung und von der Werbung kräftig überstrapaziert. Damit soll ausgedrückt werden, dass diese Produkte nur minimal verarbeitet sind und keine künstlichen Inhaltsstoffe aufweisen, doch gibt es hierfür keine gesetzlichen Vorgaben. Wir benutzen den Terminus wortgetreu, um den Lebensraum und das Nahrungsangebot zu beschreiben, zu denen diese Tiere in der Natur Zugang hätten.

Wenn der Landwirt Wert darauf legt, seine Tiere in einer natürlichen und gesunden Umgebung zu halten, gesteht er ihnen in der Regel auch ihr natürliches Futter zu. Das bedeutet, dass Kühe und Schafe (Wiederkäuer) Gras fressen, Hühner und Schweine (Allesfresser) nach Wurzeln, Samen, Insekten, Würmern, Blättern und Gräsern suchen und sich Fische von Krill, Plankton, Algen und anderen Wasserlebewesen ernähren. Diese Tiere sind nicht nur gesünder als andere, ihr Fleisch ist es auch (und zwar messbar[4]). Im Vergleich mit industriell produziertem Fleisch enthält es mehr Vitamine, Mineralstoffe und gesunde Fette sowie weniger Umweltgifte. Da die Tiere gesünder sind und aus freier Weidehaltung stammen, ist es auch sehr viel weniger wahrscheinlich, dass sie über ihr Fleisch das gesundheitsschädliche Bakterium *Escherichia coli (E. coli)*[7] übertragen.

GESUNDE LEBENSMITTEL ERKENNEN

Sie sind nicht sicher, woran Sie erkennen können, ob das Fleisch oder die Eier[5] auf Ihrem Teller von einem artgerecht gehaltenen und gefütterten Tier stammt? Halten Sie nach Bezeichnungen wie *Grasfütterung, Weidehaltung, Biozertifizierung, frei von Hormonen und Antibiotika* und *Wildfang*[6] Ausschau. Fehlen diese, können Sie davon ausgehen, dass Ihr Fleisch oder Fisch, Ihre Meeresfrüchte oder Eier aus industrieller Produktion stammen.

Leider kommt der Löwenanteil der in den USA verkauften Menge an Fleisch, Fisch und Eiern nicht aus gesundheitsbewussten Kleinbetrieben. Ganz im Gegenteil stammen erschreckende 99 Prozent[8] der dortigen Nutztiere aus der Massentierhaltung und werden wie am Fließband großgezogen und geschlachtet. In Deutschland liegt die Quote bei 98 Prozent.

Auf Massentierhaltung[9] ausgelegte Betriebe haben weder die grünen Weiden noch die pittoresken Scheunen, die sich die meisten von uns vorstellen, wenn sie an einen Bauernhof denken. Stattdessen handelt es sich um riesige Fertigungsanlagen, die große Mengen an Nahrung herstellen, wobei kaum oder keine Rücksicht auf die Gesundheit der Tiere oder der Verbraucher genommen wird.

In der Massentierhaltung werden den Tieren nicht einmal die grundlegenden Parameter ihrer natürlichen Umgebung zugestanden. Sie werden auf engem Raum eingesperrt (häufig drinnen, in Ställen oder Käfigen eingepfercht), ohne Platz zum Bewegen oder für artgerechte Verhaltensweisen und mit minimalem (oder keinem) Zugang zu Sonnenlicht und frischer Luft.

Aufgrund ihrer beengten und unhygienischen Lebensbedingungen verabreicht man den Tieren Antibiotika, um präventiv Krankheiten abzuwenden. Je nach Tierart bekommen sie mitunter auch Hormone, damit sie schneller wachsen. Schlussendlich sind sie durch ihre Umgebung und ihr Futter häufig Umweltgiften wie Pestiziden, Herbiziden und Schwermetallen ausgesetzt.

In unserem gewinnorientierten System der Massentierhaltung bekommen die Tiere ein Futter, das sie schnell wachsen und Fett ansetzen lässt – bei niedrigen Futterkosten. Es besteht vorrangig aus industriell produzierten landwirtschaftlichen Grunderzeugnissen wie Mais, Sojabohnen und Getreide und enthält unappetitliche »Füllstoffe« wie Federn, Fleisch von anderen Tieren und weitere tierische Nebenprodukte sowie Abfall, z. B. Hühnermist. (Ja, wirklich. Hühnermist.)

Erinnern Sie sich an das alte Sprichwort: »Man ist, was man isst«? Dem lässt sich eigentlich nichts hinzufügen.[10]

NEHMEN SIE EINFLUSS ÜBER IHRE KAUFKRAFT

Wir können unmöglich guten Gewissens eine industrialisierte, gewinnorientierte und viele Dinge verheimlichende Tierproduktion gutheißen, die keinerlei Rücksicht auf die Tiere, die Arbeitskräfte, unsere Umwelt und unsere Gesundheit nimmt. Wir würden es sehr gern sehen, wenn Sie alle die Webseite *Sustainable Table* (www.sustainabletable.org) besuchen oder die Dokumentation *Food, Inc.* anschauen und sich danach ganz sicher sofort von der Massentierhaltung abwenden würden. Aber wir verstehen gut, wenn das für Sie im Moment zu viel ist, gerade im Hinblick auf die von uns empfohlenen, ebenfalls herausfordernden Veränderungen in Ihrer Ernährung. Wir hoffen ganz einfach, dass Sie diese Dinge mithilfe der in unserem Buch genannten Quellen weiterhin verfolgen und sich lieber früher als später für eine lokale, humane, ethische und verantwortungsbewusste Landwirtschaft starkmachen – nicht zuletzt durch Ihre Einflussnahme, wenn Sie Ihr Geld für den Kauf entsprechender Nahrungsmittel aufwenden.

TIERISCHES EIWEISS – DAS MÜSSEN SIE BEACHTEN

Durch die Bedingungen der Massentierhaltung und das verabreichte Futter ist das Fleisch der betreffenden Tiere weniger reich an Mikronährstoffen und stärker kontaminiert als das ihrer auf natürliche Weise gehaltenen und gefütterten Artgenossen. Dennoch können Sie einiges tun, um die negativen gesundheitlichen Auswirkungen von Fleisch aus der Massentierhaltung abzuschwächen.

Zunächst einmal sollten Sie zu den magersten Stücken greifen und alles sichtbare Fett entfernen. Die in industriell produziertem Fleisch enthaltenen Rückstände (etwa aus Pestiziden, Insektiziden, Futtermittelzusatzstoffen, Hormonen und Antibiotika) sind häufig fettlöslich – was bedeutet, dass sie im Fettgewebe der Tiere gespeichert sind. Verzehren wir das Fett dieser Tiere, nehmen wir auch diese Toxine auf. Diese Rückstände können uns Menschen in Abhängigkeit von ihrer Menge gefährlich werden (je mehr wir aufnehmen, desto größer das potenzielle Risiko). Indem Sie von konventionell erzeugtem Fleisch nur magere Stücke kaufen und alles sichtbare Fett entfernen, verringern Sie Ihre Gefährdung durch diese potenziell schädigenden Substanzen. Doch erlauben Sie uns eine kritische Anmerkung dazu.

Es geht nicht um das Fett an sich.

Sie werden aus einem späteren Kapitel ersehen, dass wir keine Angst vor Fett haben und Ihnen auch nicht vorschlagen, künftig *nur noch* mageres Fleisch zu essen. Uns stören lediglich die *Toxine*, die in Fleisch aus der Massentierhaltung unweigerlich mit dabei sind. Wenn Sie jedoch Fleisch essen, dass zu 100 Prozent bio ist und aus Weidehaltung stammt, spricht ganz und gar nichts gegen ein fettreiches Rib-Eye-Steak! Das Fett artgerecht gehaltener und gefütterter Tiere hat viele gesundheitsfördernde Eigenschaften und enthält keinen einzigen der *Massentierhaltung geschuldeten Schadstoffe*. Und wir sind der Überzeugung, dass Sie ein solches Fett wirklich gesünder macht.

VITAMINE, MINERALSTOFFE, FLEISCH

Warten Sie mal – Sie haben doch Bedenken, all dieses gesättigte Fett zu essen, oder etwa nicht? Das haben wir uns schon gedacht. Wissen Sie noch, dass wir Sie bereits davor gewarnt haben, die im Essen vorkommenden Nährstoffe allzu sehr zu vereinfachen? Nun, so wie Milch nicht *nur* Kalzium enthält und Vollkorn nicht *nur* Ballaststoffe, besteht auch rotes Fleisch nicht *nur* aus gesättigtem Fett! Viele Leute denken bei Fleisch, Fisch, Meeresfrüchten und Eiern zunächst an Eiweiß (oder an Lieferanten für gesättigtes Fett) – aber wussten Sie, dass »Fleisch« auch eine reiche Quelle für Mikronährstoffe darstellt, von denen wir einige *nicht effizient* durch pflanzliche Nahrung beziehen können? Jegliche Art von Fleisch enthält die am besten bioverfügbare Form von Vitamin B12 (ein für die Gesundheit wesentlicher Nährstoff) sowie von Eisen (Hämeisen genannt). Diese Art von Eisen bzw. eine adäquate Menge an B12 finden Sie einfach nicht in Pflanzen – noch ein Grund, ein weiteres Steak auf den Grill zu legen. (Und nein, wir haben Ihre Bedenken nicht vergessen. Wir werden sehr bald detailliert über gesättigtes Fett sprechen.)

Um einige Ihrer Bedenken in Sachen Fleisch zu zerstreuen, möchten wir Ihnen ans Herz legen, verschiedene Quellen für tierisches Eiweiß zu nutzen. Unserer Meinung nach sollten Sie nicht zu jeder Mahlzeit Rib-Eye-Steaks essen, sieben Tage pro Woche, *selbst* wenn es sich um Biofleisch aus Weidehaltung handelt.

Verschiedene Fleischsorten enthalten auch verschiedene Vitamine und Mineralstoffe – je stärker Sie also für Abwechslung sorgen, desto besser stehen Ihre Chancen, sich die gesamte Palette der Mikronährstoffe zu erschließen, die Sie gesünder machen. Wenn Sie bestimmte Fleischsorten nicht mögen, ist das auch in Ordnung – es stehen Ihnen dennoch viele andere Möglichkeiten offen.

WAS IST MIT EIERN (UND CHOLESTERIN)?

Zwei der uns am häufigsten zu Ohren kommenden Fragen lauten: »Kann ich täglich Eier essen?«, und: »Wie viele Eier darf ich essen?«
Die Antworten lauten »*Ja*« und »*in vernünftiger Menge*«.
Das bedarf der Erklärung.
Die Bedenken in Bezug auf Eier beziehen sich meist auf das Eigelb und werden von gesundheitsbewussten Leuten gehegt, die sich Sorgen um ihre Cholesterinaufnahme machen. Ihnen wurde immer wieder gesagt, dass Eier Cholesterinbomben sind, dass das im Körper enthaltene Cholesterin primär aus ihrem Essen stammt und dass Cholesterin per se »schlecht« ist.
Lassen Sie uns mit einigen Irrtümern zum Thema Cholesterin aufräumen.

DEFINITION VON CHOLESTERIN Cholesterin wird mit dem Blutstrom transportiert, und zwar im Schlepptau von sogenannten *Lipoproteinen*. Diese Strukturen bilden mit den Cholesterinmolekülen bestimmte Komplexe. Wir gehen jede Wette ein, dass Sie schon von diesen Lipoprotein-Cholesterin-Komplexen gehört haben, doch kennen Sie sie wahrscheinlich unter ihren allzu sehr vereinfachten Abkürzungen wie LDL (Lipoprotein niederer Dichte) oder HDL (Lipoprotein hoher Dichte). Sprechen Ärzte über LDL oder HDL, beziehen sie sich jedoch genau genommen auf den Lipoprotein-Cholesterin-Komplex, der korrekterweise als LDL-C oder HDL-C abgekürzt werden sollte.

Zunächst einmal sollten Sie Eier nicht auf ihren Cholesteringehalt reduzieren – Eier sind *mehr als nur Cholesterin*. Sie sind mit Proteinen vollgepackt – davon befindet sich die eine Hälfte im Eiweiß, die andere im Eigelb. Eier von Weide-Freiland-Hühnern liefern allein über das Eigelb mehr als ein Dutzend essenzieller Nährstoffe, darunter die Vitamine A, B12, D und E, Cholin (für ein gesundes Gehirn), Omega-3-Fettsäuren und Lutein (gut für die Augen).

Abgesehen davon birgt ein großes Eigelb tatsächlich fast 200 mg Cholesterin. Laut der gängigen Meinung erhöht jemand, der täglich Eier mit hohem Cholesteringehalt isst, dadurch seinen Cholesterinspiegel im Blut, was Herzerkrankungen und Schlaganfall Vorschub leistet.

Das ist ein Beispiel dafür, dass etwas, was *richtig klingt* (Aufnahme von Cholesterin über die Nahrung führt zu höherem Cholesterinspiegel), nicht sachlich korrekt sein muss.

Der Blutcholesterin- und Lipoproteinspiegel wird durch sehr viel mächtigere Einflussgrößen als das in Ihrer Nahrung enthaltene Cholesterin kontrolliert. Tatsächlich stellt Ihr Körper den Löwenanteil Ihres Blutcholesterins selbst her: In Abhängigkeit von Ihrer Gesundheit und Ernährung produziert Ihre Leber drei- bis zehnmal so viel Cholesterin, wie Sie über die Nahrung aufnehmen.[11] Und was bringt Ihren Körper dazu, so ungewöhnlich große Mengen an Cholesterin zu produzieren?

Übermäßige Aufnahme von Kohlenhydraten und systemische Entzündung, lautet die Antwort.

Wenn wir infolge unserer Ess- und Lebensgewohnheiten systemische Entzündungen im Körper anheizen, sieht sich unsere Leber gezwungen, mehr und mehr Lipoproteine und Cholesterin zu bilden. So versucht sie, den Entzündungszustand unter Kontrolle zu behalten, Infektionen abzuwehren und geschädigtes Gewebe zu reparieren. Außerdem steigen die Cholesterinwerte signifikant an, wenn wir unter körperlichem oder seelischem Druck stehen – denn Cholesterin stellt eine wichtige Vorstufe von Cortisol dar. (Erinnern Sie sich noch an das »Stresshormon« Cortisol?) Erhöhter Stress gleich erhöhte Produktion von Cortisol gleich erhöhte Produktion von Lipoprotein und Cholesterin.

Wenn Ihnen Ihr Arzt nun sagt, Sie hätten erhöhte Cholesterinwerte, müssen Sie sich vor Augen führen, dass der Löwenanteil Ihres Gesamtcholesterins von Ihrem Körper selbst hergestellt wird. Was fällt nun mehr ins Gewicht: wenn Sie pro Tag keine drei Eier essen oder Veränderungen vornehmen (Bekämpfung der systemischen Entzündung und Vermeidung einer übermäßigen Kohlenhydrataufnahme), um die körpereigene Cholesterinproduktion drastisch zurückzufahren?

Das war natürlich eine rhetorische Frage.

> **STATIN-THERAPIE** Viele Ärzte empfehlen, erhöhte Blutcholesterinspiegel mithilfe von Statinen (Cholesterinsenkern) zu behandeln. Statine reduzieren das Cholesterin, doch *wie genau* funktionieren sie? Sie beeinflussen die Synthese von Cholesterin … und *reduzieren systemische Entzündungen*! Natürlich können Sie Letzteres auch erreichen, indem Sie ganz einfach Ihre Ernährungsgewohnheiten umstellen – und lebenslang darum herumkommen, Medikamente mit ernsthaften Nebenwirkungen einnehmen zu müssen. In unseren Ohren klingt das nach der besseren Option.

Darüber hinaus ist Cholesterin nichts Schlechtes, sondern für unsere Hormonproduktion und Zellstruktur notwendig. Für die Produktion von Hormonen wie Cortisol, Östrogen und Testosteron brauchen Sie Cholesterin, außerdem zur Vitamin-D-Bildung, zum Aufbau und zur Reparatur der Zellwände und um verdauungsfördernde Gallensäure und -salze zu bilden. Zudem ist Cholesterin für die normale Funktion der Nervenzellen unerlässlich, wozu auch die im Gehirn zählen.

Unser Ziel kann es daher nicht sein, das Cholesterin auf null herunterzufahren; tatsächlich sind zu niedrige Cholesterinspiegel ziemlich ungesund und erhöhen Ihr Risiko für verschiedene Gesundheitsstörungen, u. a. Krebs, Depression, Schlaganfall und Angstgefühle. Nein, das Ziel liegt vielmehr im Erreichen eines angemessenen Cholesterinspiegels, mit Werten, die ein geringes Risiko für Zivilisationskrankheiten und -leiden aufweisen.

Auf dem Papier könnte das allerdings immer noch nach »hohen Cholesterinwerten« aussehen.

Hohe Cholesterinwerte sind nicht immer ein Krankheitsindikator. Wie bei allem anderen auch kommt es auf den Zusammenhang an.

Die Diagnose »hoher Cholesterinwert« bezieht sich auf die Messung der im Blut zirkulierenden Gesamtcholesterinmenge. Im Gegensatz dazu ist die Messung der Cholesterin- und Lipoproteinspiegel komplizierter, ebenso die Interpretation der betreffenden Messwerte und die Schlussfolgerungen über Ursache und Wirkung. Einige Biomarker, wie etwas das erhöhte Gesamtcholesterin oder hohe LDL-Cholesterinwerte, stehen *tatsächlich* mit einer gesteigerten Häufigkeit von Herz-Kreislauf-Erkrankungen in Verbindung. Aber das bedeutet nicht, dass das Cholesterin im Blut Herz-Kreislauf-Erkrankungen verursacht! Außerdem verhält es sich so, dass erhöhte Gesamtcholesterinwerte ein Warnzeichen für Krankheiten darstellen *können*, dies aber nicht zwangsläufig *müssen*!

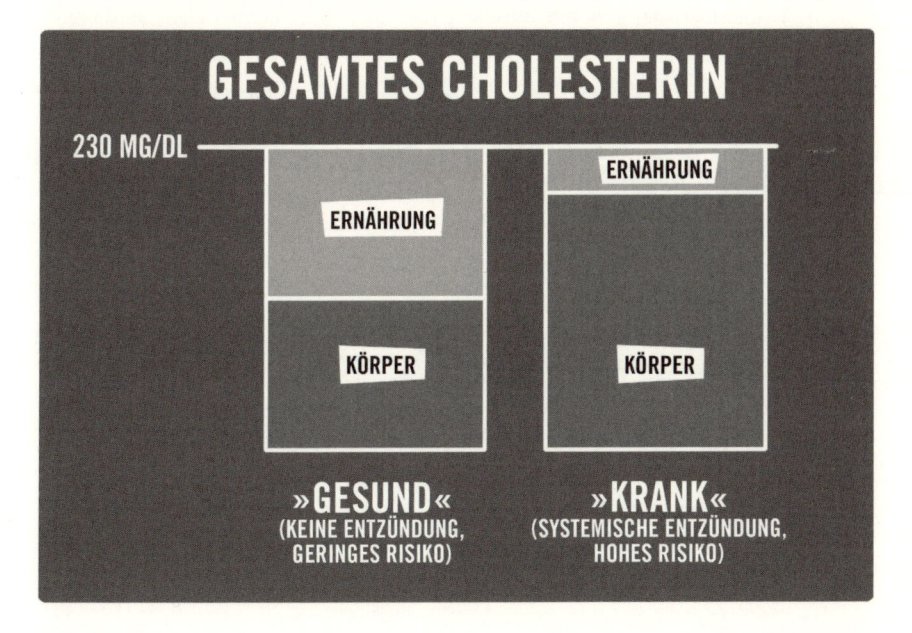

GESAMTES CHOLESTERIN

230 MG/DL

ERNÄHRUNG

KÖRPER

»GESUND«
(KEINE ENTZÜNDUNG,
GERINGES RISIKO)

ERNÄHRUNG

KÖRPER

»KRANK«
(SYSTEMISCHE ENTZÜNDUNG,
HOHES RISIKO)

Angenommen, Ihr Gesamtcholesterinspiegel liegt bei 230 mg/dl (230 Milligramm Cholesterin pro Deziliter Blut). Wenn Sie nicht an einer systemischen Entzündung leiden und Ihre HDL-Cholesterinwerte hoch bzw. Ihre Triglyzeridwerte niedrig sind,[12] dürfen Sie davon ausgehen, dass Sie allgemein gesund sind und ein nur geringes Risiko für eine Herzerkrankung aufweisen, obwohl Ihr Gesamtcholesterin »grenzwertig hoch« ist. In diesem Beispiel könnte ein Teil des »hohen« Cholesterins auf das Konto Ihrer Ernährung gehen, doch stellt das kein Problem dar!

Wird ein Gesamtcholesterinspiegel von 230 allerdings von systemischer Entzündung, niedrigen HDL-Cholesterin- und hohen Triglyzeridwerten begleitet, sieht die Sache völlig anders aus – und dazu kann es auch kommen, wenn Sie *überhaupt kein* Cholesterin über die Nahrung aufnehmen. In diesem Fall sind Sie durch das hohe Gesamtcholesterin einem erhöhten Risiko für Herzerkrankungen und Schlaganfall ausgesetzt.

Es kommt auf den Zusammenhang an.

Nur das Gesamtcholesterin zu messen, ist so ähnlich, wie eine Filmvorschau anzusehen – Sie haben danach zwar eine grobe Idee von der Handlung, doch um die ganze Story bewerten zu können, brauchen Sie viel mehr Informationen. Eine bessere Strategie für das Erkennen des großen Ganzen besteht darin, die Cholesterinmessungen mit anderen Laborwerten (etwa LDL-Partikelgröße, Triglyzeride und C-reaktive Proteine) zusammenzubringen, um so ein facettenreiches Bild Ihres allgemeinen Gesundheitszustandes zu gewinnen.

> **SCHÄTZEN SIE IHR RISIKO AB** Wenn das Gesamtcholesterin allein kein verlässliches Gesamtbild Ihrer Gesundheit liefert, welche Werte können Sie dann heranziehen, um Ihr Risiko zu bewerten? Es gibt ein paar relativ verlässliche Indikatoren. Niedrige Triglyzeridspiegel und hohe HDL-Cholesterinwerte weisen generell auf gute Gesundheit hin, *selbst wenn Ihr Gesamtcholesterin hoch liegt.* Darüber hinaus besteht der vielleicht effektivste Weg, Ihr Risiko für eine Herzerkrankung abzuschätzen, in der Ermittlung des Verhältnisses von Triglyzeriden zu HDL-Cholesterin. Dividieren Sie für die Berechnung einfach Triglyzeridwert durch HDL-Cholesterin. Generell kann man sagen: Je niedriger das Verhältnis, desto geringer das Risiko für eine Herzattacke. Präziser ausgedrückt: Ein Verhältnis von 2 oder weniger ist ideal, 4 gilt als hoch und 6 bringt Sie direkt in die Gefahrenzone.[13]

Zusammenfassend lässt sich festhalten, dass es kein Problem darstellt, cholesterinreiche Lebensmittel zu essen, und zwar im Rahmen einer gesunden, auf die Minimierung von Entzündungen ausgelegten Ernährung wie der hier angeratenen. Wenn Sie unseren Empfehlungen für gesundes Essen folgen, ist Ihr Körper nicht gezwungen, Cholesterin im Übermaß zu produzieren. Deshalb ist es für Sie völlig unproblematisch, eine gewisse Menge Cholesterin über die Nahrung aufzunehmen. Für uns ist es in Ordnung, wenn Sie als Teil der abwechslungsreichen, qualitativ hochwertigen Kost, die wir Ihnen hier vorstellen, regelmäßig Eier (Eigelb plus Eiweiß) essen – sogar fünf oder sechs auf einmal.

In der Tat fasst dies eine Studie[14] aus dem Jahr 2008 folgendermaßen zusammen: »Es gibt keine überzeugenden Belege dafür, dass eine erhöhte Cholesterinaufnahme über die Nahrung oder ein hoher Eierverzehr in Verbindung mit koronaren Herzerkrankungen durch erhöhte Blutcholesterinwerte stehen. Viel eher stellen Eier ernährungstechnisch einen Beitrag zu einer gesunden Kost dar.«

Vielleicht hätten wir einfach das sagen sollen.

VERARBEITETE FLEISCHWAREN[15]

Ein letztes Wort zu verarbeiteten Fleischprodukten wie Bacon (Speck), Würstchen, Wurstwaren oder Beef Jerky (getrocknetes, in Streifen geschnittenes Rindfleisch). Obwohl diese Lebensmittel sicherlich praktisch sind, stellen sie nicht immer die gesündeste Wahl dar. Bacon und Würstchen enthalten oftmals ebenso viel Fett wie Eiweiß. Stammt das Fleisch aus der industriellen Tierproduktion, finden sich zahlreiche potenziell toxische Nebenprodukte im Fett. Wie bei jeglichem Eiweiß entscheiden die Fleischqualität und die Art der Verarbeitung darüber, wie gesund das Endprodukt ist.

In der beobachtenden Forschung weist einiges darauf hin, dass verarbeitete Fleischwaren bei verschiedenen Krebsarten das Erkrankungsrisiko erhöhen. Doch der Grund dafür ist noch nicht bekannt und hat vermutlich mit der Art und Weise zu tun, wie die Tiere (in unserer industriellen Tierproduktion) gehalten und gefüttert worden sind. Möchten Sie verarbeitete Fleischprodukte essen, gelten die schon beschriebenen Richtlinien. Greifen Sie zu Produkten aus artgerechter Haltung und Fütterung (Grasfütterung, Weidehaltung, Wildfänge, biologisch) und suchen Sie nach Marken, die möglichst wenig verarbeitet sind und deren Zutaten Sie aussprechen können. Und stellen Sie wie immer sicher, dass Ihre Eiweißquellen von Tag zu Tag variieren.

BACON (SPECK)

Obwohl es befreiend sein mag, dass Bacon mittlerweile freigegeben ist, möchten wir doch, dass Sie sich Gedanken machen, bevor Sie ihn essen. Bacon zählt zu den Lebensmitteln, die zwar technisch in Ordnung sind, Ihnen aber dennoch übersteigerte Geschmackssensationen bescheren können, die einen zu hohen Konsum begünstigen. Wenn Sie abnehmen oder Ihren Stoffwechsel wieder ins Lot bringen wollen, sollten Sie Bacon eher als würzige Zutat nutzen – und nicht als Hauptquelle für Eiweiß. (Tatsächlich stellt Bacon für niemanden eine reiche Eiweißquelle dar.) Dazu kommt, dass sich Bacon-Liebhaber einfach die Zeit nehmen *müssen*, um eine biologische Bezugsquelle (Weidehaltung) zu finden. Hierzu gibt es keine Alternative, da Bacon aus der industriellen Produktion das vielleicht am *wenigsten gesunde* Fleischprodukt ist, das man essen kann.

KAPITEL 14:
GEMÜSE UND FRÜCHTE

»Ich reagiere auf mehr Dinge allergisch als jeder andere, den ich kenne. Zusätzlich zu fast jeder Form von Pollen-, Mais-, Soja- und Weizenallergie habe ich orale Allergien auf nahezu alles an rohem Obst, Gemüse und Nüssen. Wenn ich davon esse, jucken mein Mund, Kopf und meine Kehle unerträglich. Esse ich weiter, kann ich mich auf einen anaphylaktischen Schock einrichten. Während des Whole30-Programms wurde meine Auswahl an unbedenklichen rohen Früchten und Gemüse exponentiell erweitert. Von Salat als einzigem verlässlichem Produkt dieser Gruppe arbeitete ich mich zu Äpfeln, Orangen, jeglicher Art von Beeren, Möhren, Paprikaschoten, Haselnüssen, Spinat, Kohl und so weiter vor. Nachdem ich all das jahrelang nicht essen konnte, bin ich ganz aus dem Häuschen!«

Kim C., Helena, Montana

Wir haben hier bahnbrechende Neuigkeiten für Sie – fürwahr schockierende Informationen. Sind Sie bereit? Sitzen Sie gut? Dann hören Sie ...

Gemüse ist gut für Sie.

Und das stimmt – Gemüse macht Sie wirklich gesünder! Zunächst ist Gemüse eine nährstoffreiche Kohlenhydratquelle. Ja, wir wissen, dass Sie zum Überleben nicht unbedingt Kohlenhydrate *brauchen*, doch geht es den meisten Menschen am besten, wenn in ihrer täglichen Kost ausreichend Kohlenhydrate vorhanden sind, um Gehirnfunktion und Aktivität zu fördern. Wer Gemüse als primäre Quelle für Kohlenhydrate wählt, geht einen hervorragenden Weg, um alle benötigte Energie in (mikro)nährstoffdichter Form aufzunehmen.

Außerdem hat Gemüse eindeutig antientzündliche Eigenschaften. Genau, eine Kost, die reich an Gemüse ist, kann Ihnen definitiv dabei helfen, unseren alten Erzfeind zu bekämpfen, nämlich die systemische Entzündung. Gleichzeitig wird so das Risiko für Zivilisationskrankheiten wie Schlaganfall[1], koronare Herzerkrankungen[2] und bestimmte Krebsarten[3] gesenkt.

Gemüse (und Obst, auch dazu kommen wir bald) stellt eine reiche Quelle für viele Nährstoffe und Wirkstoffe dar. Seine Vorzüge können nicht durch eine einzelne Komponente wie etwa den Vitamin-C- oder Ballaststoffgehalt erklärt werden. Seine antientzündlichen Eigenschaften werden vielmehr häufig damit in Verbindung gebracht, dass Gemüse als reichste Quelle für Antioxidantien gilt – und Antioxidantien können durch überschüssige freie Radikale verursachte Schäden verhindern oder beheben.*

Aber wie kann das Gleichgewicht unserer freien Radikale *aus dem Ruder laufen*?

Die Produktion von freien Radikalen wird teilweise durch externe Faktoren angekurbelt, etwa durch Umweltverschmutzung, Rauchen, Strahlung und Sonnenlicht. Andere freie Radikale nehmen wir über die Nahrung auf, insbesondere über bestimmte Fette[5] – erinnern Sie sich noch an das Kapitel über Samenöle? Und schließlich sind freie Radikale ganz normale Nebenprodukte unseres Stoffwechsels: Sie werden produziert, wenn unser Immunsystem anspringt (etwa wenn wir eine Infektion bekommen oder eine Erkältung bekämpfen), wenn wir zu viel essen oder während eines belastenden Trainings[6].

Denken Sie daran, dass ein Überangebot freier Radikale im Körper Ihre Zellen und Ihre DNA schädigen kann und Entzündungen stark befeuert. Doch wir verfügen über ein natürliches Hilfsmittel, um unsere freien Radikale im Gleichgewicht zu halten: die Antioxidantien. Diese Substanzen halten die freien Radikale einerseits davon ab, durch den Körper zu schießen und gesunde Zellen anzugreifen, und reparieren andererseits die von ihnen bereits angerichteten Schäden.

Doch indem die Antioxidantien ihren Pflichten nachkommen, opfern sie sich selbst (wie ritterlich!). Aus diesem Grund müssen wir unseren Vorrat an Antioxidantien ständig mithilfe unserer Nahrung ergänzen, auch wenn der Körper eigene Antioxidantien herstellt. Dies gilt *ganz besonders* dann, wenn Störfaktoren (wie eine Krankheit, Umweltverschmutzung, ein forderndes Trainingsprogramm oder ungesunde Ernährung) auftauchen, die zusätzliche freie Radikale in unser Körpersystem schwemmen.

Gemüse und Obst haben die höchste natürlich vorkommende Konzentration an Antioxidantien – wir sind sicher, dass Sie von diesen schon gehört haben, sei es in der Form von Vitamin C, Vitamin E oder Beta-Carotin. Deshalb ist es einleuchtend, dass uns eine an diesen edlen Märtyrern reiche Kost dabei hilft, freie Radikale zu bekämpfen[7] und systemische Entzündungen zu reduzieren.

---

* Auch bestimmte Stoffe im Fleisch rüsten uns mit Antioxidantien auf und liefern Bausteine für die körpereigene Produktion von Antioxidantien.[4] Sehen Sie – Fleisch liefert mehr als nur Eiweiß!

Doch beherzigen Sie, dass die Ernährung ein komplexes Feld ist und sich Gemüse nicht auf Antioxidantien reduzieren lässt. Sie können die positiven Auswirkungen bestimmter Lebensmittel nicht an einem besonderen Nährstoff festmachen, auch wenn dieser Nährstoff wirklich wichtig ist. (Erinnern Sie sich an das Argument: »Ich esse Vollkorn wegen der Ballaststoffe«?)

Der Mensch isst keine *Nährstoffe*, er isst *Lebensmittel*.

Und genau wie alle anderen natürlichen Lebensmittel besteht Gemüse nicht nur aus Antioxidantien, sondern aus einer breiten Palette von Vitaminen, Mineralstoffen, Phytonährstoffen, Ballaststoffen und Wirkstoffen, die wir noch gar nicht richtig kennen, ganz zu schweigen von deren Wirkung in unserem Körper.

Und die gute Nachricht? Um von den Vorzügen des Gemüses zu profitieren, brauchen Sie die komplexen Zusammenhänge nicht zu verstehen. Puh.

ESSEN SIE GEMÜSE

Damit ist alles gesagt: Essen Sie Gemüse! Essen Sie täglich Gemüse in großer Vielfalt, um möglichst viele verschiedene Mikronährstoffe aufzunehmen. Den größtmöglichen Vorteil erlangen Sie, indem Sie in jede Mahlzeit einige der nährstoffreichsten Vertreter einbauen.

Unten finden Sie eine Liste unserer Top-20-Gemüsesorten (und ganz allgemein Salat!) – das sind diejenigen, die Sie in regelmäßigem Wechsel essen sollten.

DAS SOLLTEN SIE OFT ESSEN!

Blattgemüse (Rübenblätter, Blattkohl, Sareptasenf, Rübstiel/Stielmus)	Möhren	Spinat
Blumenkohl	Pak Choi	Steckrüben/Speiserüben
Brokkoli	Paprikaschoten	Süßkartoffel
Brunnenkresse	Rosenkohl	Tomaten
Grünkohl	Rote Bete	Winterkürbis
Kohl	Salat	Zucchini/Sommerkürbis
Mangold	Spargel	Zwiebeln, Frühlingszwiebeln, Lauch, Knoblauch

GEMÜSE UND FRÜCHTE

Wir werden erklären, warum es einige Produkte, die normalerweise in der Obst- und Gemüseabteilung zu finden sind, nicht auf unsere Liste für gesundes Essen geschafft haben. Mais ist botanisch gesehen ein Getreide, während es sich bei grünen Erbsen und Limabohnen um die Samen von Hülsenfrüchten handelt – deshalb sind diese »Gemüse« nicht Teil unserer generellen Empfehlungen.

SIND DAS DENN KEINE HÜLSENFRÜCHTE?

Auf unserer Einkaufsliste *finden* Sie grüne Bohnen und Zuckerschoten/Knackerbsen, obwohl diese botanisch gesehen Hülsenfrüchte sind. Verwirrt? Lassen Sie es uns erklären. Die potenziell schädlichen Bestandteile befinden sich in den Samen der Hülsenfrüchte – aber bei grünen Bohnen und Zuckerschoten handelt es sich um die unreifen Samen, die in eine große grüne Pflanzenhülse eingewickelt sind. Da das, was Sie essen, in erster Linie die Hülsen (nicht die Samen) sind, glauben wir nicht, dass diese Hülsenfrüchte dieselben Nachteile wie die anderen haben. Und außerdem … wenn grüne Bohnen das Schlimmste in Ihrer Kost sind, machen Sie alles richtig.

Und schlussendlich lautet eine nur allzu vertraute, gern wiederholte Klage von Kunden, Lesern und Workshopteilnehmern: »Aber ich *mag* kein Gemüse!« Möchten Sie wissen, was wir dazu sagen?

Es ist uns egal.

Wir sagen das natürlich *freundlich*. Verstehen Sie, es spielt keine Rolle, ob Sie Gemüse mögen oder nicht, denn wir sind alle erwachsen und mitunter müssen Erwachsene Dinge tun, die ihnen nicht gefallen. Wie den Rasen mähen. Oder Rechnungen bezahlen. Oder Gemüse essen. Gäbe es einen »gemüsefreien« Weg zu optimaler Gesundheit, würden wir es Ihnen sagen. Wirklich. Doch da es diesen nicht gibt, ist es nun an Ihnen herauszufinden, wie Sie das Gemüse am besten auf Ihren Teller (und in Ihren Magen) befördern.

Die Abneigung gegen Gemüse geht meist auf drei Faktoren zurück: Erstens haben Sie bislang so viele zuckersüße, salzige und fettreiche verarbeitete Lebensmittel gegessen, dass Sie den natürlichen Geschmack frischen Gemüses einfach nicht zu schätzen wissen. Die gute Nachricht besteht jedoch darin, dass Sie diese Dinge nicht mehr essen und sich Ihre Geschmacksknospen schnell anpassen. Nach nur wenigen Wochen werden Sie in Ihrem gesunden Essen neue und leckere Aromen entdecken und dies wird es Ihnen erleichtern, Ihr Gemüse wirklich zu mögen.

Zweitens folgen die meisten Menschen in Sachen Gemüse einem eintönigen Trott. Sie greifen immer zu denselben wenigen vertrauten Sorten und vermeiden alles andere. Kein Wunder, dass Sie Gemüse langweilig finden! Es wird Zeit, sich aus dem Fenster zu lehnen und Neues auszuprobieren. Schauen Sie im Hofladen vorbei und erkundigen Sie sich bei der Bäuerin, wie sie Grünkohl, Kohlrabi oder Lauch zubereitet. Nehmen Sie sich fest vor, einmal pro Woche eine neue Gemüsesorte auf den Tisch zu bringen. Bauen Sie selbst Gemüse im Garten an und genießen Sie die saisonale Vielfalt und den köstlichen, frischen Geschmack. Es wird Zeit, aus der Komfortzone herauszukommen, denn wir gehen jede Wette ein, dass Sie bestimmte neue Gemüsesorten lieben werden, wenn Sie sich die Mühe machen, die ausgetretenen Pfade zu verlassen.

Drittens mögen viele von uns bestimmte Gemüsesorten nicht, da sie während unserer Kindheit auf ganz bestimmte Weise zubereitet wurden. Nichts gegen die Kochkünste unserer Mütter, aber sie haben sich nicht immer darum gekümmert, das Gemüse entsprechend schmackhaft und lecker auf den Tisch zu bringen. Deshalb sollten Sie dem Gemüse noch eine Chance geben. Probieren Sie verschiedene Zubereitungsarten aus, experimentieren Sie mit Kräutern und Gewürzen oder entdecken Sie ein neues Rezept, dass perfekt zu Ihrem Gemüse passt. Ihr Modegeschmack hat sich in den letzten zehn oder zwanzig Jahren verändert, warum also nicht auch Ihr Geschmack für Gemüse?

WIE ES IHNEN GEFÄLLT

Es ist uns eigentlich nicht so wichtig, wie Sie Ihr Gemüse kaufen und zubereiten (frisch, gefroren, gekocht oder roh) – wir wollen nur, dass Sie es essen.[*] Doch wir schlagen vor, dass Sie vorrangig auf rohes fermentiertes Gemüse wie Sauerkraut und Kimchi setzen. Darin finden Sie eine reiche Quelle für Nährstoffe und verdauungsfördernde Enzyme. Der Fermentierungsprozess liefert auch natürliche Probiotika, die im Verdauungstrakt für ein gesundes Gleichgewicht der Bakterien sorgen, indem sie die Zahl der »Guten« erhöhen. Wir raten Ihnen, diese fermentierten Gemüse ein paarmal pro Woche in Ihren Speiseplan einzubauen. (Und schauen Sie sich die Details über Probiotika in Kapitel 22 an.)

---

[*] Wer an chronisch entzündlichen Darmerkrankungen, Reizdarmsyndrom oder anderen Verdauungsstörungen leidet, befürchtet möglicherweise, rohes Gemüse nicht zu vertragen, und sollte sich in Kapitel 21 detaillierter informieren.

OBST

Die nächste Gruppe von Lebensmitteln, die Sie unserer Meinung nach gesünder machen, ist Obst. Die positiven Eigenschaften von Früchten, die übrigens eine weitere nährstoffreiche Kohlenhydratquelle darstellen, ähneln auffallend denen von Gemüse, wobei es jedoch einige wenige Vorbehalte gibt. Doch zuerst zu den Vorteilen.

Genau wie Gemüse sind Früchte eine mit Vitaminen, Mineralstoffen, Phytonährstoffen und Ballaststoffen angereicherte Kohlenhydratquelle. Außerdem bringt man eine Kost, die reich an Obst und im Obst vorhandenen Verbindungen (wie Vitamin C) ist, mit einem verminderten Risiko für systemische Entzündungen und damit einhergehende Krankheiten und Gesundheitsstörungen in Verbindung.[8] (Denken Sie daran, dass Früchte echte Nahrung sind – eine komplexe Mischung gesundheitsfördernder Substanzen!) Zudem stimulieren Früchte Ihre Geschmacksknospen mit *natürlicher* Süße auf eine viel gesündere (und nährstoffreichere) Art als die unnatürliche Süße von Zuckerzeug, Keksen oder Kuchen.

GEMÜSE HAT DIE NASE VORN In diesem Abschnitt geben wir Ihnen einen wichtigen Rat: Lassen Sie nicht zu, dass Früchte das Gemüse von Ihrem Teller verdrängen, nur weil sie besser schmecken. Obwohl Früchte sicherlich nährstoffreich und lecker sind, haben sie nicht denselben Nährwert wie Gemüse. Und wenn Sie Obst nicht besonders gern mögen, brauchen Sie es auch nicht zu essen! Wir kennen keinen einzigen in Obst vorhandenen Mikronährstoff, den man nicht auch im Gemüse finden kann. (Das bedeutet: Gemüse ist obligatorisch, Obst ist optional.)

Ganz ähnlich wie beim Gemüse möchten wir Sie dazu ermuntern, Obst in vielfältiger Form zu essen (und das jahreszeitliche Angebot zu nutzen). Unsere zehn Favoriten finden Sie in der folgenden Liste – essen Sie diese regelmäßig, um sicherzustellen, dass Sie das breiteste Spektrum an Vitaminen, Mineralstoffen und Phytonährstoffen bekommen.

BESTE FRÜCHTE

Aprikosen	Kiwis
Blaubeeren	Pflaumen
Brombeeren	Melonen
Grapefruit	Himbeeren
Kirschen	Erdbeeren

SETZEN SIE AUF ÖKO ... MANCHMAL

Sie *müssen* keine Ökoprodukte kaufen, aber wir sind doch der Meinung, dass es große Vorteile hat, auf Öko zu setzen. Zertifiziertes Biogemüse und -obst[9] wird ohne den Einsatz von synthetischen Pestiziden, Herbiziden und chemischen Düngemitteln angebaut, enthält keine gentechnisch veränderten Organismen (GVO) und wird weder bestrahlt noch mit industriellen Lösungsmitteln behandelt oder mit künstlichen Lebensmittelzusatzstoffen »veredelt«. Bioprodukte gelten allgemein als nährstoffreicher und umweltverträglicher als ihre konventionell produzierten Gegenstücke.

Dennoch ist es nicht immer zwingend, Bioprodukte auszuwählen. Wenn Sie klug einkaufen, können Sie Ihr Risiko, mit Toxinen belastete Ware zu erwischen, nachhaltig verringern – auch wenn Sie nicht auf Bio setzen.

DAS DRECKIGE DUTZEND Die Environmental Working Group gibt jedes Jahr den »Shopper's Guide to Pesticides in Produce« heraus, in dem die »dreckigsten« (am stärksten mit Pestizidrückständen belasteten) und die »saubersten« (am wenigsten kontaminierten) Produkte vorgestellt werden. Wenn Ihr Budget schmal ist, setzen Sie im Hinblick auf die »dreckigsten der dreckigen« Produkte auf Bio und ansonsten auf konventionell produzierte Ware. Falls ein bestimmtes Erzeugnis auf keiner verfügbaren Liste auftaucht, entscheiden Sie einfach nach gesundem Menschenverstand und in Hinblick auf die Warenverfügbarkeit und Ihren Geldbeutel. (Die komplette Liste der Environmental Working Group finden Sie unter www.ewg.org/foodnews.)

Falls Ihnen dieser Ansatz zu kompliziert erscheint, folgen Sie einfach dieser Faustregel: Bei Erzeugnissen mit einer nicht essbaren Außenhaut bzw. Schale ist es nicht so wichtig, Bioware zu kaufen; können Sie das Produkt dagegen nicht schälen (wie es etwa bei Salat oder Weintrauben der Fall ist), denken Sie darüber nach, ob Sie Ihr Geld nicht in teurere Bioprodukte investieren sollten.

Und vergessen Sie nicht, dass nicht jeder Landwirt über die finanziellen Mittel verfügt, um sich aufwendig zertifizieren zu lassen. Viele kleine Erzeuger produzieren sehr wohl nach den Vorgaben des ökologischen und biodynamischen Landbaus, dürfen ihre Produkte jedoch nicht unter dem Label »Biozertifizierung« vermarkten. Wenn Sie auf lokalen Märkten oder direkt im Hofladen einkaufen, scheuen Sie sich nicht danach zu fragen, wie das Obst bzw. Gemüse angebaut worden ist. Labels, auf denen ganz eindeutig »pestizidfrei« oder »herbizidfrei« steht, liefern einen weiteren Anhaltspunkt dafür, ob ein Produkt umwelt- und gesundheitsbewusst hergestellt worden ist.

WIE IST ES DOCH SO SÜSS ...

Wie jegliches Lebensmittel sind auch Früchte eine komplexe Kombination aus Vitaminen, Mineralstoffen, Phytonährstoffen, Ballaststoffen und vielen anderen Bestandteilen, die die Wissenschaftler noch identifizieren müssen. Früchte enthalten auch natürlichen Zucker (Glukose und Fruktose) sowie Stärke in verschiedenen Mengen und Proportionen. Wenn Früchte heranreifen, wandelt sich die in den fleischigen Teilen enthaltene Stärke in Zucker um, wodurch der Geschmack süßer wird.

Von allen natürlich vorkommenden Kohlenhydraten ist Fruktose am süßesten – fast doppelt so süß wie Saccharose. Sie nehmen Fruktose in verschiedenster Form zu sich, wozu auch Haushaltszucker (Saccharose), Honig, Früchte, einige Gemüse sowie verarbeitete, mit Maissirup mit hohem Fruchtzuckergehalt gesüßte Lebensmittel und Getränke zählen.

Fruktose unterscheidet sich von anderen Einfachzuckern bezüglich ihrer Verarbeitung im Körper. Nahezu jede Körperzelle kann aus Glukose Energie gewinnen, doch die meiste Fruktose wird – nachdem sie im Dünndarm absorbiert worden ist – auf direktem Weg zur Leber geschickt. Dort wird sie verstoffwechselt und entweder in Form von Energie (Leberglykogen) gespeichert oder zu Triglyzeriden (Fett) umgewandelt und in den Blutstrom abgegeben.

> **KLINGT DAS VERTRAUT?** Möchten Sie wissen, was noch von der Leber verarbeitet wird und dort (bei zu hohem Konsum) zu Leberschäden, Akkumulation von Fett und anderen stoffwechselbedingten Folgen führt? Alkohol! Ganz recht, das im Alkohol enthaltene Ethanol wird in der Leber über ganz ähnliche Wege verstoffwechselt wie die Fruktose. Was bedeutet, dass diese Erdbeer-Daiquiris Ihre Leber noch mehr unter Stress setzen, als Sie vermutet haben!

Die Auswirkungen einer Ernährung mit zu hohem Fruktoseanteil sind eindeutig nicht förderlich und können zu Leberschäden, Entzündungen, Arterienverkalkung, Schäden durch freie Radikale sowie einem erhöhten Risiko für Diabetes, Bluthochdruck, Nierenerkrankungen und Fettleibigkeit führen. Tatsächlich belegen viele Studien, dass eine Ernährung mit hohem Fruktosegehalt beim metabolischen Syndrom eine Schlüsselrolle spielt.[10]

Aber bitte keine Missverständnisse – wenn man (als Teil einer ansonsten gesunden Ernährung) ein paar Portionen Obst pro Tag isst, befeuert man natürlich *nicht* die gerade erwähnten Krankheiten. Noch niemand hat seinen Stoffwechsel aus dem Lot gebracht, indem er Obst gegessen hat! Die Probleme fangen erst an, wenn man durch den Konsum verarbeiteter Lebensmittel mehr Fruktose aufnimmt, als einem dies mittels natürlicher Nahrungsmittel jemals gelingen könnte.

Was die Ernährung der Amerikaner angeht, so stammt die meiste Fruktose nicht aus frischem Obst, sondern aus Maissirup mit hohem Fruchtzuckergehalt (HFCS) oder Saccharose (eine zu 50 Prozent aus Fruktose bestehende Zuckerform), die man in hoher Konzentration in Limonaden und Getränken mit Fruchtgeschmack findet.[11] So enthält beispielsweise ein guter halber Liter Limonade rund 36 Gramm Fruktose.[12] Das entspricht fünf Bananen, 2250 Gramm Erdbeeren oder 90 Kirschen! Wenn Sie jetzt unseren Konsum von Limonaden und verarbeiteten Getränken mit unserem übermäßigen Verzehr verarbeiteter Lebensmittel (von denen viele mit HFCS gesüßt sind) zusammenbringen, haben Sie ein unfehlbares Rezept für die Aufnahme von Fruktose in einer Größenordnung, die mittels natürlicher Lebensmittel niemals zu erreichen wäre.

Was nehmen wir mit?

Sie bekommen keine Probleme mit Ihrem Stoffwechsel, wenn Sie frisches Obst in Ihre gesunde Ernährungsweise integrieren.

Dass Obst süß schmeckt, bedeutet nicht, dass es eine ungesunde Wahl darstellt. Und dass eine an Fruktose reiche Kost Probleme verursacht, impliziert nicht, dass Sie kein Obst essen sollten. Denken Sie daran: So wie Vollkorn *nicht nur* aus Ballaststoffen besteht, bestehen auch Früchte *nicht nur* aus Fruktose! Die in Früchten natürlich vorkommenden Zucker sind in eine nährstoffdichte Packung eingewoben – im Gegensatz zu der Fruktose, die Sie in einem Erfrischungsgetränk oder einem süßen Gebäckteilchen zum Frühstück finden.

SÜSSHOLZGERASPEL Maissirup mit hohem Fruchtzuckergehalt (Glukose-Fruktose-Sirup bzw. HFCS = High-fructose corn syrup) ist das in verarbeiteten Lebensmitteln und Getränken am häufigsten eingesetzte Süßungsmittel – vorrangig deshalb, weil man es so billig herstellen kann. Sie erwarten jetzt wahrscheinlich, dass wir HFCS verteufeln – aber wir glauben nicht, dass HFCS schlimmer ist als irgendein anderes zugesetztes Süßungsmittel. Warum? Weil *alle* diese Stoffe Ihrer Gesundheit schaden! Es spielt keine Rolle, ob sie aus Mais, Zuckerrüben, Zuckerrohr oder von einem Baum stammen – aus psychologischer Sicht ist Zucker gleich Zucker gleich Zucker. (Natürlich stimmt nicht jeder dieser Sichtweise zu: Einige Studien deuten wirklich darauf hin, dass der Konsum von HFCS im Vergleich zu Haushaltszucker zu signifikant höherer Gewichtszunahme und höheren Triglyzeridwerten führt.)[13] Wir möchten jedoch eins klarstellen: Obwohl sich HFCS ursprünglich aus Mais ableitet, sagt sogar die amerikanische Gesundheitsbehörde FDA (Food and Drug Administration), dass es sich bei HFCS *nicht* um einen »natürlichen Zucker« handelt.[14]

Es *gibt* jedoch ein potenzielles Problem in Sachen Obstkonsum. Aufgrund ihrer natürlichen Süße *können* Früchte (insbesondere in Form von Fruchtsaft und getrockneten Früchten, wo der Zucker konzentriert ist) zu einer ungesunden psychologischen Reaktion führen, speziell bei Menschen, die noch mit ihrem »Zuckerdämon« kämpfen. Wir konnten beobachten, dass viele Menschen ihre Gier nach Zucker mit Früchten stillen und sich einreden, dass das in Ordnung ist, da Früchte »natürlich« und gesund sind. Ein solches Szenario sieht dann oft wie folgt aus:

Es ist 15 Uhr am Donnerstagnachmittag. Sie sind bei der Arbeit, hungrig, reizbar und müde. Normalerweise würden Sie jetzt nach einem Snickers-Riegel, einem Muffin oder ein paar Oreos (oder anderen gefüllten Schokokeksen) greifen, doch da Sie gesünder essen möchten, wissen Sie, dass das keine gute Idee ist. Stattdessen essen Sie einen Riegel aus Trockenfrüchten und Nüssen.

Hierbei gibt es nur ein Problem:

Ihr Gehirn erkennt den Unterschied nicht.

Wie Sie in Kapitel 4 gelernt haben, unterscheidet Ihr Gehirn nicht augenblicklich zwischen dem »gesunden« Zucker etwa getrockneter Früchte und dem »schlechten« Zucker etwa eines Snickers-Riegels. Ihr Gehirn weiß nur eins: »Ich wollte Zucker und ich habe Zucker bekommen.« Ganz recht, denn die Botschaft, die Sie gerade an Ihr Gehirn geschickt haben, lautet: »Ich habe mich nach etwas gesehnt, das Bedürfnis ist befriedigt, ich fühle mich jetzt besser.«

Klingt vertraut? Das ist dasselbe ungesunde Muster, das wir anhand der Kekse aus der Bäckerei in der Innenstadt beschrieben haben. Nur geht es diesmal um eine »natürliche« und »gesunde« Spielart des Zuckers, deshalb erkennen Sie nicht einmal, dass Sie in denselben ungesunden Gewohnheiten gefangen sind – aber wir. So warnen wir Sie schon im Vorfeld davor und werden in den folgenden Kapiteln genauer beschreiben, wann und wie Sie Früchte in Ihren Speiseplan integrieren sollten – und zwar auf gesunde und befriedigende Weise (und ohne dass Sie vor der nächsten verfügbaren Bonbontüte in die Knie gehen).

SCHMEISSEN SIE DIE SAFTPRESSE WEG

Ein letzter Ratschlag: Lassen Sie den Saft weg, auch wenn Sie ihn selbst pressen. Erstens sind flüssige Kalorien weniger sättigend als feste Nahrung[15], und wie wir gelernt haben, bedeutet weniger Sattheit, dass wir mehr essen. Zweitens entfernt man beim Saften sämtliche Ballaststoffe, die (in der ganzen Frucht) normalerweise die Aufnahme des Zuckers verlangsamen würden. Und für diejenigen, die noch mit Leptin- und Insulinresistenz zu kämpfen haben, ist eine schnelle Aufnahme großer Zuckermengen ins Blut alles andere als gut. Und schlussendlich gehen viele der natürlich vorhandenen Nährstoffe bei der Zubereitung, Pasteurisierung und Lagerung verloren. Einige Hersteller halten hier gegen, indem sie dem Saft später wieder Nährstoffe zusetzen – aber mit Vitaminen künstlich angereicherte Lebensmittel bieten uns nicht dieselben Vorzüge wie natürliche, unverarbeitete Nahrung. Essen Sie einfach die Frucht.

KAPITEL 15:
DIE RICHTIGEN FETTE

»Ich bin immer eine aktive, gesunde junge Frau gewesen, doch mit über 30 (nach zwei Schwangerschaften, denen eine Phase schwerer Erschöpfung folgte) hatte ich plötzlich mehr als 45 Kilogramm Übergewicht. Irgendetwas musste passieren, einfach nur ›gesund zu essen‹ tat meinem Körper nicht gut. Ich folgte dem Rat einer engen Freundin, die großen Erfolg mit Whole30 gehabt hatte, und begann damit im Februar 2011. Während des ersten Monats nahm ich rund 4,5 Kilogramm ab. Und innerhalb der nächsten beiden Wochen nochmals gute zwei. Im letzten Jahr habe ich über 30 Kilogramm verloren und meinen Bauchumfang um mehr als 15 Zentimeter reduziert. Ich bin noch nicht ganz zufrieden, aber mit Whole30 an meiner Seite komme ich meinem Ziel jeden Tag ein Stückchen näher! Danke, dass Sie mein Leben verändert haben.«

Heidi M., Bozeman, Montana

Die letzte umfangreiche Kategorie auf unserer Liste der Dinge, die Sie gesünder machen, schließt viele verschiedene Lebensmittel ein, die einen gemeinsamen Nenner haben – sie sind allesamt gute Fettquellen.

Wir erörtern gesunde Fette aus verschiedenen Gründen, über die wir teilweise schon gesprochen haben. Erstens stellen Fette eine exzellente Energiequelle dar. Und ein Hauptziel der hier empfohlenen Ernährungsumstellung besteht darin, Ihren Körper dazu zu bringen, für die Energiegewinnung vermehrt auf Fett (aus der Nahrung *und* den körpereigenen Fettspeichern) zu setzen. Fett ist außerdem entscheidend für zahlreiche Stoffwechselvorgänge. Wenn Ihre Ernährung einen angemessenen Anteil gesunder Fette enthält, verfügen Sie über die richtigen Bausteine für lebenswichtige Organe, Zellen und Hormone.

Darüber hinaus trägt Fett sowohl zur Befriedigung (über seinen Geschmack) als auch zur Sattheit (über hormonelle Signalwege zwischen Darm und Gehirn) bei. Eine Mahlzeit mit gesundem Fettanteil stillt den Hunger länger als eine vorrangig aus Kohlenhydraten bestehende[1] – deshalb können wir die Keksdose zwischen den Mahlzeiten in Ruhe lassen. Und schlussendlich gibt es noch einen anderen, eher praktischen Grund dafür, unser Essen mit einer gesunden Menge Fett anzureichern – nämlich die *Kalorien*.

Wir möchten, dass Sie so viele Kalorien aufnehmen wie für ein gesundes Körpergewicht und einen gesunden Aktivitätslevel notwendig. Doch vergleichen Sie die Art und Weise, in der Sie sich bisher ernährt haben, mit unseren Empfehlungen. Bislang haben Sie sehr viele kaloriendichte Kohlenhydrate (wie Getreide, Hülsenfrüchte, Zucker und verarbeitete Lebensmittel) zu sich genommen. Nun ersetzen Sie diese Produkte durch Gemüse und Obst, die im Vergleich dazu als kalorientechnische Leichtgewichte gelten können. Das bedeutet, dass in Ihrer neuen Kost eine ganze Reihe von Kalorien fehlt – und die müssen wir irgendwie ergänzen.

Wir werden Ihre Ernährung nicht mit zusätzlichen Kohlenhydraten anreichern – mit Gemüse und Obst können (und brauchen) Sie dieses Loch nicht füllen, und wir werden nicht auf ungesunde Lebensmittel zurückgreifen, nur um ausreichend Kalorien einzubauen.

Wir werden auch nicht auf zunehmend mehr Eiweiß setzen. Wir möchten, dass Sie nur so viel Eiweiß essen, wie zum Erhalt der Muskelmasse und zur Erholung von körperlicher Anstrengung notwendig ist. (Und es ist auch nicht so, dass doppelter Fleischkonsum zu verdoppelter Muskelmasse führen würde.) Zu viel Eiweiß kann ebenso ungesund sein wie zu wenig, daher werden wir im nächsten Abschnitt Empfehlungen für genau die richtige Menge geben.

Was bleibt dann noch?

Genau – Fett.

Wir beziehen unsere Energie aus guten, gesunden Fettquellen. Und das lässt sich ganz einfach bewerkstelligen, da Fett (pro Gramm) mehr als doppelt so viele Kalorien wie Kohlenhydrate und Eiweiß enthält. Sie sehen – Fett *ist wirklich* eine hervorragende Energiequelle!

ENERGIEVERGLEICH Wie schon in Kapitel 5 erwähnt, ist unsere Fähigkeit, Kohlenhydrate in Leber und Muskeln zu speichern, ziemlich begrenzt. Eine Durchschnittsperson kann nur so viel Glykogen einlagern, dass es ausreicht, um sich rund 90 Minuten lang mit hoher Intensität körperlich zu betätigen. Doch derselbe Mensch hat in Form von Körperfett ausreichend Energie für 20 Marathonläufe gespeichert![2] Was zeigt, dass Fett für den Körper eine sehr viel dichtere und reichere Energiequelle darstellt als Kohlenhydrate. (Irgendwie deprimierend, oder nicht? Tut uns leid.)

VERZICHTEN SIE AUF ZUCKER, VERBRENNEN SIE FETT

Fett ist eine dichte und reichlich vorhandene Energiequelle. Mit ausreichend Zeit und den richtigen Essgewohnheiten bringen wir unseren Körper in eine so gesunde Verfassung, dass er Aktivitäten niedrigerer Intensität (wie Wandern, Gartenarbeit, mit den Kindern spielen, Hausputz) mithilfe der Fettverbrennung aufrechterhalten kann.

Es hat einige grundlegende Vorteile, wenn man in der Lage ist, Fett wirkungsvoll zur Energieversorgung zu nutzen. Erstens brauchen Sie nicht länger alle zwei Stunden etwas zu essen, um den bohrenden Hunger, die schlechte Laune oder die Benommenheit loszuwerden, die daraus resultieren, dass Ihr Körper die benötigte Energie aus der Zuckerverbrennung bezieht. Wer Fett nutzen kann (wie im Beispiel unseres »Guten Tages«), fühlt sich zwischen den Mahlzeiten viele Stunden lang gut und leistungsfähig, da sein Körper gelernt hat, die Fettspeicher zur Energiegewinnung anzuzapfen.

Und haben Sie erst einmal angefangen, Fett zur Energiegewinnung zu nutzen, schmelzen auch Ihre Fettdepots dahin – mit Ihrem bislang vermutlich chronisch erhöhten Blutzucker- und Insulinspiegel war dies ein Ding der Unmöglichkeit. (Denken Sie daran, dass chronisch erhöhte Insulinspiegel die Energie freisetzende Funktion des Glucagons behindern!)

So verfügt schlussendlich derjenige, der Fett verbrennen kann (fettadaptiert ist), über das Beste aus beiden Welten. Ihr Körper ist bei echtem Bedarf, etwa bei sehr intensiven Tätigkeiten wie Intervalltraining oder wenn Sie Ihrem ausgebüxten Hund nachjagen, immer noch in der Lage, zur Energiegewinnung Kohlenhydrate zu verbrennen. Doch für die entspannteren Tätigkeiten im Leben (die den Großteil eines 24-Stunden-Tages ausmachen) haben Sie noch eine andere Energiequelle – nämlich Fett!*

Der Schlüssel zur Fettadaption kann gar nicht einfach genug erklärt werden:

Hören Sie auf, Ihren Körper ständig mit Zucker zu versorgen.

---

* Um bei der Wahrheit zu bleiben: Der Körper nutzt zur Energiegewinnung immer eine Mischung aus Kohlenhydrat- und Fettverbrennung. Je intensiver die Anstrengung, desto größer der aus der Zuckerverbrennung bezogene Energieanteil. Doch für weniger intensive Tätigkeiten kann Ihr Körper in viel größerem Ausmaß auf die Fettverbrennung zurückgreifen – wenn Sie durch eine kluge Ernährung und ein gesundes hormonelles Gleichgewicht für die notwendigen Voraussetzungen sorgen.

FETT: AUF DEN KONTEXT KOMMT ES AN

In diesem Zusammenhang haben Sie wahrscheinlich bereits gehört, dass einige vorausschauende Ernährungswissenschaftler behaupten, dass Sie nicht *fett werden*, wenn Sie *Fett essen*. Leider stimmt das nicht in jedem Fall. *In Verbindung* mit Insulin- und Leptinresistenz kann eine Ernährung mit hohem Fettanteil überaus schädlich sein. Eine Aufnahme von zu viel Fett befeuert Ihren bereits außer Kontrolle geratenen Stoffwechsel zusätzlich mit Brennstoff und stellt das Insulin vor die Aufgabe, noch mehr Energie (Kalorien) zu speichern. In dem Szenario des »schlechten Tages« würde eine Kost mit hohem Fettanteil sicherlich zu einem Anwachsen der Fettdepots beitragen. Aber berücksichtigen Sie, dass das *Nahrungsfett* hier nicht das grundsätzliche Problem darstellt – schuld sind der zu hohe Verzehr, die durcheinandergeratenen Hormone und die Entzündungsreaktionen. Die gute Nachricht? Wenn Sie den Drang, zu viel zu essen, und die daraus resultierende hormonelle Fehlfunktion beseitigen (mithilfe der hier gegebenen Empfehlungen), werden Sie *nicht* fett, wenn Sie Fett essen.

Natürlich sind nicht alle Fette gute Fette. (Na klar, das wissen wir alle … aber wir sind auch sicher, dass Sie unsere Liste »guter Fette« verblüffen wird, also bleiben Sie dran.) Außerdem sollten auch einige »gute Fette« nur in Maßen konsumiert werden, denn wenn »*etwas*« gut ist, muss »*mehr davon*« nicht zwangsläufig besser sein. Lassen Sie uns also über gute Quellen für jede der drei verschiedenen Fettkategorien sprechen – nämlich einfach ungesättigte, gesättigte und mehrfach ungesättigte Fette.

TRANSFETTE

Müssen wir *wirklich* darüber reden, warum Sie keine Transfettsäuren[3] (kurz: Transfette) zu sich nehmen sollten? Diese Frankenstein-Fette (oft als »teilweise gehärtet« bezeichnet) kommen in der Natur nicht vor. Verbreitet sind sie in verarbeiteten Lebensmitteln wie Keksen, Crackern und Kartoffelchips, auch werden sie bei der Herstellung von Margarine und anderen künstlichen Butterersatzprodukten eingesetzt. Der Verzehr industrieller Transfette kann Ihr Risiko für Herzerkrankungen verdoppeln, da hierdurch das LDL-Cholesterin erhöht *und* das gute HDL-Cholesterin verringert werden. Möchten Sie die Untertreibung des Jahrhunderts hören? Transfette machen Sie nicht gesünder – also schmeißen Sie Ihre Margarine jetzt sofort weg. (Sie tut Ihnen wirklich nicht gut, schmeckt seltsam und außerdem erklären wir Ihnen gleich, warum Sie auf jeden Fall echte Butter *essen sollten*.) Wir meinen es ernst. Schmeißen Sie sie weg. Wir warten.

REGENBOGEN, PONYS UND SONNENSCHEIN: EINFACH UNGESÄTTIGTE FETTE

Einfach ungesättigte Fettsäuren (MUFAs = monounsaturated fatty acids) sind die am weitesten verbreiteten Fette. Über ihre gesundheitsfördernden Eigenschaften herrscht generell Einigkeit und wir alle (Ihr Hausarzt, die Regierung und der Fernseh-Gesundheitsexperte) glauben, dass eine an herzgesunden MUFAs reiche Ernährung Sie tatsächlich gesünder macht. (Vielleicht sind diese Erkenntnis und die Einsicht, dass raffiniertes Getreide schlecht für Sie ist, unser *einziger* gemeinsamer Nenner, aber damit können wir leben.)

Einfach ungesättigte Fette kommen in einer Vielzahl pflanzlicher Nahrungsmittel und Öle sowie in tierischen Produkten vor. Studien belegen, dass eine an MUFAs reiche Ernährung den Blutdruck und den Cholesterinspiegel verbessert und so das Risiko für Herz-Kreislauf-Erkrankungen senkt.[4] Die Forschung zeigt auch, dass es dem Insulin- und Blutzuckerspiegel guttun kann, wenn man andere Fette durch MUFAs ersetzt – gerade bei Insulinresistenz oder Diabetes Typ 2 ist das mitunter hilfreich.[5] Zusätzlich können andere Lebensmittelbestandteile, die (wie etwa Olivenöl) einen hohen Anteil einfach ungesättigter Fette haben, im Körper eine antientzündliche Wirkung entfalten und so dazu beitragen, die systemische Entzündung in Schach zu halten.[6]

GUTE QUELLEN FÜR EINFACH UNGESÄTTIGTE FETTE

Avocados	Macadamia-Nüsse
Avocadoöl	Olivenöl
Haselnüsse	Oliven

Was einfach ungesättigte Fette angeht, ergänzen Avocados und Guacamole eine Mahlzeit ganz hervorragend und auch schwarze oder grüne Oliven sind eine häufig vernachlässigte, leicht zugängliche Quelle für gesunde Fette.

Kalt gepresstes (unraffiniertes) Avocadoöl und Olivenöl Extra-Vergine stellen beim Kochen eine annehmbare Wahl dar – nicht die beste, doch sicherlich eine bessere als die Samenöle, die Sie ein paar Kapitel zuvor aus Ihrer Küche verbannt haben. Der höhere Anteil gesättigter und einfach ungesättigter Fette in diesen Ölen trägt genau wie die natürlich vorkommenden Antioxidantien dazu bei, das Öl vor Oxidationsprozessen zu schützen. (Vielleicht gehen einige der gesunden Antioxidantien beim Kochprozess verloren, doch wenn Sie die

Hitze gering und die Garzeit kurz halten, sind die Nachteile minimal.) Außerdem liefern Olivenöl oder jedes andere MUFA-reiche Öl (wie Avocadoöl oder Macadamiaöl) eine perfekte Grundlage für Salatdressings und ungekochte Soßen.

Suchen Sie nach etwas Knackigem, sind Macadamianüsse und Haselnüsse von allen Nüssen und Samen am gesündesten; auf die Gründe dafür kommen wir bald zu sprechen. Greifen Sie danach (roh oder ohne Fett geröstet), wenn Sie ein Rezept aufmöbeln oder zwischendurch etwas knabbern möchten.

LÖWEN UND TIGER UND GESÄTTIGTE FETTE – OH MEIN GOTT!

Die nächste Gruppe von Fetten, die eine optimale Gesundheit fördern, sind die gesättigten Fettsäuren (SFAs = saturated fatty acids). Ja, Sie haben richtig gehört! Auch wenn Sie sich damit schwertun – an dieser Aussage gibt es nichts zu rütteln.

> **Die in unverfälschten Nahrungsmitteln vorkommenden gesättigten Fette machen Sie gesünder.**

Wie Sie in diesem Abschnitt erfahren werden, sind gesättigte Fette aus qualitativ hochwertigen, unverfälschten Quellen keinesfalls die Inkarnation des Bösen – aber es gibt Missverständnisse. Lassen Sie uns deshalb mit einigen Mythen über gesättigte Fette aufräumen, ja? Keine Angst, wir fangen ganz einfach an.

> **Gesättige Fette – Mythos Nummer 1: Fast-Food-Hamburger sind ungesund, da sie so viel gesättigtes Fett enthalten.**

Es gibt *viele* Gründe dafür, warum Fast-Food-Burger ungesund sind, doch ist es nicht fair, den Gehalt an gesättigten Fetten dafür verantwortlich zu machen. Wir haben bereits erwähnt, dass in dem Fett von Fleisch, Fisch, Meeresfrüchten und Eiern aus industrieller Produktion einige toxische Nebenprodukte enthalten sind. Das hat mit dem gesättigten Fett nichts zu tun, sondern steht in direktem Zusammenhang mit der Art, wie die Tiere gehalten und gefüttert werden. (In Bioburgern aus Weidehaltung finden Sie keine dieser ungesunden Inhaltsstoffe.) Zudem tragen die industriellen Samenöle, in denen diese Fast-Food-Burger gebraten werden, erheblich zu ihrem ungesunden Charakter bei.

Also, es stimmt, diese Fast-Food-Burger sind nicht gerade gesund, und es *liegt* an dem Fett. Aber verteufeln Sie nicht das gesättigte Fett, sondern die Art und Weise, in der das Fleisch *produziert* und *zubereitet* wurde. (Und das Gluten im Brötchen und den Maissirup mit hohem Fruchtzuckergehalt in dem Würzmittel und die Megadosis von zugesetztem Natrium.)

Gesättige Fette – Mythos Nummer 2: Fleisch = gesättigtes Fett.

Wie schon erklärt, sind alle Nahrungsmittel eine komplexe Mischung von Nährstoffen – und Fleisch bildet keine Ausnahme. Machen Sie nicht den Fehler, Nahrungsmittel auf ihre Inhaltsstoffe zu reduzieren: »Ich esse kein rotes Fleisch, weil das gesättigtes Fett ist.« Tatsächlich enthalten tierische Produkte wie Talg (Rinderfett) und Schmalz (Schweinefett) wahrscheinlich einen kleineren Anteil an gesättigtem Fett, als Sie sich vorgestellt haben – weniger als 50 Prozent. Sogar bei der Butter, die oftmals als Synonym zu »gesättigtem Fett« betrachtet wird, machen gesättigte Fettsäuren weniger als zwei Drittel aus! (Der Rest besteht im Übrigen fast komplett aus herzgesunden einfach ungesättigten Fetten.)

Wir mögen Butter.

Und Sie sollten es auch.

Aber wir schweifen ab. Im Kern geht es darum, dass wir es uns bei der fairen Beurteilung unser Fettquellen – auch der tierischen Fette – nicht zu leicht machen sollten.

Gesättige Fette – Mythos Nummer 3:
Gesättigtes Fett verstopft die Arterien.

Leute, jetzt geht's ans Eingemachte. An den großen Mythos. Die große Lüge. Und wir werden sie gleich aufdecken.

Bleiben Sie locker, okay?

Wir haben alle davon gehört, dass gesättigtes Fett Herzattacken und Schlaganfälle auslöst. In der Tat sagt man oft, gesättigtes Fett würde die Arterien »verstopfen«! Doch auch wenn dies logisch zu klingen *scheint* (Fett zu essen, bedeutet, seine Arterien mit Fett zu füllen), sprechen die *Fakten eine andere Sprache.*

Asia-Rindfleisch mit Brokkoli, Seite 305

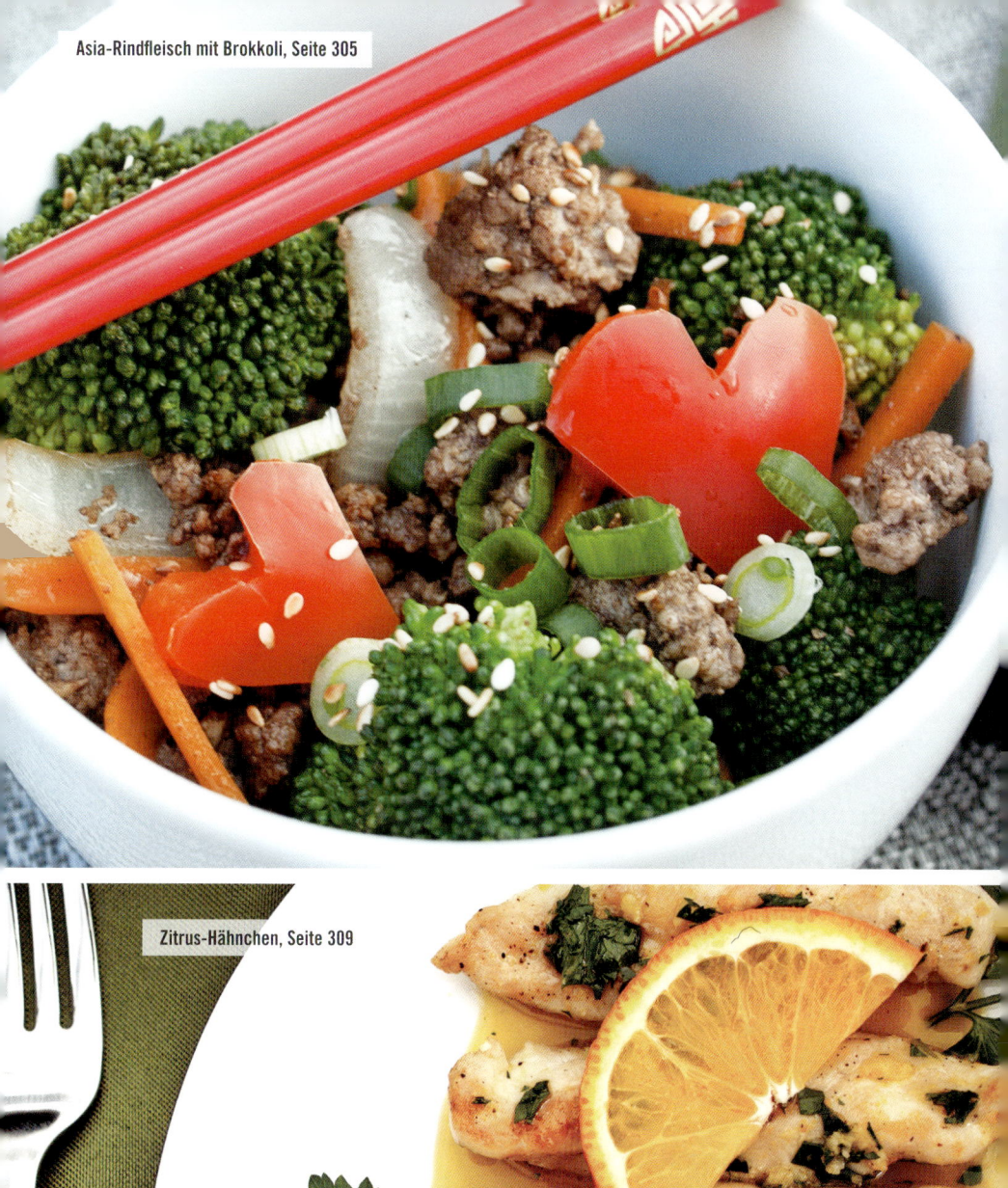

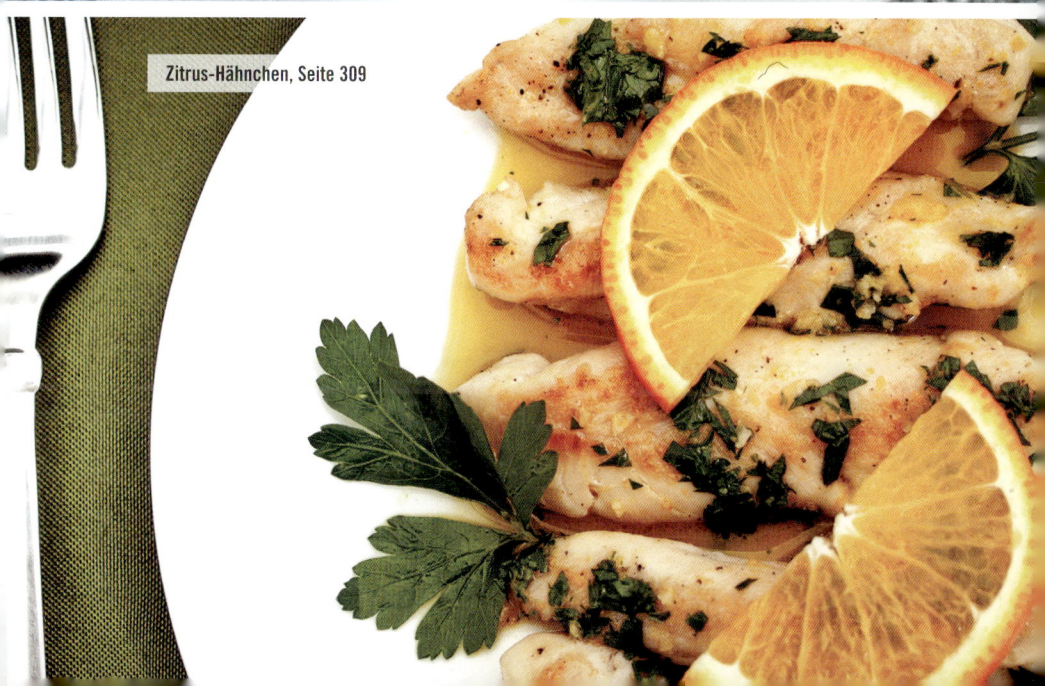

Zitrus-Hähnchen, Seite 309

Traumhaftes Avocado-Dressing, Seite 322

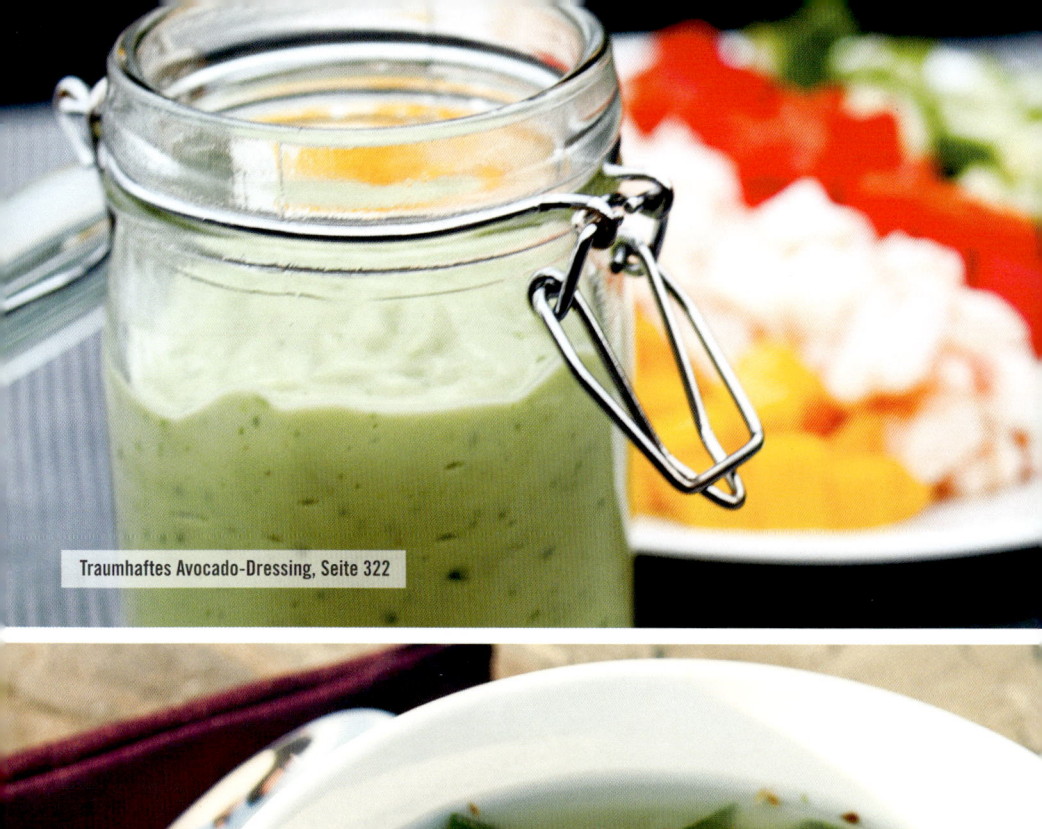

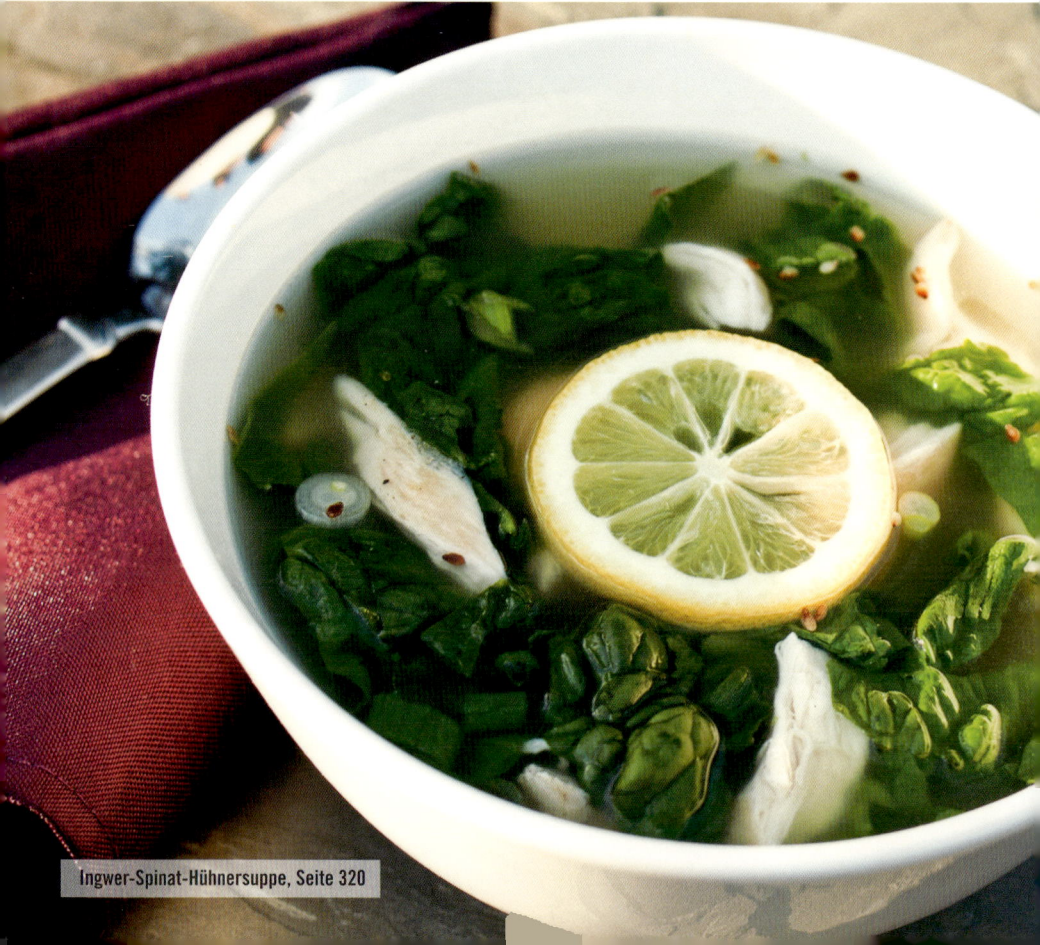

Ingwer-Spinat-Hühnersuppe, Seite 320

Mexikanisches Schweinekotelett, Seite 309

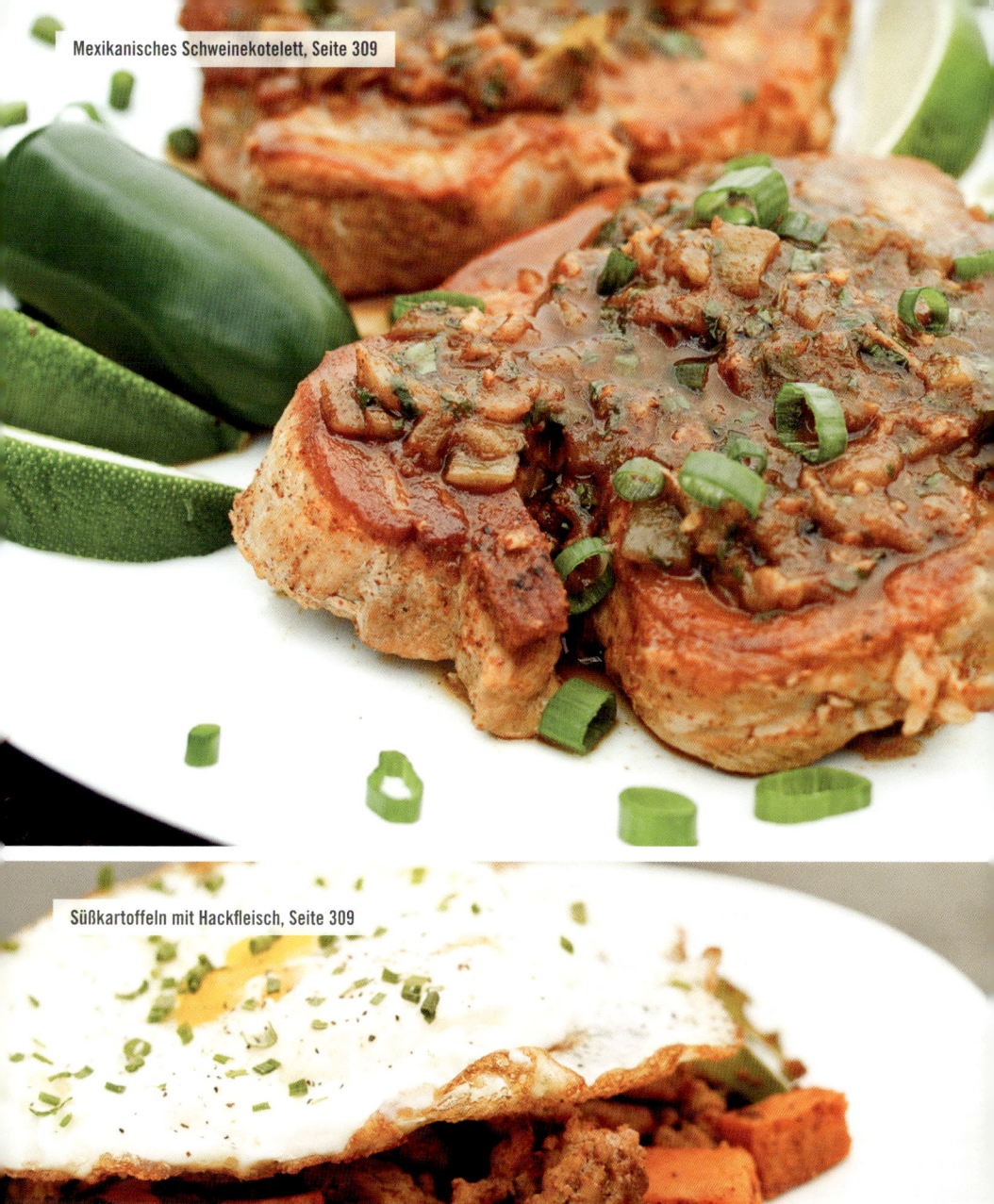

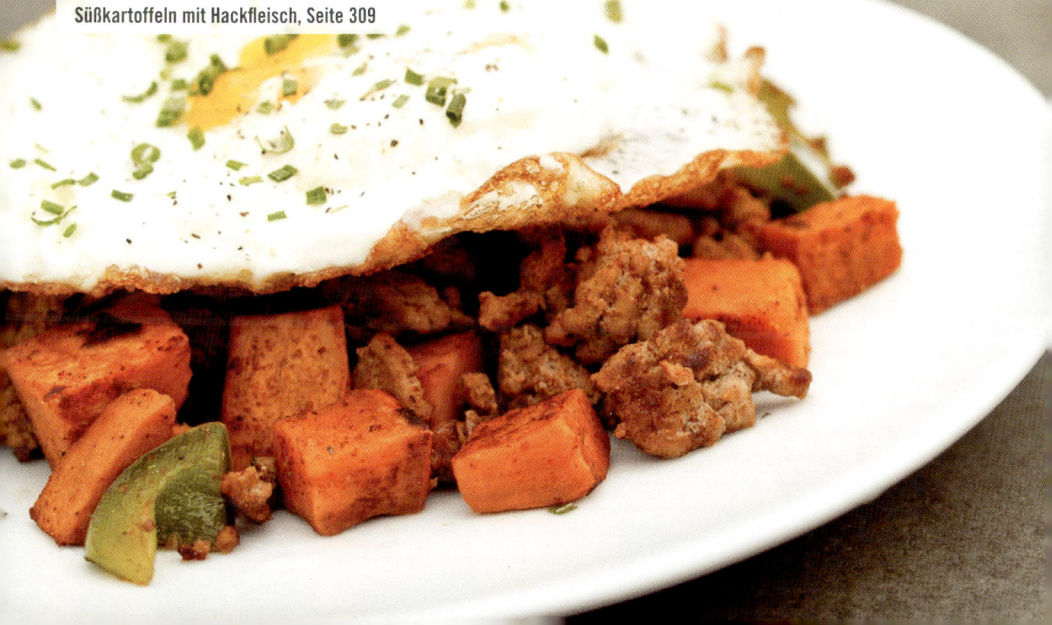

Süßkartoffeln mit Hackfleisch, Seite 309

BBQ-Soße, Seite 323

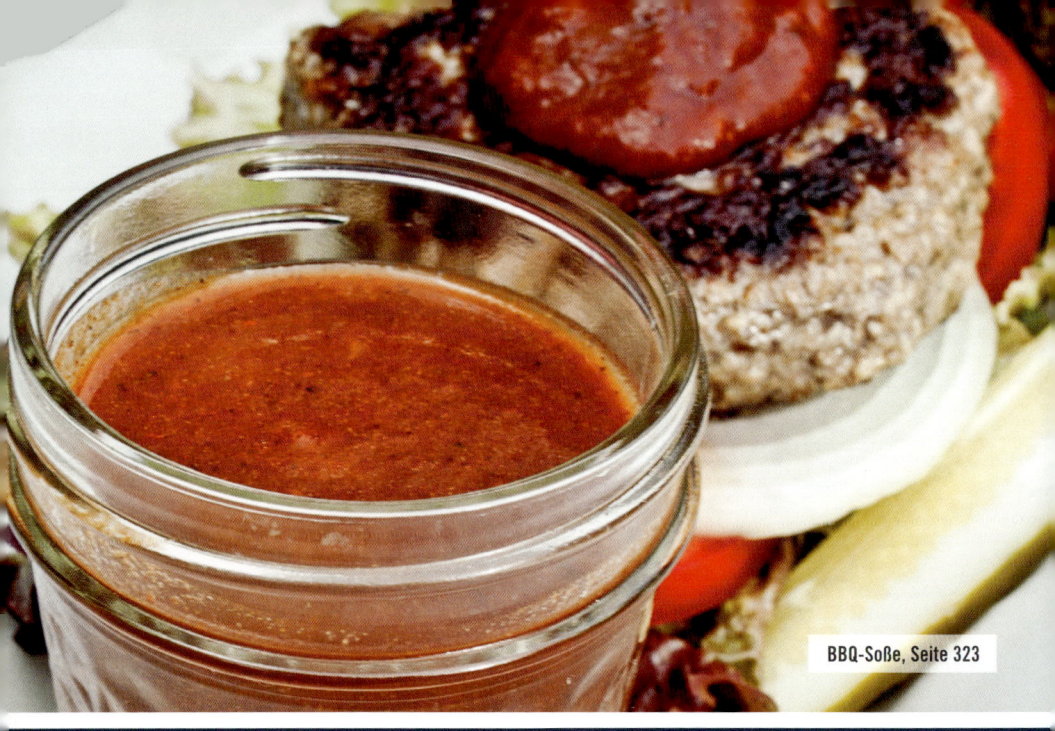

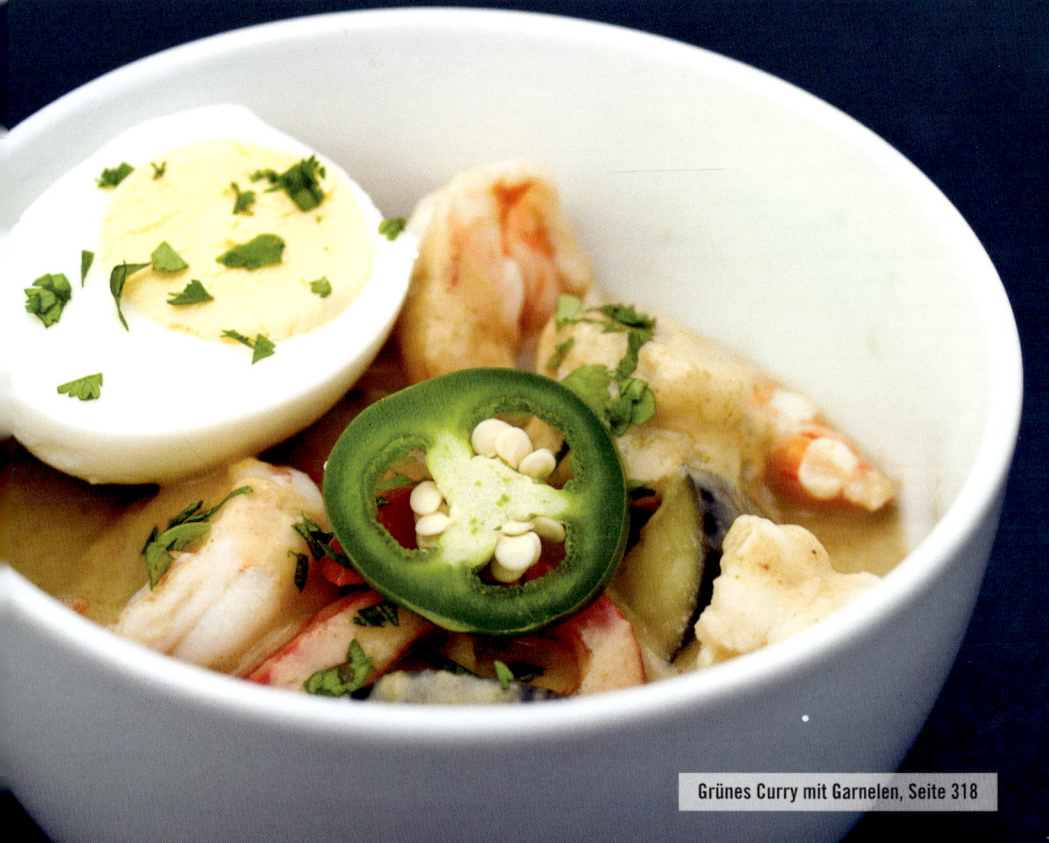

Grünes Curry mit Garnelen, Seite 318

Hack-Spinat-Frittata, Seite 310

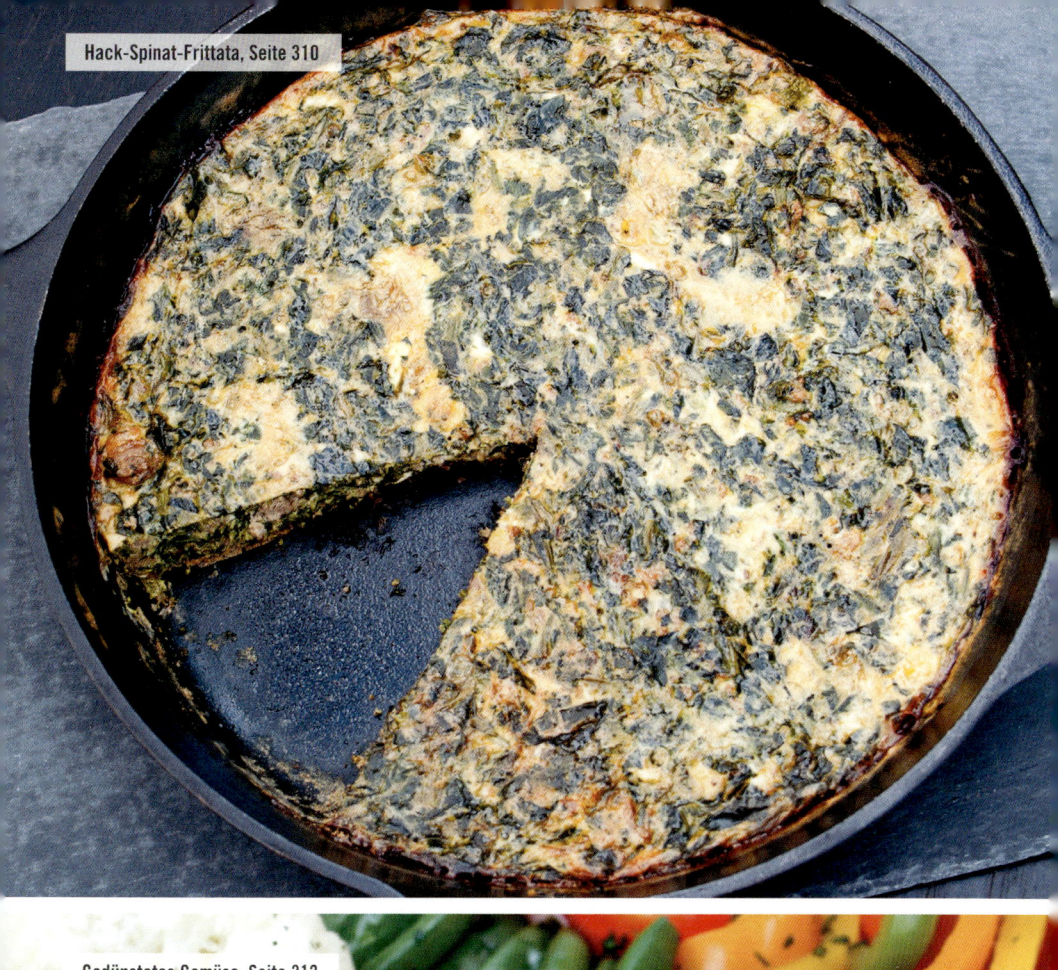

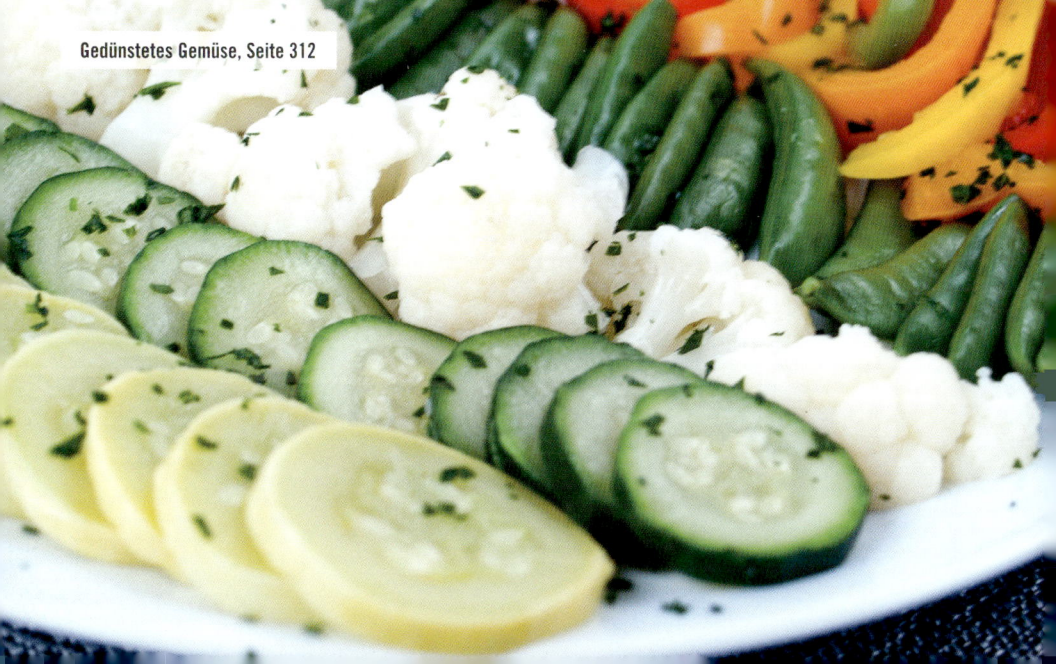

Gedünstetes Gemüse, Seite 312

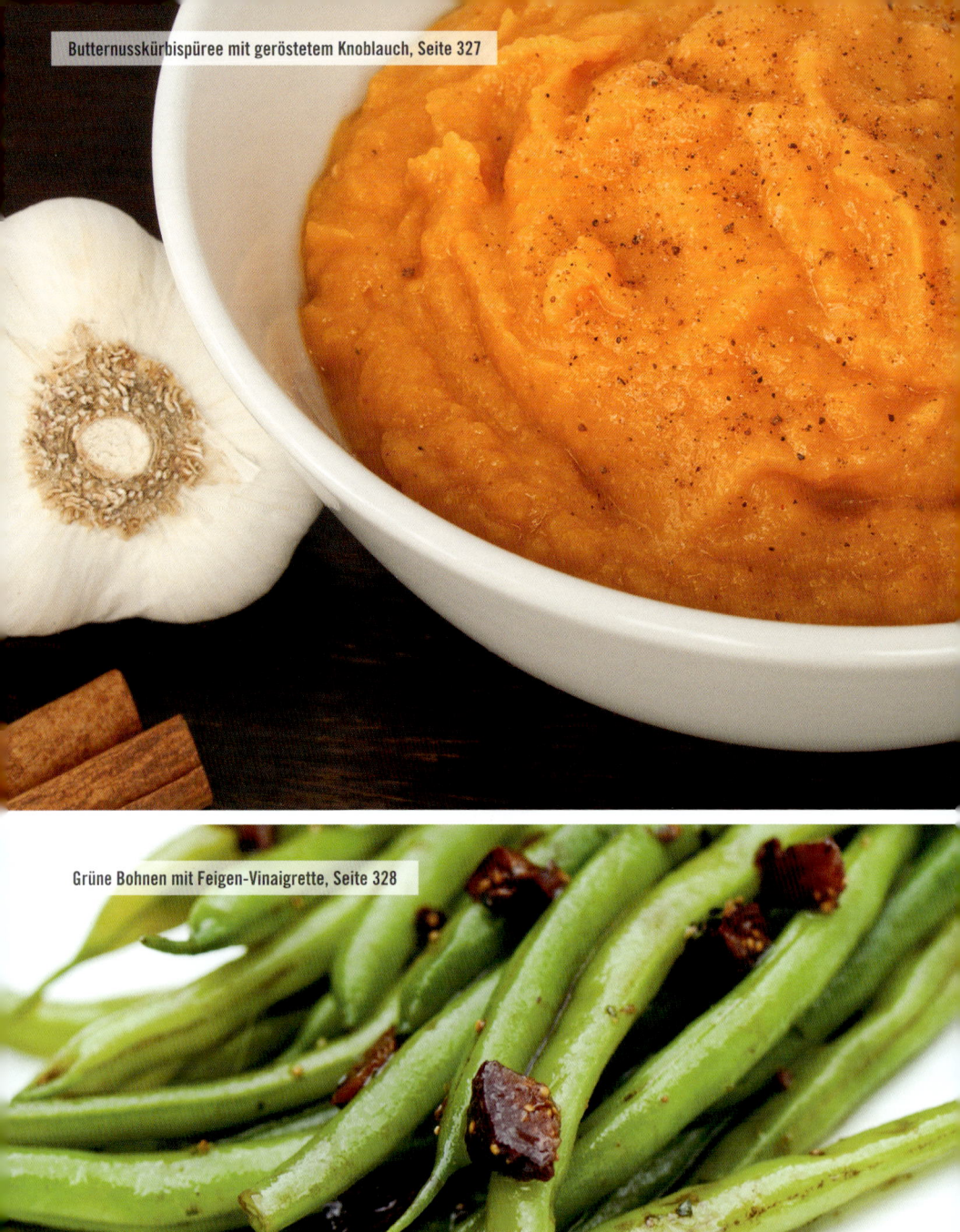

Butternusskürbispüree mit geröstetem Knoblauch, Seite 327

Grüne Bohnen mit Feigen-Vinaigrette, Seite 328

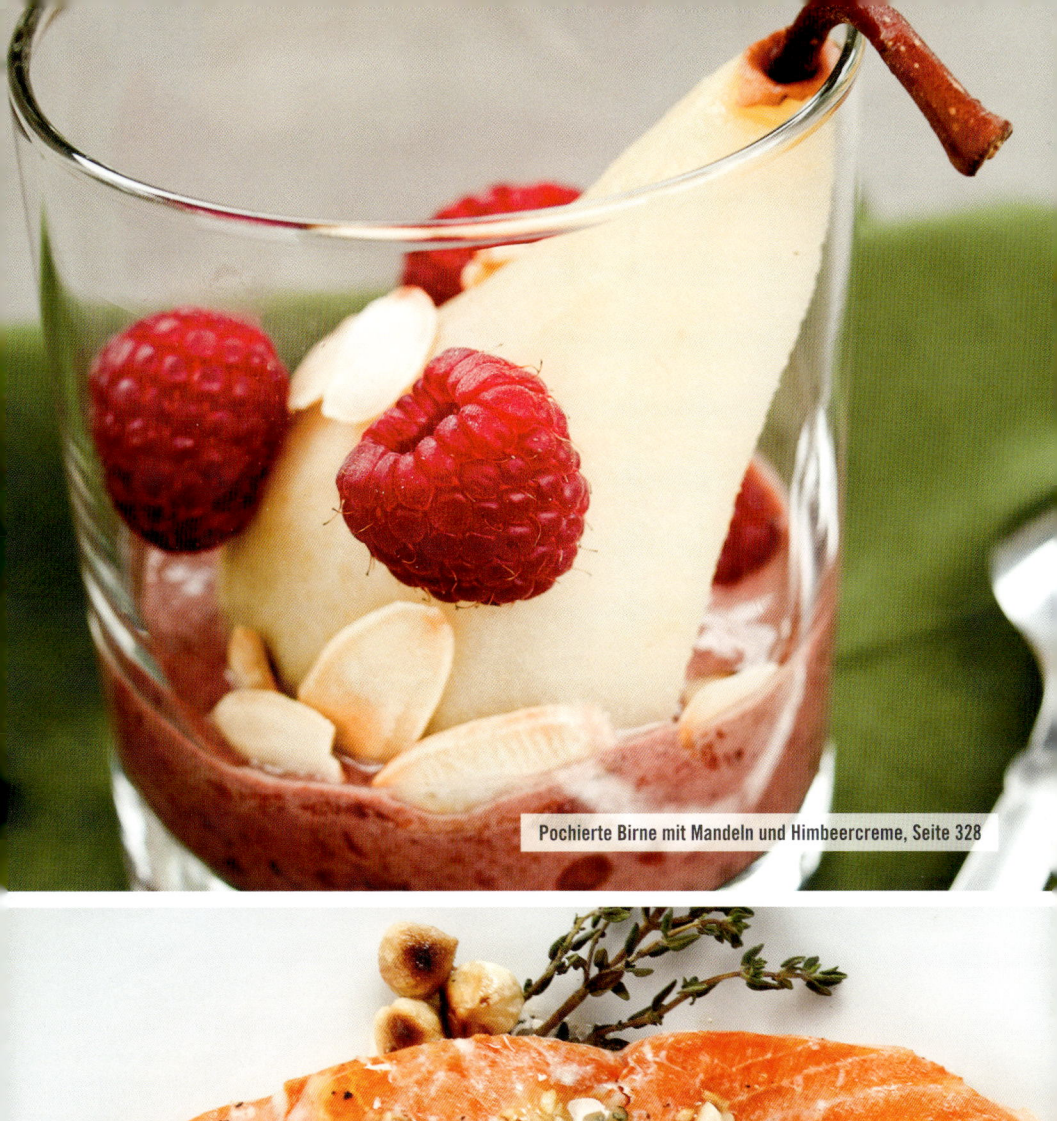

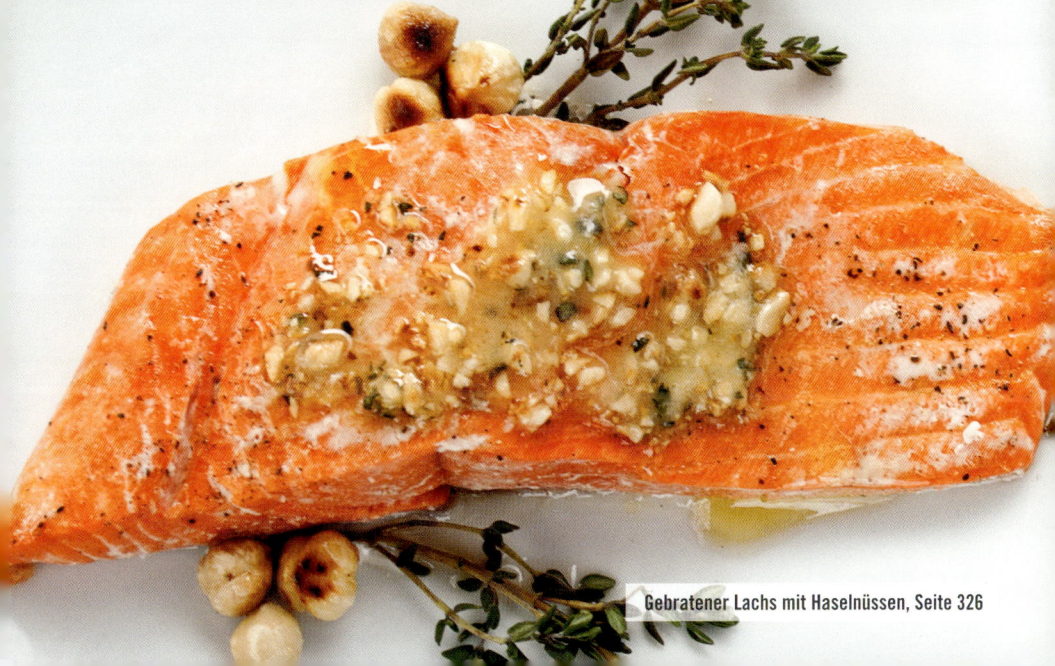

Pochierte Birne mit Mandeln und Himbeercreme, Seite 328

Gebratener Lachs mit Haselnüssen, Seite 326

Einfache Lachsküchlein, Seite 326

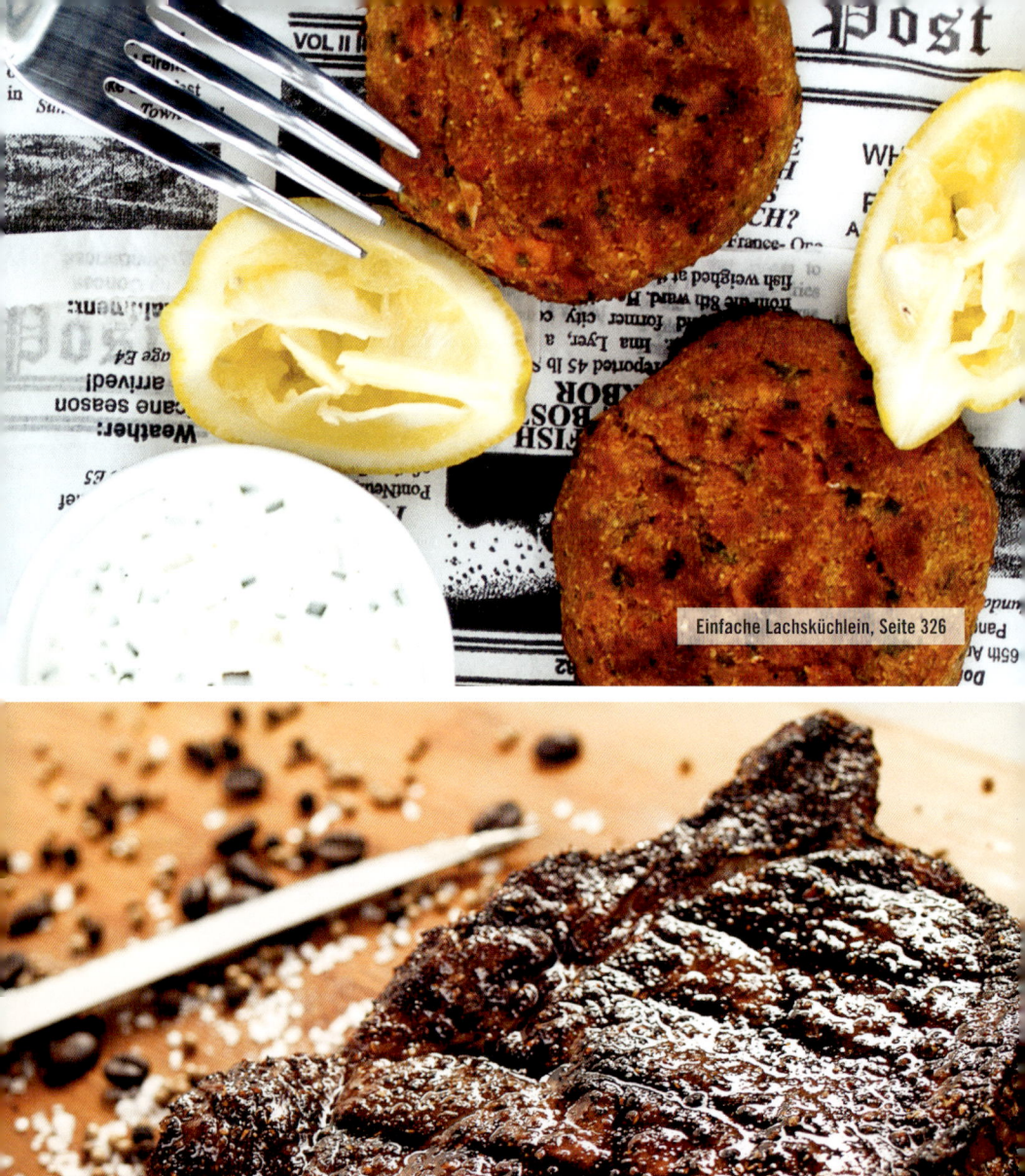

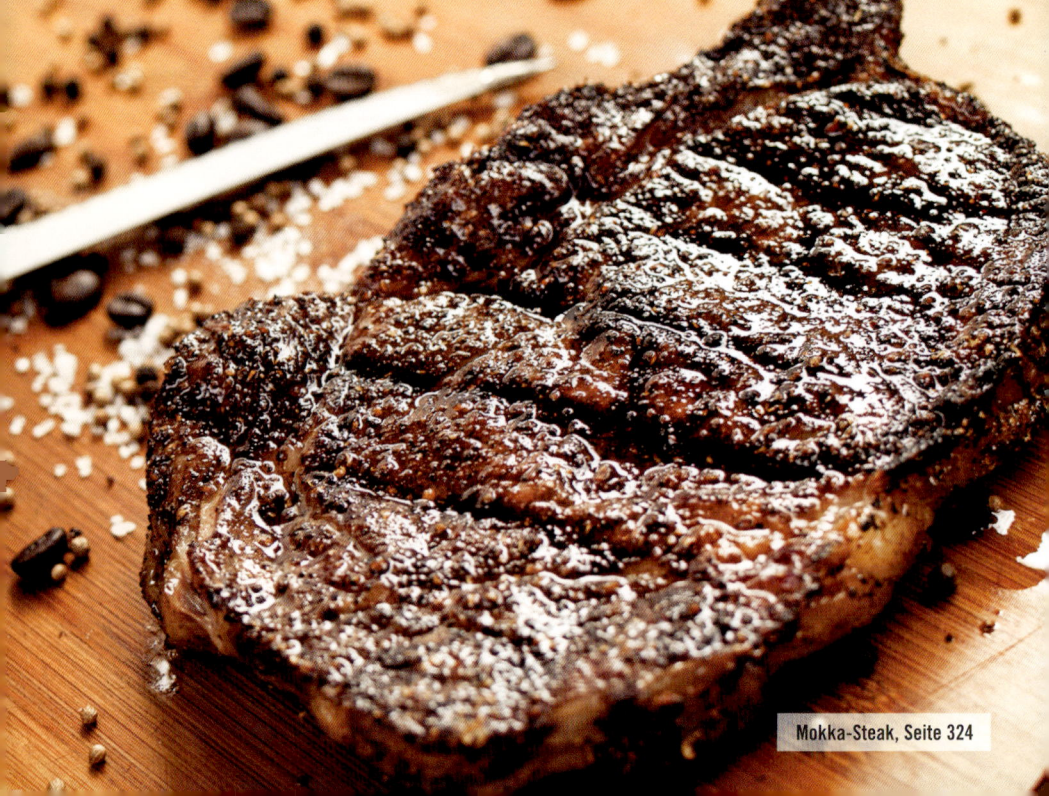

Mokka-Steak, Seite 324

2010 fasste das *Journal of Clinical Nutrition* in einer bahnbrechenden Metaanalyse die Ergebnisse von 21 Studien zusammen, in denen insgesamt über 347 000 Teilnehmer bis zu 23 Jahre lang begleitet worden waren.[7] In den Studien waren die Ernährungsgewohnheiten der Probanden, darunter die Aufnahme von gesättigtem Fett, festgehalten und das Auftreten von Herzinfarkten und Schlaganfällen dokumentiert worden. Die Metaanalyse kam zu folgendem Ergebnis: »*Es gibt keine signifikanten Belege für die Schlussfolgerung, dass gesättigtes Nahrungsfett mit einem erhöhten Risiko für koronare Herzerkrankungen, Schlaganfälle oder Herz-Kreislauf-Erkrankungen einhergeht.*«

Alles klar? Diese umfassende, von einer hochangesehenen wissenschaftlichen Organisation veröffentlichte Metastudie kommt zu dem Ergebnis, dass gesättigtes Fett und Cholesterin weder Herzerkrankungen noch Schlaganfälle verursachen.

Überrascht Sie das?

Wir dachten, das könnte der Fall sein.

Wenn gesättigtes Fett nun doch nicht »die Arterien verstopft«, was ist dann der Grund für Zivilisationskrankheiten und -leiden wie Herzerkrankungen und Schlaganfall? Raten Sie mal.

Systemische Entzündung.

Wissenschaftler haben herausgefunden, dass schleichende Entzündungen an der Pathogenese (Entwicklung) vieler Zivilisationskrankheiten und -leiden wie koronare Herzerkrankungen[8], Adipositas und Diabetes[9] beteiligt sind – und an Ihrem Risiko, daran zu erkranken. (Schauen Sie sich nochmals das Diagramm in Kapitel 7 an, bei dem die systemische Entzündung im Mittelpunkt steht.)

Sind Sie bereit für eine Zusammenfassung dessen, was wir gerade gelernt haben?

Sie brauchen keine Angst vor gesättigtem Fett zu haben.

MAGERES FLEISCH Erinnern Sie sich an unsere Empfehlung, bei Fleisch aus der Massentierhaltung auf magere Stücke zu setzen und das sichtbare Fett zu entfernen? Der Grund dafür liegt *nicht* in dem Gehalt an gesättigtem Fett oder darin, dass dieses »die Arterien verstopfen« könnte. Nein, Sorge bereiten uns vielmehr die *potenziell toxischen Schadstoffe*, die typisch für die Massentierhaltung sind und die wir Ihnen sehr gern ersparen möchten.

Und hier kommt jetzt der Clou.

Nicht alles gesättigte Fett in Ihrem Körper hat seinen Anfang als Fett genommen. Vielleicht stammt es nicht einmal aus den verzehrten Nahrungsfetten. Und hier nähern wir uns einem Mythos, der sich als wahr erweist – allerdings auf andere Weise als gedacht.

War das jetzt verwirrend genug?[*]

Gesättigte Fette – Mythos Nummer 4: Gesättigtes Fett fördert Insulinresistenz und Entzündungen.

Stimmt.

Einige Spielarten gesättigter Fette (insbesondere die »langkettigen«) tragen in der Tat zu Insulinresistenz und nachfolgend zu Entzündungen im Körper bei, was Ihr Risiko für Herz-Kreislauf-Erkrankungen und Schlaganfall wirklich erhöht. Insbesondere Palmitinsäure (PA = palmitic acid)[10] gilt als die Variante gesättigten Fettes, die am häufigsten mit Insulinresistenz und Entzündungen in Verbindung gebracht wird.

Doch ausgerechnet diese ungesunde Form gesättigten Fettes wird gar nicht über die in der *Nahrung enthaltenen gesättigten Fette* aufgenommen!

Die gesundheitsschädliche Spielart gesättigten Fettes entsteht dadurch, dass wir zu viele raffinierte Kohlenhydrate essen.

Klinken Sie sich jetzt nicht aus.

Vor einigen Jahrzehnten setzte die Forschung den Anteil an gesättigtem Fett – insbesondere von Palmitinsäure – in Beziehung zu Herz-Kreislauf-Erkrankungen. (Je mehr gesättigtes Fett man im Körper hatte, desto größer die Wahrscheinlichkeit für eine Herzattacke.)

Als Konsequenz dieser Forschungsarbeiten legte man uns nahe, kein gesättigtes Fett zu essen, da dies zu Herzinfarkt oder Schlaganfall führen würde. Ganz besonders warnte man vor rotem Fleisch und Eiern, da diese Produkte zufällig mehr gesättigtes Fett enthalten als andere Lebensmittel. Der Denkansatz war einfach: Fleisch und Eier enthalten viel gesättigtes Fett. Gesättigtes Fett wird mit Herzerkrankungen assoziiert. Vermeiden Sie deshalb Fleisch und Eier.

---

[*] Bemerkung: Dieser nächste Abschnitt präsentiert Zusammenhänge, die zu den am stärksten wissenschaftslastigen des ganzen Buches zählen. Wenn Sie Lust auf eine Herausforderung haben, stürzen Sie sich hinein. Wenn nicht, fassen wir die Ergebnisse am Ende zusammen, sodass Sie nichts verpassen.

DIE RICHTIGEN FETTE

Doch diese Empfehlungen gründen auf einer fehlerhaften Logik. Lassen Sie uns diese Punkt für Punkt aufdecken.

- **Punkt 1:** Wenn man bei Herz-Kreislauf-Patienten hohe Werte an gesättigten Fettsäuren (insbesondere Palmitinsäure) findet, bedeutet das nicht, dass die Gesundheitsprobleme auf das gesättigte Fett *zurückgehen*. (Es ist die alte Geschichte von der Korrelation zwischen erhöhtem Speiseeiskonsum und gesteigerten Haiangriffen.)
- **Punkt 2:** Es ist nicht möglich, Palmitinsäure in reiner Form aufzunehmen. Es gibt bei uns kein einziges Lebensmittel – nicht einmal Palmöl! –, das *nur* Palmitinsäure enthält. Sicher, Fleisch und Eier enthalten viel Palmitinsäure, aber gleichzeitig auch beträchtliche Mengen anderer Fette wie beispielsweise Oleinsäure[11] (eine einfach ungesättigte Fettsäure).
- **Punkt 3:** Andere Fette wie Oleinsäure hindern die Palmitinsäure nachweislich daran, eine Insulinresistenz herbeizuführen.

Was bedeutet das nun alles?

Wenn man unverfälschte Lebensmittel isst, die Palmitinsäure *enthalten*, ist das etwas anderes, als *nur* Palmitinsäure zu essen.

Gesunde, echte Lebensmittel (wie Fleisch und Eier) beinhalten noch andere Fette, die dazu beitragen, Ihren Körper vor einem Zuviel an Palmitinsäure zu schützen. Deshalb besteht im Grunde keine Gefahr, Ihren Körper durch diese Produkte mit Palmitinsäure zu überfrachten.

Solange …

… Sie nicht zu viele raffinierte Kohlenhydrate essen.

> **PLAN B** Schon in Kapitel 5 haben wir erklärt, dass der Körper in puncto Energiespeicherung zu Plan B greift, sobald die Glykogenspeicher in Leber und Muskeln voll sind. Ist dieser Fall eingetreten, wandelt die Leber die Glukose in Fett um – und zwar in eine Form des gesättigten Fettes, die man Palmitinsäure (!) nennt. Dieses Fett *kann* zur Energiegewinnung genutzt werden, doch mit höherer Wahrscheinlichkeit (Sie setzen ja auf Zuckerverbrennung und sind nicht fettadaptiert) führt es zu erhöhten Triglyzeridwerten, Leptin- und Insulinresistenz sowie zu wachsenden Fettdepots.

Nehmen Sie also zu viele Kohlenhydrate zu sich[12], werden diese von Ihrer Leber auf direktem Weg zu Palmitinsäure umgebaut. In diesem Fall *hätten* Sie dann in Abwesenheit schützender anderer Fette wirklich ziemlich viel Palmitinsäure im Körper – und einen ziemlich großen Anteil gesättigten Fettes, der gar *nicht in Form von Fett dorthin gelangt* ist.

Und dieses Szenario begünstigt in der Tat Herzerkrankungen.

Es ist *nicht* ungesund, unverfälschte, unverarbeitete Nahrungsmittel mit einem reichen Anteil an Fett und anderen Nährstoffe zu essen.

Ungesund *ist* dagegen ein Zuviel an raffinierten Kohlenhydraten.

Und es ist der zu hohe Konsum von raffinierten Kohlenhydraten, der zu dem erhöhten »schlechten« Cholesterin und den erhöhten Triglyzeridwerten beiträgt, die zum Kreis der Risikofaktoren für Herz-Kreislauf-Erkrankungen zählen.

Das gesättigte Fett in rotem Fleisch oder Eiern ist überhaupt nicht daran schuld.

ESSEN SIE DIESE TIERISCHEN FETTE

Jetzt, wo wir Schluss mit den größten Mythen rund um das gesättigte Fett gemacht haben, lassen Sie uns darüber sprechen, in welchen Nahrungsmitteln diese gesunden gesättigten Fette vorkommen. (Sprechen Sie uns nach: »gesunde gesättigte Fette« – ziemlich befreiend, nicht wahr?)

Da die meisten Leute beim Thema gesättigte Fette zuerst an tierische Produkte denken, fangen wir damit an. (Doch denken Sie daran, dass sogar tierische Produkte wie Talg, Schmalz und Butter nicht *ausschließlich* aus gesättigtem Fett bestehen – die meisten sind gleichfalls reiche Quellen für MUFAs.)

GUTE QUELLEN FÜR TIERISCHE FETTE

Butterschmalz	Ziegenfett
Entenfett	Schmalz (Schweinefett)
Ghee	Talg (Rinderfett)

Gesättigte Fette sind beim Kochen die gesündeste Wahl, insbesondere bei hoher Temperatur. Wenn sie Luft, Hitze und Licht ausgesetzt werden, erweisen sich gesättigte Fette als sehr stabil, wodurch sie sich ideal fürs Sautieren, Braten, Grillen oder Rösten eignen.

Eine andere Spielart tierischen Fettes liefert die Milch, nämlich Butter. Vergessen Sie nicht, dass unsere Bedenken gegenüber Milch auf deren Kohlenhydrate und Proteine zurückgehen, nicht auf den Fettanteil. Wir gehen sogar davon aus, dass in organisch produzierter Weidebutter einige wirklich gesunde Bestandteile enthalten sind, etwa größere Mengen antientzündlicher Omega-3-Fettsäuren, konjugierte Linolsäure (CLA), Vitamin E und Carotinoide.

Aber wir haben, was die Butter angeht, eine Forderung: Sie muss *geklärt* sein.

Sehen Sie, Butter ist nicht nur Fett. (Uh, beim Thema »Nahrungsmittel sind eine komplexe Angelegenheit« kommen wir rüber wie eine Schallplatte mit Sprung, oder?) Butter besteht nur zu rund 80 Prozent aus Fett, der Rest sind Wasser und feste Milchbestandteile (Proteine). In unseren Augen schaden diese Milchproteine der Butter, da schon winzige Mengen davon Ihren Darm durcheinanderbringen können, wenn Sie empfindlich auf Milch reagieren oder an einer erhöhten Darmdurchlässigkeit leiden.

Die gute Nachricht besteht darin, dass es einen Weg gibt, um diese Milchproteine zu entfernen: Butter kann man klären.* Bei diesem simplen Vorgang lassen Sie die Butter bei niedriger Temperatur schmelzen, bis sich Fett und feste Bestandteile voneinander trennen. Dann filtern Sie diese Festbestandteile heraus – und zurück bleibt nur das herrlich reichhaltige, knallgelbe Butterschmalz.

Perfekt.

Und so viel leckerer als der Plastikaufstrich (wir meinen Margarine), den Sie bisher gegessen haben.

KOCHFETTE Ihre tierischen Fette müssen dem höchsten Qualitätsstandard entsprechen – Grasfütterung, Weidehaltung *und* Bio. Denken Sie daran, dass das Fett bei Fleisch aus der Massentierhaltung mit ungesunden Toxinen belastet ist – mit Rückständen von Antibiotika, Hormonen, Schwermetallen und Pestiziden. Daher sollten Sie eins ganz bestimmt nicht tun: Ihren aus der Massentierhaltung stammenden Speck aufheben und darin *das restliche Essen* kochen. Sorgen Sie dafür, dass Sie Ihre tierischen Fette ausschließlich aus Quellen beziehen, die zu 100 Prozent auf Grasfütterung, Weidehaltung und Bio setzen – so stellen Sie sicher, dass Ihr Essen in dem »saubersten« Fett gekocht wird, das verfügbar ist.

---

* Eine Anleitung zum Klären Ihrer eigenen Butter finden Sie auf unserer Webseite: whole9life.com/butter. Lecker schmeckendes Butterschmalz (auch als »Ghee« bekannt) finden Sie auch abgepackt in vielen Naturkostläden oder internationalen Lebensmittelläden. Wir empfehlen Pure Indian Foods (www.pureindianfoods.com).

KOKOSNÜSSE: DAS ETWAS ANDERE WEISSE FLEISCH

Es gibt eine weitere fantastische Variante des gesättigten Fettes, die nicht tierischen Ursprungs ist – das enthebt Sie der Sorge um eine saubere Bezugsquelle. Diese Spielart stammt aus der Kokosnuss bzw. Kokosprodukten.

Kokosnüsse enthalten hohe Anteile (rund 66 Prozent) einer sehr gesunden gesättigten Fettvariante, die man als »mittelkettige Triglyzeride« (MKT) bezeichnet[*]. Diese MKTs haben einige einzigartige Eigenschaften und sind für den Körper sehr nützlich.

Zunächst einmal, erinnern Sie sich noch an unsere Aussage, dass Fett eine ausgezeichnete Energiequelle darstellt? Nun sind diese MKTs im Aufbau kurzkettiger, was bedeutet, dass sie schneller absorbiert[13] und verstoffwechselt werden als ihre längerkettigen Gegenspieler. Daher werden die in Kokosprodukten enthaltenen MKTs mit größerer Wahrscheinlichkeit von Ihren Muskeln und Organen als Brennstoff genutzt und nicht so leicht in Form von Fett eingelagert.

Super, oder?

Außerdem legen Studien nahe, dass MKTs einen Beitrag zur Prävention von Arterienverkalkung und Herz-Kreislauf-Erkrankungen leisten können, teilweise indem sie den Cholesterinspiegel senken und eine den Blutzucker reduzierende Wirkung haben.

Schlussendlich sind MKTs darin einzigartig, dass für ihre Verdauung keine Gallenflüssigkeit (die in der Leber produziert und in der Gallenblase gespeichert wird) notwendig ist. Hierdurch stellen sie eine fantastische Fettquelle für all diejenigen dar, die keine Gallenblase mehr haben, unter einer eingeschränkten Leberfunktion leiden oder Nährstoffe schlecht aufnehmen können (Malabsorption).[14]

GUTE QUELLEN FÜR MKTS

Kokosöl	Kokosnüsse (Fleisch oder Flocken)
Kokosbutter/-manna	Kokosmilch (aus der Dose)

Unraffiniertes Kokosöl eignet sich ideal zum Kochen und die meisten Sorten sind auch relativ geschmacksneutral. Kokosmilch (gemeint ist die konzentrierte Form in der Dose, nicht das gesüßte Zeug in einer an Milch erinnernden Verpackung) ist ein hervorragender Ersatz, wenn das Rezept Milch oder Sahne

---

[*] Auch unraffiniertes rotes Palmöl enthält diese MKTs. Da Palmöl jedoch einen ziemlich ausgeprägten Eigengeschmack hat, mögen die meisten Leute es nicht so gern wie Kokosöl.

verlangt, und kommt eigentlich überall zum Einsatz – der Reigen spannt sich von Suppen bis hin zu Currys oder »sahnigen« Varianten Ihres Lieblingsgemüses. Kokosbutter ist ein leckerer Snack, der direkt aus dem Glas oder Tiegel kommt, und aus Kokosflocken bzw. -raspeln lässt sich eine knusprige, wohlschmeckende Panade für im Ofen überbackene Fleisch- oder Fischstücke oder Meeresfrüchte herstellen (man kann sie auch einfach aus der Tüte essen und als überall verfügbare Fettquelle nutzen).

HIER IST VORSICHT ANGEBRACHT: MEHRFACH UNGESÄTTIGTE FETTE

Die letzte Gruppe von Fetten, die wir hier vorstellen möchten, sind die mehrfach ungesättigten Fettsäuren (PUFAs = polyunsaturated fatty acids). Hiervon gibt es viele verschiedene Arten, doch werden wir uns auf die Omega-3- und Omega-6-Fettsäuren konzentrieren. Im Kapitel über Samenöle haben wir schon über diese Spielarten gesprochen, doch lassen Sie uns noch einmal zusammenfassen:

- Die Omega-3-Fettsäuren EPA and DHA wirken von Natur aus antientzündlich.
- Überwiegen die Omega-6- über die Omega-3-Fettsäuren, befeuert dies Entzündungen.
- Enthält die Nahrung zu viele PUFAs (Omega-3 and Omega-6), werden die Körperzellen anfälliger gegenüber Oxidationsprozessen – und Sie bekommen leichter Entzündungen.

Um Entzündungen vorzubeugen, sollte Ihre Kost eine gewisse Menge an Omega-3-Fettsäuren enthalten, doch gleichzeitig auch nicht zu viel davon (*weder* Omega-3 *noch* Omega-6), da dies Entzündungen begünstigt. Wir geben zu, dass das nicht ganz einfach ist, aber wir haben den Plan für Sie schon ausgearbeitet, und zwar in nur zwei Schritten.

1. Reduzieren Sie die Omega-6-Fettsäuren und den gesamten PUFA-Gehalt in Ihrer täglichen Kost deutlich.
2. Essen Sie eine gewisse Menge natürlich vorkommender Omega-3-Fettsäuren – nicht zu viel, doch genug, um in den Genuss der antientzündlichen Wirkung zu kommen.

Bei Schritt 1 haben wir durch den Verzicht auf jegliches Samenöl schon sehr viel Boden gutgemacht. Lassen Sie uns nun eine andere unverfälschte PUFA-Quelle betrachten, die unsere Ernährung bei übermäßigem Verzehr ebenfalls mit zu vielen Omega-6-Fettsäuren und einer insgesamt zu großen PUFA-Menge belasten könnte: nämlich Nüsse und Samen.

Nüsse und Samen enthalten höchst unterschiedliche Mengen mehrfach ungesättigter Fette – der Bogen spannt sich von 2 Prozent (Macadamianüsse) bis hin zu 72 Prozent (Walnüsse). Doch bitte machen Sie sich klar, dass es einen gewaltigen Unterschied zwischen dem Verzehr roher, minimal verarbeiteter Nüsse und Samen und hochgradig raffiniertem *Samenöl* gibt. Rohe Nüsse und Samen enthalten eine breite Palette an Mikronährstoffen, von denen viele eine antioxidative Wirkung haben. Solange die Nüsse und Samen nicht ausgiebig erhitzt oder verarbeitet worden sind, sollten diese Antioxidantien verhindern, dass vor dem Verzehr Oxidationsprozesse stattfinden.[15] Außerdem enthalten Nüsse und Samen im Gegensatz zu raffiniertem Samenöl eine große Vielfalt gesundheitsfördernder Mikronährstoffe. Einigen Studien zufolge tragen diese Mikronährstoffe ggf. gemeinsam dazu bei, Ihr Cholesterinprofil zu verbessern[16] und Entzündungen zu minimieren[17].

Natürlich kann Ihnen *eine gewisse Menge* an Nüssen und Samen als Teil Ihrer Ernährung guttun, aber *mehr* bedeutet nicht automatisch besser. Es geht uns immer noch darum, nicht zu viele dieser fragilen PUFAs in Ihre Zellwände einzulagern, ob sie nun aus unverfälschten Lebensmittelquellen stammen oder nicht.

NÜSSE UND SAMEN (GILT AUCH FÜR DIE VON IHNEN ABGELEITETEN BUTTERPRODUKTE)

Beste Wahl	In Maßen	Begrenzt
Cashewnüsse	Mandeln	Leinsamen
Haselnüsse	Paranüsse	Pinienkerne
Macadamianüsse	Pekannüsse	Kürbiskerne
	Pistazien	Sesamkörner
		Sonnenblumenkerne
		Walnüsse

Lassen Sie uns mit der besten Wahl anfangen: mit Cashew-, Hasel- und Macadamianüssen. Diese Nüsse sind reich an einfach ungesättigten Fettsäuren (MUFAs) und enthalten pro Portion nur sehr kleine Mengen an mehrfach ungesättigten Fettsäuren (PUFAs). Die Nüsse und Samen in der mittleren Spalte haben einen PUFA-Gehalt, der durchaus ins Gewicht fällt, deshalb schlagen wir vor, sie in Maßen zu essen (nicht öfter als ein paarmal pro Woche).[18]

Abschließend kommen wir zu den am wenigsten vorteilhaften Nüssen und Samen – wir empfehlen, deren Verzehr im Rahmen einer gesunden Abwechslung zwischen verschiedenen Fettquellen zu begrenzen. Mehr als die Hälfte der in diesen Nüssen und Samen enthaltenen Fette stammt aus mehrfach ungesättigten Fettsäuren. Deshalb sollten sie nur gelegentlich gegessen oder in Form einer würzigen Zutat auf Salate, Gemüse oder Hauptgerichte gestreut werden.

OMEGA-3 IST NICHT GLEICH OMEGA-3

Sie haben vermutlich schon gehört, dass Leinsamen, Walnüsse, Chiasamen und Hanf gute Quellen für Omega-3-Fettsäuren darstellen – warum raten wir dann dazu, diese nur gelegentlich zu essen? Die in diesen Quellen enthaltenen Omega-3-Fettsäuren liegen als sogenannte Alpha-Linolensäure (ALA) vor – und nicht in Form der antientzündlich wirkenden Spielarten EPA und DHA. Ihr Körper *ist in der Lage*, ALA in EPA und DHA umzubauen, doch dauert dieser Prozess lange und kann durch verschiedene mit der Ernährung und dem Lebensstil in Verbindung stehende Faktoren behindert werden.[19] Selbst wenn alles optimal abläuft, ist der schlussendlich entstehende Anteil an EPA und DHA so gering, dass er praktisch nicht ins Gewicht fällt. Und vergessen Sie nicht, dass Ihnen all diese Lebensmittel eine *ernst zu nehmende* Dosis an PUFAs und Omega-6-Fettsäuren bescheren![20] Für *winzige Mengen* an antientzündlichem EPA und DHA große Mengen von PUFAs und Omega-6-Fettsäuren in Kauf zu nehmen, scheint uns kein guter Deal zu sein. (Wir hätten auch sagen können: »Studien zeigen, dass eine Supplementierung von Omega-3-Fettsäuren aus pflanzlichen Quellen wie Leinsamen[21] Entzündungsreaktionen nicht vermindert.« Das wäre vielleicht einfacher gewesen.)

Ein letzter Gedanke zu Nüssen, Samen und insbesondere zu der daraus hergestellten Nussbutter. So wie die natürliche Süße vieler Früchte eine ungesunde psychologische Reaktion zu fördern (und potenziell unser erstes Kriterium für gesundes Essen zu verletzen) vermag, können die natürlichen Fette sowie das zugesetzte Salz und vielleicht der zugesetzte Zucker, die man in Nüssen und Nussbutter findet, denselben Effekt haben.

Anders ausgedrückt, kann man davon sehr leicht zu viel essen.

Wenn Sie nun vor dem Fernseher sitzen und geistesabwesend eine ganze Tüte voller Möhren in sich hineinstopfen, macht das nicht viel aus. Wir möchten Sie ganz sicher nicht zu dieser Form des »automatisierten Essens« ermuntern, aber selbst eine ganze Tüte Möhren schafft es nicht, Ihren Stoffwechsel aus dem Gleis zu bringen.

Ersetzen Sie diese Möhren aber durch ein halbes Glas Sonnenblumenkernbutter (oder Mandeln oder Macadamianüsse), bekommen Sie ein ernsthaftes Problem. Nüsse und Samen sind viel kalorienreicher als Möhren, und ehe Sie sichs versehen, haben Sie fast eine zusätzliche Tagesdosis an Kalorien aufgenommen. Wirklich. Ein halbes Glas Sonnenblumenkernbutter entspricht 1400 Kalorien – und hat obendrein eine ganze Menge an mehrfach ungesättigten Fettsäuren und Omega-6.

Es gibt also ein paar Gründe dafür, warum Nüsse und Samen am unteren Ende Ihrer Liste gesunder Fettquellen stehen sollten. Sie sind sicherlich nicht *ungesund* – doch aus den gerade aufgezeigten Gründen gelten sie *nicht als gesündeste* Wahl. Nutzen Sie sie gelegentlich dazu, um Mahlzeiten mit Fett anzureichern, doch greifen Sie öfter zu anderen Alternativen (wie Avocados, Oliven und Kokosnüssen).

GESUNDES OMEGA-3

Wo sollen Sie nun Ihre Omega-3-Fettsäuren herbekommen? Von artgerecht gehaltenen und gefütterten Tieren. Omega-3-Fettsäuren kommen in grünen Blättern und Algen vor – also in der Nahrung, die unsere Nahrung zu sich nehmen sollte. (Leider können wir kein Gras verdauen, sonst könnten wir uns diesen Umweg ersparen!) Wenn grasgefütterte Rinder oder Hühner aus Freilandhaltung oder Wildlachs gesunde Omega-3-Fettsäuren über die Nahrung aufnehmen, liefert uns ihr Fleisch ebenfalls gesunde Omega-3-Fettsäuren, nämlich EPA und DHA. Selbstverständlich gibt man Tieren aus der industriellen Produktion kein natürliches Futter. Demzufolge bekommen sie nicht genügend Omega-3-Fettsäuren, daher enthält ihr Fleisch nicht viel EPA bzw. DHA. Wenn Sie also auf die Qualität von Fleisch, Fisch, Meeresfrüchten und Eiern achten, nehmen Sie automatisch mehr gesunde Omega-3-Fettsäuren auf.

LEBENSMITTELQUALITÄT: DAS SCHLUSSWORT

Bevor wir diesen Abschnitt beenden, möchten wir drei sehr wichtige Argumente zur Lebensmittelqualität anbringen.

Konzentrieren Sie sich als Erstes auf Fleisch, Fisch, Meeresfrüchte und Eier.

Wenn Sie sich nur auf die Herkunft *eines* Lebensmittels auf Ihrem Teller konzentrieren können, sollten Sie unserer Meinung nach mit der Qualität des tierischen Eiweißes beginnen – noch bevor Sie über biologisch produziertes Gemüse, Obst und Fett nachdenken. In unseren Augen hat die Gesundheit der Tiere entscheidende Auswirkungen für Ihre Gesundheit. Und obwohl wir Sie sicherlich nicht dazu ermuntern, Pestizide aufzunehmen, halten wir die mit Fleisch, Fisch, Meeresfrüchten und Eiern aus der Massentierhaltung verbundenen potenziellen Nachteile für viel gefährlicher als die Rückstände auf Obst und Gemüse.

Konventionelles Gemüse und Obst sind besser als gar kein Gemüse und Obst.

Das potenzielle Risiko von Pestizidrückständen ist keinesfalls höher zu bewerten als die grundsätzlichen gesundheitlichen Vorteile, die der Verzehr von Gemüse und Obst bietet. Wir wiederholen noch einmal: Die richtige *Auswahl* der Lebensmittel ist der wichtigste Faktor bei der Umstellung auf gesundes Essen. Erst danach kommt die Beschäftigung mit ihrer *Herkunft* – denken Sie erst darüber nach, wenn Sie dazu in der Lage sind. Und wenn Sie sich keinen Kopf über Bioprodukte machen wollen, sich diese nicht leisten oder an Ihrem Wohnort keine auftreiben können, ist das in Ordnung. Essen Sie einfach viel Grünzeug!

Machen Sie das Beste aus dem, was Sie haben.

Wer darüber nachdenkt, wie er die Qualität seiner Ernährung verbessern kann, verliert unter Umständen ziemlich schnell den Überblick. Je mehr man darüber erfährt, woher die Lebensmittel kommen und welche gesundheitlichen Auswirkungen mit ihrer Produktion verbunden sind, desto leichter wird man verwirrt oder entmutigt. Und eins möchten wir ganz bestimmt nicht: dass

Sie diese neuen Erkenntnisse derart überwältigen, dass Sie gar keine Entscheidungen bezüglich Ihrer Ernährung mehr treffen möchten.

Also bitte – machen Sie sich *keinen Stress in Sachen Lebensmittel!* Sie können nicht nach der Lebensgeschichte von jedem Tier und jeder Pflanze fragen, die Sie essen möchten. Wenn der Kellner also von »Wildfang« spricht und auf dem Etikett »frei von Pestiziden« steht, müssen Sie dieser Information glauben und die bestmögliche Entscheidung treffen. Es ist so einfach – wir versprechen es.

LASSEN SIE UNS ESSEN!

Glückwunsch! Sie haben nicht nur die wissenschaftslastigen Informationen und unsere Ausführungen über »weniger gesunde« Produkte überstanden, sondern auch alles Notwendige über die Auswahl von Lebensmitteln gelernt, die Sie gesünder machen. Was bleibt also noch zu tun? Der beste Teil – nämlich essen! Jetzt, wo Sie alle gesunden Lebensmittel kennen, wird es Zeit herauszufinden, wie man sie zu alltagstauglichen, habhaften Mahlzeiten zusammenstellen kann. Haben Sie Hunger? Wir auch!

LASSEN SIE UNS ESSEN

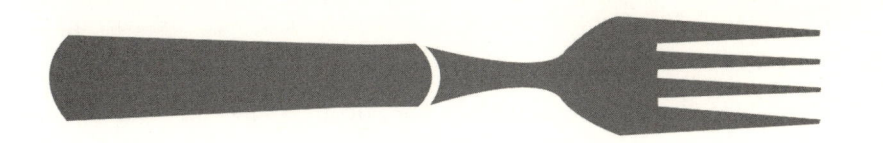

KAPITEL 16:
MAHLZEITEN PLANEN LEICHT GEMACHT

»Ich litt an fast jeder mit der Ernährung verbundenen Krankheit – Brustkrebs, Diabetes Typ 2, Bluthochdruck und hohen Cholesterinwerten. Ich hatte auch gut 30 Kilogramm Übergewicht und verbrachte mein Leben überwiegend sitzend. Seitdem ich mit Whole30 begonnen habe, wiege ich rund 11 Kilogramm weniger. Meine Medikamente gegen Diabetes und hohen Blutdruck konnte ich komplett absetzen. Heute war ich zur Kontrolle bei meinem Onkologen und er fragte mich, aus welchem Grund ich so viel besser aussehen würde. Ich habe ihm von Whole30 erzählt und er fand es super, dass ich aus gesundheitlichen Erwägungen auf unverfälschte Nahrung setze und nicht nur, um abzunehmen. Er empfahl mir, damit weiterzumachen!«

Beth T., Richmond, Texas

Es wird Zeit, alle unsere Erkenntnisse über richtiges Essen in gesunde Mahlzeiten umzusetzen. Doch bevor wir ins Detail gehen, sprechen wir eine Frage ganz ohne Umschweife an.

Nein, wir werden Ihnen nicht genau sagen, wie viel Sie essen sollen.

Wir machen Ihnen keine Vorschriften in Form von Kalorien, Gramm, Millilitern, Bausteinen oder Punkten, da Sie uns nicht mitzuteilen brauchen, wie viel Sie essen.

Wissen Sie, warum?

Weil Sie über einen eingebauten hormongesteuerten Regulationsmechanismus verfügen, der Ihnen genau das sagt. Einfacher ausgedrückt:

Ihr Körper weiß weitaus besser als jeder Rechner im Internet, wie viel Sie essen sollten.

Das Problem besteht jedoch darin, dass die Signale Ihres Körpers vermutlich schon seit Langem *sehr* unzuverlässig waren.

Aufgrund Ihrer Ernährung und dem daraus resultierenden zu hohen Konsum sowie der hormonellen Fehlregulierung haben Sie unterschiedliche Botschaften empfangen.

Ihr Körper hat Sie aufgefordert zu essen, obwohl Sie sich gesättigt fühlten. Er hat Ihnen signalisiert, hungrig zu sein, obwohl Sie es gar nicht waren. Er hat Ihnen ungebetene Gelüste auf Nahrungsmittel beschert, von denen Sie wissen, dass sie nicht gesund sind. Und wegen Ihres durcheinandergeratenen Stoffwechsels waren Sie niemals in der Lage, sich auf die Signale Ihres Körpers zu verlassen.

Bis jetzt.

Denn wenn Sie konsequent zu gesunden Lebensmitteln greifen, können Sie darauf *vertrauen*, dass Ihr Körper Ihnen sagt, was er braucht. Die Leptinbotschaft (iss mehr, iss weniger) kommt *definitiv* im Gehirn an. Die Insulinbotschaft (Energie speichern) wird auf gesunde Weise durch die Botschaft des Glucagons (einen Teil der Energie freigeben) relativiert. Ihr Blutzuckerspiegel bleibt innerhalb gesunder Werte und schießt Sie weder in die Hyperaktivität, noch lässt er Sie abstürzen und zum Spielball von Essensgelüsten werden. Und da Sie mental völlig entspannt sind, können Sie an der Bäckerei vorbeifahren, ohne mit der Wimper zu zuckern.

Nachdem Sie sich eine Zeit lang gesund ernährt haben, werden Sie *endlich* in der Lage sein, Ihren Körpersignalen zu vertrauen. Und keine noch so coole, auf Körpergröße, -gewicht, -fett und Aktivitätsniveau basierende mathematische Gleichung kann mit der überwältigenden Klugheit des menschlichen Körpers mithalten.

DIE MATHEMATIK FUNKTIONIERT

Bevor wir damit an die Öffentlichkeit gegangen sind, haben wir unsere Vorlage zur Planung von Mahlzeiten einigen Leute, die sich wirklich damit auskennen, gezeigt und an vielen Testpersonen ausprobiert. Wir hatten vor einigen Jahren das Glück, bei einem unserer Ernährungsworkshops auf einen dieser klugen Menschen zu treffen, auf Michael Hasz, einen Wirbelsäulenchirurgen und langjährigen Verfechter der Paläo-Diät. Er prüfte unsere Vorlage auf Herz und Nieren und rechnete sie aus seiner Sicht durch. Da er jemand war, der seinen Patienten diese Art der Ernährung schon seit zehn Jahren empfahl, fiel seine Meinung stark ins Gewicht. Dr. Hasz sagte:

> »Selbstverständlich ist eine exzellente Lebensmittelqualität wichtig, doch muss auch die Verteilung der Makronährstoffe stimmen. Ich habe euren Mahlzeitenplaner auseinandergenommen, wieder zusammengesetzt, durchgerechnet – und erkannt, dass ihm ein wirklich guter Ansatz zugrunde liegt. Ihr habt euch viele Gedanken über eure Empfehlungen und eure Vorlage zur Planung von Mahlzeiten gemacht und ihr habt alles richtig hinbekommen.« Wissen Sie, das war natürlich Wasser auf unsere Mühlen. Und für Sie der Beweis, dass wir uns das Ganze nicht aus den Fingern gesogen haben.

Und Sie brauchen überhaupt nichts abzumessen, abzuwiegen und auch keine Kalorien zu zählen. Unserer Meinung nach sind das alles unnatürliche, wenig nachhaltige und psychologisch ungesunde Verhaltensweisen, die Ihnen die Freude an Nahrungsmitteln und am Essen austreiben. Essen ist eine biologische, natürliche, untrennbar mit uns verbundene Eigenschaft, mit der wir von Geburt an gesegnet sind. Digitalwaagen, Tabellenblätter und Kalorienanzeigen haben in unserer neuen, gesunden Beziehung zum Essen keinen Platz.

Trotz dieser Ausführungen lassen wir Sie natürlich nicht im Regen stehen.

Wir machen Ihnen generelle Vorschläge darüber, wie viel und wie oft Sie essen sollten. Doch lassen Sie uns ganz klar festhalten, dass unsere Empfehlungen über »wie viel« und »wie oft« nur die *Ausgangsbasis* sind. Ihre Aufgabe besteht darin, auf die Signale Ihres Körpers zu hören – auf Hunger, Energie, Schlafqualität, geistige Frische, sportliche Leistungsfähigkeit – und unseren Plan so zu modifizieren, bis er für Sie passt.

Das können wir Ihnen nicht abnehmen.

Liebevolle-Strenge-Punkt 1:

Das wird Ihnen einige Anstrengung abverlangen.

Sie müssen sicherstellen, dass Sie genug essen, Nährstoffe in Fülle vorhanden sind und Sie genug Eiweiß, Fett und Kohlenhydrate aufnehmen. Auch gilt es zu überlegen, was Sie zu Mittag essen, was Sie im Restaurant bestellen und wie oft Sie Lebensmittel einkaufen sollten. Sie müssen sich darin üben, Etiketten richtig zu lesen, in Sachen Ernährung auch unterwegs bei der Stange zu bleiben, und sich davor hüten, in alte (Sucht-)Muster und Zwänge zurückzufallen.

Wir geben Ihnen all die Werkzeuge, Leitlinien und Ressourcen, die Sie brauchen, an die Hand, doch der Rest hängt von *Ihnen* ab. Denn niemand wird einfach deshalb gesund, weil er auf Brot verzichtet.

> **GESUNDE LEBENSMITTEL SIND EIN MUSS** Auch funktioniert diese Vorlage zur Planung von Mahlzeiten nur unter der Voraussetzung, dass Sie zu den gesunden Lebensmitteln greifen, über die wir gesprochen haben. Unser Schema ist nicht für weniger gesunde Nahrungsmittel gemacht: Wenn Sie weiterhin Sandwichs, Pasta und Gerichte aus der Mikrowelle zu sich nehmen, werden Sie auch mit unserem Planungstool nicht zu optimaler Gesundheit kommen.

Jetzt, wo wir das geklärt haben, lassen Sie uns zunächst betrachten, wie Ihr typischer Tagesablauf aussehen sollte.

SIE + IHR ESSEN (GESAMTSCHAU)

- Setzen Sie sich zum Essen entspannt an den Tisch.
- Lassen Sie sich während der Mahlzeiten nicht von Dingen wie Fernseher, Telefon oder E-Mails ablenken.
- Kauen Sie langsam und gründlich, schlingen Sie nicht.

Das Erste, was wir besprechen wollen, lautet nicht: wie viel, wie oft oder wie viele. Es geht um das *Wie*. Initiativen zur Verbesserung der Gesundheit funktionieren nur, wenn wir unsere Gewohnheiten erfolgreich und auf Dauer verändern. Und bei unserem gesunden Ernährungsprogramm liegt ein Hauptschwerpunkt auf Ihrer sehr persönlichen Beziehung zum Essen – es gilt, diese zu verändern, mit alten Gewohnheiten und Mustern zu brechen und ein neues Verhältnis zu Lebensmitteln und zur Nahrungsaufnahme zu finden.

Die Veränderung jener Gewohnheiten fängt an, sobald wir uns zu Tisch setzen.

Beginnen Sie, sich das Essen wie ein *nährendes Erlebnis* vorzustellen. Erliegen Sie nicht dem Reduktionismus – unsere Mahlzeiten liefern nicht nur Brennstoff, Kalorien oder Nährstoffe. Unsere Mahlzeiten sind so viel mehr als nur die Summe ihrer Bestandteile! Unsere Mahlzeiten gehören zu unserer Kultur; unsere Eltern haben uns diese Dinge übermittelt und ihre Eltern ihnen. Es geht dabei auch um Erinnerungen und Emotionen, die uns andere Mahlzeiten und andere Erfahrungen ins Gedächtnis rufen: Wir haben sie mit denen geteilt, die wir lieben. Wenn wir uns zu Tisch setzen, schaffen wir neue Traditionen am eigenen Herd, mit unseren eigenen Familien, und gehen zukünftigen Generationen mit gutem Beispiel voran.

Wenn Sie jedoch im Auto essen, mittags schnell am Schreibtisch snacken oder das Abendbrot gedankenlos vor dem Fernseher in sich hineinschaufeln, entwickeln Sie eigentlich gar keine Beziehung zum Essen. Es gibt keinen kulturellen Kontext, keine lieb gewordenen Erinnerungen und Sie schaffen so auch keine Traditionen – es sei denn, Sie möchten Ihre Fähigkeit, im chaotischen Berufsverkehr mitzuschwimmen und dabei einen Big Mac zu essen, als Brauch an Ihre Kinder weitergeben.

Auch hinsichtlich unserer psychologischen und hormonellen Probleme mit dem Essen spielt unsere Art der Nahrungsaufnahme – in Eile, automatisch, ohne nachzudenken oder ohne Achtsamkeit – eine große Rolle.

Wir möchten nicht nur das Essen auf Ihrem Teller verändern, sondern auch die Art und Weise, wie Sie es essen.

Und dies fängt mit neuen Essgewohnheiten an.

Nehmen Sie zunächst so viele Mahlzeiten wie möglich am Tisch ein, so entspannt, wie es Ihre Zeit und Ihre Gesellschaft zulassen. Entwickeln Sie ein gesundes Essverhalten, das es Ihnen erlaubt, Ihr gesundes Essen zu schätzen und diese Erfahrung zu genießen. Seien Sie anwesend, wenn auch nur für ein paar Minuten. Uns ist klar, dass die meisten Menschen für ihre Mahlzeiten keine ganze Stunde lang Zeit haben. Doch Ihr straffer Zeitplan bedeutet nicht automatisch, dass Sie sich keine Viertelstunde lang entspannen und Ihre Zeit, Energie und Sinne nicht auf Ihr Essen richten können. (Und noch mal zum Mitschreiben: Ihr Schreibtisch ist *kein* Esstisch. Gönnen Sie sich eine Pause vom Arbeitsstress und genießen Sie Ihre Mahlzeit anderswo.)

Langsames und entspanntes Essen hilft uns nicht nur bei der Verdauung, sondern verschafft uns auch eine unbedingt notwendige Pause vom stressigen Tempo unseres normalen Alltags.

Liebevolle-Strenge-Punkt 2:

Sie sind nicht *so* beschäftigt.

Wir wissen, dass Sie *der Meinung sind*, so beschäftigt zu sein, dass Sie keine 15 Minuten erübrigen können, um sich an den Tisch zu setzen und zu essen, doch das stimmt nicht. Sie haben sich nur entschieden, Ihre Zeit woanders zu verbringen. Das ist ein Unterschied.

Wenn Sie sich zum Essen hinsetzen, verzichten Sie auf elektronische Ablenkungen. Machen Sie Ihre Erfahrungen nicht zunichte, indem Sie Fernsehen schauen, E-Mails verschicken oder Ihren Kalender auf Vordermann bringen. Haben Sie sich die Zeit genommen, ein gesundes Mahl zuzubereiten (vielleicht für die ganze Familie), sollten Sie es auch mit dem gebotenen Respekt essen. Würdigen Sie Ihre harte Arbeit sowie das Endergebnis.

Essen Sie wenn möglich in Gesellschaft. Die Unterhaltung beim Essen lenkt nicht ab, sondern verstärkt das Erlebnis eher noch. Denken Sie daran, dass die Signalwege für Belohnungen, Erinnerungen und Emotionen im Gehirn alle miteinander verbunden sind. Dieselbe Kette biochemischer Ereignisse, die Sie mit den Keksen aus der Innenstadt-Bäckerei verband, kann dazu genutzt werden, um bei Ihnen eine Liebe und Wertschätzung für gesunde, hausgemachte Mahlzeiten im Kreis Ihrer Lieben zu verstärken.

Sich beim Essen Zeit zu nehmen, heißt auch, es gut zu kauen. Wer das Essen hinunterschlingt, schadet nicht nur seiner Verdauung (die Nahrung kommt im Magen nicht sauber aufgespalten an), sondern nimmt auch den Sättigungshormonen die Chance, ihre Signale zu übermitteln. Während Sie essen und sich Ihr Magen mit Nahrung oder Flüssigkeit füllt, werden dort bestimmte Rezeptoren[1] aktiviert. Diese Rezeptoren teilen dem Gehirn mithilfe verschiedener Hormone (darunter Leptin) mit, wie voll bzw. satt Sie bereits sind. Doch diese Signale brauchen Zeit, bis sie im Gehirn ankommen – wenigstens zehn Minuten. Wenn Sie zu schnell essen, haben Ihre Hormone nicht genug Zeit, um ihren Job zu machen – deshalb essen Sie mehr, als Sie sollten, da Ihr Gehirn noch gar nicht weiß, dass es Zeit ist aufzuhören.

Wenn Sie das jetzt alles lesen, dabei Ihren Kopf schütteln und denken: »Träumt weiter, Hartwigs«, verstehen wir das. Nein, wir entwerfen keine märchenhafte Szenerie, in der jeder stundenlang Zeit zum Essen, Trinken und Feiern mit Freunden und Familie hat – keine Angst, wir sind der Realität noch fest verhaftet. Wir bitten Sie nur, sich anzustrengen, und behalten unser ultimatives Ziel im Auge: Ihnen zu helfen, Ihre Ernährungsgewohnheiten zu ändern, und Ihnen dauerhaft eine neue, gesunde, lebenslang anhaltende Beziehung zum Essen und zu Nahrungsmitteln zu vermitteln. Ihr Verhalten während der Essenszeiten wird bei dieser Veränderung eine Rolle spielen. Deshalb kommen Sie uns bitte auf halbem Weg entgegen.

Und wenn Sie immer noch das Gefühl haben, dass sich das alles für Sie ein bisschen zu sehr nach Kuschelkurs anhört, keine Panik – Sie können ja beim Autofahren, während Sie die Voicemail abhören, zur Abwechslung zu gesundem Essen greifen.

Aber Sie sollten wirklich gut kauen.

Doch jetzt zu den Einzelheiten.

RICHTLINIEN FÜR DEN TAG

- Essen Sie drei Mahlzeiten pro Tag.
- Beginnen Sie mit dem Frühstück.
- Verzichten Sie möglichst auf Zwischenmahlzeiten/Snacks.
- Essen Sie ein paar Stunden, bevor Sie zu Bett gehen, zum letzten Mal.

An drei Mahlzeiten pro Tag ist nichts Geheimnisvolles, doch aus hormoneller und sozialer Sicht funktioniert dieses Konzept im Allgemeinen ziemlich gut. Liegen zwischen den Mahlzeiten vier oder fünf Stunden Nahrungskarenz, hat zunächst das Glucagon ausreichend Zeit, um seinen Job zu machen – sprich Energie freizusetzen und den Leptinspiegel im Normalbereich zu halten. Außerdem tendieren die meisten Menschen dazu, ihre Arbeit und ihr soziales Leben an diesen drei Mahlzeiten pro Tag auszurichten. Wenn Sie eine sehr lange Arbeitszeit oder einen überaus aktiven Stoffwechsel haben, kann es natürlich auch sein, dass Sie vier Mahlzeiten am Tag brauchen. Das ist in Ordnung – sorgen Sie im Sinne einer optimalen Hormonantwort nur dafür, dass zwischen den Mahlzeiten ausreichend Zeit liegt.

ERFINDEN SIE DAS FRÜHSTÜCK NEU

Wir würden Ihnen sehr gern gleich hier abgewöhnen, sich die Mahlzeiten ganz traditionell in Form von Frühstück, Mittagessen und Abendbrot vorzustellen. Wir sprechen im Folgenden von Mahlzeit 1, 2 und 3. Sie werden sehen, wie befreiend es ist, eine Mahlzeit im Hinblick darauf zusammenzustellen, was Sie wirklich essen möchten, was im Lebensmittelgeschäft oder auf dem Markt vorhanden ist oder was sich zufällig in Ihrem Kühlschrank befindet. Außerdem wird es Sie davon abhalten, zur Mahlzeit 1 immer nur Eier zu essen. Das wird langweilig.

Was Mahlzeit 1 angeht, sollten Sie damit nicht zu lange warten, auch wenn Sie keinen Hunger haben. Verspüren Sie früh am Morgen keinen Hunger, heißt das, dass Ihre Hormone aus dem Gleichgewicht geraten sind. Der beste Weg, sie zur Räson zu bringen, besteht darin, morgens (gemäß unserer Biologie) etwas zu essen.

Im Idealfall nehmen Sie Mahlzeit 1 innerhalb der ersten Stunde nach dem Aufwachen zu sich. Es ist unerheblich, ob Sie für Ihre Tagesarbeit um 6 Uhr oder als Schichtarbeiter um 15 Uhr aufstehen – wachen Sie auf, dann essen Sie.* Das ist wichtig.

Vergessen Sie nicht, dass das Leptin einem Tagesrhythmus folgt, der in Verbindung mit Ihrem Essensfahrplan steht. Beginnen Sie zu spät mit dem Essen, gerät eventuell Ihr gesamter Leptinhaushalt aus den Fugen. Das bedeutet, dass die Leptinwerte nachts, wenn sie hoch sein sollten, zu niedrig sind. Gleichzeitig wird Sie das Cortisol, das der Leptinstörung folgt, tendenziell dazu bringen, nach mehr Nahrung zu verlangen. Und in der Regel auch nicht gerade nach gesunder. Und das bedeutet, dass Sie nach dem Abendessen Ihre Küche oder Tiefkühltruhe nach einem Snack durchforsten. Was zu weiteren hormonellen Störungen führt.

Essen Sie deshalb Mahlzeit 1 kurz nach dem Aufwachen.

DIE KAFFEE-CONNECTION

Unser gesunder Essensplan verträgt morgens eine oder zwei Tassen Kaffee, allerdings gibt es einige Vorbehalte. Erstens sollte es sich bei Ihrer Kaffeetasse wirklich um eine Tasse handeln, nicht um einen Becher. Zweitens gilt: Wenn Sie morgens als Erstes diese Tasse Kaffee *brauchen*, ist Ihr Cortisolspiegel nicht so gesund, wie er sein sollte. Durch zu viel Kaffee wird dies verschlimmert, also achten Sie auf Ihren Konsum. Sorgen Sie dafür, dass Sie Ihren Kaffee immer vormittags trinken, damit das Koffein Ihren Schlaf nicht beeinflussen kann: Unterschätzen Sie den Einfluss des Koffeins in dieser Hinsicht nicht. Auch unterdrückt Koffein wirkungsvoll den Appetit: Gehören Sie also zu den Menschen, die morgens einfach keinen Hunger haben, gilt für Sie folgende Regel: Sie müssen Mahlzeit 1 essen, *bevor* Sie Ihren Kaffee genießen. Es ist nur zu Ihrem Besten.

Unserer Erfahrung nach beschert Ihnen eine gesunde Mahlzeit 1, die ausreichend Eiweiß, Fett und nährstoffreiches Gemüse enthält, weniger Hunger, ein konstanteres Energieniveau und weniger Gier nach Zucker: Hierdurch wird es leichter, tagsüber zu gesunden Lebensmitteln zu greifen. Wir haben nichts dagegen, in diese erste Mahlzeit auch *etwas* Obst zu integrieren, doch sollten Sie dieses nicht zum Hauptdarsteller machen.

Jede Mahlzeit sollte so ausgelegt sein, dass Sie damit locker bis zur nächsten kommen, ohne den Wunsch oder das Bedürfnis nach einer Zwischenmahlzeit zu verspüren. Und sobald Sie fettadaptiert sind (dieser Prozess beginnt schon nach ein paar Tagen, doch kann es Wochen dauern, bis Sie wirklich spüren,

---

* Wenn Sie kurz nach dem Aufwachen trainieren, sieht der Ablauf ein wenig anders aus. In Kapitel 21 geben wir zusätzliche Empfehlungen für die Energieversorgung bei intensiverer körperlicher Aktivität.

dass sich etwas verändert hat), wird Ihr Körper damit beginnen, in stärkerem Maße Fett als Brennstoff zu nutzen. Dies vermindert Essensgelüste zwischen den Mahlzeiten, Leistungseinbrüche und Konzentrationsstörungen.

SNACKS – EINE STÄNDIGE VERSUCHUNG

Sie sollten generell vermeiden, zwischen den Mahlzeiten zu »snacken«, da Ihre Essgewohnheiten hierdurch so verändert werden, dass Sie mehr oder weniger ständig essen. Dadurch konsumieren Sie möglicherweise unbeabsichtigt zu viel und bringen die normale Funktionsweise von Leptin, Insulin und Glucagon durcheinander. Es kann jedoch eine Weile dauern, bis Sie herausgefunden haben, wie eine für Sie richtige Mahlzeit aussehen sollte. Wenn Sie also das Gefühl haben, bei einer Mahlzeit nicht genug gegessen zu haben und mehr Nahrung zu brauchen, ist es uns lieber, dass Sie einen Snack zu sich nehmen als über Stunden hinweg schlecht gelaunt, müde und hungrig sind. Sorgen Sie nur dafür, dass Ihre Snacks genau wie kleinere Mahlzeiten beschaffen sind und sowohl Eiweiß als auch Fett enthalten – greifen Sie nicht nur zu Gemüse oder Obst, da diese allein nicht sehr sättigend sind.

Beenden Sie schlussendlich mit der letzten Mahlzeit den Ernährungszyklus Ihres Tages. Wenn Sie alles richtig gemacht haben, *sollten* die Sättigungshormone am Abend ihren höchsten Stand erreicht haben, was so viel bedeutet, dass Sie sich nach dem Abendessen bis zum Schlafengehen satt und zufrieden fühlen. Sind Sie jedoch noch in der Übergangsperiode und ist der Wunsch nach einem Nachtisch fest in Ihren für Belohnung, Freude und Emotion zuständigen Signalwegen verankert, bekämpfen Sie diese Gelüste, als ob Ihre Gesundheit davon abhängen würde.

Denn in gewissem Sinne tut sie das.

Wenn man noch kurz vor dem Schlafengehen etwas isst, kann dies nicht nur den Leptinspiegel stören, sondern auch die Freisetzung von Wachstumshormonen, die wichtig für die Regenerierung des Gewebes sowie für Zellwachstum und Zellreparatur sind. Enthält das »Betthupferl« Zucker oder viele raffinierte Kohlenhydrate, treibt es den Insulinspiegel in die Höhe, was mitten in der Nacht zu einem heftigen Abfall des Blutzuckers führen kann. Dies hat wiederum Einfluss auf die Melatoninproduktion, die unseren Schlafrhythmus prägt. Eventuell erwachen Sie hungrig um 2 Uhr morgens und können dann nicht mehr einschlafen.

Ihre Mutter hatte recht. Essen Sie nichts direkt vor dem Schlafengehen.

FÜLLEN SIE IHREN TELLER: MIT EIWEISS

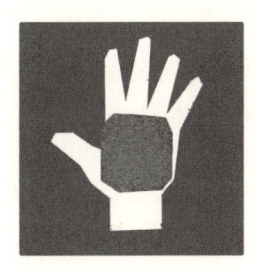

- Bauen Sie jede Mahlzeit rund um eine Eiweißquelle herum.
- Jede Mahlzeit sollte ein bis zwei handtellergroße Portionen Eiweiß enthalten.
- Wählen Sie so oft wie möglich hochwertiges Fleisch sowie hochwertigen Fisch, Meeresfrüchte und Eier.

Wir stellen jede Mahlzeit rund um eine Eiweißquelle zusammen, teils weil dies der Art unseres Lebensmitteleinkaufs entspricht, bei dem wir hochwertigen Eiweißquellen eine hohe Priorität in unserem Budget einräumen. Es gibt jedoch wissenschaftliche Gründe dafür, jede Mahlzeit rund um eine hochwertige tierische Eiweißquelle zu komponieren.

Wie wir gelernt haben, ist Eiweiß zunächst einmal sehr sättigend und *hält bis zur nächsten Mahlzeit vor*. Indem wir Eiweiß zum Hauptakteur machen, stellen wir darüber hinaus sicher, dass wir im Tagesverlauf ausreichend Eiweiß aufnehmen. Da wir nur dreimal pro Tag essen, ist dies von entscheidender Bedeutung. Wenn bei einer Mahlzeit das Eiweiß fehlt, bedeutet dies, dass wir die beiden übrigen Mahlzeiten mit Eiweiß überfrachten müssen, um eine ausreichende Menge aufzunehmen. Und das kann schwierig werden. Schlussendlich trägt Eiweiß als Bestandteil jeder Mahlzeit dazu bei, den Blutzuckerspiegel (mithilfe des Glucagons) stabil zu halten – in Abwesenheit großer Mengen an Lebensmitteln, die die Insulinausschüttung fördern.

Und derartige Produkte essen Sie ja natürlich nicht mehr. Gut für Sie!

Wir wissen, dass Sie dazu Fragen haben, denn »handtellergroß« ist für viele Menschen zu ungenau. Deshalb geben wir Ihnen zusätzliche Richtlinien, warnen Sie jedoch davor, in Bezug auf die Portionsgröße übers Ziel hinauszuschießen. Die *exakte* Portionsgröße spielt eigentlich gar keine so große Rolle, da Sie sie auf Grundlage Ihrer Körpersignale ohnehin individuell anpassen müssen.

Der (dickste) Hauptteil Ihrer Proteinquelle sollte ungefähr der Größe Ihres Handtellers entsprechen. Wenn dünnere Bestandteile darüber hinausreichen (wie bei Lachs oder Hühnerbrust) – machen Sie sich nichts daraus.

Was Eier angeht, entspricht eine Portion der Anzahl von Eiern, die Sie in einer Hand halten können, gewöhnlich zwischen drei und fünf. (Wenn Dallas *sehr* großen Hunger hat, kann er sechs halten.) Und all den Damen, die auf unsere Frage nach ihrem Frühstück zimperlich äußern: »Oh, ich habe heute morgen schon ein Ei gegessen«, haben wir nur eins zu sagen:

**Es ist uns egal, wie klein Sie sind – wir *wissen*,
dass Sie mehr als ein Ei halten können.**

Ausreichend Eiweiß ist der Schlüssel zu unserem gesamten Plan. Und wenn es eine Mahlzeit gibt, bei der Sie die Zügel schießen lassen können, ist es das Frühstück. Setzen Sie hier also auf eine gewisse Großzügigkeit. Und ja, Sie sollen das ganze Ei essen. Darüber haben wir ja schon gesprochen. Außerdem befinden sich die Proteine zur Hälfte im Eigelb – wenn Sie nur das Weiße essen, wird es verdammt schwer, genügend Proteine aufzunehmen.

Was Wurstwaren (Aufschnitt) betrifft, legen Sie einfach so viele Scheiben übereinander, bis die Dicke Ihrer Handfläche erreicht ist. Bei ungewöhnlich geformten Eiweißquellen (wie Thunfisch, Garnelen, Jakobsmuscheln) messen Sie einfach nach bestem Wissen und Gewissen eine handtellergroße Portion ab. Wieder gilt: Machen Sie sich hierüber nicht zu viele Gedanken. Wir möchten niemanden dabei sehen, wie er auf seiner Handfläche »Garnelen-Tetris« spielt. Das ist völlig unnötig und irgendwie unappetitlich.

Nun ist in unseren Richtlinien von »ein bis zwei handtellergroßen Portionen« die Rede. Woher sollen Sie nun wissen, ob für Sie »ein Handteller« oder »zwei Handteller« richtig sind? Gehen Sie hierbei von Ihrer *Größe* und Ihrer *körperlichen Aktivität* aus.

Wenn Sie groß sind, versuchen Sie es mit zwei handtellergroßen Portionen. Wenn Sie klein sind, mit einer. (Falls Sie nicht wissen, ob Sie groß oder klein sind, können wir Ihnen auch nicht helfen.)

Sind Sie körperlich sehr aktiv, entweder durch Ihren Job (als Bauarbeiter, Landschaftsgärtner, Feuerwehrmann) oder durch Sport und Trainingsprogramm, setzen Sie auf zwei Handteller. Haben Sie weniger Bewegung, reicht wahrscheinlich einer aus.

Und nochmals zum Mitschreiben: Das sind nicht Ihre einzigen Optionen. Es gibt auch 1,25 Handteller, 1,5 Handteller, 1,942 Handteller und alles andere dazwischen. Das sollte nicht zu kompliziert sein. Sie alle haben Handteller. Wählen Sie Ihre Proteinquelle, schauen Sie sich das Fleisch an, dann Ihren Handteller – und damit lassen Sie es gut sein.

ZU VIEL EIWEISS?

Einige von Ihnen denken vielleicht: »Schadet denn so viel Eiweiß meinen Nieren nicht?« Die Antwortet lautet Nein, und zwar aus dreierlei Gründen. Erstens: Wenn Ihre Nieren normal funktionieren, wird auch eine große Menge an Nahrungsproteinen[2] (25 Prozent der Gesamtkalorienmenge) keinerlei Probleme verursachen. Studien zeigen, dass sich Ihre Nieren mit Leichtigkeit daran gewöhnen, die Abfallprodukte des Eiweißstoffwechsels zu beseitigen – und dass diese Anpassung definitiv nicht schädlich ist. Zweitens: Wir haben nicht vor, Sie zum Fleischfresser zu machen. Die von uns empfohlenen Eiweißportionen sind genau richtig, um das Aktivitätsniveau zu erhalten, Heilungsprozesse anzustoßen und Muskelmasse aufzubauen – sie sind keinesfalls übertrieben. Drittens: Selbst wenn wir Ihnen *empfehlen würden*, sich bei jeder Mahlzeit mit Fleisch vollzustopfen, würden Sie das vermutlich nicht durchhalten. Vergessen Sie nicht, dass dichte Eiweißquellen (aus unverfälschten Lebensmitteln) stark sättigen – daher wird man davon *kaum zu viel* essen. Bei verarbeiteten Eiweiß-Shakes und anderen Formen »flüssiger Nahrung« sieht das jedoch anders aus. Sie werden von Bodybuildern genutzt, um an Gewicht zuzulegen – man kann große Mengen flüssiger Proteine so schnell herunterkippen, dass das Gehirn nicht in der Lage ist festzustellen, dass man genug hat. Aber wir sind ja keine Bodybuilder, die um jeden Preis Gewicht zulegen müssen, oder?

FÜLLEN SIE IHREN TELLER: MIT GEMÜSE

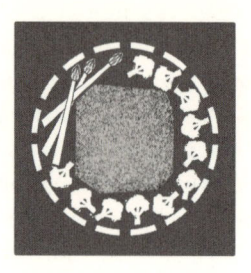

- Füllen Sie den Rest Ihres Tellers mit Gemüse.

Hm, das ist es auch schon. Eigentlich könnten wir diesen Abschnitt hier enden lassen. Legen Sie Eiweiß auf Ihren Teller und füllen Sie den Rest mit Gemüse auf. Wie einfach ist das eigentlich?

Natürlich haben Sie hierzu einige Fragen.

Zunächst meinen wir es wörtlich: *Füllen* Sie Ihren Teller. Denn sieben Spinatblättchen versorgen Sie nicht wirklich mit der Menge an Kohlenhydraten oder den Mikronährstoffen, die Sie für Ihre Gesundheit brauchen. Und versuchen Sie auch nicht, das Fleisch auf Ihrem Teller so zu arrangieren, dass es möglichst viel Platz einnimmt. (Sie sind doch keine zwölf mehr!) Keine Angst, wenn wir fertig sind, werden Sie so gern Gemüse mögen, dass Sie mit Freuden dafür Platz machen. Wirklich.

Außerdem sind wir keine »Gemüsepolizei«, die darauf besteht, dass Sie Ihr Gewicht Tag für Tag in Form von Grünzeug zu sich nehmen. Und wir wissen auch, dass Sie an manchen Tagen nicht einmal einen Teller haben werden – wenn Sie etwa eine Schale Curry oder Eintopf essen und das Gemüse schon in die Mahlzeit integriert ist. Wir möchten Sie nur dazu ermutigen, zu jeder Ihrer drei Mahlzeiten eine gesunde Menge an Gemüse zu essen. Das ist alles, tun Sie einfach Ihr Bestes. Um für Abwechslung zu sorgen, sollte es zu jeder Mahlzeit mindestens zwei Gemüsesorten geben, mitunter auch mehr. Ein ganzer Teller voll grüner Bohnen kann ziemlich langweilig sein. Und wenn es zu jeder Mahlzeit ein breites Gemüseangebot gibt, hilft dies auch bei der Optimierung der Nährstoffe.

PEPPEN SIE IHR ESSEN AUF

Wer eine große Auswahl an Kräutern und Gewürzen zur Hand hat, kann hier richtig punkten. Indem Sie die Gewürze variieren, können Sie den Geschmack eines Gerichts im Handumdrehen verändern. (Wir werden Ihnen in unserer Mahlzeitenübersicht eine Fülle von Beispielen geben.) Denken Sie an Kreuzkümmel, Cayennepfeffer, Basilikum, Koriander, Oregano, Currypulver, Knoblauch und Zwiebeln … und sogar an Salz! Bei einer ungesunden Ernährungsweise stammt das meiste Salz aus verarbeiteten Lebensmitteln – die wir nicht mehr essen. Nehmen Sie sich daher die Freiheit, Ihr Essen mit ein wenig Salz zu würzen, wobei Sie zwischen jodiertem Speisesalz (oftmals die einzige in Ihrer Nahrung enthaltene Quelle für kostbares Jod) und Meersalz abwechseln sollten. Achten Sie nur darauf, die Etiketten zu lesen – Sie werden sich wundern, wie vielen Gewürzmischungen Zucker, Füllstoffe und andere nicht sonderlich gesunde Zutaten zugesetzt sind.

Schlussendlich gibt es Gemüsesorten, die sowohl reich an Nährstoffen als auch an Kohlenhydraten sind. Sie brauchen sich nicht vor Kartoffeln, Beten, Butternusskürbis, Eichelkürbis, Pastinaken oder Kürbis zu fürchten, nur weil darin Kohlenhydrate enthalten sind. Wir versichern Ihnen, dass noch niemand Diabetes bekommen hat, weil er zu viele Beten oder zu viel Kürbis gegessen hat.[*] Ganz im Gegenteil – wenn Sie gesund und aktiv sind, werden Sie nicht umhinkommen, regelmäßig einige dieser kohlenhydratreichen Gemüse zu essen, um Ihr Aktivitätsniveau aufrechtzuerhalten. (Das soll natürlich nicht heißen, dass Kartoffelchips oder Pommes unter die Rubrik »Gemüse« fallen. Aber das wussten Sie schon.)

Sind Sie dagegen übergewichtig und insulinresistent, sollten Sie Ihren Teller nicht mit Kartoffelbrei füllen, da Ihr Stoffwechsel nicht besonders gut darin ist, Energie umzusetzen. Und bestimmte Gemüse (insbesondere Kartoffeln) bergen eine Menge Energie. Wenn das Ihr Problem ist, legen Sie sich diese kohlenhydratreichen Spielarten nur in kleiner Menge auf den Teller und füllen den verbleibenden Platz mit Blattgemüse oder anderem faserigen Gemüse auf.

---

[*] Um diese Behauptung zu untermauern, haben wir keine wissenschaftliche Studie zur Hand, aber wir sind ziemlich sicher, dass sie stimmt.

FÜLLEN SIE IHREN TELLER: MIT OBST

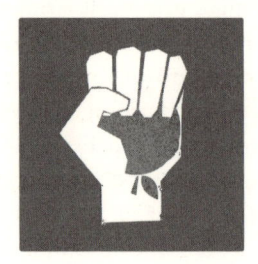

- Beginnen Sie mit ein bis zwei Portionen Obst am Tag.
- Eine Portion entspricht in etwa der Größe einer Faust.

Ergreifen Sie gern die Gelegenheit, Ihre Mahlzeiten mit etwas Obst aufzupeppen oder dieses direkt danach zu essen. Aber beherzigen Sie, dass die Früchte während der Mahlzeiten keinesfalls das Gemüse verdrängen sollten! Wer jedoch sein Essen mit Obst anreichert oder dieses als süße Gaumenfreude zum Nachtisch verspeist, hat eine hervorragende Möglichkeit aufgetan, um sich an der nahrhaften Süße der Natur schadlos zu halten.

Wir haben jedoch einige Vorbehalte gegenüber Obst, die sich auf die gesunde psychologische Reaktion und Ihre Hormone beziehen. Diese Warnungen lassen sich weitestgehend mit zwei Worten ausdrücken:

Früchte. Smoothie.

Wir wissen, dass das wirklich *gesund* klingt. Leider ist es aus gewissen Gründen nicht empfehlenswert, morgens aufzuwachen und sich große Mengen an Früchten in den Frühstücks-Smoothie zu schnippeln.

Zunächst einmal führt flüssige Nahrung[3] – obwohl sie praktisch ist – nicht zu demselben Grad an Sattheit wie feste. Das bedeutet, dass Ihr Frucht-Smoothie nicht so sättigend ist wie die Eier, der Spinat und die Avocado, die Sie kauen und schlucken müssen. Ein Smoothie stellt Sie wahrscheinlich kurzfristig zufrieden, beschert Ihnen zwischen den Mahlzeiten jedoch Hungergefühle, insbesondere, wenn Sie nur ihn trinken. Wenn Sie morgens in erster Linie Obst essen, bedeutet das außerdem, dass Sie die fehlenden Nährstoffe und Kalorien (aus Eiweiß und Fett) im Verlauf der beiden anderen Mahlzeiten ersetzen müssen. Falls Sie dies überhaupt schaffen, werden Sie sich ziemlich vollgestopft fühlen – oder allgemein schlecht ernährt, wenn Sie einfach nicht so viel auf einmal essen können.

Auch ist es besser, über den Tag verteilt kleinere Portionen Obst zu essen als eine große Menge auf einmal. Denken Sie daran, dass Fruktose (eine der in Früchten vorliegenden Zuckerarten) in Ihrer Leber verarbeitet werden muss. Große Mengen an Obst, die auf einmal aufgenommen werden, können die Leber belasten, insbesondere, wenn Sie noch mit Insulinresistenz oder Adipositas zu tun haben. Forschungsergebnisse haben gezeigt, dass insulinresistente und fettleibige Menschen empfindlicher auf Fruktose reagieren.[4] Daher ist es für diese Gruppe alles andere als gesund, viel Obst auf einmal zu essen – und für uns übrigen ist es auch nicht sonderlich empfehlenswert.

Schlussendlich verhält es sich aus unserer Sicht folgendermaßen: Nehmen unsere Kunden morgens als Erstes einen Haufen Zucker zu sich, werden sie im Lauf des Tages sehr viel eher unter Schwankungen ihrer Leistungsfähigkeit, Gier nach Zucker oder abnormen Hungerattacken leiden. Mahlzeit 1 gibt die Tonlage für den Rest des Tages vor, sowohl in physischer als auch in psychologischer Hinsicht. Wenn Zucker das Erste ist, was Sie nach dem Aufwachen schmecken, kann es ziemlich schwierig sein, sich diesen Geschmack und die daraus resultierenden Gelüste abzugewöhnen. Besteht die erste Mahlzeit des Tages dagegen aus einer nahrhaften und sättigenden Kombination aus Eiweiß, gesunden Fetten und Gemüse (vielleicht mit ein wenig Obst, das für Geschmack sorgt), beginnen Sie Ihren Tag mit kontinuierlicher, lange anhaltender Energie, Nährstoffen und einem Gefühl der Sattheit und Zufriedenheit, das aus einer vollwertigen Mahlzeit resultiert.

In unseren Ohren klingt das sehr viel besser.

Wir sagen nicht, dass Sie zum Frühstück auf jegliches Obst verzichten sollten. Wir sagen nur, dass Sie das Obst nicht trinken und auch nicht ausschließlich essen sollten. Zu unseren bevorzugten Frühstückskreationen gehört ein Rührei mit pochierten Pfirsichen, Spinat, frischem Basilikum und gehackten Pekannüssen – reichlich Eiweiß, etwas gesundes Fett aus den Pekannüssen und dem Speiseöl und genau die richtige Dosis natürlicher Süße durch die Pfirsiche. Obst und Eier ergeben eine überraschend leckere Kombination.

Und vergessen Sie das Gemüse nicht.

Stellen Sie schlussendlich (und wie von uns schon erwähnt) fest, dass Sie nach jeder einzelnen Mahlzeit zu Obst greifen und auf diese Weise Ihre noch vorhandene Lust auf ein Dessert befriedigen, ist es vielleicht Zeit, innezuhalten und nachzudenken. Denken Sie daran: Bei nachhaltigen Veränderungen in Richtung gesunder Essgewohnheiten ist es das Wichtigste, die *Gewohnheiten* aufs Korn zu nehmen – und der Nachtisch dürfte eine jener Gepflogenheiten sein, mit denen Sie besser brechen sollten.

> **SCHLAGEN SIE DEN ZUCKERDÄMON** Und was sollen Sie essen, wenn Sie mit dem Zuckerdämon kämpfen? Alles *außer* Süßem. Wie Dallas zu sagen pflegt, können Sie den Zuckerdämon nicht mit einem Schlag besiegen – Sie werden ihn nur los, wenn Sie ihn *aushungern*. Vermeiden Sie daher bewusst Früchte, Nussbutter, glutenfreie Lärabar- und andere Riegel oder alles andere, was Ihren Heißhunger auf Süßes beflügelt. Sind Sie wirklich hungrig, greifen Sie zu Eiweiß und Fett: Beides hat ausreichend Kalorien, um Sie bis zur nächsten Mahlzeit zufriedenzustellen. Und anstatt eine Mahlzeit mit Obst zu beendet, probieren Sie es einmal mit einer Tasse Kräutertee. Rooibosmischungen (ein Favorit der Hartwigs) sind von Natur aus koffeinfrei, aromatisch und können Sie dabei unterstützen, Ihre Dessertgelüste auf gesunde und befriedigende Weise umzusetzen.

Noch ein Letztes – von Natur aus sind Früchte an Jahreszeiten gebunden und nur kurzzeitig verfügbar. Wenn Sie im Sinne von Mutter Natur mit den Jahreszeiten gehen wollen, finden wir das gut. Und wenn Sie sich dabei ertappen, im Sommer vermehrt zu frischem, lokalem und leckerem Obst zu greifen, ist das in Ordnung! Genießen Sie die Schätze der Natur, während sie im Angebot sind. Dies bedeutet gleichzeitig, dass Sie im Winter, wenn das meiste Obst keine Saison hat, nicht viel davon essen sollten.

FÜLLEN SIE IHREN TELLER: MIT GESUNDEN FETTEN

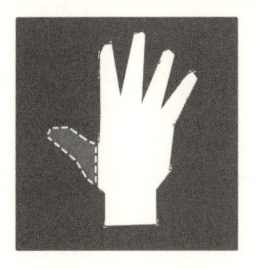

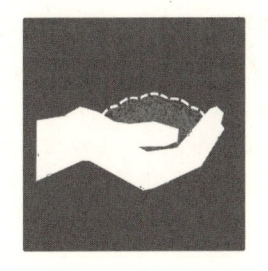

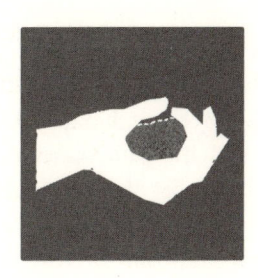

- Wählen Sie eine oder mehr Fettquellen pro Mahlzeit.
- Fügen Sie die Fette in der im Folgenden empfohlenen Menge hinzu, und zwar pro Person und *pro Mahlzeit*.

Alle Arten von Öl (Olivenöl, Kokosöl etc.): ein bis zwei daumengroße Portionen.*
Alle Arten von Butter (Kokosbutter, Nussbutter, Butterschmalz und Ghee): ein bis zwei daumengroße Portionen.
Oliven: ein bis zwei offene (gehäufte) Hände voll.
Kokos (Fleisch/Flocken): ein bis zwei offene (gehäufte) Hände voll.
Nüsse und Samen: bis zu einer geschlossenen Hand voll.
Avocados: eine halbe bis eine ganze Avocado.
Kokosmilch: zwischen einem Viertel und der Hälfte einer 400-g-Dose.

Das ist genau der Teil unseres Essensplans, der die Leute am meisten beunruhigt – hier ist liebevolle Strenge angesagt. Verstehen Sie, bisher haben Sie vermutlich ein wenig Angst vor Fett gehabt. (Angesichts der Fehlinformationen, die Sie bislang hierzu bekommen haben, können wir Ihnen dies auch nicht verdenken.) Und jetzt kommen hier diese verrückten Hartwigs des Weges und ermutigen Sie dazu, eine *ganze Avocado* auf einmal zu essen.

Wir verstehen gut, dass das ein wenig beängstigend klingt ... aber darüber sprachen wir ja schon.

Als Bestandteil einer gesunden Ernährung, die weder einen zu hohen Konsum noch hormonelle Fehlsteuerungen begünstigt, wird Sie Nahrungsfett nicht dick machen. Und vergessen Sie nicht, dass wir sicherstellen müssen,

---

* Wir geben Ihnen hier ein genaues Maß, da die Übersetzung von »daumengroß« für Menschen, die über kein gutes räumliches Vorstellungsvermögen verfügen (wie Melissa), schwierig sein kann. Ein oder zwei »Daumen« entsprechen einem oder zwei Esslöffeln.

dass Sie genug Fett essen, um einerseits Ihren Kalorienbedarf zu decken und andererseits zwischen den Mahlzeiten gesättigt zu bleiben. Aber wir sagen auch nicht, dass *jeder* zu jeder Mahlzeit eine ganze Avocado essen muss. Wir stecken nur einen groben Rahmen ab, denn einige Leute sind groß und andere klein, einige sind sehr aktiv und andere weniger und wieder andere müssen Gewicht zulegen bzw. abspecken.

Wir sind ganz sicher, dass Sie wissen, zu welcher Kategorie Sie gehören.

Wenn Sie also klein und körperlich nicht sonderlich aktiv sind und zudem abnehmen wollen, orientieren Sie sich in Sachen Fett am unteren Ende unserer Empfehlungen. Gleichen Sie dagegen Dallas (rund 93 Kilogramm, sehr aktiv, mit dem Stoffwechsel eines Teenagers), werden Sie vermutlich mehr essen, als wir Ihnen ans Herz legen, da Sie aufgrund Ihrer besonderen Situation zur Energiegewinnung zusätzliche Kalorien brauchen.

KOCHEN IM REALEN LEBEN Im wirklichen Leben läuft es vermutlich darauf hinaus, dass Sie für jede Mahlzeit auf mehr als nur eine Fettquelle zurückgreifen. Die meisten Leute kochen mit Öl und wollen vielleicht ein weiteres Fett hinzufügen, um die Konsistenz des Essens zu verändern bzw. es mit Geschmack oder Biss anzureichern. Kein Problem! Wenn Sie im unteren Bereich unserer Mengenempfehlungen bleiben, laufen Sie definitiv keine Gefahr, zu fettreiche Mahlzeiten zu verzehren.

Bevor wir es vergessen: Das Fett ist bei der Planung der Mahlzeiten vermutlich der Faktor, mit dem Sie am meisten herumexperimentieren werden – in Abhängigkeit von Ihrer gegenwärtigen gesundheitlichen Situation, Ihrer Größe und Ihren Zielen. Hier kommt die Faustregel dazu:

Nehmen Sie sich die Freiheit, die von uns empfohlene Menge zu *überschreiten*, doch *unterschreiten* Sie sie niemals.

Wenn Sie wie Dallas ticken und Ihr Körper Ihnen bei jeder Mahlzeit signalisiert, mehr als von uns vorgeschlagen zu essen, ist das völlig in Ordnung. Sind Sie jedoch kleiner, weniger aktiv oder noch von Stoffwechselstörungen geplagt, halten Sie sich an den unteren Bereich unserer Mengenempfehlungen. Doch beschneiden Sie Ihre Fettaufnahme keinesfalls so sehr, dass dieser Bereich unterschritten wird – *selbst wenn Sie versuchen abzunehmen.*

Vertrauen Sie darauf, dass wir mit unserem Ernährungsmodell einen sicheren, gesunden und nachhaltigen Weg zum Abnehmen aufzeigen, denn wir wissen, dass dies für die Mehrheit von Ihnen ein wichtiges Ziel darstellt. Versuchen Sie daher nicht, unser System auszutricksen, um schneller Gewicht zu verlieren – der Schuss könnte nach hinten losgehen. Denken Sie daran, dass es nicht um Fettmengen in Gramm oder Kalorien geht: Es geht um *Hormone*. Ihr empfindliches hormonelles Gleichgewicht gerät aus den Fugen, wenn Sie ständig zu wenig essen – außerdem haben Sie dann dauernd Hunger, fallen in Leistungstiefs und bekommen durch einen knurrenden Magen und Müdigkeit schlechte Laune. Halten Sie sich deshalb ggf. an den unteren Bereich unserer Empfehlungen, doch widerstehen Sie dem Drang, den Fettverzehr noch mehr zu beschneiden. Denn so verrückt es auch klingen mag: Wenn Sie weniger essen, könnte sich das in Bezug auf Ihre Versuche abzunehmen als kontraproduktiv erweisen – das wissen Sie jetzt.

IHR VERBRAUCH KANN SICH VERÄNDERN

Irgendwann würden wir unseren Plan gern an Sie übergeben und Ihnen die notwendigen Anpassungen überlassen, doch dies kann zu Anfang noch nicht funktionieren. Aufgrund psychologischer Faktoren und hormoneller Fehlsteuerungen sind Sie bisher nicht in der Lage gewesen, den Signalen Ihres Körpers zu vertrauen. Dies wird sich nicht über Nacht verändern – und das ist auch in Ordnung. Wenn man konsequent auf gesundes Essen umstellt, dauert es im Allgemeinen ein paar Wochen (oder in einigen Fällen auch Monate), bevor das System beginnt, sich einzuschwingen.

Nehmen Sie während der ersten paar Wochen unseren Mahlzeitenplan als Ausgangsbasis. Wir möchten, dass Sie sich dabei regelmäßig beobachten und überprüfen, wie Sie sich fühlen: Hungrig? Nicht hungrig? Müde? Schlecht gelaunt? Doch wir bitten Sie, die Botschaften Ihres Körpers mit Vorsicht zu betrachten, denn er sagt Ihnen vermutlich noch nicht die Wahrheit. Die Erfahrung hat uns gezeigt, dass die meisten Leute mit gestörtem Sättigungsmechanismus in zwei Lager fallen: Entweder haben sie *dauernd Hunger* oder sie sind *niemals richtig hungrig*.

Haben Sie die ganze Zeit über Hunger, essen Sie entweder wirklich nicht genug oder Ihr Gehirn signalisiert Ihnen, dass Sie Hunger haben, wenn es sich in Wirklichkeit nur um *Gelüste* handelt. Machen Sie in einem ersten Schritt jede Mahlzeit ein bisschen größer als die davor und schauen Sie, ob dies Ihren

Hunger stillt. Wenn es funktioniert, ist das Ihre neue Ausgangsbasis. Wenn nicht, geht es um etwas anderes als nur um Hunger.

> **GIER VERSUS HUNGER**
>
> Man kann Heißhunger leicht mit echtem Hunger verwechseln, doch wir haben eine schnelle und einfache Methode, um zwischen beiden zu unterscheiden. Fragen Sie sich einfach: »Bin ich hungrig genug, um gedünsteten Fisch und Brokkoli zu essen?« Lautet die Antwort »Nein«, haben Sie nicht wirklich Hunger, sondern lediglich eine Heißhungerattacke. Machen Sie einen Spaziergang, rufen Sie einen Freund an oder trinken Sie ein Glas Wasser und sitzen Sie es aus. Ist die Antwort dagegen »Ja«, sind Sie definitiv hungrig – also essen Sie etwas!

Einige von Ihnen gehören zum zweiten Lager – Sie haben während der ersten paar Wochen einfach keinen Hunger. Das liegt teilweise an der hormonellen Neueinstellung, teilweise aber auch daran, dass Sie jetzt Mahlzeiten zu sich nehmen, die waschechte Sättigungssignale an Ihr Gehirn senden.

Wenn Ihnen einfach nie danach ist, etwas zu essen, sollte Ihnen der gesunde Menschenverstand verraten, dass dies nicht normal ist. In diesem Fall müssen Sie zeitweilig die Signale überhören, die Ihnen Ihr Körper schickt – oder Sie riskieren wegen anhaltender Mangelernährung weitere hormonelle Fehlsteuerungen. Unsere drei Grundmahlzeiten pro Tag stellen in Bezug auf die notwendige Kalorienaufnahme die Minimalforderung dar, sorgen Sie also dafür, dass Sie wenigstens diese Mahlzeiten zu sich nehmen. Überlegen Sie, ob Sie mehr körperliche Aktivität in Ihren Tagesablauf integrieren können – ein zügiger Spaziergang, Krafttraining oder ein Gymnastikkurs sollte Ihrem Appetit auf die Sprünge helfen. Innerhalb weniger Wochen sollten sich Ihr Hormonhaushalt und Sättigungsmechanismus von selbst reguliert haben. Nun können Sie damit beginnen, wirklich auf Ihren Körper zu vertrauen.

Normalerweise sind Sie ein paar Wochen nach der Ernährungsumstellung so weit, Ihren Mahlzeitenplan in Eigenregie zu übernehmen. Das ist der vielleicht kritischste Schritt unseres gesamten Programms. Wenn Sie so weit sind, fangen Sie an, den Plan an Ihre Bedürfnisse anzupassen – auf Grundlage der Signale, die Ihnen Ihr Körper sendet.

Wir haben Ihnen die Werkzeuge in die Hand gegeben. Es wird Zeit, dass Sie die Stützräder abmontieren. Und hier sind drei Gründe, aus denen wir glauben, dass Sie Ihre Nahrungsaufnahme großartig auf die Reihe bekommen werden:

1. **Sie haben eine neue Beziehung zum Essen entwickelt**, sich Zeit für Ihre Mahlzeiten genommen, gründlich gekaut, jeden Bissen genossen und sich achtsam verhalten.
2. **Sie haben Ihren Teller mit gesundem Essen gefüllt,** mit Nahrungsmitteln, die *weder* Ihren Kopf *noch* Ihre Hormone durcheinanderbringen.
3. **Deshalb können Sie den Botschaften vertrauen, die Ihr Körper Ihnen schickt.**

Vielleicht zum ersten Mal in Ihrem Leben können Sie darauf bauen, dass Ihnen Ihr Körper sagt, was er braucht. Halleluja! Da Sie gesunde Lebensmittel auswählen und auf neue Art mit Ihrer Nahrung umgeben, wissen Sie, dass Sie wirklich hungrig sind, wenn Sie Hunger verspüren (und nicht gierig auf etwas sind oder an Unterzuckerung leiden.) Was also tun Sie? Sie essen etwas!

Wenn Sie sich satt und voll fühlen, wissen Sie, dass dies wirklich so ist, da Sie Ihrer Nahrung ausreichend Zeit gegeben haben, um die entsprechenden Signale ans Gehirn zu senden. Und Ihre Hormone tun das, was sie tun sollen, und regeln Ihren Appetit. Was also tun Sie? Sie hören auf zu essen!

Und wenn Sie zwischen den Mahlzeiten hungrig oder unkonzentriert sind, Ihre Tatkraft erlahmt oder Ihre Performance im Fitnessstudio oder beim Sport zu wünschen übrig lässt, können Sie davon ausgehen, dass Sie nicht genug essen. Was also tun Sie? Sie fangen an, jede Mahlzeit ein bisschen größer zu machen!

Sehen Sie? Sie machen das doch schon glänzend!

Und so funktioniert das Ganze:

Planen Sie Ihre erste Mahlzeit nach bestem Wissen und Gewissen und mithilfe unserer Richtlinien. Essen Sie langsam, kauen Sie gründlich, entspannen Sie sich beim Verdauen. Dann überprüfen Sie 15 bis 20 Minuten später, ob Sie noch Hunger haben. Wenn ja, essen Sie mehr – insbesondere mehr Eiweiß und mehr Fett. Dann bewerten Sie während der Stunden vor Ihrer nächsten Mahlzeit das Ausmaß Ihres Hungers, das Energieniveau und die Grundstimmung. Sind Sie eine Stunde vor dem Abendessen völlig ausgehungert? Ist Ihre Leistungsfähigkeit eingebrochen? Haben Sie sich schlecht gelaunt, unkonzentriert und müde gefühlt? Wenn das der Fall ist, sollte Ihre nächste Mahlzeit von Anfang an größer ausfallen.

Nehmen Sie kleine Veränderungen vor – Sie müssen nicht gleich die Portionen verdoppeln, nur weil Sie zwischen den Mahlzeiten ein leises Hungergefühl bemerkt haben. Versuchen Sie, mehr Eiweiß und Fett zu integrieren, und warten Sie ab, ob das hilft. Wenn ja, ist das Ihr neuer personalisierter Fahrplan.

Wenn nicht, greifen Sie zu mehr Fett – es eignet sich perfekt zum Ausgleichen. Fügen Sie so lange kleine Mengen an Fett zu, bis Sie den entscheidenden Punkt erwischt haben: Sie essen jetzt ausreichend, um Ihre körperliche Aktivität, Ihre Leistungsfähigkeit und Ihren Appetit aufrechtzuerhalten – aber nicht so viel, dass Sie anfangen, schwammig zu werden oder zuzunehmen.

Letztendlich wird sich Ihr persönlicher Fahrplan im Lauf der Zeit verändern. Wenn sich der Grad Ihrer körperlichen Aktivität verändert und Sie Gewicht verlieren oder an Muskelmasse zulegen, verändern sich auch die Ernährungsbedürfnisse. Es ist daher immer wichtig, auf entsprechende Signale zu achten und nicht darauf zu vertrauen, dass der heute »perfekte« Ernährungsfahrplan auch in einem Jahr noch trägt.

Da haben Sie es – jetzt sind Sie ein erfahrener Mahlzeitenplaner! Glückwunsch.

DAS WHOLE30®
PROGRAMM

KAPITEL 17:
EINFÜHRUNG IN DAS WHOLE30-PROGRAMM

»Bevor ich erkläre, was Whole30 ist, würde ich gern gemeinsam mit Ihnen darüber nachdenken, was es nicht ist. Whole30 ist keine Diät. Es ist kein 22-Tage-Programm, in das 8 Schummeltage (die Wochenenden) eingebaut sind. Es geht auch nicht darum, sich 30 Tage lang einzuschränken und dann während der folgenden 335 Tage der Völlerei zu frönen. Hier jetzt der Kern von Whole30: Es wird Ihr Leben verändern. Es ist der Weg, um Ihr Inneres zu heilen. Es geht darum, unverfälschte Nahrung zu essen und zu lernen, dass es wirklich von Bedeutung ist, was Sie Ihrem Körper zuführen. Es testet aus, wie viel Respekt Sie dem Körper, der Ihnen geschenkt wurde, entgegenbringen. Vereinfacht ausgedrückt: Wenn Sie es so umsetzen, wie es vorgegeben ist, wird es funktionieren. Wenn nicht, dann nicht. Mit tut es nur leid, dass ich damit so lange gewartet habe.«

Tara O., Edwardsburg, Michigan

Bis hierher haben Sie sich in unserem Dialog eher passiv verhalten. Wir haben uns die Seele aus dem Leib gequasselt und Sie haben geduldig zugehört – der Informationsfluss war meist einseitig ausgerichtet. Sie haben unsere Botschaften aufgesogen, ganz klar, aber bislang noch nicht die Ärmel hochgekrempelt und in unserer Unterhaltung aktiv mitgemischt.

Im letzten Kapitel haben wir Sie darum gebeten einzusteigen. Wir haben Ihnen unsere Vorlage zur Planung von Mahlzeiten gegeben und Sie dazu ermutigt, erste eigene Entscheidungen in Bezug auf die Größe und Zusammensetzung Ihrer Mahlzeiten zu treffen. (Und das haben Sie sehr gut gemacht.) Doch jetzt nähert sich unsere Beziehung einem Wendepunkt. Unserer Meinung nach sind Sie jetzt so weit, die Verantwortung für Ihre Gesundheit und Ihr Ernährungsprogramm wirklich in eigene Hände zu nehmen. Wir können Ihnen dies nicht abnehmen. Und ganz ehrlich – das *wollen* wir auch gar nicht.

Wir sind große Anhänger der Idee der »Hilfe zur Selbsthilfe«.

Sehen Sie, wir haben alles nur Mögliche getan, um Ihnen beizubringen, welche Lebensmittel Sie in unseren Augen gesünder machen und welche Ihnen weniger gut bekommen. Doch bis jetzt ist das alles nur Theorie – sehr solide und auf seriöse wissenschaftliche Erkenntnisse sowie auf unsere eigene umfangreiche Erfahrung gegründet, aber nichtsdestotrotz nur Theorie. Denn in keinem einzigen der von uns angeführten wissenschaftlichen Experimente kommen *Sie* vor. Und bedauerlicherweise haben wir Sie vermutlich auch noch nie getroffen, sodass *Sie persönlich* bisher nicht in unsere Erfahrungen eingegangen sind.

Natürlich können wir eine fundierte Vermutung darüber abgeben, wie die für Sie optimale Ernährung in Zukunft aussehen sollte. Und wenn es für Sie in Ordnung ist, dass wir Ihnen diktieren, was Sie von nun an lebenslang essen bzw. nicht essen sollten, können Sie dieses Kapitel einfach überspringen und mit dem nächsten weitermachen. Aber wir nehmen an, dass Ihnen das nicht gefallen wird. Wir vermuten, Sie möchten definitiv wissen, wie die Lebensmittel, die Sie bisher gegessen haben, Ihre Gesundheit beeinflussen – insbesondere die von uns als weniger gesund beschriebenen. Wir denken, Sie möchten selbst darüber entscheiden, ob es sich lohnt, diesen weniger gesunden Lebensmitteln einen Platz auf Ihrem Speisezettel einzuräumen. Wir gehen davon aus, dass Sie es vorziehen, selbst die richtigen Entscheidungen darüber zu fällen, wie Ihre Ernährung zukünftig aussehen soll.

Wir werfen Ihnen das nicht vor. Genau das wünschen wir uns ja für Sie. Aber das heißt, das Sie jetzt aus der Deckung kommen müssen. Sie sind so weit. Es ist Zeit.

KEINE SCHUMMELEIEN. KEINE AUSRUTSCHER. KEINE ENTSCHULDIGUNGEN.

Sind wir ehrlich – Whole30 ist streng. Es dauert volle 30 Tage und verlangt von Ihnen, während dieser Zeit Ihre tägliche Ernährung *radikal* umzustellen. Die Regeln sind klar und lassen keine Abweichungen oder Ausnahmen zu. Glauben Sie uns – gäbe es einen anderen, sanfteren Weg zu vergleichbaren Erfolgen, würden wir ihn hier darlegen. Doch die Wissenschaft und unsere Erfahrung zeigen, dass »Babyschritte« oder »Lightversionen« einfach nicht funktionieren, wenn es darum geht, Gewohnheiten langfristig zu verändern.

Ob Sie es glauben oder nicht, die Gewohnheitsforschung[2] hat ergeben, dass es uns sowohl psychologisch als auch physisch tatsächlich *leichter* fällt, mit dramatischen Veränderungen umzugehen. Bewusste Entscheidungen werden im Frontalhirn getroffen und erfordern aktive Aufmerksamkeit. Doch Gewohnheiten – automatisiertes Verhalten – spielen sich in anderen Gehirnregionen ab, unter anderem in den Basalganglien, und setzen viel weniger kognitive Anstrengung voraus.

BITTE BLINKER SETZEN

Wissen Sie noch, wie es war, als Sie Autofahren lernten? Am Anfang mussten Sie über einfach *alles* nachdenken – welches Pedal ist das Gaspedal, welcher Hebel der Blinker und was tun, wenn die Ampel auf Gelb springt? Doch heute fahren Sie mehr oder weniger automatisch, ohne Gedanken an Pedale, Lenkrad oder Verkehrszeichen zu verschwenden. Die Tätigkeit des Fahrens hat sich von einer Serie bewusster Entscheidungen zu einem gewohnheitsbedingten Verhaltensmuster entwickelt – Sie brauchen darüber nicht mehr *nachzudenken*, Sie *tun* es einfach.

Verhaltensweisen (wie die Auswahl der richtigen Lebensmittel), die am Anfang ein aktives Bemühen voraussetzen, werden irgendwann zu Gewohnheiten, die einem genau wie das Autofahren in Fleisch und Blut übergehen. Doch dies erfordert Konsequenz im Entscheidungsfindungsprozess und gleichzeitig ein echtes Bemühen, die richtige Wahl zu treffen. Später gelingt dies dann relativ mühelos.

Wer in diesem Prozess auf kleine Veränderungen oder »Babyschritte« setzt, fällt jegliche Entscheidungen im Frontalhirn, wo dies mit »Anstrengung« verbunden ist. Der Versuch, einfach den zugesetzten Zucker zu beschränken (»Von nun an esse ich nur noch eine Süßigkeit am Tag«), führt zu einem pausenlosen Kampf mit der eigenen Willenskraft, ständigen Essensgelüsten und kleinen Zuckerspitzen, die dazu beitragen, dass Ihr Gehirn weiterhin nach Zucker lechzt. Wird Ihnen ein Keks angeboten, gestaltet sich Ihr Entscheidungsfindungsprozess kompliziert und schmerzhaft: »Soll ich ihn essen? Und dafür die einzige Süßigkeit des Tages verbraten? Vielleicht gönne ich mir nur heute einmal zwei Süßigkeiten ...« Wenn Sie sich jedoch darauf einlassen, *sämtlichen* zugesetzten Zucker wegzulassen, kommen Sie gar nicht erst in Gewissenskonflikte und treffen die Entscheidung mehr oder weniger automatisch. Das macht es Ihnen leichter, das neue (Ess-)Verhalten so lange fortzuführen, bis daraus eine Gewohnheit geworden ist. Angesichts der oben geschilderten Keks-Offerte ist Ihr Entscheidungsfindungsprozess ganz einfach: »Danke, aber ich esse heute keine Süßigkeiten.«

Außerdem wird unser Programm *nur dann* funktionieren, wenn Sie es volle 30 Tage durchhalten. Keine Schummeleien, keine Ausrutscher, keine Ausnahmen zu besonderen Gelegenheiten. Wir wollen hier nicht den starken Mann markieren oder aus Whole30 eine Angelegenheit für Hartgesottene machen – unser »30 Tage ohne Schummeln«-Ansatz basiert auf der Wissenschaft und unserer Erfahrung.

Zunächst kann der Heilungsprozess schon durch *winzige* Mengen der entzündlichen Stoffe unterbrochen werden, die sich in den nicht auf unserer Liste stehenden Lebensmitteln finden. Bei Menschen mit Zöliakie reichen schon 10 Milligramm[1] (rund ein Fünfhundertstel Teelöffel) dafür aus. Innerhalb der vorgegebenen 30 Tage kann bereits ein Bissen Pizza, ein Spritzer Milch im Kaffee oder ein Stückchen Brownie vom Teller Ihres Freundes den Reset-Knopf blockieren und Sie dazu zwingen, den gesamten Prozess wieder bei Tag 1 zu beginnen. Und wir sind ganz sicher, dass ein halbes Stück Pizza an Tag 23 es nicht wert ist, von vorn zu beginnen!

DIE KATZENGLEICHUNG Stellen Sie sich vor, Sie hätten eine Katzenallergie und besäßen zehn Katzen. Eines Tages sind Sie Ihre Allergie leid und beschließen, *neun* Katzen wegzugeben. Geht es Ihnen danach besser? Vielleicht ein bisschen – weniger Kopfschmerzen, weniger Juckreiz und die Nase nicht mehr so verstopft. Aber wird Ihre Allergie komplett verschwinden? Keine Chance, denn Sie leben ja immer noch mit einer Katze! Wenn Sie nur ein paar allgemein als problematisch geltende Lebensmittel von Ihrem Speiseplan verbannen, ist das so wie mit der zehnten Katze – gehören auch nur einige wenige davon weiterhin zu Ihrer Ernährung, können Sie nicht davon ausgehen, ihre potenziell negativen Auswirkungen loszuwerden.

Außerdem stehen die meisten vor der Aufgabe, die Auswirkungen von 10, 20 oder 30 Jahren ungesunder Essgewohnheiten zu bewältigen. Der gesunde Menschenverstand sollte Ihnen sagen, dass sich Ihr Gesundheitszustand nicht wirklich grundlegend verbessern kann, wenn Sie sich nun eine oder zwei Wochen lang gesund ernähren. Forschungsergebnisse haben gezeigt, dass es durchschnittlich etwa zwei Monate dauert, bis neue Gewohnheiten Wirkung zeigen – es können darüber aber auch acht Monate vergehen!

Unser Programm basiert auf der Vorstellung, dass es mindestens 30 Tage dauert, bis sich ein neues Verhaltensmuster verfestigt hat. Und wir haben die Erfahrung gemacht, dass volle 30 Tage Programmdauer wichtig sind, um Sie auf den Geschmack der darin verborgenen Magie zu bringen – deshalb nennen wir unser Programm *Whole30*. Viele Whole30-Teilnehmer berichten, dass sich die wichtigsten Veränderungen in den letzten Programmtagen vollzogen hätten. Wieder andere benötigen Whole45 oder Whole60, um die neuen Gewohnheiten richtig zu verankern, hartnäckige Gelüste loszuwerden und ihrem Körper zusätzliche Zeit zum Heilen zu geben. Doch in keinem Fall wird sich Ihre Gesundheit in *weniger* als 30 Tagen drastisch verbessern, und deshalb ist dies unser Ausgangspunkt.

Und nochmals zum Thema liebevolle Strenge:

Es sind nur 30 Tage.

Und es geht um den einzigen Körper, den Sie in diesem Leben jemals haben werden.

Und Sie haben keine Vorstellung davon, was dieses Programm alles kann.

Nach nur 30 Tagen wissen Sie genau, wie die Lebensmittel, die Sie *bislang gegessen* haben, *Ihren* Körper beeinflussen, Ihr Energieniveau, Ihren Schlaf, Ihre Stimmung und Ihre Leistungsfähigkeit. Sie werden herausfinden, welche Auswirkungen Ihre Nahrungsauswahl auf Ihre Haut, Ihre Haare, Gelenke und Ihren Verdauungstrakt hatten. Sie werden erkennen, in welcher Beziehung Ihre Ernährung mit Ihren Krankheiten, Beschwerden oder verschiedenen schwer eingrenzbaren Symptomen steht. Innerhalb von nur 30 Tagen werden Sie sich selbst davon überzeugen können, wie sich das, über das wir gesprochen haben (ungesunde psychologische Reaktion, hormonelle Störungen, Darmdurchlässigkeit, systemische Entzündung), auf *Sie persönlich* auswirkt. Dann werden Sie *wissen*, ob diese Lebensmittel wirklich Ihre Gesundheit beeinträchtigen. Und dies gibt Ihnen die Stärke zu entscheiden, wie Sie damit künftig umgehen wollen.

Es wird Zeit, anzutreten und das zu tun, was richtig für Sie und Ihren Körper ist – und zwar langfristig.

Es wird Zeit, mit Whole30 anzufangen.

WAS IST WHOLE30?

Whole30 ist unser einzigartiges Programm, darauf ausgelegt, Ihr Leben in 30 Tagen zu verändern. Stellen Sie sich vor, Ihr Ernährungsverhalten würde kurzfristig auf die Grundstellung zurückgesetzt. Dies hilft Ihnen dabei, wieder einen gesunden Stoffwechsel herzustellen, lässt den Verdauungstrakt gesunden, beruhigt die systemische Entzündung und macht Schluss mit ungesunden Gelüsten, Gewohnheiten und Beziehungen zum Essen. Die Grundvoraussetzungen sind einfach.

Bestimmte Kategorien von Lebensmitteln (wie Zucker, Getreide, Milch und Hülsenfrüchte) haben wahrscheinlich einen negativen Einfluss auf Ihre Gesundheit und Fitness, *ohne dass Sie dies überhaupt bemerken*. Ist Ihr Energieniveau ungleichmäßig oder nicht existent? Haben Sie Schmerzen, die nicht auf Überbeanspruchung oder Verletzungen zurückgehen? Ist es für Sie fast unmöglich abzunehmen, sosehr Sie sich auch anstrengen? Leiden Sie an einer lästigen Gesundheitsstörung (etwa Haut- oder Verdauungsproblemen, chronischen Schmerzen oder Unfruchtbarkeit), die nicht auf Medikamente anspricht? Wie Sie mittlerweile wissen, werden diese Erkrankungen unmittelbar von dem beeinflusst, was Sie essen – *sogar von den angeblich »gesunden« Lebensmitteln*.

WAS IST NORMAL?

Aber würden Sie denn nicht *wissen*, dass diese Lebensmittel Ihrer Gesundheit schaden? Nicht unbedingt. Nehmen wir an, Sie reagieren auf einen Baum vor Ihrem Schlafzimmerfenster allergisch. Jeden Morgen wachen Sie mit juckenden Augen, laufender Nase und leisen Kopfschmerzen auf. Mit der Zeit werden diese Symptome für Sie »normal«. Sie beachten die Kopfschmerzen, die laufende Nase und die juckenden Augen nicht mehr, da Sie damit *an jedem einzelnen Tag* zu tun haben. Dann fahren Sie eines Tages irgendwohin in Urlaub, wo es diese Bäume nicht gibt. Sie wachen am ersten Morgen auf und haben einen klaren Kopf, strahlende Augen und könnten sich nicht einmal schnäuzen, selbst wenn Sie es wollten. Sie fühlen sich fantastisch – und stellen plötzlich fest, wie grässlich es Ihnen normalerweise geht. Und genau dieses Beispiel versuchen wir hier für Sie umzusetzen: Wir verbannen alle potenziellen Auslöser, sodass Sie in aller Ehrlichkeit feststellen können, wie Ihr Leben ohne diese aussehen könnte.

Wie können Sie nun feststellen, ob (und wie) Sie diese Lebensmittel beeinträchtigen?

Streichen Sie sie vollständig von Ihrem Speiseplan.

Verzichten Sie einen ganzen Monat lang auf all die Nahrungsmittelgruppen, die Ihren Kopf und Ihre Hormone durcheinanderbringen, den Darm schädigen und Entzündungen befeuern. Welche Auswirkungen diese Nahrungsmittel auch immer auf Sie gehabt haben mögen – geben Sie Ihrem Körper Zeit, um sich davon zu erholen. Drücken Sie die Reset-Taste, um Ihren Stoffwechsel und die systemische Entzündung zurückzusetzen. Erkennen Sie *ein für alle Mal*, welchen Einfluss das, was Sie bislang gegessen haben, auf Ihr tägliches Leben und Ihre langfristige Gesundheit hat.

Der wichtigste Grund, warum Sie sich auf die 30 Tage einlassen sollten?

Es kann Ihr Leben verändern.

Wir können diese simple Tatsache gar nicht oft genug betonen – die kommenden 30 Tage können IHR LEBEN VERÄNDERN. Sie können Ihre Einstellung zum Essen umkrempeln, Ihren Geschmack, Ihre Gewohnheiten und Gelüste. Sie können Ihre Beziehung zum Essen dauerhaft verändern – *für den Rest Ihres Lebens*. Wir wissen dies, da wir es ausprobiert haben, und mit uns Zehntausende anderer Menschen. Whole30 hat unser Leben und deren Leben auf bemerkenswerte und überraschende Weise verändert.

Unser Programm besteht aus zwei Phasen: Ausschluss und Wiedereinführung.

KAPITEL 18:
WHOLE30: AUSSCHLUSSPROZESS

»Ich habe lebenslang unter akutem Asthma gelitten. Hunderte von Besuchen in der Notaufnahme, Krankenhausaufenthalte und so weiter. Während meiner zweiten Whole30-Woche geschah das Wunder. Ich ging nach draußen, um mich warmzulaufen – etwas, wovor mir jeden Tag grauste und was ich eigentlich nie richtig hinbekam. Doch bei diesem Lauf kam es mir plötzlich so vor, als hätte ich die Beine (und die Lungen) einer Gazelle. So etwas hatte ich in 33 Jahren noch nicht erlebt. Deshalb drehte ich freiwillig noch eine Rund und noch eine. Seit Whole30 komme ich zum ersten Mal in meinem Leben ohne Medikamente aus. Zuvor nahm ich üblicherweise vier bis fünf Präparate am Tag ein, um das Asthma unter Kontrolle zu halten, und benutzte mehrfach mein Inhalationsgerät. Das Leben fühlt sich plötzlich ganz anders als je zuvor an – irgendwie ein Wunder.«

Andrea B., Minneapolis, Minnesota

WHOLE30®-PROGRAMM: AUSSCHLUSS

Befolgen Sie diese Richtlinien während des gesamten Programms. Keine Schummeleien, keine Ausrutscher, keine Entschuldigungen.

JA: Essen Sie Lebensmittel, die Sie gesünder machen: Fleisch, Fisch, Meeresfrüchte und Eier, viel Obst und Gemüse sowie natürliche Fette.

NEIN: Nehmen Sie keinen zugesetzten Zucker, keinen Alkohol, kein Getreide, keine Hülsenfrüchte und keine Milch zu sich.

NEIN: Versuchen Sie nicht, durch die Hintertür wieder Junkfood, Backwaren oder Leckereien mit »genehmigten« Zutaten einzuschmuggeln.

NEIN: Gehen Sie während des Programms nicht auf die Waage und messen Sie auch Ihren Taillenumfang nicht nach.

JA: Essen Sie Lebensmittel, die Sie gesünder machen: Fleisch, Fisch, Meeresfrüchte und Eier, viel Obst und Gemüse sowie natürliche Fette.

Essen Sie Lebensmittel, deren Zutaten Sie aussprechen können. Noch besser sind naturbelassene und unverarbeitete Lebensmittel, die ganz ohne Zutatenliste auskommen. Genau darüber haben wir schon gesprochen: über das, was sich auf Ihrem Teller befinden sollte. Bei der Mahlzeitenplanung folgen Sie den von uns gegebenen Empfehlungen.

NEIN: Konsumieren Sie während der Dauer Ihres Whole30-Programms keine der folgenden Nahrungsmittel oder Getränke.

- **Keinen zugesetzten Zucker jeglicher Art, ganz egal ob natürlich oder künstlich.** Keinen Haushaltszucker, Ahornsirup, Honig, Agavendicksaft, kein Splenda, Equal, NutraSweet, Xylitol, Stevia etc. Lesen Sie die Etiketten – um Zucker in ihre Produkte zu schmuggeln, haben die Lebensmittelhersteller Wege gefunden, mit denen Sie wahrscheinlich nicht rechnen und die Sie sich kaum vorstellen können.
- **Keinen Alkohol.** In keiner Form, nicht einmal zum Kochen. (Und eigentlich versteht es sich von selbst: auch **keine Tabakwaren** ganz gleich welcher Spielart.)
- **Kein Getreide.** Hierunter fallen (aber nicht ausschließlich) Weizen, Roggen, Gerste, Hafer, Mais, Reis, Hirse, Bulgur, Sorghum, Amaranth, Buchweizen, gekeimte Körner und Quinoa. Dies betrifft auch jegliche Art, in der Weizen, Mais und Reis unseren Lebensmitteln zugesetzt werden: etwa in Form von Kleie, Keimen, Stärke etc. Auch hier gilt: Lesen Sie die Etiketten.
- **Keine Hülsenfrüchte.** Dazu gehören alle Arten von Bohnen (schwarze, rote, blaue, weiße sowie Pinto-, Lima-, Kidney- und Favabohnen etc.), Erbsen, Kichererbsen, Linsen und Erdnüsse. Auch keine Erdnussbutter. Verboten ist auch jegliche Form von Soja – Sojasoße, Miso, Tofu, Tempeh, Edamame –, genau wie verschiedenen Lebensmitteln versteckt zugesetztes Soja (wie Lecithin).
- **Keine Milch.** Hierzu zählen Milchprodukte von Kühen, Ziegen oder Schafen, beispielsweise Sahne, Käse (Hart- oder Weichkäse), Kefir, Joghurt (sogar griechischer) und Sauerrahm. *Ausnahmen stellen lediglich Butterschmalz und Ghee dar.* (Lesen Sie dazu unten mehr.)

RAUCHEN SIE NOCH?

Wenn Sie noch rauchen (normale oder E-Zigaretten), denken Sie vielleicht: »Ich schaffe es niemals, mit dem Rauchen aufzuhören und gleichzeitig all diese Ernährungsumstellungen anzugehen.« Das könnte stimmen. Haben Sie das Gefühl, dass alle diese Veränderungen auf einmal zu viel sind, möchten wir Sie dazu ermuntern, sich zunächst auf die Raucherentwöhnung zu konzentrieren und danach auf Whole30 zurückzukommen. Das soll nicht heißen, dass Sie während dieser Phase keine Verbesserung Ihrer Essgewohnheiten vornehmen sollten – viele Raucher sagen, dass das Aufhören leichter fällt, wenn man durch Ernährung und Sport gleichzeitig etwas für die Gesundheit tut. Doch wenn Sie dies alles nicht auf einmal wuppen, *sollten* Sie Ihre höchste Priorität auf die Zigaretten legen. Suchen Sie dagegen ein Programm, dass Ihnen dabei hilft, mit dem Rauchen aufzuhören, könnte Whole30 genau das Richtige für Sie sein. Viele ehemalige Raucher haben uns berichtet, dass sie Whole30 teilweise auch als Raucherentwöhnungsprogramm genutzt haben. Durch den gleichzeitigen Verzicht auf Zucker und andere psychologisch ungesunde Lebensmittel erleben sie die Entwöhnung als deutlich einfacher. Wie auch immer, wir bestärken Sie darin, sich in puncto Nikotinabhängigkeit Hilfe zu suchen, sich mit Priorität von den Rauchschwaden zu verabschieden und mit Whole30 anzufangen, sobald Sie so weit sind.

NEIN: Versuchen Sie nicht, durch die Hintertür wieder Junkfood, Backwaren oder Leckereien* mit ›genehmigten‹ Zutaten einzuschmuggeln.

Das ist eine sehr wichtige Regel, hauptsächlich deswegen, weil Sie schon jetzt darüber nachdenken, wie Sie das, was Sie bisher gegessen haben, mithilfe genehmigter Zutaten Whole30-tauglich machen können. Wir wissen das. »Es *muss* doch einen Weg geben, um Brot/Pfannkuchen/Brownies/Eiscreme Whole30-gerecht zu machen ...« Und eine schnelle Internetsuche präsentiert Ihnen Tausende verführerischer »Paläo«-Leckereien.

Die meisten Leute begehen diesen Fehler während ihrer ersten Begegnung mit Whole30. Aber wir sprechen aus Erfahrung: Der Versuch, Ihre alte unge-

---

* Zu den nach dieser Regel verbotenen Lebensmitteln gehören Pfannkuchen, Brot, Tortillas, Kleingebäck, Muffins, Cupcakes, Kekse, Pizzaboden, Waffeln, Cerealien, Kartoffelchips, Pommes frites – und genau das Rezept, in dem sich Eier, Dattelpaste und Kokosmilch unter Stoßgebeten zu einem dicken, cremigen Gebräu verbinden, das Ihren nicht trinkbaren schwarzen Kaffee einmal mehr in traumhaft süßes Koffein verwandelt. Die Auflistung ist jedoch nicht auf diese Produkte beschränkt – es gibt vermutlich noch mehr Lebensmittel, die Sie im Rahmen Ihres Whole30-Programms als psychologisch ungesund einstufen werden. Gehen Sie mit diesen Nahrungsmitteln (die nicht auf der Liste stehen, von denen Sie aber annehmen, dass sie Ihnen kaum dabei helfen werden, Ihre Gewohnheiten zu verändern und mit Essensgelüsten Schluss zu machen) nach bestem Wissen und Gewissen um.

sunde Ernährungsweise in eine glänzende neue Whole30-gerechte Form zu gießen, macht die potenziellen Vorteile unseres Programms zunichte – und zwar auf schnellstem Weg. Auch wenn sie aus »gesünderen« Zutaten hergestellt werden, sind Pizza, Pfannkuchen, Brownies oder Eiscreme weiterhin Junkfood. Sie verdrängen noch immer nährstoffreichere Lebensmittel von Ihrem Teller. Und ihr Aroma, ihre Beschaffenheit und ihr Geschmack kommen in der Regel nicht an das »Original« heran. Deshalb sind sie gar nicht so befriedigend – was dazu führt, dass Sie sie noch mehr begehren. Was den psychologischen Einfluss angeht, den bestimmte Lebensmittel auf uns ausüben, so ist das Ganze (etwa ein Muffin) *sehr viel mehr* als die Summe seiner Teile (Zutaten).

Möchten Sie wirklich Ihr gesamtes Whole30-Programm damit verbringen, sich auf all das zu konzentrieren, was Sie *nicht* essen dürfen? Und dennoch dieselben Arten von Lebensmitteln zu sich nehmen, die Sie auch bisher gegessen haben? Wenn Sie am Ende des Programms immer noch dieselben Gewohnheiten, Muster und dieselbe Lebensmittelauswahl an den Tag legen wie zu Anfang, wie stehen dann Ihre Chancen für langfristigen, Ihr Leben verändernden Erfolg? Immerhin waren es ja genau diese Gewohnheiten, Muster und genau diese Auswahl von Lebensmitteln, die Sie überhaupt erst in Schwierigkeiten gebracht haben!

Nutzen Sie Whole30, um Ihre Gewohnheiten und Verhaltensmuster zu verändern, Schluss mit ungesunden Essensgelüsten zu machen und eine neue, gesunde Beziehung zum Essen zu schmieden. Hungern Sie den Zuckerdämon ein für alle Mal aus! Sie werden darüber nicht traurig sein, denn diese neuen Gewohnheiten und Verhaltensmuster bleiben Ihnen ein Leben lang.

NEIN: Gehen Sie während der Dauer des Programms nicht auf die Waage und messen Sie auch Ihren Taillenumfang nicht nach.

Das ist vielleicht die härteste Regel von allen, und sie erfordert eine weitere Dosis liebevoller Strenge.

Es ist uns egal, ob Sie während Ihres Whole30-Programms abnehmen.

Wir wissen natürlich, dass *Ihnen* das nicht egal ist, und *Sie* sind uns nicht egal. Also lassen Sie uns bitte ausreden.

Whole30 ist nicht nur eine weitere Diät, die zur Gewichtsabnahme führen soll. Das Programm gibt Ihnen Starthilfe, um für *den Rest Ihres Lebens bestmögliche Gesundheit* zu erlangen. Wir empfehlen den Teilnehmern, sich während der ersten 30 Tage komplett von der Waage fernzuhalten, da das Gewicht ihnen kaum etwas über ihren generellen *Gesundheitszustand* verrät. Auch ist das Wiegen eine der schnellsten Methoden, um die Motivation zu verlieren, selbst wenn Sie der Meinung sind, in anderen Bereichen große Fortschritte zu machen. (»Ich habe heute nur rund 225 Gramm abgenommen – das Programm funktioniert überhaupt nicht!«)

Das von der Waage angezeigte Gewicht schwankt. Es zeigt keine gesundheitlichen Verbesserungen. Und es sorgt mit dafür, dass Sie Ihrer ungesunden Beziehung zum Essen verhaftet bleiben. Gönnen Sie sich also eine lange überfällige, wohlverdiente Pause von Ihrer Beschäftigung mit Ihrem Körpergewicht. Das haben Sie verdient.

Da wir aber wissen, dass es für Sie wichtig ist abzunehmen (und weil wir verstanden haben, dass ein Zusammenhang besteht zwischen einer ansprechenderen Figur und der Motivation, Ihre neuen, gesunden Gewohnheiten beizubehalten), weihen wir Sie in ein Geheimnis ein: Unser Ernährungsplan wird Ihren generellen Gesundheitszustand verbessern und dies schlägt sich fast immer in einer verbesserten Körperzusammensetzung nieder. Das bedeutet, dass Ihrer Figur gar nichts anderes übrig bleibt, als sich zu verändern – wenn Sie darauf hinarbeiten, sich besser zu ernähren, besser zu schlafen und *gesünder* zu werden. Ja, das geschieht automatisch. Aber andersherum funktioniert es nicht.

Sie können durch drastische Maßnahmen kurzfristig an Gewicht verlieren (etwa durch eine sehr stark kalorienreduzierte Diät und zwei Stunden Ausdauertraining pro Tag), doch wird Sie das nicht gesünder machen und auch keine nachhaltigen Erfolge erbringen. Vertrauen Sie uns also und haben Sie Geduld. Wir bringen Sie auf gesundem Weg dorthin – auf dem *richtigen* Weg. Dadurch sind Sie in der Lage, Ihr neues, verbessertes Selbst lebenslang beizubehalten.

UNSERE STUDIE In einer neueren Studie an über 1600 Whole30-Teilnehmern haben 96 Prozent von ihnen berichtet, dass sie abgenommen und ihre Körperzusammensetzung verbessert hätten. Die Mehrheit verlor in nur 30 Tagen zwischen guten 5 und knappen 14 Pfund. Da haben Sie's – nämlich den Beweis, dass der Gewichtsverlust automatisch ins Programm eingebaut ist, *ohne dass Sie darüber nachdenken müssen*.

Whole30 dreht sich um so viel mehr als *nur* ums Abnehmen. Wenn Sie sich nur auf Details wie die Körperzusammensetzung konzentrieren, geht das große Ganze an Ihnen vorbei: der gravierende und lebenslange Nutzen, den der Plan anzubieten hat. Doch wahrscheinlich werden Sie ohnehin an Gewicht verlieren, indem Sie das Whole30-Programm einfach durchlaufen. Warum sollten Sie also Ihre grauen Zellen auf etwas verschwenden, was Ihnen sowieso in den Schoß fällt?*

DAS KLEINGEDRUCKTE

Obwohl nicht alle von ihnen die strengsten Whole30-Anforderungen erfüllen, sind die folgenden Produkte erlaubt. Sie zu essen, sollte keine negativen Auswirkungen auf Ihre Erfolge haben.

JA: Nehmen Sie sich die Freiheit, diese Lebensmittel in Ihren abwechslungsreichen, gesunden Ernährungsplan zu integrieren.

- **Butterschmalz und Ghee.** Butterschmalz und Ghee sind die einzigen zugelassenen Milchprodukte. Die gute alte Butter gehört *nicht* dazu, da sie Milchproteine enthält.
- **Fruchtsaft als Süßungsmittel.** In einigen Lebensmittelprodukten ist Orangen- oder Apfelsaft als Süßungsmittel enthalten. Irgendwo müssen wir die Grenze ziehen: Fruchtsaft als zugesetzter Inhaltsstoff ist daher für uns akzeptabel.
- **Bestimmte Hülsenfrüchte.** Grüne Bohnen, Zuckerschoten/Knackerbsen sind erlaubt.
- **Essig.** Die meisten Spielarten von Essig, darunter weißer Essig, Balsamico, Apfelessig, Rotweinessig und Reisessig, sind erlaubt. Tabu ist jedoch Essig mit zugesetztem Zucker oder Sulfiten sowie Malzessig (der im Allgemeinen Gluten enthält).
- **Verarbeitete Lebensmittel.** Minimal verarbeitete Lebensmittel wie Kokosmilch in Dosen, Apfelmus, Tomatensoße, Hühnerbrühe und eingelegte Oliven sind in Ordnung – doch vermeiden Sie alles, was **Mononatriumglutamat (MNG)**[1], **Sulfite**[2] oder **Carrageen**[3] enthält: Alle diese Zusätze haben potenziell üble Nebenwirkungen.

---

* Wir ermutigen Sie aber dazu, die Vorher-Nachher-Situation zu dokumentieren: Halten Sie Ihr Gewicht und bestimmte Körpermaße fest und machen Sie auch Fotos, sodass Sie aufbauende Belege für Ihren Erfolg haben.

> **WARUM DIESE DREI?** Auch wenn es uns lieber wäre, wenn Sie ausschließlich zusatzstofffreie Lebensmittel essen würden, stellen wir aus guten Gründen MNG, Sulfite oder Carrageen heraus. Mononatriumglutamat (MNG), ein häufig in verarbeiteten Lebensmitteln vorkommender Geschmacksverstärker, hat bekanntermaßen neurotoxische Wirkungen. Da er Leptinresistenz fördert, steht er auch mit Adipositas in Verbindung. In der Tat setzt man MNG dazu ein, um bei Laborratten Adipositas hervorzurufen! Sulfite kommen auf natürlichem Weg in vielen Nahrungsmitteln und Getränken vor. Da sie bei Fermentierungsprozessen als Nebenprodukt entstehen, findet man sie in den meisten Weinen sowie in Balsamico und Rotweinessig. Auch werden Sulfite verarbeiteten Lebensmitteln zugesetzt, um die Haltbarkeit zu erhöhen, Farbveränderungen zu verhindern und das Wachstum von Mikroorganismen zu unterbinden. Bei empfindlichen Menschen können Sulfite in Bezug auf Haut, Lunge, Verdauungstrakt und Herz/Kreislauf erhebliche Probleme verursachen: Daher sollten Sie während des Programms zugesetzten Sulfiten aus dem Weg gehen. Carrageen, ein konzentrierter Algenextrakt, wird zum Binden verarbeiteter Lebensmittel eingesetzt und findet sich überall – von Aufschnitt über Joghurt bis hin zur Schokolade. Gelangt Carrageen ins Körperinnere, was bei einer erhöhten Darmdurchlässigkeit passieren kann, befeuert es dort Entzündungen. (Bei Labortieren nutzt man Carrageen wirklich dazu, Entzündungen auszulösen.) Außerdem wird Carrageen während des Verdauungsprozesses eventuell zu Bestandteilen abgebaut, die sogar eine gesunde Darmbarriere durchbrechen können.

SIND SIE STARTKLAR?

Jetzt, wo Sie die einzelnen Teile unseres Plans kennen, müssen Sie nur noch wissen, wie das Ganze umgesetzt wird. Es ist wirklich ganz einfach.

Entscheiden Sie sich jetzt für das Programm. Heute. In dieser Minute.

Nehmen Sie sich zur Vorbereitung so viel Zeit, wie Sie brauchen, aber treffen Sie die Entscheidung anzufangen. Verschieben Sie dies nicht auf morgen. Wenn Sie Entschuldigungen für den Aufschub finden, fangen Sie vielleicht nie an.

Steigen Sie jetzt ein.*

Während der kommenden 30 Tage besteht Ihre einzige Aufgabe darin, sich auf die richtige Auswahl von Nahrungsmitteln zu konzentrieren. Sie brauchen nicht auf die Waage zu steigen oder das Maßband anzulegen, keine Kalorien zu zählen oder sich den Kopf darüber zu zerbrechen, ob Sie alles »perfekt« machen. Finden Sie einfach heraus, wie Sie während der nächsten 30 Tage Whole30 umsetzen können – unabhängig von den Umständen und allen denkbaren Stressfaktoren zum Trotz.

Ihre einzige Aufgabe? Essen Sie. Gesunde. Nahrung.

WAS SIE ERWARTET

Wir lügen nicht – wahrscheinlich wird vieles schlimmer, bevor es sich bessert. Hier kommt eine allgemeine Übersicht über das, was Sie erwartet. Die Grundlage dafür lieferten die Rückmeldungen von Tausenden Whole30-Teilnehmern.

Tage 1 bis 7: Die erste Woche wird hart, da Ihr Körper heilt und sich an diese neue Art der Ernährung anpasst. Und Ihr Gehirn schlägt sich damit herum, ohne all den gewohnten süßen Geschmack und die vom Zucker genährten Energiespitzen auszukommen. Außerdem wird es *viel länger* dauern, die Kopplung übermäßig stimulierender, nährstoffarmer Lebensmittel an Emotionen, Belohnung und Freude zu überwinden – deshalb können die Essensgelüste sehr stark sein. Viele Whole30-Teilnehmer haben uns wirklich von Träumen berichtet, in denen es um das Verlangen nach verbotenen Lebensmitteln ging – mitunter so hochgradig real, dass sie aufwachten und sich *schuldig* fühlten. Wenn das keine ungesunde psychologische Reaktion ist!

Da Sie viele reiche Kohlenhydratquellen (wie Zucker, Getreide und Hülsenfrüchte) von Ihrem Speiseplan gestrichen haben, kann Ihr Körper diesen Zucker nicht länger als primäre Energiequelle nutzen. Dies führt häufig zu »Entzugssymptomen« wie Kopfschmerzen, Lethargie und schlechter Laune – einer Art »Kohlenhydratgrippe« –, da sich Ihr Körper an die neue Energiequelle anpasst. Fahren Sie während dieser Woche Ihre körperliche Aktivität zurück – nehmen Sie weder an großen Rennen noch Wettkämpfen teil und erwarten

---

* Unsere Webseite führt Sie von Anfang bis Ende durch den Vorbereitungsprozess. Besuchen Sie whole30.com und klicken Sie auf den Button „What is the Whole30?". Jeder der acht Schritte soll dazu dienen, Sie mental und körperlich auf die nächsten 30 Tage einzustimmen und bietet Ihnen Zugang zu unseren frei verfügbaren Ressourcen, unserem Support und hilfreichen Richtlinien.

Sie im Fitnessstudio keine persönlichen Bestleistungen. Während dieser ersten entscheidenden Woche versucht Ihr Körper verzweifelt, sich neu einzustellen. Also geben Sie ihm die Zeit, den Raum und die Ruhe, die er dafür braucht.

Eventuell nehmen Sie deutliche Körperveränderungen wahr, wenn Wassereinlagerungen und damit auch der aufgeblähte Leib verschwinden und Sie Gewicht verlieren. Doch freuen Sie sich nicht zu früh: Dies geht vermutlich nicht auf einen echten Fettabbau zurück. Ihr Körper entledigt sich auf diese Art nur einiger Symptome, die mit Ihrer bisherigen Ernährung zusammenhängen.

Tage 8 bis 14: Die meisten Teilnehmer berichten, das die Symptome der »Kohlenhydratgrippe« am Ende der zweiten Woche verschwunden sind. Im Verlauf dieser Woche schliefen die meisten schneller ein, schliefen insgesamt besser und verfügten über ein beständigeres Energieniveau. Zu diesem Zeitpunkt hat Ihr Körper bereits Fortschritte darin gemacht, Fett (Nahrungs- und Körperfett) als Brennstoff zu nutzen. Ist Ihr Stoffwechsel erst einmal »fettadaptiert«, werden Sie bemerken, dass Ihr Energieniveau sehr viel ausgeglichener ist als je zuvor – und dies ganz ohne verarbeitete Lebensmittel und ständige Zuckerzufuhr.

Doch auch wenn Sie anfangen, sich besser zu fühlen, dauert der Heilungsprozess viel länger als ein oder zwei Wochen. Verdauungsprobleme sind verbreitet und brauchen mitunter ein paar Monate, um völlig zu verschwinden. Die entzündungsfördernden Nahrungsmittel Ihrer bisherigen Kost haben während all der Jahre, in denen sie auf Ihrem Speiseplan standen, in Ihrem Verdauungstrakt die Wirkung von Schleifpapier entwickelt. Wenn Sie sie *alle* weglassen, beginnt Ihr Verdauungstrakt zu heilen – doch der Heilungsprozess *kann* unerfreulich sein. Verstopfung oder Durchfall, Krämpfe, Blähungen und ein allgemeines Unwohlsein sind verbreitet. Sie gelten als normaler Teil dieses Vorgangs, bei dem die Darmschleimhaut sich zu regenerieren beginnt, einige Darmbakterien absterben und die besonders dicke Schutzschicht der Darmschleimhaut anfängt, sich abzulösen und neu zu bilden.

Haben Sie Ihren Obst- und Gemüsekonsum drastisch erhöht, könnte auch das eine Rolle bei Ihren Verdauungsproblemen spielen. Versuchen Sie, mehr gekochtes als rohes Gemüse zu essen, und verteilen Sie das Obst auf mehrere kleine, über den Tag gestreute Portionen – das ist besser als ein oder zwei große. Falls Sie zudem zu sehr auf Nüsse und Samen bauen, könnte es Ihrer Verdauung helfen, wenn Sie diese durch Fette ersetzen, wie sie in Avocados, Kokosnüssen und Olivenöl enthalten sind.

Wir wissen, dass dieser Teil kein Spaß ist, aber halten Sie durch. Wir versprechen Ihnen, dass es schnell besser wird. Und ist Ihr Verdauungstrakt erst einmal ausgeheilt, wird er sich besser – und gesünder – anfühlen als in all den Jahren zuvor.

Tage 15 bis 30: Vieles, was während der zweiten Hälfte von Whole30 geschieht, hängt von Ihrer Krankheitsgeschichte und Ihren Gewohnheiten ab. Vielleicht bemerken Sie, dass sich bestimmte Leiden bessern: sich die Haut beruhigt, Allergien weniger werden, Gelenke nicht länger schmerzen. Die meisten Teilnehmer schlafen gut und sind während des Tages tatkräftig und aufmerksam. Vielleicht zeigt auch Ihre Leistungskurve im Fitnessstudio oder beim Sport nach oben und Sie stellen fest, dass sich sowohl Konzentration als auch Koordination verbessert haben. Und an diesem Punkt bemerken Sie wahrscheinlich auch, dass Ihre Kleidung anders sitzt.

Auch Ihre Geschmacksknospen sollten während dieser Zeit erwachen und Ihnen ermöglichen, die Aromen der frischen Lebensmittel, die Sie essen, auch wirklich zu schätzen. Doch vielleicht finden Sie Ihr Essen inzwischen auch ein bisschen langweilig, insbesondere, wenn Sie auf dieselben Grundmahlzeiten »zum Mitnehmen« wie während der ersten beiden Wochen setzen. Höchste Zeit, sich unsere Mahlzeitenübersicht nochmals anzuschauen und etwas Neues auszuprobieren!

Während dieser Zeit kommt Ihnen möglicherweise auch der Gedanke: »Es geht mir jetzt wirklich besser – wahrscheinlich sind zwei Wochen genug.« Wir nennen dies die »Schönes-neues-Spielzeug«-Mentalität: Der Reiz der Neuheit ist gewichen, doch Sie sind immer noch zwei Wochen vom Programmende entfernt. Es ist Zeit, Haltung anzunehmen – werden Sie nicht faul oder unachtsam! Jetzt ist der richtige Zeitpunkt, um mit neuen Lebensmitteln, neuen Kräutern und Gewürzen und exotischeren Gerichten zu experimentieren – und ein paar Strategien zur Bekämpfung des Zuckerdämons zu entwerfen, falls er überraschend wieder in Ihrem Kopf auflebt. (Und das wird er wahrscheinlich – das müssen wir leider sagen.)

Auch wenn Sie am 29. Tag noch nicht alle angestrebten Ergebnisse erreicht haben, machen Sie weiter: Sie können nicht ernsthaft erwarten, Jahrzehnte einer ungesunden Ernährung in nur 30 Tagen komplett zurückzusetzen. Und irgendwann, das versprechen wir, *wird* sich das Wunder ereignen. Bis dahin: Üben Sie sich in Geduld, lassen Sie nicht in Ihrer mühsam errungenen Disziplin nach und konzentrieren Sie sich auf all die Dinge, die sich mit dem Beginn von Whole30 in Ihrem Leben zum Besseren *bereits gewendet haben* – das sollte ausreichend Motivation liefern, um dabeizubleiben. Doch wir warnen Sie jetzt …

Es gibt keine magische Zahl.

Sie brauchen Ihre Bemühungen nicht einzustellen, nur weil Sie Ihr 30-Tage-Programm abgeschlossen haben. Wenn sich nach Ablauf eines Monats Ihre Vorlieben noch verändern müssen und Sie sich weiterhin nach den »alten« Lebensmitteln sehnen, sind Sie immer noch dem Zuckerdämon hörig. Vielleicht bemerken Sie auch bei einem ganz speziellen Punkt, der Ihnen am Anfang unseres Programms wichtig war, keine spürbare Verbesserung ... In all diesen Fällen überlegen Sie, noch ein wenig länger an Whole30 festzuhalten. Sie haben schon 30 lange, anstrengende Tage in die Regeneration von Körper und Geist investiert. Wenn Sie gerade jetzt ein bisschen frustriert sind, gehen wir jede Wette ein: Es liegt daran, dass Sie die Auswirkungen von 20 oder 30 *Jahren* nicht gerade optimaler Ernährungsgewohnheiten beseitigen möchten. Doch dieser Schaden kann nicht wie durch ein Wunder in einem Monat behoben werden.

HALTEN SIE DURCH Einige Menschen brauchen 45 oder sogar 60 Tage (Whole45/Whole60), bis die Umstellung vollzogen ist. Wir glauben daran, dass sich der erhoffte Erfolg *wirklich einstellt*, wenn Sie nur noch ein bisschen länger Geduld haben. Ihr Körper kehrt langsam zu einem gesunden Hungergefühl und Stoffwechsel zurück und gleichzeitig zu einem zufriedenen (intakten) Darm, verminderter systemischer Entzündung und einem ausgeglichenen Immunsystem. Und während all das geschieht, bemerken Sie ein Nachlassen Ihrer Heißhungerattacken, eine Veränderung der Körperzusammensetzung, eine Verbesserung des Energieniveaus und einen Rückgang verschiedener Symptome – doch bei einigen Menschen dauert es länger als bei anderen.

Deshalb: Bleiben Sie dabei, so lange, wie es dauert. Das schulden Sie sich selbst, und das schulden Sie auch Ihrem Körper. Doch lassen Sie uns genau hier einen wirklich wichtigen Punkt ansprechen.

Es geht nicht *nur* um Ihren Körper. Es geht auch darum, Ihr *Gehirn* zurückzusetzen.

Wenn wir etwas aus den Whole30-Erfahrungen unserer Kunden und unseren eigenen gelernt haben, dann das: Essen hat mit Emotionen zu tun. Mit Geborgenheit, mit Festen, mit Strafe und mit Belohnung. Oftmals ist das Essen der *einzige* Grund, aus dem Menschen zusammenkommen. Es dient dazu,

Gemeinsamkeiten herzustellen, ein Band zu schmieden, gespannte zwischenmenschliche Beziehungen zu glätten. Und diese Aspekte darf man nicht außer Acht lassen.

Wenn Sie nach den ersten 30 Tagen also immer noch dasselbe Verhältnis zum Essen an den Tag legen, wenn Ihre Beziehung dazu *noch immer* zu gestört ist, um sich gesund anzufühlen ... halten Sie noch ein bisschen länger durch. Erlauben Sie Körper *und Geist*, sich an diese neue Art des Essens zu gewöhnen, an diese neue Art des Daseins. Dieses 30-Tage-Programm ist das Beste, was Sie Ihrem Körper seit langer Zeit haben angedeihen lassen, und vielleicht weiß Ihr Gehirn damit einfach nicht umzugehen. Fassen Sie sich in Geduld, machen Sie sich die Grundsätze und Ziele des Programms zu eigen und lassen Sie zu, dass sich die neuen Gewohnheiten, Muster, Beziehungen und Vorlieben allmählich einspielen – parallel zu den körperlichen Veränderungen, die Sie feststellen.

ES IST NUR ZU IHREM BESTEN

Und hier jetzt die berühmte liebevolle Strenge von Whole30 in Form einiger Kernsätze – für diejenigen von Ihnen, die darüber nachdenken, diese lebensverändernde Herausforderung anzugehen, aber nicht sicher sind, dies tatsächlich 30 Tage lang ohne Schummeleien durchhalten zu können. Oder für diejenigen, die das Programm wirklich gern umsetzen würden, aber ein wenig zusätzliche Motivation brauchen.

- **Es ist *nicht* schwer.** Bitte erzählen Sie uns nicht, das Programm sei schwer. Vom Heroin loszukommen, ist schwer. Krebs zu besiegen, ist schwer. Ein Kind zur Welt zu bringen, ist schwer. Ihren Kaffee schwarz zu trinken. Ist. Nicht. Schwer. Sie haben keine Entschuldigung dafür, das Programm nicht in der dargelegten Form bis zum Ende durchzuhalten. Es dauert nur 30 Tage und ist dem wichtigsten Gesundheitsgut gewidmet, das es geben kann: dem einzigen physischen Körper, den Sie jemals im Leben haben werden.
- **Denken Sie nicht einmal an die Möglichkeit eines »Ausrutschers«.** Solange Sie nicht wirklich stolpern und mit dem Gesicht in einer Schachtel Donuts landen, gibt es keine wie auch immer gearteten »Ausrutscher«. Vielleicht entscheiden Sie sich, etwas *Ungesundes* zu essen. Sie haben immer eine *Wahl*. Tun Sie also nicht so, als wäre Ihnen ein Missgeschick passiert. Dazu sollten Sie stehen. Entscheiden Sie sich für volle 30 Tage hun-

dertprozentig für das Programm. Suchen Sie keine Entschuldigungen für ein mögliches Scheitern, noch bevor Sie angefangen haben.
- **Sie *brauchen* niemals, unter keinen Umständen, irgendetwas zu essen, was Sie nicht essen möchten.** Sie sind alle große Jungs und Mädels. Machen Sie sich gerade. Lernen Sie, Nein zu sagen (oder machen Sie Ihre Mutter stolz und sagen: »Nein, danke«). Lernen Sie, für sich einzustehen. Dass Ihre Schwester Geburtstag hat, Ihr bester Freund heiratet oder Ihre Firma ein Picknick veranstaltet, bedeutet nicht automatisch, dass Sie *irgendetwas essen müssen*. Sie haben *immer eine Wahl* und wir hoffen, Sie haben schon in der 7. Klasse aufgehört, sich dem Gruppendruck zu unterwerfen.
- **Sie schaffen das.** Sie haben sich schon zu weit vorgewagt, um jetzt einen Rückzieher zu machen. Sie wollen das angehen. Sie *sollten* das angehen. Und wir wissen, dass Sie es *schaffen*. Hören Sie also auf nachzudenken und *legen Sie los*. Erzählen Sie gleich jetzt, noch in dieser Minute, irgendjemandem, dass Sie mit Whole30 anfangen. Erzählen Sie es Ihrem Ehe- oder Lebenspartner, Ihrem besten Freund, posten Sie es auf Ihrer Facebook-Seite und beweisen Sie sich, dass Sie sich für Ihre Gesundheit *ins Zeug legen*.

Da haben Sie's – das war doch gar nicht so schlimm, oder?

Und ehe Sie sichs versehen, haben Sie den ersten Teil unseres Programms hinter sich gebracht. Hurra! Jetzt ziehen Sie also Ihr Whole30 (oder Whole45 oder Whole60 ...) durch und machen an dieser Stelle weiter, wenn Sie bereit für die nächste Phase sind. (Gehören Sie zu unseren Überfliegern, dürfen Sie auch gleich weiterlesen, um einen kleinen Vorgeschmack zu bekommen.)

KAPITEL 19:
WHOLE30: WIEDEREINFÜHRUNG

»Dieses Programm hat Wirkungen erbracht, die ich nicht für möglich gehalten hätte. Ich musste mir eingestehen, dass ich gravierende Probleme mit Heißhungerattacken hatte und nicht wusste, wann ich aufhören sollte zu essen. Täglich stellte ich mir die Frage: ›Wie kann ich dieses Verlangen unter Kontrolle bringen? Warum habe ich das Gefühl, diese ungesunden Produkte zu brauchen?‹ Die Antwort war: Whole30. Seitdem ich in dieses Programm eingetaucht bin, habe ich nie wieder das tiefe Bedürfnis verspürt, mich vollzustopfen. Wenn ich darüber entscheide, was ich esse, muss ich keine Kämpfe mehr austragen. Ich weiß ganz einfach, dass mir das, was ich esse, guttut, und auf diese Weise möchte ich mich auch in Zukunft ernähren.«

Aubrey H., Manassas, Virginia

WHOLE30-PROGRAMM: WIEDEREINFÜHRUNG

Wenn Sie mit dem Programm fertig sind, folgen Sie diesem beispielhaften Wiedereinführungsschema. Achten Sie während dieser Zeit darauf, dass Ihre übrige Ernährung weiterhin Whole30 entspricht.

Tag 1: Wiedereinführung und Bewertung von Hülsenfrüchten.

Tag 4: Wiedereinführung und Bewertung von glutenfreiem Getreide.

Tag 7: Wiedereinführung und Bewertung von Milch.

Tag 10: Wiedereinführung und Bewertung von glutenhaltigem Getreide.

Sie haben einen ganzen Monat lang zugesetzten Zucker, Alkohol, Getreide, Hülsenfrüchte und Milch von Ihrem Speisezettel verbannt. Doch ab und zu möchten Sie vielleicht immer noch ein Bier trinken, ein Eis essen oder eine Scheibe Toast dick mit Erdnussbutter und Jelly bestreichen.

Damit sind wir voll und ganz einverstanden. (Überrascht Sie das? Wir sind gesund, aber keine Roboter.)

Doch wir müssen dies intelligent angehen: Lassen Sie uns dafür Ihre Bemühungen im Verlauf des Programms als Sprungbrett nutzen. Ja, Sie müssen hier außerdem geduldig sein – schmeißen Sie den Erfolg der letzen 30 (oder mehr) Tage nicht weg! Sie haben wertvolle Zeit damit verbracht, bei sich aufzuräumen und Ihren Körper heilen zu lassen. Doch wenn Sie gleich nach Abschluss des Programms über Pfannkuchen, Pizza, Eiscreme und Bier herfallen und sich nachts beschissen fühlen (ja, Sie *werden* sich beschissen fühlen) – wie wollen Sie dann feststellen, was für welche Symptome verantwortlich ist? Hat die Milch Ihren Bauch aufgetrieben oder vielleicht doch das Getreide? Waren der Zucker oder der Alk an Ihren Kopfschmerzen schuld – oder beide? Und woher kommen diese Pickel – von der Soja, der Milch oder dem Zucker? Was für eine Verschwendung. Sie haben so viel Zeit und Mühe investiert … und eine wirklich wichtige Gelegenheit verpasst, um aus Ihrer Erfahrung zu lernen.

Hier jetzt unser Vorschlag, wie Sie es besser machen können: Führen Sie »weniger gesunde« Lebensmittel nach und nach (nur *eine Gruppe auf einmal*) wieder ein und folgen Sie in Ihrer übrigen Ernährung weiterhin so strikt wie möglich Whole30. Stellen Sie sich das Ganze wie eine wissenschaftliche Studie vor, in der Whole30 die »Kontrollgruppe« darstellt und die wieder eingeführte Lebensmittelgruppe (deren Wirkung Sie überprüfen wollen) den »variablen Faktor«. Natürlich werden viele der Lebensmittel, mit denen Sie experimentieren, zugesetzten Zucker enthalten, doch besteht der entscheidende Punkt darin, beim Testen im Rahmen der Wiedereinführung keinesfalls mehrere Lebensmittelgruppen zu kombinieren.

SIE VERMISSEN NICHTS? Eigentlich brauchen wir es nicht extra zu erwähnen, aber wenn Sie das eine oder andere Lebensmittel oder Getränk, von dem Sie wissen, dass es Sie nicht gesünder macht, gar nicht vermissen, verzichten Sie auf die Wiedereinführung. Wenn Sie durch das ganze Whole30-Programm gekommen sind, ohne auch nur das geringste Verlangen nach Cheddar, einem Martini oder schwarzen Bohnen zu verspüren, warum sollten Sie sich dann mit einem »Test« aufhalten? Führen Sie nur jene Lebensmittel wieder ein, die Sie wirklich ab und zu auf Ihren Speiseplan setzen möchten, und vergessen Sie den Rest.

WIEDEREINFÜHRUNG – DAS SAGT DIE WISSENSCHAFT

Hier stellen wir ein beispielhaftes, zehntägiges Wiedereinführungsschema vor. Nehmen Sie sich die Freiheit, die Lebensmittelgruppen und die Auswahl spezieller Lebensmittel so zu verändern, dass es Ihren individuellen Bedürfnissen entspricht.

Tag 1: Bewertung von Hülsenfrüchten. Ihre übrige Ernährung entspricht weiterhin Whole30. Experimentieren Sie zum Frühstück mit ein wenig Erdnussbutter auf Ihrem grünen Apfel, zum Mittagessen mit einer Schale Miso-Suppe und zum Abendessen mit einer Beilage aus schwarzen Bohnen. Achten Sie darauf, wie Sie sich fühlen. Dann halten Sie sich während der nächsten beiden Tage strikt an Whole30 und schauen, wie es Ihnen geht. Seien Sie aufmerksam und bewerten und entscheiden Sie, auf welche Art und Weise, wie häufig und in welcher Menge Sie Hülsenfrüchte in Ihren normalen Speiseplan einbauen wollen – wenn überhaupt.

Tag 4: Bewertung von glutenfreiem Getreide (Mais, Reis, zertifizierter glutenfreier Hafer, Quinoa etc.). Ihre übrige Ernährung entspricht weiterhin Whole30. Essen Sie eine Portion weißen Reis, ein paar Tortilla-Chips aus Mais und eine Scheibe glutenfreies Brot. Achten Sie darauf, wie Sie sich fühlen. Dann halten Sie sich während der nächsten beiden Tage strikt an Whole30 und schauen, wie es Ihnen geht. Seien Sie aufmerksam und bewerten und entscheiden Sie, auf welche Art und Weise, wie häufig und in welcher Menge Sie glutenfreies Getreide in Ihren normalen Speiseplan einbauen wollen – wenn überhaupt.

Tag 7: Bewertung von Milch. Ihre übrige Ernährung entspricht weiterhin Whole30. Essen Sie morgens einen Joghurt, ein wenig Käse am Nachmittag und nach dem Abendbrot ein Eis. Achten Sie darauf, wie Sie sich fühlen. Dann halten Sie sich während der nächsten beiden Tage strikt an Whole30 und schauen, wie es Ihnen geht. Seien Sie aufmerksam und bewerten und entscheiden Sie, auf welche Art und Weise, wie häufig und in welcher Menge Sie Milch in Ihren normalen Speiseplan einbauen wollen – wenn überhaupt.

Tag 10: Bewertung von glutenhaltigem Getreide (alles, was aus Weizen, Roggen oder Gerste besteht). Ihre übrige Ernährung entspricht weiterhin Whole30. Gluten ist ein so problematischer Bestandteil, dass wir ihn getrennt von dem übrigen Getreide besprechen wollen, damit Sie ihn separat bewerten können. Essen Sie im Verlauf Ihres Tages einen Muffin, zwei Scheiben Vollkornbrot und eine Beilage aus Vollkornnudeln. Achten Sie darauf, wie Sie sich fühlen. Dann halten Sie sich während der nächsten beiden Tage strikt an Whole30 und schauen, wie es Ihnen geht. Seien Sie aufmerksam und bewerten und entscheiden Sie, auf welche Art und Weise, wie häufig und in welcher Menge Sie glutenhaltiges Getreide in Ihren normalen Speiseplan einbauen wollen – wenn überhaupt.

VERDECKTE AKTEURE Eine Mahnung zur Vorsicht: Dass Ihnen diese Scheibe Toast oder dieses Glas Milch keinerlei Bauchschmerzen beschert, bedeutet nicht, dass kein physiologischer (und psychologischer) Schaden entsteht. Essensgelüste, hormonelle Störungen, Darmdurchlässigkeit und Entzündungen vollziehen sich, wie schon gesagt, oft still und leise im Verborgenen. Menschen, die nach dem Genuss eines bestimmten Lebensmittels keine unmittelbaren Auswirkungen verspüren, bemerken die Folgen eventuell erst nach ein paar Tagen oder einer Woche. Auch könnten Sie in Versuchung geraten, die Auswirkungen eines bestimmten Lebensmittels einfach deshalb herunterzuspielen, weil Sie es sehr gern mögen. Wenn Sie Entscheidungen darüber treffen, welche Lebensmittel Sie nach Whole30 wieder einführen, ist es überaus wichtig, dass Sie Ihre Erfahrungen sorgfältig und ehrlich bewerten.

Dieses unschätzbare Wissen und die Selbstwahrnehmung, die Sie durch Ihre harte Arbeit gewinnen, sind ein wichtiger Teil des Whole30-Programms und von großem Einfluss darauf, wie Sie sich in Zukunft ernähren. Sie haben innerhalb sehr kurzer Zeit gelernt, wie die von uns als weniger gesund ausgewiesenen Lebensmittel *Sie ganz persönlich* beeinträchtigt haben. Sie haben Ihren wissenschaftlichen Selbstversuch abgeschlossen und jetzt ist es Zeit, dieses Wissen mitzunehmen und lebenslang neue, gesunde Essgewohnheiten zu entwickeln.

Wir schreiben Ihnen nicht vor, wo Sie Ihre ganz persönliche Grenze ziehen, wenn es um »weniger gesunde« Produkte geht. Vielleicht bekommen Sie von Eiscreme *wirklich* Bauchschmerzen, doch wenn Sie *wirklich* auf Eis stehen, ist es Ihnen das vielleicht wert. Das ist ganz und gar Ihre Sache. Aber tut es nicht zumindest gut, die Auswirkungen von Eiscreme zu kennen – dann werden Sie sich sicherlich nicht ausgerechnet vor einem harten Training oder einer Verabredung mit einem Eisbecher verwöhnen! Ziehen Sie Ihre eigenen Grenzen und kommen Sie zu eigenen Schlussfolgerungen – und nutzen Sie Ihre Whole30-Erfahrungen, um diese Entscheidungen in den richtigen Kontext einzubetten.

Das ist leichter gesagt als getan, denken Sie?

Genau aus diesem Grund geht es im nächsten Teil darum, Ihre Whole30-Erfahrungen in nachhaltige, gesunde Gewohnheiten umzusetzen. Denn genau darum dreht sich alles: Es geht nicht um ein kurzfristiges Dilemma oder zeitweilige Lösungen, sondern um die Herausbildung lebenslanger Verhaltensweisen, die darauf ausgerichtet sind, Sie stets und ständig in Richtung »besserer Gesundheit« voranzubringen.

Klingt zu gut, um wahr zu sein?

Ist aber so.

In Wirklichkeit haben Sie sich doch schon längst auf den Weg gemacht.

EINMAL WHOLE30 –
IMMER WHOLE30

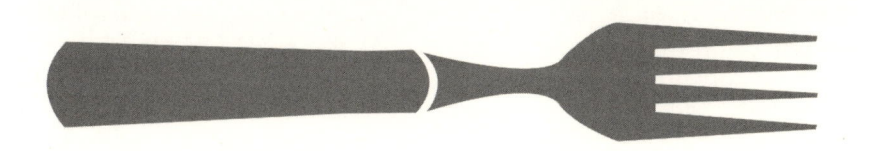

KAPITEL 20:
STRATEGIEN FÜR LANGFRISTIGEN ERFOLG

»Whole30 hat mich von so vielen Dingen befreit. Wenn ich das Abendessen zubereite und mir meinen Teller anschaue, weiß ich jetzt, wann das Maß voll ist, und fühle mich nach dem Essen weder hungrig noch unangenehm vollgestopft. Ich habe gelernt, auf meinen Körper zu hören – zum ersten Mal in meinem Leben. Ich kann sämtliche ›klassischen‹ Vorteile von Whole30 auflisten und mit einem vollmundigen Ja bestätigen. Ich schlafe besser. Ich fühle mich besser. Mein Darm verhält sich zum ersten Mal so, wie er sollte. Meine Haut ist rein. Ich habe abgenommen, und meine Kleidung sitzt besser. Ich habe den Zuckerdämon in den Wind geschossen und bewältige stressige Situationen, ohne mich über alles Essbare in der Küche herzumachen. Müsste ich mich darauf beschränken, jemandem dieser ganzen Liste zum Trotz nur einen einzigen Vorteil von Whole30 zu nennen, würde meine Antwort aus einem Wort bestehen: Freiheit.«

Laura C., Mullingar, County Westmeath, Irland

Sie sind mit Whole30 durch und wahrscheinlich geht es Ihnen ziemlich gut. Sie haben hart daran gearbeitet, Ihre Gewohnheiten zu verändern, und können mittlerweile leichter auf Lebensmittel verzichten, die Sie früher »unwiderstehlich« fanden. Zum Teil liegt das daran, dass ungesunde Essensgelüste weniger geworden (oder ganz verschwunden) sind. Aber vielleicht blicken Sie ein bisschen ängstlich in die Zukunft. Hier kommt eine allgemeingültige Wahrheit:

Im wirklichen Leben fällt es viel schwerer, die richtigen Entscheidungen in puncto Ernährung zu treffen.

Die Regeln des Whole30-Programms sind sehr konkret und unumstößlich. Sie befreien Sie teilweise von dem Druck, in Sachen Ernährung eigene Entscheidungen fällen zu müssen, machen Schluss mit unklaren Erwartungen und setzen Ihnen ein konkretes Ziel. (»Fangen Sie an, sich gesund zu ernähren« ist eine viel schwieriger umzusetzende Herausforderung als »Nehmen Sie 30 Tage lang weder zugesetzten Zucker noch Alkohol, Getreide, Hülsenfrüchte oder Milch in jeglicher Form zu sich.«) Auch bietet Ihnen das Programm eine gute Ausrede, wenn Sie sich mit sozialem oder Gruppendruck konfrontiert sehen – quasi eine eingebaute Entschuldigung dafür, dass Sie dieses Stück Kuchen oder dieses Glas Wein ausschlagen. Geben Sie uns die Schuld. Wir können damit umgehen.

Die Whole30-Regeln funktionieren so ähnlich wie Fahrrad-Stützräder. Sie geben Ihnen jede Unterstützung, die Sie brauchen, erlauben es Ihnen aber gleichzeitig, das Programm mit eigenem Pedalantrieb durchzuführen. Doch was passiert, wenn die 30 Tage um sind? Jegliche Annehmlichkeiten unserer Regeln, Ihre eingebauten Entschuldigungen sowie Ihre konkreten Ziele verschwinden mit dem Ende von Whole30. Sie haben danach noch immer den *Wunsch*, sich weiterhin gesund zu ernähren, aber keine klare Vorstellung, wie Sie das anstellen sollen.

Lassen Sie uns also einen Plan machen. Wir erklären Ihnen unsere besten Strategien, um Ihr Whole30-Programm in lebenslange, nachhaltige Gewohnheiten zu überführen – und dann obliegt es *Ihnen*, diesen Plan so zu modifizieren, dass er zu Ihrem Lebensstil und Ihren Zielen passt.

ES GEHT NICHT UM WHOLE365 Denken Sie daran, dass Whole30 lediglich ein *Sprungbrett* zu lebenslang gesunden Essgewohnheiten ist. Wir erwarten (oder wollen) nicht, dass Sie dem Programm ewig treu bleiben oder ständig nach unseren Regeln essen! Stellen Sie sich Whole30 wie ein Werkzeug vor, dass es Ihnen erlaubt, neue, nachhaltige Gewohnheiten zu entwickeln, die Ihnen lebenslang erhalten bleiben.

ES IST EIN MARATHON, KEIN KURZSTRECKENLAUF

Hier nun das, was auf die meisten Whole30-Teilnehmer zukommt, wenn der erste Programmdurchlauf beendet ist. Vielleicht warten Sie ein paar Tage lang damit, etwas »Außerplanmäßiges« zu essen, und haben ein wenig Angst vor diesem ersten Schritt. Irgendwann führen Sie jedoch einige weniger gesunde Lebensmittel wieder ein. Höchstwahrscheinlich schmecken diese Produkte nicht so lecker, wie Sie es in Erinnerung haben, und vielleicht fühlen Sie sich damit auch nicht so gut wie während der Whole30-Tage – dann ist es sehr einfach, sie wieder wegzulassen und zu Ihren Whole30-Ernährungsgewohnheiten zurückzukehren.

Doch schließlich – langsam und unvermeidlich – schleicht sich wieder eine ungesunde Lebensmittelauswahl ein. Urlaub, Stress, Familienereignisse und Feste sind gängige Auslöser für den Rückfall in alte Gewohnheiten – aber vielleicht beginnt er auch bei einem Glas Wein oder einem Schälchen Eis an einem beliebigen Dienstagabend. Vielleicht dauert es einen Monat oder zwei oder drei ... doch wir prophezeien Ihnen, dass Sie irgendwann aufwachen und sich eingestehen, dass Sie (a) irgendwie in mittelmäßige Essgewohnheiten zurückgefallen sind, (b) sich gar nicht mehr so fantastisch gut fühlen und (c) es wirklich Zeit ist, die Dinge wieder in die Hand zu nehmen.

Wenn Sie dort angekommen sind, sagen wir Ihnen klar und deutlich:

Das heißt *nicht*, dass Sie an der Whole30-Anschlussphase gescheitert sind.

Gewohnheiten sind schwer zu durchbrechen, manchem Druck lässt sich kaum standhalten und die Versuchungen durch leckere, weniger gesunde Lebensmittel sind allgegenwärtig. Im wirklichen Leben erleidet man leicht einen Rückschlag – das passiert jedem, auch uns. Und irgendwann blüht das auch Ihnen.

SCHUMMELTAGE

Aus diesem Grund sind wir keine Freunde von geplanten »Schummelmahlzeiten« oder – noch schlimmer – »Schummeltagen«. Wenn Sie *mit Absicht* zu ungesunden Lebensmitteln greifen, ist ein Scheitern buchstäblich vorprogrammiert. Außerdem essen Sie dann eher etwas, was Sie im Grunde gar nicht wollen, nur weil Sie sich gesagt haben, dass Sie das *dürfen*. Zusätzlich wirkt es sich verheerend auf die nächsten Tage aus, wenn Sie einen ganzen Tag lang ungesund essen (und sich erlauben, all die ersehnten übermäßig stimulierenden, verarbeiteten, nährstoffarmen Lebensmittel in sich hineinzustopfen). Ihr Verdauungstrakt, Ihr Energieniveau, Ihre mentale Gesundheit sowie Ihre Gier nach Zucker werden weit weniger in Mitleidenschaft gezogen bzw. angeheizt, wenn Sie gesund essen, sich ab und zu etwas weniger Gesundes gönnen und dann ohne Umschweife zu gesunden Nahrungsmitteln zurückkehren – das ist weit besser als eine eintägige Kohlenhydrat-Megaparty.

Die Wiederherstellung Ihrer Gesundheit (und von noch einigem mehr) ist nämlich ein *Prozess*. Whole30 war ein fantastischer Ausgangpunkt und wird lebenslang die Basis Ihrer gesunden Ernährungsgewohnheiten bilden – doch denken Sie daran, dass es sich dabei um einen Marathon und nicht um eine Kurzstrecke handelt. Sie können nicht erwarten, dass Sie heute, morgen oder gar für immer alles perfekt hinkriegen. Im Grunde sind wir auch gar nicht generell der Meinung, dass dies ein erstrebenswertes Ziel ist. Und es wäre abwegig, lebenslange Gewohnheiten, Verhaltensmuster und Beziehungen zum Essen in bloß einem Monat vollständig verändern zu wollen.

Das bedeutet, dass Ihre Reise zu gesunden Essgewohnheiten Ihr ganzes Leben lang andauern wird. Und das ist in Ordnung. Denn ganz ähnlich wie bei Whole30 wird es mit der Zeit und zunehmender Übung immer leichter, eine gesunde Ernährung umzusetzen.

TREFFEN SIE BEWUSSTE ENTSCHEIDUNGEN

Anstatt Ihre »Abstecher in Sachen Ernährung« im Vorfeld zu planen, empfehlen wir einen flexibleren, intuitiven Ansatz. Die Grundlage Ihrer täglichen Mahlzeiten sollte sich an unseren in Teil 4 gegebenen Empfehlungen (*Besser für die Gesundheit*) orientieren, die auf Fleisch, Fisch, Meeresfrüchte und Eier hochwertiger Qualität, auf Obst und Gemüse sowie gesunde Fette setzen.

Sind Sie mit Ihrer Ernährung glücklich, fühlen sich super und lieben das Leben, gibt es keinen wie auch immer gearteten Grund, von dieser Vorlage abzuweichen.

Die Vorstellung, dass diätetische »Schummeleien« notwendig sind, um dem »Körper einen Schock zu versetzen« und den »Stoffwechsel auf Touren zu bringen«, ist kompletter Unsinn. Sich mit Pizza, Pasta, Kuchen und Keksen vollzustopfen, hat *absolut keine positiven Auswirkungen* auf Ihre Gesundheit, dafür aber vielleicht ernsthafte Konsequenzen – das hängt von den Lebensmitteln und Ihrer persönlichen Situation ab. Dennoch existieren tatsächlich ein paar Gründe, weniger gesunde Nahrungsmittel zu essen.

Erstens gibt es kulturell bedeutsame und familienbezogene Ereignisse, bei denen Essen und Trinken eine übergeordnete Rolle spielen. Eine Hochzeit, ein besonderer Urlaub oder das Weihnachtsessen im Familienkreis warten vielleicht mit Lebensmitteln auf, die Sie körperlich nicht gesünder machen, doch emotional von erheblicher Bedeutung sind. Daneben gibt es triftige psychologische Gründe, weniger gesunde Dinge zu essen. Sie sehnen sich nach einer speziellen Speise aus Ihrer Kindheit. Ihr Hirn rebelliert gegen die strikte Regel »Ich darf« bzw. »Ich darf nicht«. Sie verspüren den Drang, eine Lebensmittelgruppe erneut zu »testen«, da Sie noch nicht *restlos* davon überzeugt sind, dass es Ihnen mit diesen Lebensmitteln so schlecht geht, wie Sie es in Erinnerung haben.

Doch hier der vielleicht zwingendste Grund dafür, in Sachen Ernährung von Zeit zu Zeit vom Pfad der Tugend abzuweichen:

Weil es so köstlich schmeckt.

Dass ein Nahrungsmittel oder Getränk so *köstlich* schmeckt, reicht mitunter vollkommen aus, um schwach zu werden. Doch wie binden Sie diese Versuchung nun in Ihr tägliches Leben ein?

Sie wägen von Fall zu Fall ab und treffen bewusste, wohlüberlegte und begründete Entscheidungen.

Bleiben Sie so lange bei Ihren gesunden Lebensmitteln, bis Sie auf etwas prallen, von dem Sie glauben, dass es die »Sünde« wert ist. Vielleicht sind es die selbstgebackenen Kekse Ihrer Mutter, Ihr Lieblings-Granatapfel-Martini, eine Verabredung zum Abendessen oder das dekadent aussehende Dessert im Schaufenster einer Bäckerei.

DAS IST NICHTS BESONDERES!

Eins sagen wir Ihnen aber schon jetzt: Die Schachtel Donuts (oder die geöffnete Brezeltüte oder die M&M's-Schokolinsen-Packung) auf der Ablage im Aufenthaltsraum ist *nichts Besonderes*. Sie sind erwachsen. Sie verdienen Ihr eigenes Geld. Und wenn Sie Donuts, Brezeln oder eine Tüte M&M's essen wollen, können Sie schnurstracks in jeden Supermarkt oder jedes Lebensmittelgeschäft gehen und sich diese Dinge *kaufen*. Diese Produkte sind nichts Besonderes. Sie sind nicht selbst gemacht oder eine Leckerei, die man sich einmal im Jahr gönnt. Und wir sind ziemlich sicher, dass sie keine schönen Kindheitserinnerungen im Sinne von »Alle sitzen am Esszimmertisch und Mutter holt Köstlichkeiten aus dem Ofen« heraufbeschwören. Ist dagegen ein mit Schokolade überzogener Donut das, was Sie auf der Welt am liebsten essen, sieht die Sache vielleicht anders aus. Doch verwöhnen Sie sich nicht mit etwas eher Ungesundem, nur weil es *gerade zur Hand ist*. In diesem Buch ist das kein akzeptabler Grund.

Haben Sie etwas entdeckt, von dem Sie glauben, dass es sich lohnt, stellen Sie sich eine Reihe von Fragen. Sie helfen Ihnen bei der Entscheidung, ob es das *wirklich wert* ist. Habe ich ein spezielles Verlangen nach diesem besonderen Produkt oder bin ich lediglich emotional gesteuert, hungrig oder von Gier getrieben? Wird es unglaublich speziell, bedeutungsvoll und köstlich sein? Wird es mich durcheinanderbringen und einen negativen Einfluss auf meine Lebensqualität haben oder darauf, wie ich mich fühle?

Dieser Prozess wirkt vielleicht mühsam und unnötig. Immerhin haben Sie jetzt seit langer Zeit selbst über Ihre Ernährung bestimmt – Sie sind doch sicher in der Lage zu entscheiden, was Sie essen oder trinken möchten, nicht wahr?

Nicht so schnell.

War es nicht in erster Linie diese irgendwie automatische »Entscheidungsfindung«, die Sie in Schwierigkeiten gebracht hat? Denn die Beschaffenheit der Lebensmittel und Getränke, mit denen wir uns oft verwöhnen (übermäßig stimulierend, nährstoffarm, kaloriendicht und hochgradig verarbeitet), führt sehr leicht dazu, dass unsere für Belohnung, Freude und Gefühle zuständigen Signalwege die Regie übernehmen. Und wenn Sie dies zulassen, werden Sie feststellen, dass der Keks, das Frühstücksgebäck und der Martini schon zur Hälfte gegessen bzw. geleert sind, noch bevor Sie überhaupt bemerkt haben, was los ist. So halten Sie bitte an diesem Punkt inne und überdenken die Sache. Vielleicht entscheidet es sich gerade in diesem Augenblick, ob sich Ihre neuen, gesunden Gewohnheiten verfestigen oder ob Sie einen Schritt zurück in Richtung alter Verhaltensmuster gehen.

Kommen Sie zu der Überzeugung, dass sich das Lebensmittel oder Getränk wirklich lohnt: Glückwunsch! Jetzt können Sie den nächsten Schritt tun – *genießen Sie es.*

BRAUCHEN SIE ZUSÄTZLICHE HILFE? Wenn Sie zum visuellen Lerntyp gehören oder zusätzliche Hilfestellung bei der Entscheidung brauchen, ob sich dieses weniger gesunde Lebensmittel *wirklich lohnt*, haben wir speziell für Sie ein praktisches Ablaufdiagramm entwickelt! Laden Sie unseren kostenlosen »Guide to Nutritional Off-Roading« auf whole30.com/pdf-downloads herunter.

ESSEN SIE KLUG

Als Erstes schlagen wir Ihnen vor, das Wort »schummeln« nicht mehr zur Umschreibung weniger gesunder Genüsse zu benutzen. Wir möchten, dass Sie sich von Zeit zu Zeit *ohne Schuldgefühle* dafür entscheiden können, weniger gesunden Lebensmitteln zu frönen – und »schummeln« hat einen negativen Beigeschmack. (Außerdem geht es natürlich nicht um *Schuld*, lediglich um Konsequenzen.) Wir sind der Meinung, dass diese negativen Assoziationen in Ihrer neuen, gesunden Beziehung zum Essen keinen Platz mehr haben. Deshalb werden wir im weiteren Verlauf von »Leckereien« sprechen.

Der zweite Tipp: Essen Sie nur so viel davon, wie notwendig ist, um Ihr Verlangen zu befriedigen. Wenn Sie schon lange von Ihrer Lieblingsleckerei geträumt haben (sagen wir mal, von selbst gemachten Schokoladenkeksen) und beschließen, dass es heute so weit ist, dann schnappen Sie sich auf alle Fälle das Backblech und backen welche. Aber denken Sie daran:

Sie brauchen nicht ein ganzes Blech voller Kekse aufzuessen, nur weil sie da sind.

Woher wissen Sie, wie viel genug ist? Weil Sie diese Kekse *genießen werden*. Einen Teller selbst gemachter Kekse gedankenlos beim Fernsehen zu essen, ist eine schreckliche Vorstellung. Das ist eine schändliche Vergeudung eines köstlichen Lebensmittels. Wenn Sie also schließlich das heiße Blech mit Keksen aus dem Ofen holen, legen Sie einen Keks auf einen Teller und nehmen Sie sich *Zeit* für ihn.

Zünden Sie Kerzen an, legen Sie sanfte Musik auf und erleben Sie regelrecht *zärtliche Momente* mit Ihrem Keks.

Nehmen Sie kleine Bissen. Kauen Sie gründlich. Genießen Sie Geschmack, Geruch und Beschaffenheit. Kosten Sie es aus. Teilen Sie das Erlebnis mit Freunden oder Familie oder genießen Sie einfach in Ruhe. Da wir teilweise sündigen, um seelische Zufriedenheit zu erlangen, ziehen Sie so viel Befriedigung wie möglich aus dem, was Sie essen.

Wenn Sie so vorgehen, haben Sie viel Zeit, um festzustellen, dass Ihr Verlangen gestillt ist und sich Zufriedenheit eingestellt hat. Ist das der Fall, *hören Sie auf zu essen*. Vielleicht passiert das nach einem halben Keks, vielleicht auch erst nach vier. Es spielt keine Rolle, solange Sie jeden Schritt des Prozesses aufmerksam verfolgen.

EIN GEFÄHRLICHER WEG

Wenn Sie sich an dieses Patentrezept halten, sollte Sie Ihre gesamte Ernährung konsequent in Richtung einer verbesserten Gesundheit führen und genau so viele »Leckereien« beinhalten, dass sich das Konzept tragfähig und befriedigend anfühlt. Aber bitte beachten Sie Folgendes:

Wo Sie die Grenze ziehen, ist ausschließlich Ihre Sache.

Was der eine Teilnehmer für »gesund und ausgeglichen« hält, bringt den anderen vielleicht zu der Äußerung: »Ich muss die Dinge wirklich wieder strikter handhaben!« Außerdem verändert es sich vermutlich im Verlauf der Zeit, nach welchen Dingen Sie sich sehnen und wo Sie die Grenze ziehen. Gut, wir lehnen uns weit aus dem Fenster und sagen: In 99 Prozent der Fälle entsprechen die »Leckereien« verarbeiteten oder gesüßten Lebensmitteln oder Getränken. Doch mit der Zeit und durch die Verfestigung Ihrer neuen Gewohnheiten, Vorlieben und Wahrnehmungen *wird* sich Ihre Vorstellung von einer Leckerei verändern.

DIE 80/20-REGEL Widerstehen Sie dem Drang, Ihre Gesamternährung in Zahlen auszudrücken: »Ich esse zu 90 Prozent gesund«, oder: »Ich folge der 80/20-Regel«. Erstens klingt das nach einem eingebauten Schummeltag – Sie stellen sich im Grunde darauf ein, während eines prozentualen Zeitanteils weniger gesunde Nahrungsmittel zu essen. Doch was wichtiger ist – was *bedeuten* diese Zahlen eigentlich? Wenn Sie »80/20« folgen, heißt das dann, dass jedes fünfte Nahrungsmittel auf Ihrem Teller weniger gesund ist? Oder dass jede fünfte Mahlzeit eine hochverarbeitete Zucker-, Fett- und Salzbombe ist? Außerdem ist die Art der Nahrungsmittel, die insgesamt diese 20 Prozent ausmachen, von entscheidender Bedeutung. Wenn es sich bei diesen »außerplanmäßigen« Produkten um Erbsen, Humus und Maistortillas handelt, ist das etwas völlig anderes als im Fall von Keksen, Pizza und schmutzigen Martinis. Langer Rede kurzer Sinn: Sorgen Sie dafür, dass der Prozess *intuitiv abläuft und im Fluss* bleibt. Lassen Sie sich nicht durch bedeutungslose Zahlen oder Prozentsätze in eine Sackgasse manövrieren!

Doch selbst wenn Sie mit der Frage »Ist es das wert?« sehr sorgfältig umgehen und Ihre Leckereien bewusst genießen, könnten wir darauf wetten, dass sich

Ihre Gesamternährung irgendwann von »ziemlich gesund« in Richtung »weniger gesund« verschieben wird. Wenn Ihnen klar wird, dass Sie mehr Zeit auf ungesundem Terrain verbringen als beabsichtigt, haben Sie sich vielleicht schon ein paar Wochen lang mit täglichen Leckereien verwöhnt und zu viel und zu gedankenlos gegessen. Eventuell stellen Sie fest, dass Sie ein paar Pfund zugelegt haben, nicht mehr so leicht aufwachen oder dass Ihr Energieniveau nicht mehr gleichbleibend hoch ist. Möglicherweise leiden Sie auch unter Allergien, Asthma, Migräne, Akne, Schmerzen oder anderen Krankheitssymptomen, die Sie bereits *verschwunden geglaubt hatten*.

An diesem Punkt sind Sie vermutlich demotiviert. Haben Sie das nicht schon vorher erlebt, und zwar jedes Mal beim Ausprobieren einer neuen Diät? Eine kurze Zeit über klappt alles gut, Sie nehmen ab und fühlen sich besser. Doch dann, in der Regel eher früher als später, fallen Sie in alte Gewohnheiten und Verhaltensmuster zurück und es scheint, als habe sich nichts verändert. Doch in unserem Fall möchten wir Sie an eine sehr wichtige Tatsache erinnern:

Dieses Szenario trifft hier nicht zu.

Sie sind nicht mehr auf Diät. Und tatsächlich brauchen Sie auch nie wieder eine Diät zu machen! Sie haben Whole30 dafür genutzt, Ihre Gewohnheiten zu verändern, Achtsamkeit zu gewinnen und eine neue, gesunde Beziehung zum Essen zu entwickeln. Das ist jetzt Ihr *Lebensstil* – und obwohl die Dinge momentan nicht so gut stehen, wie sie könnten, geraten Sie bitte nicht in Panik.

Denn dieses Mal haben Sie alle Werkzeuge, die Sie brauchen, um zügig wieder in die Spur zu kommen.

Whole30 (oder Whole7 oder Whole14) kommt Ihnen zu Hilfe!

Um den Schalter wieder in Richtung Achtsamkeit und guter Gewohnheiten umzulegen, brauchen Sie nichts anderes zu tun, als auf direktem Weg zu Whole30 zurückzukehren (und denken Sie daran, wie gut Sie mit einer gesunden Ernährung ausgesehen, sich gefühlt und gelebt haben). Auch müssen Sie das Programm nicht immer in voller Länge durchlaufen – wenn Sie möchten, können Sie das aber. Es gibt keinen Grund, die Whole30-Regeln nicht nur für ein Wochenende, eine Woche oder zwei Wochen zu befolgen – so lange, bis sich Körper und Geist daran erinnert haben, wie gut es Ihnen damit ging, wie lecker gesundes Essen schmeckt und wie sehr Sie diese Art des Essens genossen haben.

Sobald Sie wieder festen Boden unter den Füßen haben, nehmen Sie die Stützräder ab und kehren Sie ohne Umschweife in die Wirklichkeit zurück – Ihr neu verankertes Wissen, Ihre Gewohnheiten und Ihr Bewusstsein werden Sie dabei genauso gut schützen wie ein Fahrradhelm.

Sehen Sie? Es ist ganz einfach!

Außerdem besteht eine der besten Seiten unseres Programms darin, dass jeder Ihrer Whole30-Durchläufe auf dem vorherigen aufbaut. Bleiben Sie unserem Programm treu, werden die Zeiträume, in denen Sie in schlechte Gewohnheiten zurückfallen, kürzer und seltener. Gleichzeitig verlängern sich die Perioden des gesunden Essens und fallen Ihnen leichter. Und wenn Sie bestimmte Vorkommnisse wie ein Urlaub oder ein stressiges Ereignis völlig aus dem Sattel heben, ist Whole30 immer für Sie da und hilft Ihnen wieder auf.

KOMMEN SIE ZU UNS Um während des Whole30-Programms und danach auf Kurs zu bleiben, ist ein unterstützendes Netzwerk einer der hilfreichsten Faktoren – Menschen, die an diesen Ansatz glauben, damit bereits Erfahrungen gemacht haben und sich gegenseitig motivieren, inspirieren, ermutigen und verantwortlich miteinander umgehen. Wenn es keine für Sie erreichbare lokale Gemeinschaft gibt, treten Sie unserer bei! Wir bieten monatlich Whole30-Programme an und haben auf unserer Webseite (forum.whole9life.com) und unserer Facebook-Seite (www.facebook.com/whole9) eine lebendige und solidarische Gemeinschaft.

FREUNDE UND FAMILIE

Unterstützung durch Familie und Freunde zu suchen (und zu bekommen), ist ein weiterer wichtiger Punkt auf Ihrem Weg in Richtung guter Gesundheit. Einige bieten vielleicht von Anfang an Schützenhilfe an, andere werden erst aufmerksam, sobald sie Veränderungen in Ihrem Aussehen, Ihrer Stimmung, Grundhaltung und Gesundheit bemerken. Wir halten es jedoch für angebracht, Sie vorzuwarnen – obwohl Sie gesunde und nachhaltige Maßnahmen ergreifen, um Ihre Lebensqualität zu verbessern, treffen Sie vielleicht auch auf negative Reaktionen.

»Dieses ganze Fett kann dir nicht guttun.«
»Das ist nur eine weitere Modediät.«
»Das ist so was von restriktiv – du darfst ja gar nichts mehr essen!«

Es tut uns leid, aber wahrscheinlich werden Sie all das und noch mehr zu hören bekommen, ungeachtet der lebensverändernden Resultate, die Sie mithilfe des Programms und Ihrer Mühen erzielen.

Es ist ohnehin schon schwer genug, bei der Stange zu bleiben – von der negativen und zweifelnden Kritik durch Familie, Freunde und Mitarbeiter, gegen die es sich zu verteidigen gilt, ganz zu schweigen. Deshalb hier einige unserer besten Tipps zum Umgang mit den Miesmachern – keine Angst, sie führen weder zur Scheidung noch zum Aufkündigen von Freundschaften noch zum Rausschmiss:

Gehen Sie still und leise mit gutem Beispiel voran.

Dieser Tipp steht nicht ohne Grund an erster Stelle und ist Ihr mächtigster Verbündeter. *Ihre Whole30-Resultate werden für sich selbst sprechen.* Und in den folgenden Monaten, wenn Sie vor Energie strotzen, Ihre Haut strahlt, Ihre Schmerzen verschwunden sind und Sie Fett ab- und Muskelmasse aufgebaut haben, wird man dies bemerken und Sie irgendwann fragen, wie Sie das geschafft haben. Wer den Beweis direkt vor Augen hat, wird kaum an der Methode zweifeln. Also lassen Sie Ihre Erfahrungen durchblicken und antworten Sie, wenn Sie gefragt werden – aber verschwenden Sie keine Energie darauf, jemanden bekehren zu wollen. Seien Sie einfach ein lebendes Beispiel dafür, was Whole30 bei jedem bewirken kann.

NICHT JEDER IST REIF FÜR VERÄNDERUNGEN

Diese Lektion ist vielleicht am schwersten zu lernen. Vermutlich fühlen Sie sich gerade *großartig*. Sie würden nur allzu gern jedem von dem Programm erzählen, das Sie entdeckt, und von den Ergebnissen, die Sie erzielt haben. Und wenn es im Familien- oder Freundeskreis Mitglieder gibt, die ein bisschen Hilfe in Sachen Gesundheit gebrauchen könnten, ist die Versuchung groß, das Wort des gesunden Essens zu predigen. Doch denken Sie daran, dass Sie Ihre Lieben nur zum Wasser führen können – aber vielleicht sind Ihre Freunde und Familienangehörigen noch nicht bereit, davon zu trinken. Haben Sie Geduld – wenn sie so weit sind, werden sie zu Ihnen kommen.

Ziehen Sie nicht in jede Schlacht.

In Sachen Ernährung können Sie dem einen oder anderen schon ein schlechtes Gewissen machen, indem Sie einfach mit am Tisch sitzen. Wie und was Sie essen, konfrontiert Ihre Mitmenschen damit, dass sie selbst sich nicht so ernähren, wie sie eigentlich sollten und vielleicht auch wollen. Deshalb gehen sie in die Defensive, sobald der Kellner Ihnen Lachs und Gemüse serviert und gleich daneben Käsemakkaroni oder ein Bacon-Salat-Tomaten-Sandwich mit Fritten abstellt.

Aber Vorsicht – jetzt ist *nicht* die richtige Zeit, um auf die mit Getreide verbundenen Risiken hinzuweisen oder einen Kommentar über den Zusammenhang zwischen Diätlimonade und Adipositas abzugeben. Verspeisen Sie in Ruhe Ihr Mittagessen und ermutigen Sie die anderen, dasselbe zu tun, indem Sie abfällige Bemerkungen über Ihre »verquere Diät« ignorieren. Zeigt sich jemand wirklich interessiert, unterhalten Sie sich allein mit ihm (und nicht beim Essen) – ganz privat und ohne kritische Einwände anderer.

Machen Sie sich schlau.

Sie wissen, dass Sie sich von Zeit zu Zeit mit Fragen, Kommentaren und Anfechtungen befassen müssen, deshalb sollten Sie vorbereitet sein. Wenn wir Sie in diesem Augenblick fragen würden: »Warum essen Sie kein Getreide?« – wie viele von Ihnen hätten sofort eine Antwort parat? Sie könnten entweder sagen, dass Getreideproteine potenziell entzündungsfördernd sind oder dass Ihr Bauch nicht mehr aufgebläht ist, seit Sie kein Brot mehr essen – von wissenschaftlichen Erkenntnissen bis hin zu persönlichen Erfahrungen ist alles erlaubt.

Der springende Punkt ist, *dass* Sie eine Antwort parat haben sollten, und die kann nicht nur lauten: »Weil Dallas und Melissa das gesagt haben.« (Obwohl uns diese Antwort gefallen würde.)

Machen Sie also Ihre Hausaufgaben. Sie sollten erklären können, warum Sie bestimmte Lebensmittel nicht essen. Merken Sie sich unsere Webadresse. Überlegen Sie sich einige Anmerkungen, die auf Ihren eigenen Erfahrungen beruhen. Tauchen Sie nicht mit leeren Händen auf, denn wenn Sie das tun, verlieren Sie jede potenzielle Chance, die andere Seite zu überzeugen. Und wenn diese andere Seite Ihre Mutter ist, die für die gesamte Familie die Lebensmittel einkauft, oder Ihr Mann, der fürs Kochen zuständig ist, oder Ihr Mitbewohner, der die Hälfte der Lebensmittel bezahlt – dann können Sie es sich einfach nicht leisten, diese Chance zu vertun.

Doch in diesem Zusammenhang …

… sollten Sie sich nicht zu oft auf »wissenschaftliche Nachweise« beziehen.

Damit wollen wir nicht zum Ausdruck bringen, dass Sie nicht recherchieren oder die Schlussfolgerungen wissenschaftlicher Studien nicht anführen sollen. Wir *weisen jedoch darauf hin*, dass Sie zu jedem Artikel (in dem es beispielsweise darum geht, dass Milch Störungen im Hormonsystem auslösen kann) 100 ebenso wissenschaftlich klingende Artikel finden werden, die das genaue Gegenteil behaupten.

Unsere Empfehlung? Solange Sie nicht voll und ganz auf dem neuesten wissenschaftlichen Stand sind und die Gegenseite nicht spontan und elegant widerlegen können, sollten Sie die Forschung nicht zu Ihrem einzigen Standbein machen. Gehen Sie an vorderster Front mit gutem Beispiel voran und zitieren Sie *reale* Menschen, die *reale* Ergebnisse erzielt haben. Und das bringt uns zu unserem letzten Tipp:

**Finden Sie sich auf verlorenem Posten wieder,
dann treten Sie den Rückzug an.**

Sie können sich durchaus in einen Kampf verwickelt finden, den Sie einfach nicht gewinnen können. Die Familie hat sich zu einem gemeinsamen Abendessen eingefunden und bombardiert Sie mit Fragen, Skepsis und unverhohlener Kritik. Holen Sie tief Luft, lächeln Sie und ziehen Sie sich einfach zurück. Letztendlich sind Sie nur für die Gesundheit und das Wohlergehen einer Person verantwortlich, und das sind *Sie selbst*. Und wenn es Ihnen vielleicht auch wehtut, die ungesunden Verhaltensweisen Ihrer Freunde und Familienangehörigen mitzuerleben, sind diese doch schlussendlich für ihr eigenes Leben und ihre eigenen Entscheidungen zuständig.

Anstatt einen erbitterten Streit vom Zaun zu brechen und ein Familientreffen zu verderben, schlucken Sie Ihr Ego und Ihre Frustration runter und sagen einfach: »Nun ja, eigentlich tut mir das gerade ziemlich gut, aber natürlich interessiert mich, was ihr darüber denkt. Aber jetzt wollen wir wieder dieses köstliche Essen genießen!« Mitunter können Sie einfach nicht mehr tun … und das ist in Ordnung. Nehmen wir wieder auf unseren ersten Tipp Bezug: Wenn die Leute offen für Veränderungen sind, *werden* sie irgendwann *zu Ihnen kommen*, und dann haben Sie die Möglichkeit, ihnen zu helfen, auch ihr Leben zu verändern.

> **EINE FAMILIENANGELEGENHEIT** Irgendwann stecken Sie vielleicht in einem Dilemma – entweder essen Sie etwas, was Sie eigentlich gar nicht essen wollen, oder Sie verletzen durch Ihre Weigerung die Gefühle anderer. Gehen Sie behutsam mit diesen Situationen um. Zunächst einmal: Beeinträchtigt das betreffende Lebensmittel ernsthaft Ihre Gesundheit, müssen Sie das offen ansprechen. Niemand von Ihren Lieben möchte, dass Sie krank werden. Wenn also niemandem klar war, dass Sie Milch nicht gut vertragen, erklären Sie es ihnen (ohne dabei zu drastisch zu werden) und lehnen Sie das Gericht höflich ab. Geht es dagegen nur um bestimmte Präferenzen – Sie möchten den Nachtisch eigentlich nicht, aber Ihre Mutter hat ihn extra für diese Gelegenheit gemacht –, schwimmt man am besten mit dem Strom mit. Nehmen Sie ein kleines Stück, essen Sie genau so viel wie notwendig, um bei der Feier nicht als totaler Außenseiter dazustehen, und werden Sie mit den Konsequenzen fertig. Sie werden bei Weitem nicht so schlimm sein wie die Zurückweisung des aus drei Schichten bestehenden Schokoladenkuchens, den Ihre Mutter extra für Sie gebacken und damit den Nachmittag verbracht hat.

Schlussendlich gibt es spezielle Bevölkerungsgruppen, die von unserem Programm profitieren können, indem sie unsere allgemeinen Empfehlungen an ihren Gesundheitszustand, ihren Lebensstil und ihre Ernährungsbedürfnisse anpassen. Lassen Sie uns nun über sie sprechen.

KAPITEL 21: FEINTUNING FÜR BESONDERE BEVÖLKERUNGSGRUPPEN

»Meine erste Autoimmunerkrankung wurde diagnostiziert, als ich 19 war – Autoimmunhepatitis. Sieben Jahre später stellte man dann Lupus fest. Ich litt unter einem Gesichtsausschlag, wunden Stellen im Mund, Erschöpfung, Haarausfall, geschwollenen und schmerzenden Gelenken sowie Kurzatmigkeit. Dann begannen meine Nieren zu versagen und man diagnostizierte eine durch Lupus bedingte Schwellung des Gehirns. Ich begann mit einer Chemotherapie und erzielte eine Besserung (Remission), doch 2010 verschlechterte sich mein Zustand wieder. Nichts half – ich bewegte mich unaufhaltsam auf die Dialyse und weitere Chemotherapien zu. Während all dieser Jahre legte ich durch die Steroide an Gewicht zu und hatte so viel Wasser in den Beinen, dass meine Haut aufplatzte. Zu diesem Zeitpunkt erzählte mir meine Cousine von Whole30 und wie sich dadurch ihre Arthritis verbessert hatte. In der ersten Woche sank mein Pulsschlag von 98 auf 78. Whole30 schaffte es in nur sieben Tagen, das Wasser aus meinen Beinen zu holen! Ich konnte sehen und fühlen, wie die Entzündung in meinem Körper abklang. Mein Blutdruck liegt jetzt bei 120/80 und mein Blutzucker ist ausgeglichener. Ich fühle mich super, habe genügend Schwung, um durch den Tag und darüber hinaus zu kommen, und vor allem keine Schmerzen mehr. Euer Programm hat mein Leben verändert – wenn nicht gerettet.«

Heather B., Stevens Point, Wisconsin

Obwohl wir der Meinung sind, dass unsere Ernährungsempfehlungen und unser Whole30-Programm jedermann Vorteile bringen, gibt es keinen Ernährungsplan, der (wie eine Einheitsgröße) für jeden passt. Wer an einer speziellen Krankheit leidet, einen besonderen Lebensstil hat oder körperlich sehr aktiv ist, braucht vielleicht eine Anpassung unserer allgemeinen Richtlinien, um optimale Ergebnisse zu erzielen.

Fallen Sie in eine dieser Kategorien, scheuen Sie sich bitte nicht, während Ihres Whole30-Programms und auch danach die von uns nachfolgend vorgeschlagenen Anpassungen vorzunehmen.*

DIABETES[1]

Dieses Programm eignet sich in *idealer Weise* zur Kontrolle des Blutzucker- und Insulinspiegels sowie zur Vorbeugung von Diabetes Typ 2 (den es sogar wieder rückgängig machen kann!). Wir konnten uns aus erster Hand davon überzeugen, wie unser Whole30-Programm und unsere Richtlinien für gesunde Ernährung auf Menschen mit Diabetes Typ 1 oder 2 wirken, und auch die wissenschaftliche Literatur stützt unseren Ernährungsfahrplan.

Diabetiker müssen jedoch eng mit ihrem Arzt zusammenarbeiten und dafür sorgen, dass die deutlich spürbaren Auswirkungen dieser Ernährungsumstellung überwacht und die Medikamente entsprechend angepasst werden. Wir haben schon nach nur einer Woche drastische Veränderungen erlebt und viele Kunden kamen nach 30 Tagen völlig ohne Medikamente aus. Da es schon in so kurzer Zeit zu radikalen Verbesserungen kommen kann, sollten Sie unbedingt mit Ihrem Arzt sprechen, *bevor* Sie Ihre Ernährung umstellen – nur so können Sie gemeinsam entscheiden, wie die Überwachung und Anpassung Ihrer Medikamente aussehen kann.

Außerdem müssen Typ-1-Diabetiker die Veränderungen sehr viel langsamer angehen als im Whole30-Programm vorgesehen. Nehmen Sie zunächst *kleine* Veränderungen der Mahlzeiten vor und ersetzen Sie Ihre »weniger gesunden« Lebensmittel sukzessive durch Fleisch, Gemüse, Obst und Fette hochwertiger Qualität. Passen Sie in Absprache mit Ihrem Arzt Ihre Insulindosis und/oder Ihre orale Medikation schrittweise Ihrer neuen Ernährung an, bis Sie alle weniger gesunden Produkte auf Ihrem Teller durch gesündere Alternativen ersetzt haben.

---

* Bitte beachten Sie, dass wir keine Ärzte sind und für Ihre spezielle Erkrankung keine Behandlung »verschreiben« können, weder im Hinblick auf die Ernährung oder anderweitig. Wir empfehlen grundsätzlich, mit Ihren Gesundheitsdienstleistern (Ärzte, Physiotherapeuten, Ernährungsberater etc.) zu sprechen, bevor Sie sich einem neuen Ernährungsfahrplan verschreiben.

AUTOIMMUNERKRANKUNGEN

Unser Ernährungsplan ist hervorragend dafür geeignet, um ein überaktives Immunsystem zu normalisieren, systemische Entzündungen zu reduzieren und mit einer Autoimmunerkrankung verbundene Symptome zu minimieren (oder zu eliminieren). In unseren Richtlinien für Autoimmunerkrankungen werden Sie jedoch auf einige zusätzliche Vorbehalte stoßen, da bestimmte, im Allgemeinen »sichere« Lebensmittel bei Menschen mit Immunerkrankungen Entzündungen befeuern können. Da Sie auf einem sehr schmalen Grat wandern, sollten Sie vielleicht darüber nachdenken, die folgenden Produkte zusätzlich von Ihrem Speisezettel zu streichen.

- **Eier (ganze Eier und Eiklar):**[2] Eiklar enthält Proteine, die das Immunsystem ungünstig beeinflussen können – ein Faktor, der zu Immunerkrankungen beiträgt. Wir empfehlen von Autoimmunerkrankungen Betroffenen, wenigstens 90 Tage lang auf Eier zu verzichten, um herauszufinden, ob sie darauf empfindlich reagieren.
- **Nachtschattengewächse:**[3] Hierunter versteht man eine Gruppe von Pflanzen, die bestimmte Stoffe enthalten, die den Darm reizen, Entzündungen fördern und bei empfindlichen Menschen Gelenkschmerzen bzw. -steifheit auslösen können. Zu den Nachtschattengewächsen zählen Kartoffeln, Tomaten, Gemüse- und Gewürzpaprika, Auberginen, Tomatillos, Tamarillos (Baumtomaten), Melonenbirnen und Gewürze wie Cayennepfeffer, Chilipulver, Currypulver, Paprika, Pfeffersoße, Piment und zerkleinerte rote Pfefferschoten (Flocken). Wir empfehlen Ihnen, wenigstens 90 Tage lang auf Nachtschattengewächse zu verzichten, um herauszufinden, ob Sie darauf empfindlich reagieren.
- **Milch (einschließlich Schlagsahne, Butterschmalz und Ghee):** Wenn Sie an einer Autoimmunerkrankung leiden, können die in Milch enthaltenen Feststoffe problematisch sein – selbst die etwa in Ghee vorkommenden minimalen Mengen. Deshalb sollten Sie während Ihres Whole30-Programms (und eventuell auch dauerhaft) alle Milchprodukte vermeiden.
- **Nüsse und Samen:** Nüsse und Samen enthalten Stoffe, die bei Menschen mit Autoimmunerkrankungen Entzündungen auslösen können. Sie sollten auf andere von uns empfohlene Fettquellen ausweichen.
- **NSAR:**[4] Nicht steroidale Antirheumatika wie Acetylsalicylsäure (Aspirin), Ibuprofen, Naproxen und Celecoxib schädigen die Darmschleimhaut und führen zu erhöhter Darmdurchlässigkeit – ein Faktor, der zu Autoimmu-

nerkrankungen beiträgt. Zur Schmerzlinderung ist Paracetamol (das nicht zu den NSAR gehört) die bessere Wahl – oder fragen Sie Ihren Arzt nach anderen Strategien zur Schmerzbekämpfung.

REIZDARMSYNDROM (RDS) UND CHRONISCH-ENT-ZÜNDLICHE DARMERKRANKUNGEN (CED)[5]

Medizinische Fachleute stimmen uns dahingehend zu, dass unsere allgemeinen Empfehlungen und das Whole30-Programm für Patienten mit RDS (Reizdarmsyndrom), CED (chronisch-entzündlichen Darmerkrankungen) und ähnlichen Verdauungsbeschwerden frei von Risiken, gesund und wirkungsvoll sind. Haben Sie jedoch eine ernsthafte Verdauungsstörung, kommen Sie nicht umhin, einigen Leitlinien zu folgen, die gezielt auf Ihre Art der Entzündung eingehen. Diese Modifikationen sollen Ihnen die Umstellung erleichtern.

Zusätzlich sollten von CED Betroffene (die an Morbus Crohn oder Colitis ulcerosa leiden) unsere Richtlinien für Autoimmunerkrankungen beherzigen, insbesondere im Hinblick auf Eier und Nachtschattengewächse. Wir empfehlen, diese Lebensmittel erst wieder einzuführen (zuerst die Eier, dann die Nachtschattengewächse), wenn sich eine symptomatische Besserung eingestellt hat und (im Idealfall) die auf Entzündungen hinweisenden Laborparameter zurückgegangen sind.

- **Gemüse:** Essen Sie viel ballaststoffreiches Gemüse, doch sorgen Sie dafür, dass es ausreichend durchgegart ist, da die Ballaststoffe dadurch besser verträglich werden. Wir empfehlen auch, das Gemüse zur Vorbereitung zunächst in kleine Stücke zu schneiden, da es so mit ziemlicher Sicherheit ausreichend gegart wird, oder es in Suppen oder Eintopfgerichte zu geben.
- **Früchte:**[6] Lassen Sie beim Verzehr von Früchten Vorsicht walten, da es enge Verbindungen zwischen Fruktose-Malabsorption und RDS gibt. Achten Sie darauf, alle Früchte zu schälen, essen Sie nichts, was sich nicht schälen lässt (etwa Trauben und Kirschen) und greifen Sie zu möglichst reifen Früchten. Obst mit Samen und einer ungleichmäßigen Außenhaut (wie Beeren) sollten Sie ebenfalls meiden. Obwohl niemand die genauen Zusammenhänge kennt, berichten viele Reizdarmpatienten, dass es ihnen nach dem Genuss von Zitrusfrüchten schlechter geht. Deshalb raten wir dazu, diese ebenfalls wegzulassen. Und zu guter Letzt: Getrocknete Früchte und Fruchtsaft

bergen auf kleinem Raum zu viel Zucker für Menschen, die an ernsthaften Störungen des Gastrointestinaltrakts leiden.
- **Nüsse und Samen:** Vermeiden Sie jegliche Nüsse und Samen. Sie können im Verdauungstrakt eine stark entzündliche Wirkung entwickeln, in erster Linie aufgrund ihrer physikalischen Beschaffenheit. (Sie können an der Darmschleimhaut »kratzen« und sorgen bei einer bereits vorhandenen Entzündung für Unbehagen.) Dies betrifft auch Nussbutter, selbst die »cremige« Variante.
- **Kaffee:**[7] Verzichten Sie auf Kaffee – selbst auf koffeinfreien. Für den Verdauungstrakt ist Kaffee ein starker Reizstoff und sogar koffeinfreier Kaffee kann bei RDS-/CED-Patienten Bauchkrämpfe und Durchfall auslösen. Außerdem erweist sich koffeinhaltiger Kaffee gleich in zweifacher Hinsicht als problematisch. Zunächst einmal bringt das Koffein alle Körpersysteme (einschließlich des Dickdarms) auf Trab, was zu Durchfall und anschließender Verstopfung führen kann. Zum zweiten kann Kaffee die Magensäureproduktion ankurbeln, was möglicherweise zu Entzündungen im Verdauungstrakt beiträgt.
- **Wasser:** Trinken Sie im Tagesverlauf viel Wasser, doch *nicht* zu den Mahlzeiten, da hierdurch die Magensäure und die Verdauungsenzyme so verdünnt werden können, dass eine reibungslose Verdauung behindert wird.
- **Fischöl:**[8] Erwägen Sie die Verwendung eines qualitativ hochwertigen Fischöls. (Details können Sie Kapitel 22 entnehmen.) Es ist erwiesen, dass sich Omega-3-haltige Fischöl-Supplemente zur alternativen oder komplementären CED-Therapie eignen.

Schlussendlich sollten Sie wissen, dass sich Ihre Verdauung *verschlechtern* kann, bevor *Besserung* eintritt. Wenn Ihr Verdauungstrakt zu heilen beginnt, verändert sich die Darmschleimhaut. Ungesunde Darmbakterien fangen an abzusterben, gesunde Bakterien siedeln sich wieder an und die Darmschleimhaut baut sich neu auf, stopft Löcher und schließt Lücken. Hierbei kann es zu Blähungen, Durchfall oder Verstopfung kommen. Bei Krankheiten wie RDS und CED ist es nicht ungewöhnlich, dass Verdauungsprobleme nach derart tief greifenden Ernährungsumstellungen über drei oder auch sechs Monate anhalten – doch das ist ein *notwendiger* erster Schritt zur Wiederherstellung eines normal funktionierenden, gesunden Darms.

WEITERE FAKTOREN Es gibt weitere Gruppen von Nahrungsmitteln, die potenziell Entzündungen fördern oder die Verdauung stören können – etwa die in Kapitel 10 besprochenen FODMAP-Vertreter sowie oxalat- oder histaminreiche Lebensmittel. Wenn Sie Whole30 und diese besonderen Richtlinien 60 oder 90 Tage lang befolgt haben und immer noch unter Verdauungsproblemen oder anderen mit Autoimmunerkrankungen einhergehenden Symptomen leiden, sollten Sie erwägen, einen qualifizierten Ernährungsberater oder einen Fachmann für funktionelle Medizin aufzusuchen. Er wird Ihnen dabei helfen, zu einem nachhaltigen und funktionierenden Ernährungsplan zu kommen, der auf Ihre persönlichen Erkrankungen und Symptome zugeschnitten ist. Ein Ernährungstagebuch kann Ihnen ebenfalls dabei helfen, potenziell »gesunde« Lebensmittel zu identifizieren, die bei Ihnen unliebsame Symptome auslösen. Um den (oder die) Übeltäter zu ermitteln, notieren Sie sich eine Woche lang, welche Lebensmittel Sie während der Mahlzeiten bzw. Zwischenmahlzeiten zu sich genommen haben sowie die Art und Stärke der Symptome, die danach aufgetreten sind.

NAHRUNGSMITTELALLERGIEN[9]

Es klingt vielleicht trivial, aber wir bekommen viele Anfragen, ob sich unser Programm auch umsetzen lässt, wenn man allergisch auf Eier, Meeresfrüchte oder Avocados reagiert.

Die Antwort lautet: Ja, natürlich! Lassen Sie einfach die Lebensmittel weg, gegen die Sie allergisch sind.

Haben Sie den Verdacht, dass Sie auf irgendein Lebensmittel allergisch reagieren oder es nicht vertragen, testen Sie Ihre Grenzen bitte nicht während Ihres Whole30-Programms aus.

Während Whole30 sollten Sie es *ganz und gar vermeiden*, sich potenziell entzündlichen Stoffen auszusetzen – also lassen Sie dieses Lebensmittel oder diese Lebensmittelgruppe weg. Keins der Lebensmittel auf unserer Einkaufsliste ist zwingend – und in jeder Kategorie (Proteine, Gemüse, gesunde Fette) gibt es viele gesunde Auswahlmöglichkeiten. Es sollte also für Sie kein Problem darstellen, eine entsprechende Wahl zu treffen.

Außerdem muss es sich bei Ihrer »Allergie« gegen bestimmte Nahrungsmittel nicht um eine *echte* Allergie handeln: Vielleicht liegt lediglich eine Unverträglichkeit oder Sensitivität vor, die sich in diesem Fall *eventuell* als reversibel erweist. Viele Teilnehmer haben uns berichtet, dass sich nach erfolgreicher Beendigung von Whole30 »Nahrungsmittelallergien« gebessert hätten oder sogar verschwunden wären. Vielleicht erholt sich Ihr Immunsystem durch die Beseitigung der Darmdurchlässigkeit und die Wiederherstellung einer gesunden Darmbesiedlung dahingehend, dass Sie bestimmte Lebensmittel wieder vertragen.

Dieser Prozess setzt jedoch voraus, dass Sie die Probleme verursachenden Lebensmittel mindestens sechs Monate lang konsequent meiden. Im Fall langjähriger oder lebensbedrohlicher Allergien ist dieser Weg möglicherweise mit Gefahren verbunden und nicht gangbar. Arbeiten Sie hier eng mit Ihrem Arzt zusammen und seien Sie beim Ausprobieren bitte vorsichtig.

VEGETARIER UND VEGANER

Der von diesen Gruppen gewählte Lebensstil stellt unsere Ernährungsempfehlungen und das Whole30-Programm vor größere Herausforderungen. Obgleich unsere Ernährung nicht ausschließlich auf Fleisch setzt, empfehlen wir im Hinblick auf optimale Gesundheit doch ausdrücklich die Einbindung von tierischem Eiweiß. Dennoch ist es möglich, viele Vorteile unseres gesunden Ernährungsplans mitzunehmen und gleichzeitig die eigenen ethischen oder religiösen Überzeugungen in Ehren zu halten.

GESUNDHEITSBEWUSST Sind Sie in erster Linie aus gesundheitlichen Gründen Veganer oder Vegetarier geworden, hoffen wir wirklich, dass wir Sie dazu gebracht haben, dies noch einmal zu überdenken! Wir glauben nicht, dass Sie sich ohne den Verzehr von tierischem Eiweiß (Milch zählt nicht) optimaler Gesundheit erfreuen können, und sind der Meinung, dass wir unsere Position durch gut durchdachte und belegte Argumente untermauert haben. Wenn Sie also aus dieser Ecke kommen, probieren Sie unseren Plan aus! Kehren Sie in einem Selbstversuch dazu zurück, 30 Tage lang hochwertiges tierisches Eiweiß zu essen (und setzen Sie gleichzeitig unsere übrigen Empfehlungen um). Wir gehen jede Wette ein, dass sich Ihre Gesundheit drastisch verbessert!

Falls Sie bestimmte tierische Produkte essen (Eier, Fisch etc.), empfehlen wir Ihnen, den Hauptteil Ihres Eiweißbedarfs über diese Quellen zu decken und so wenig pflanzliche Proteinquellen wie möglich ergänzend heranzuziehen. Sind Ihre Bedenken im Wesentlichen ethisch begründet – Tierschutz, Nachhaltigkeit, lokale Wirtschaft oder globale Wirtschaftsfaktoren –, sollten Sie wissen, dass man Fleisch, Fisch, Meeresfrüchte und Eier verantwortungsbewusst und ethisch produzieren und beziehen *kann*. Wer diese Bestrebungen unterstützt, schickt den an der Massentierhaltung beteiligten Großunternehmen eine deutliche Botschaft (finanziell und auch anderweitig). Unserer Meinung nach ist es wichtig, ein alternatives System zur Lebensmittelversorgung zu entwickeln, doch ist das nicht ohne die Unterstützung engagierter Konsumenten möglich.

Ist Milch eine für Sie denkbare Eiweißquelle, raten wir Ihnen, fermentierte Bioprodukte wie Joghurt oder Kefir (aus Weidemilch) ganz oben auf Ihre Liste zu setzen. Sie können auch zu Molkeneiweißpulver (Bioproduktion, Grasfütterung) greifen – dadurch werden Sie mit dem notwendigen Eiweiß versorgt und haben weniger Nachteile als bei anderen Milchprodukten, wozu auch alle Arten von Milch und Käse gehören.

Essen Sie gar keine tierischen Produkte oder sind Sie immer noch der Meinung, Ihre Kost durch pflanzliche Proteinquellen ergänzen zu müssen, entscheiden Sie sich am besten für nur minimal verarbeitete, fermentierte Sojaprodukte wie Tempeh, Natto oder Bioedamame (Sojabohnen). Sie können abwechselnd auch nicht fermentierten Soja (wie besonders festen Tofu) und verschiedene Hülsenfrüchte einbinden, doch achten Sie darauf, diese 12 bis 24 Stunden lang einzuweichen und dann abzuspülen. Kochen Sie sie mindestens eine Viertelstunde lang, um die nährwerthemmenden und entzündungsfördernden Stoffe zu reduzieren. Hanf- oder Erbseneiweißpulver stellt ebenfalls eine Option für Sie dar.

Vermeiden Sie jegliches Getreide sowie Getreideprodukte, auch Seitan (das aus Weizengluten hergestellt wird) und Pseudogetreide wie Quinoa, da deren Nachteile zu zahlreich sind. Außerdem sollten Veganer vermehrt Kohlenhydrate und Fett zu sich nehmen, um die aufgrund ihrer relativ eiweißarmen Ernährung fehlenden Kalorien zu ersetzen.

EINKAUFSLISTE FÜR VEGETARIER

Auf unserer Webseite (whole30.com/pdf-downloads) können Sie unsere Einkaufsliste für Vegetarier und Veganer kostenlos herunterladen. Informieren Sie sich außerdem über verantwortungsvoll produziertes tierisches und rein pflanzliches Eiweiß.

KÖRPERLICH AKTIVE PERSONEN

Wenn Sie regelmäßig trainieren oder gemeinsam mit anderen Sport treiben, müssen Sie diese Aktivitäten durch zusätzliche Nahrung und zusätzliche Kalorien unterstützen. Denken Sie daran, dass es mit Ihren Energiespeichern wie mit dem Treibstoff in Ihrem Auto ist. Je häufiger Sie im Auto unterwegs sind, desto schneller verbrauchen Sie den Sprit im Tank.

Aktivitäten geringerer Intensität wie entspanntes Fahrradfahren, Spazierengehen, Wandern oder Golfen beziehen die notwendige Energie eher aus dem Fett als aus den Kohlenhydraten. Aus diesem Grund ist es vermutlich nicht notwendig, sich täglich Stärke zuzuführen. Gehen Sie dagegen hochintensiven (wie CrossFit, P90X, Sprinten oder Basketball) oder Ausdauersportarten wie Laufen oder Fahrradfahren nach, müssen Sie während der täglichen Mahlzeiten mehr Kohlenhydrate als andere (weniger aktive) Durchschnittsmenschen aufnehmen, um Ihre Glykogenspeicher entsprechend auf Stand zu halten. Je öfter Sie mit hoher Intensität trainieren, desto wichtiger ist es, vermehrt kohlenhydratreiche Nahrungsmittel zu essen. Setzen Sie bewusst bestimmte kohlenhydratreiche Gemüse wie Kartoffeln, Butternuss- und Eichelkürbis, Beten, Kürbis oder Pastinaken auf den Speisezettel, greifen Sie beherzt zu Früchten, steigern Sie Ihre Eiweiß- und Fettversorgung und/oder sorgen Sie eventuell für eine zusätzliche Mahlzeit.

WAS IST HOCHINTENSIV?

»Hochintensiv« bedeutet, dass die sportliche Betätigung kurz ist und Sie sich nahezu völlig verausgaben. Häufig setzt man den Begriff in Bezug zur gefühlten Belastung (RPE = rate of perceived exertion) oder dazu, wie stramm Sie zu trainieren *meinen*. Man kann auch die Herzfrequenz zur Abschätzung des Intensitätslevels heranziehen, insbesondere, wenn Sie diese Art des Trainings noch nicht lange betreiben. Kommen Sie dabei auf über 75 Prozent Ihrer maximalen Herzfrequenz (hierbei ist eine Unterhaltung bis auf kurze Sätze oder Ein-Wort-Phrasen unmöglich), wird das im Allgemeinen als Anstrengung hoher Intensität bezeichnet. Aus unserer Sicht dauert ein Hochintensitätstraining generell weniger als 10 oder 15 Minuten – darüber hinaus können Sie einfach keine ans Maximum grenzende Leistung mehr bringen. Dennoch schließen einige Trainingsprogramme Work-outs ein, die länger als 15 Minuten dauern, und erwarten von den Teilnehmern, die ganze Zeit über so hart wie möglich zu trainieren. Im Rahmen dieser Diskussion bezeichnen wir auch diese Trainingseinheiten als »hochintensiv«.[10]

Wer sich körperlich hochintensiv oder ausdauernd betätigt, sollte sich zudem während des Trainings oder Wettkampfs entsprechend ernähren, um ausreichend Energie zu haben und sich schnell zu erholen.

- **Vor dem Work-out:** Bei dem »Snack«, den Sie sich vor dem Work-out gönnen, handelt es sich *nicht* um »Brennstoff« für das Work-out! In Ihrem Körper ist die Energie von Zehntausenden Kalorien gespeichert – das reicht bei Weitem für Ihre Aktivitäten. Solange Ihre Hormone reibungslos funktionieren und Ihnen Zugang zu dieser gespeicherten Energie verschaffen, brauchen Sie kurz vor dem Training keinen Zucker. Die vor dem Work-out verzehrte Nahrung sendet Ihrem Körper einfach ein Signal, um ihn auf die bevorstehende Anstrengung vorzubereiten. Essen Sie den Snack 15 bis 75 Minuten vor dem Work-out und wählen Sie dafür Lebensmittel aus, die leicht verdaulich und schmackhaft sind. Der richtige Zeitpunkt hierfür ist sehr variabel und hängt davon ab, was Ihr Verdauungstrakt vor körperlichen Anstrengungen verträgt. Setzen Sie auf Eiweiß und Fett und vermeiden Sie größere Mengen an Früchten oder kohlenhydratreichem Gemüse. Denken Sie daran, dass erhöhte Insulinspiegel die Energie freisetzende Funktion des Glucagons behindern – und während einer Trainingseinheit brauchen Sie Ihre Energiespeicher. Ein geeigneter Snack vor dem Work-out könnte aus zwei hart gekochten Eiern bestehen, ein wenig Putenaufschnitt und einer kleinen Handvoll Macadamianüsse oder aus ein paar Streifen Beef Jerky (getrocknetes Rindfleisch). Wenn Sie morgens gleich als Erstes trainieren, essen Sie zumindest ein bisschen etwas. Das ist besser als nichts – also geben Sie sich Mühe.
- **Nach dem Work-out:** Das Essen nach dem Work-out ist eine Art »Belohnung«, die Ihnen dabei helfen soll, den Erholungsprozess schneller zu beginnen und wirkungsvoller ablaufen zu lassen. (Diese Mahlzeit ist nicht optional – sie ist ein Muss, wenn Sie so hart trainieren!) Nach dem Training brauchen Ihre Muskeln und Ihr Bindegewebe Eiweiß und Ihre Glykogenspeicher müssen *eventuell* aufgefüllt werden. Essen Sie diese Mahlzeit so bald wie möglich nach dem Work-out – im Idealfall 15 bis 30 Minuten nach dem Training. Nehmen Sie sie ins Fitnessstudio oder zur Wettkampfstätte mit! Sie sollten eine mahlzeitengerechte Portion eines leicht verdaulichen Eiweißes zu sich nehmen. Fügen Sie Kohlenhydrate in Form von stärkehaltigem Gemüse zu, in Abhängigkeit von der Intensität der körperlichen Betätigung und Ihrem Gesundheitszustand. Früchte stellen hier nicht die beste Wahl dar. Fruktosereiche Früchte werden zunächst das *Leberglykogen*

auffüllen, doch es sind ja Ihre *Muskeln*, die all die harte Arbeit geleistet haben. Eine nach dem Work-out empfehlenswerte Mahlzeit könnte aus Hühnerbrust und gerösteten Süßkartoffeln bestehen, aus Lachs mit Kartoffelpüree oder aus mit Eiklar angereichertem Kürbispüree und Apfelmus. Nehmen Sie 60 bis 90 Minuten nach dieser Mahlzeit eine weitere »normale« Mahlzeit zu sich.

Jeder hochintensiv Trainierende braucht nach dem Work-out Eiweiß, doch ob man zusätzlich Kohlenhydrate zu sich nehmen sollte, hängt von der Art der körperlichen Betätigung und dem Zustand des Stoffwechsels ab. Sind Sie schlank, muskulös, gesund (insulinsensitiv) und leistungsorientiert, haben Sie eine völlig andere Gesamtsituation als jemand mit Übergewicht und einem gestörten Stoffwechsel, der in Sachen Gesundheit wieder zur Normalität zurückkehren möchte. Aus diesem Grund empfehlen wir, unserer »Kohlenhydratkurve nach dem Work-out« zu folgen: Sie berücksichtigt sowohl Ihren persönlichen Gesundheitszustand als auch die Art und Dauer Ihrer körperlichen Betätigung.

- **Dauer:** Auf der linken Seite des Diagramms finden Sie Minutenangaben, die der Dauer Ihres hochintensiven Trainings entsprechen (nicht der gesamten Trainingszeit). Haben Sie also insgesamt eine Stunde im Fitnessstudio verbracht, sich aber nur 12 Minuten lang richtig ausgepowert, ist 12 die für Sie maßgebliche Zahl.
- **Gesundheitszustand:** Legen Sie auf der Grundlinie des Diagramms fest, wo Sie sich in Bezug auf Ihren Gesundheitszustand aktuell sehen. Das ist natürlich subjektiv, doch handelt es sich ja auch nur um eine konzeptionelle Leitlinie.
- **Kohlenhydrataufnahme nach dem Work-out:** Ermitteln Sie mithilfe dieser beiden Koordinaten den Punkt, der Ihnen verrät, wie viele Kohlenhydrate Sie in etwa nach jeder hochintensiven Trainingseinheit zu sich nehmen sollten.

Wenn Sie sich gesundheitlich eher am linken Rand der Grundlinie einordnen und vielleicht gerade erst damit beginnen, zu trainieren und gesünder zu essen, hat die Wiederherstellung Ihrer *Gesundheit* Vorrang gegenüber der Steigerung Ihrer sportlichen Leistungsfähigkeit. In diesem Fall gehen wir nicht davon aus, dass Sie nach dem Work-out Kohlenhydrate brauchen, ganz gleich, wie lange Ihre hochintensive Betätigung gedauert hat. Sie haben in Ihrem Körper schon

Tausende von Kalorien gespeichert, und wenn Sie bereits insulinresistent sind, ist es im Hinblick auf Ihre Hormone keine gute Idee, einen ganzen Haufen von Kohlenhydraten auf einmal zu vertilgen. Aus diesem Grund sollten Sie nach dem Work-out *lediglich* Eiweiß zu sich nehmen.

Die Ernährungsanforderungen von Freizeitsportlern und leistungsorientierten Ausdauersportlern sind sehr unterschiedlich und hängen von dem jeweiligen Event, dem Trainingsplan, den Zielen und der Krankheitsgeschichte ab. Ohne all diese persönlichen Informationen ist es uns unmöglich, allgemeine Empfehlungen zur Ernährung vor und nach dem Work-out zu geben. Entschuldigung – vielleicht wird dies unser nächstes Buch.

Für Kraftsportler (Bodybuilder, Gewichtheber und Kraftdreikämpfer), die nur sehr wenig Konditionstraining machen, spielen die Kohlenhydrate keine so große Rolle. Achten Sie nur darauf, im Allgemeinen mehr (nährstoffreiche) Nahrung zu sich zu nehmen. In diesem Fall sieht die nach dem Work-out einzunehmende Mahlzeit wie eine beliebige reguläre Mahlzeit aus.

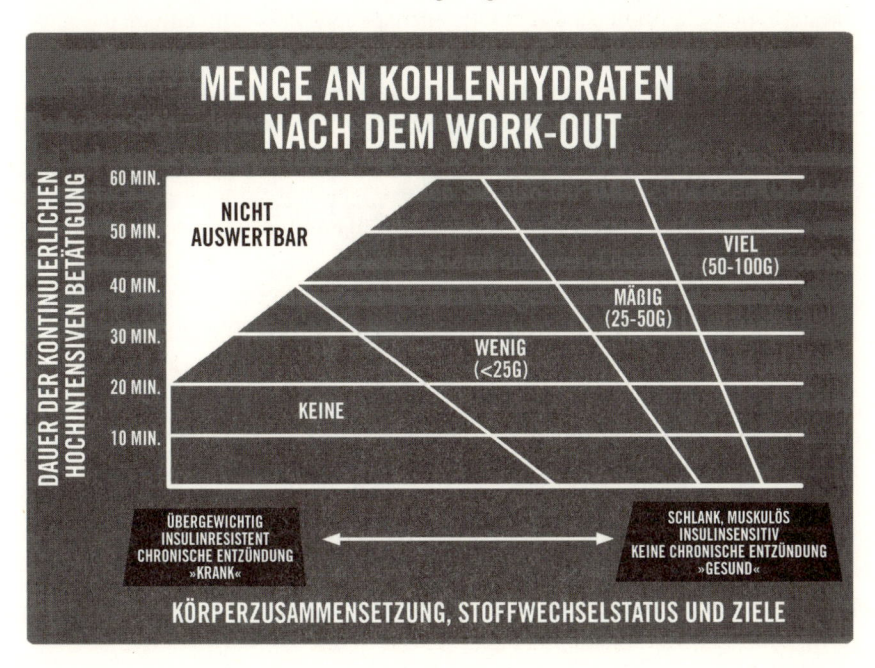

MENGE AN KOHLENHYDRATEN NACH DEM WORK-OUT

DAUER DER KONTINUIERLICHEN HOCHINTENSIVEN BETÄTIGUNG: 10 MIN., 20 MIN., 30 MIN., 40 MIN., 50 MIN., 60 MIN.

NICHT AUSWERTBAR

KEINE

WENIG (<25G)

MÄSSIG (25-50G)

VIEL (50-100G)

ÜBERGEWICHTIG INSULINRESISTENT CHRONISCHE ENTZÜNDUNG »KRANK« ←→ SCHLANK, MUSKULÖS INSULINSENSITIV KEINE CHRONISCHE ENTZÜNDUNG »GESUND«

KÖRPERZUSAMMENSETZUNG, STOFFWECHSELSTATUS UND ZIELE

> **X-FACTOR** Haben Sie bemerkt, dass es in unserem Diagramm einen großen Bereich gibt, der »nicht auswertbar« ist? Das hat einen Grund: Unserer Meinung nach ist es für übergewichtige, insulinresistente und mit Entzündungen kämpfende Menschen nicht ratsam, sich für mehr als 20 Minuten richtig zu verausgaben. Wenn man ein bereits gestresstes System zusätzlichem Stress aussetzt, ist dies im Hinblick auf eine Verbesserung der Gesundheit kontraproduktiv. Also richten Sie Ihre Work-outs entweder auf Ausdauer oder eine hohe Intensität aus – aber nicht auf beides gleichzeitig. (Versuchen Sie es eher mit kurzen, intensiven, durch Pausen unterbrochenen Intervallen als mit einem 20-minütigen Intensivtraining.) Wie immer kommt es auch hier auf den Kontext an.

Befinden Sie sich näher am schlanken, gesunden, leistungsorientierten Ende des Spektrums, müssen Sie schon nach nur kurzer sportlicher Betätigung damit beginnen, Kalorien (und Ihre Glykogenspeicher) aufzufüllen, um das Leistungsniveau und die Muskelmasse zu erhalten. Beherzigen Sie unsere Empfehlungen und nehmen Sie nach dem Work-out sowohl Proteine als auch die für Sie richtige Menge an Kohlenhydraten zu sich.

SCHWANGERE UND STILLENDE FRAUEN

Wenn Sie schwanger sind oder stillen, wissen Sie, wie wichtig die Ernährung der Mutter für die Gesundheit und Entwicklung ihres Babys ist. Wir sind der Überzeugung, dass die für *Sie* gesündeste Ernährung auch am gesündesten für Ihr Kind ist. Je mehr Nährwert Sie aus Ihrer Kost ziehen, umso mehr können Sie an das Kleine weitergeben – und es gibt keine nährstoffreichere Ernährung als eine, die auf gesunde Proteine und Fette, Gemüse und Obst setzt.

> **FRAGEN SIE IHREN ARZT BZW. IHRE ÄRZTIN** Dr. Michele Blackwell, auf Frauenheilkunde und Geburtshilfe spezialisiert, hat das Whole30-Programm selbst ausprobiert und empfiehlt es ihren schwangeren und stillenden Patientinnen. Dr. Blackwell sagt: »Ich empfehle meinen Patientinnen das Whole30-Programm ohne Wenn und Aber, um ihnen während der Schwangerschaft und Stillzeit zu optimaler Gesundheit zu verhelfen.

> Die empfohlenen nährstoffreichen Lebensmittel liefern hinreichend Vitamine und Mineralstoffe, sodass die standardmäßige vorgeburtliche Nahrungsergänzung überflüssig wird. Wer sich so ernährt, trägt auch zur Regulierung des Blutzuckerspiegels bei und vermindert die in der Schwangerschaft häufig auftretenden Anfälle von Unterzuckerung.«

Sie sollten an Ihrem gesunden Ernährungsplan jedoch einige kleinere Optimierungen vornehmen, da Sie (und Ihr Baby) während dieser besonderen Zeit andere Ernährungsbedürfnisse haben. Folgende Empfehlungen gelten während der Schwangerschaft:

- **Proteine:**[11] Eine sehr eiweißreiche Ernährung tut Ihrem Baby nicht unbedingt gut und kann zu einem geringeren Geburtsgewicht, einer Trinkschwäche und anderen länger anhaltenden Auswirkungen führen. Schwangere Frauen sollten *nicht mehr als 20 Prozent* der Gesamtkalorienmenge in Form von Eiweiß aufnehmen. (In der Regel kommt uns hier die Natur zur Hilfe – viele Frauen berichten von einer Aversion gegenüber Eiweiß während der Schwangerschaft oder hatten keinen Appetit darauf.) Wenn Sie sich hinsichtlich unserer Vorlage zur Planung von Mahlzeiten an die geringeren Eiweißmengen halten, sind Sie in jedem Fall auf der sicheren Seite.
- **Gesamtkalorienmenge:** Auch wenn Sie nicht *wirklich* »für zwei essen müssen«, ist es für Sie wesentlich, ausreichend Kalorien aufzunehmen. Indem Sie mehr stärkehaltiges Gemüse und mehr gesunde Fette in Ihre Kost integrieren, können Sie ganz einfach sicherstellen, dass weder Sie noch Ihr Baby unter Mangelernährung leiden. Wenn Sie über den Tag verteilt immer wieder ein Schlückchen Kokosmilch aus der Dose trinken, haben Sie sich im Handumdrehen zusätzliche Kalorien zugeführt.
- **Mahlzeitenplanung:** Für schwangere und stillende Frauen ist es mitunter schwer, gemäß unserer allgemeinen Vorlage zur Mahlzeitenplanung nur dreimal am Tag zu essen. Während der Schwangerschaft können die morgendliche Übelkeit und (möglicherweise) der Druck auf den Magen häufigere Mahlzeiten notwendig machen. Ist das Baby dann da, mag es für Sie schwierig sein, zwischen dem häufigen Stillen und den kleinen Nickerchen herzhafte Mahlzeiten zuzubereiten (und zu essen). Zerbrechen Sie sich in dieser Situation nicht den Kopf darüber, dass Sie häufiger essen oder zwischen den Mahlzeiten einen Snack zu sich nehmen – aber versuchen Sie, nicht den ganzen Tag über zu Essbarem zu greifen.

- **Omega-3-Fettsäuren:**[12] EPA und insbesondere DHA sind überaus vorteilhaft für die neurologische und frühe visuelle Entwicklung Ihres Babys. Auch kann dadurch das Risiko von Schwangerschaftskomplikationen wie Präeklampsie, Schwangerschaftsdiabetes, Wochenbettdepression und Frühgeburten reduziert werden. Wir empfehlen, während der Schwangerschaft eine Menge von 300 mg DHA pro Tag anzupeilen (nehmen Sie sowohl EPA als auch DHA zu sich, sollte die Gesamtmenge unter 1 g bleiben).
- **Vorgeburtliche Vitamine:**[13] Bei den meisten pränatalen Vitaminen besteht das Problem darin, dass sie zu viele potenziell schädliche Nährstoffe (wie Eisen und Folsäure) enthalten, gleichzeitig aber zu wenig von dem, was schwangere Frauen wirklich brauchen (etwa die Vitamine D3 und K2). Am besten decken Sie Ihren Nährstoffbedarf so weit wie möglich über Ihr Essen, auch wenn Sie schwanger sind. Dennoch kann es schwierig sein, die während der Schwangerschaft empfohlenen Mengen bestimmter Nährstoffe (etwa Folate, Vitamin K2 und Vitamin D) allein über die Ernährung aufzunehmen. Aus diesem Grund ist es vielleicht eine gute und sichere Strategie, zu einem pränatalen Vitaminpräparat zu greifen, das die richtigen Nährstoffe in der richtigen Dosierung und Form enthält. Sie brauchen wenigstens 1000 IE Vitamin D3, 500 Mikrogramm (µg) Vitamin K2 (MK-4 Form) und 800 Mikrogramm (µg) Folat (nicht Folsäure).

Wenn Sie stillen, sind die genannten Einschränkungen in Sachen Eiweiß nicht notwendig. Stillende Mütter sollten jedoch darauf achten, dass ihre Versorgung mit Flüssigkeit und Kalorien der fortgesetzten Milchproduktion Rechnung trägt. Wird Ihr Appetit durch das Stillen angeregt, holen Sie sich die benötigten Kalorien am besten dadurch, dass Sie mehr Fett essen. Halten Sie Kokosmilch oder Kokosbutter in mundgerechten Portionen bereit oder naschen Sie Oliven oder Avocado – und sorgen Sie dafür, dass immer eine Flasche Wasser in der Nähe ist. Für die mütterliche Milchproduktion ist es jetzt das Wichtigste, Kalorien oder Kohlenhydrate während der Stillperiode nicht zu drastisch zu reduzieren. Widerstehen Sie Ihrem Wunsch, die Schwangerschaftspfunde schnell loszuwerden, indem Sie weniger essen oder Früchte und stärkehaltiges Gemüse weglassen. Wenn Sie weiterhin stillen, ist das der beste Weg um abzunehmen – denken Sie daran. Eine Nahrungsergänzung durch Omega-3 ist während der Stillphase ebenso wichtig wie während der Schwangerschaft. Wenn Sie stillen, nehmen Sie pro Tag dieselbe Menge von EPA und DHA zu sich wie in der Schwangerschaft.

KINDER

Einmal mehr glauben wir, dass die für uns Erwachsenen gesündeste Ernährung auch die beste für Kinder im Wachstum ist. In Getreide, Gebäck oder irgendwelcher Säuglingsnahrung gibt es keinen einzigen Nährstoff, der nicht auch in gesundem Fleisch, Gemüse und Obst vorkommt!

Für Säuglinge stellt Muttermilch die perfekte Nahrung dar.[14] Die wissenschaftliche Literatur bekräftigt die gesundheitlichen Vorteile der Muttermilch und berichtet, dass gestillte Kinder im Babyalter weniger häufig unter Atemwegserkrankungen und Ohrenentzündungen und als Erwachsene seltener unter Diabetes Typ 1, Asthma und Allergien leiden. Und es kommt noch besser: Über längere Zeit hinweg gestillte Kinder haben später einen höheren IQ als jene, die weniger Monate gestillt wurden. Im Hinblick auf die zahllosen Vorteile, die Muttermilch für die kindliche Entwicklung bietet, ermutigen wir Mütter dazu, ihre Kinder wenn möglich mehr als zwölf Monate lang zu stillen.

Ist das Kind erst einmal entwöhnt, besteht keine Notwendigkeit, seine gesunde Nahrung mit Kuhmilch anzureichern! Fängt ein Kalb an zu grasen, kehrt es nicht mehr zur Mutter zurück, um zu saugen – das ist einfach kein natürliches, biologisch angemessenes Verhalten. Und während Kuhmilch perfekt auf die Bedürfnisse eines rasch wachsenden Kalbs zugeschnitten ist, stellt Ihr Baby andere Anforderungen an seine Ernährung.

Da sich Ihre Kinder solche Mühe geben, zu Erwachsenen heranzuwachsen (obwohl wir keine Ahnung haben, warum sie das wollen), brauchen sie zur Förderung von Wachstum, körperlicher Aktivität und gesunder kognitiver Entwicklung viele Kalorien. Doch bei einer gesunden Ernährung geht es nicht *nur* um ausreichend Eiweiß, Fett und Kohlenhydrate – auch *Mikronährstoffe* tragen entscheidend zu unserer Gesundheit und der unserer Kinder bei. Ein wichtiger Grund dafür, dass frische, unverarbeitete Lebensmittel wie Fleisch, Gemüse, Obst und gute Fette so gesund sind, besteht darin, dass diese Produkte Vitamine, Mineralstoffe und Phytonährstoffe in großzügigen Mengen enthalten – Stoffe, die der Gesundheit Ihres Kindes unmittelbar zugutekommen. Für Kinder im Wachstum (von Kleinkindern bis zu Teenagern) stellen Lebensmittel, die ausreichend Kalorien und großzügige Mengen an Mikronährstoffen liefern, die beste Wahl dar.

Die tägliche Kost Ihres Kindes sollte nährstoffdichte Lebensmittel umfassen, die nur eine minimale Aufbereitung verlangen: Rindfleisch, Hühnchen und Fisch; Süßkartoffeln, Möhren und Spinat; Blaubeeren, Cantaloupe-Melone und Pflaumen; Avocados, Oliven und Kokosmilch.

Klingt das vertraut?
Das sollte es auch!
Wie wir schon ein- oder zweimal erwähnt haben, beschert uns Erwachsenen gesundes Essen *sehr viele* Vorteile. Hierzu gehören ein müheloses Gewichtsmanagement, zurückgehende systemische Entzündungen, die Optimierung der Hormonspiegel und ein rückläufiges Risiko für verschiedene Zivilisationskrankheiten und -leiden. Und Kinder funktionieren in Sachen Gesundheit genau wie Erwachsene, oder nicht? Dieselben Lebensmittel, die uns Erwachsenen guttun, unterstützen auch *bei Kindern* eine gesunde Immunfunktion, die körperliche Aktivität und das Wachstum und versorgen unseren Nachwuchs mit einer großen Vielfalt an Mikronährstoffen, die nachweislich das Risiko für Krankheiten wie Asthma, Allergien, ADHS und verschiedene Autoimmunerkrankungen senken bzw. bereits eingetretene gesundheitliche Störungen bessern.

Im Gegensatz dazu haben Lebensmittel wie Zucker, Getreide, Hülsenfrüchte und Milch, die *unsere* Gesundheit negativ beeinflussen, ebenfalls negative Auswirkungen auf die Gesundheit unserer Kinder – vielleicht sogar in verstärktem Ausmaß, da das noch nicht ausgereifte kindliche Immunsystem und der Verdauungstrakt ggf. noch empfindlicher reagieren als bei Erwachsenen. Schon bei den Jüngsten können »typische Kinderprodukte« wie Milch, Joghurt, Cerealien, Erdnussbutter und Brot systemische Entzündungen fördern, Störungen des Immunsystems hervorrufen und das Risiko für Krankheiten wie Diabetes Typ 1 erhöhen.

Viele Eltern, mit denen wir gesprochen haben, sagen: »Aber mein Kind mag kein Gemüse ...«, oder: »Aber mein Sohn ist ganz wild auf seine gezuckerten Frühstückscerealien«. An diesem Punkt bekommen wir oft Ärger, wenn wir fragen: »Kauft denn Ihr kleiner Hosenmatz seine eigenen Lebensmittel ein?« Zugegeben: Wir wissen nicht, wie schwer es ist, einem Kind seine Cornflakes wegzunehmen – obwohl wir uns das ganz gut vorstellen können. Immerhin wissen wir ja, wie schwer es unseren erwachsenen Whole30-Teilnehmern fällt, *ihre* Ernährungsgewohnheiten zu verändern. Doch solange sich Ihre Kinder nicht mit ihrem eigenen Geld ihre eigenen Lebensmittel kaufen, sind Sie als Eltern der größte Zulieferer von allem, was Ihr Kind hinsichtlich seiner Ernährung braucht. Und unserer Meinung nach ist es für den langfristigen Erfolg Ihrer Kinder ebenso wichtig, sie gesund zu ernähren wie zu verhindern, dass sie nach der dritten Klasse die Schule schmeißen.

Natürlich ist es leichter gesagt als getan, Kinder für gesundes Essen zu begeistern – insbesondere, wenn sie an süßere, stärker verarbeitete Produkte gewöhnt sind. Aber in unseren Augen gehört es zu den vornehmsten Elternpflichten, seine Kinder von ganzem Herzen zu lieben und sie so gut zu ernähren wie irgend möglich.

Selbst wenn Sie in dieser Hinsicht Kämpfe austragen müssen.
Selbst wenn Ihre Kinder an einem oder zwei Tagen hungrig zu Bett gehen.
Selbst wenn Sie auf den alten Dauerbrenner zurückgreifen müssen:

Es ist nur zu eurem Besten. Lasst euch das gesagt sein.

KAPITEL 22:
ERGÄNZEN SIE IHRE GESUNDE ERNÄHRUNG

»*Ich leide seit meiner Kindheit unter rheumatoider Arthritis. Als Kellnerin schaffte ich es irgendwie, durch den Tag zu kommen, doch taten mir Füße, Knie und Hüften schrecklich weh. Meine Gelenke waren immer geschwollen und steif und ich habe Medikamente ausprobiert, die allesamt nicht geholfen haben. Nach der Beratung durch Dallas und Melissa stellte ich meine Ernährung um und begann mit der Einnahme hochwertigen Fischöls, um meine Entzündung unter Kontrolle zu bringen. Nach Beendigung meines Whole30-Programms war ich zum ersten Mal nach der Diagnose der Krankheit schmerzfrei. Meine Gelenke sind nicht länger steif oder geschwollen, ich konnte meine Medikamente absetzen und mir tut nichts mehr weh, auch nachdem ich den ganzen Tag lang auf den Beinen war. Und es gelingt mir, meinen schmerzfreien Zustand aufrechtzuerhalten – solange ich konsequent bei dem Programm bleibe.*«

Amber H., Kelowna, British Columbia, Kanada

Die Vorstellung, alle notwendigen Mikronährstoffe über unverfälschte Nahrungsmittel, Wasser und die Umwelt zu beziehen, klingt bestechend, ist aber nicht immer realisierbar. Wir essen nicht hundertprozentig gesund und weder unsere Nahrung noch unsere Umwelt liefern uns immer die Nährstoffe, die wir brauchen – selbst wenn wir uns in der Regel gesund ernähren.[1]

In einigen Fällen kann uns eine Nahrungsergänzung durch natürliche Stoffe dabei helfen, unsere bereits vorbildliche Ernährung zu optimieren. Hierbei geht es um Bestandteile, die schon in unserer natürlichen Umgebung und in den gesunden Nahrungsmitteln vorkommen, die wir zu uns nehmen. Doch um Missverständnisse zu vermeiden:

Sie können eine ungesunde Ernährung nicht durch Nahrungsergänzungsmittel in ihr Gegenteil verkehren.

Vitamine und andere Nahrungsergänzungsmittel mögen zwar *versprechen*, die fehlenden Nährstoffe (die uns weder unsere Nahrung noch unsere Umwelt liefern) zu ersetzen – doch muss dieses Versprechen erst noch eingelöst werden. Natürlich produzierte Lebensmittel wie Gemüse, Obst und Fleisch versorgen uns über ihren Nährstoffgehalt auch mit Phytonährstoffen und Enzymen, die in keinem einzigen Nahrungsergänzungsmittel enthalten sind (und manchmal auch *nicht enthalten sein können*). Und denken Sie daran, dass diese Mikronährstoffe synergetisch mit anderen Bestandteilen Ihrer Gesamternährung zusammenarbeiten, um ihre gesundheitsfördernde Wirkung zu entfalten.

LEERE VERSPRECHUNGEN?

Es ist kein Wunder, dass Studien[2] belegen, dass vitamin- und mineralstoffhaltige Nahrungsergänzungsmittel nicht auf dieselbe Art funktionieren wie die in Ihrer Nahrung vorliegenden Vitamine und Mineralstoffe. So hilft beispielsweise in unverfälschten Nahrungsmitteln enthaltenes Vitamin C[3] bei der Vorbeugung vieler Krebsarten und Herz-Kreislauf-Erkrankungen, doch das aus einem Fläschchen stammende Vitamin C scheint nicht über dieselben positiven Wirkungen zu verfügen. Und eine Ernährung mit großen Mengen von antioxidantienreichem Gemüse und Obst wird mit einem geringeren Risiko für viele chronische Krankheiten in Verbindung gebracht. Es gibt jedoch kaum Belege dafür, dass die zusätzliche Einnahme von Antioxidantien[4] Krankheiten vorbeugen könnte.

Hieraus lernen wir: Nahrungsergänzungsmittel kommen niemals an die überwältigenden Segnungen unverfälschter Lebensmittel heran. Das bedeutet jedoch nicht, dass Nahrungsergänzungsmittel nicht zur Unterstützung einer ansonsten gesunden Ernährungsweise herangezogen werden können. Es gibt zahlreiche Hinweise darauf, dass sich bestimmte Supplemente (wie Fischöl oder Vitamin D3) im Rahmen eines gesunden Lebensstils (zu dem auch gesundes Essen gehört) vorteilhaft auswirken können. Betrachten Sie es folgendermaßen:

Nahrungsergänzungsmittel stellen eine *Ergänzung* einer ausgewogenen, nährstoffreichen Ernährung dar – und keinen *Ersatz* dafür.

Was sind nun die Stars unter den Nahrungsergänzungsmitteln? Wir geben Ihnen eine (kurze) Übersicht. Hierbei geht es um Substanzen, die bereits in einer gesunden Ernährung und einer gesunden Umgebung vorkommen und sich in wissenschaftlichen Untersuchungen eindeutig als vorteilhaft erwiesen haben. Wir sagen Ihnen nicht, dass Sie diese Nahrungsergänzungsmittel *einnehmen müssen* oder *einnehmen sollten*. Wir stellen lediglich Substanzen vor, an deren gesundheitsfördernde Eigenschaften wir glauben und die Ihre bereits gesunde Ernährung zusätzlich unterstützen könnten.*

ESSENTIELLE FETTSÄUREN (EFA)

Um sich über die gesundheitlichen Vorzüge von Fischöl zu informieren, reicht eine rasche Suche im Web völlig aus, da es zu diesem Thema jede Menge wissenschaftlicher Literatur gibt. Die gesundheitsfördernden Wirkungen von Omega-3-Fettsäuren, insbesondere der in Fischöl vorkommenden langkettigen Formen (EPA und DHA), sind ausführlich belegt. Hierzu gehören auch Verbesserungen bezüglich der Art und Menge der Blutfette (die Ihr Arzt misst, wenn er den Cholesterinspiegel überprüfen möchte) und ein verringertes Risiko für etliche Zivilisationskrankheiten und -leiden. EPA und DHA sind natürliche entzündungshemmende Substanzen und deshalb wichtig für die Gesundheit von Herz und Hirn. Sie fördern die Entwicklung des fetalen Gehirns, verbessern Hauterkrankungen wie Schuppenflechte und Akne und bieten Schutz vor Leiden wie Krebs, Alzheimer und Depressionen sowie vor chronisch-entzündlichen Darmerkrankungen und Arthritis, um nur ein paar zu nennen.

EIN RÜCKBLICK AUF DIE FETTSÄUREN

Sie wissen noch, dass es sich bei EPA und DHA um bestimmte Arten von mehrfach ungesättigten Omega-3-Fettsäuren handelt. Ihr Körper kann sie nicht selbst herstellen, Sie müssen sie über die Nahrung oder Ergänzungsmittel zuführen. EPA und DHA kommen in Fleisch, Fisch, Meeresfrüchten und Eiern hochwertiger Qualität (Grasfütterung, Weidehaltung, Wildfänge) sowie in Fischöl-Supplementen vor.

---

* Und es versteht sich von selbst: Sprechen Sie mit Ihrem Arzt, bevor Sie irgendwelche neuen Nahrungsergänzungsmittel einnehmen.

Um die systemische Entzündung und die zahlreichen nachgelagerten Auswirkungen zu reduzieren, sollten Sie die Menge der in Ihrer Kost enthaltenen Omega-6-Fettsäuren verringern, die Omega-3-Aufnahme durch den Verzehr von Fleisch, Fisch, Meeresfrüchten und Eiern in Spitzenqualität erhöhen und Ihre Nahrung durch hochwertiges Fischöl[5] ergänzen. Denken Sie aber daran, dass bei allen mehrfach ungesättigten Fetten gilt: Eine gewisse Menge ist gesund, aber mehr davon ist nicht besser. Sie sollten es mit der zusätzlichen Einnahme von Fischöl nicht übertreiben, denn wenn Ihre Kost zu viele PUFAs enthält (auch die von der gesunden Sorte), könnte dies im Körper Oxidationsprozesse und Entzündungen befeuern.

Beziehen Sie Ihre Proteine größtenteils aus Fleisch (Grasfütterung) und Kaltwasserfischen wie Lachs oder Makrele (Wildfänge), kommen Sie vielleicht ohne jegliche Nahrungsergänzung durch Fischöl aus. Wenn die Qualität des von Ihnen verzehrten Fleisches jedoch nicht perfekt ist, Sie häufig auswärts essen oder auf Reisen sind (im Restaurant sind Sie Omega-6-reichen Samenölen ausgesetzt), sollten Sie vielleicht eine tägliche Fischölzufuhr in Erwägung ziehen.

Generelle Empfehlung: 2 bis 4 Gramm EPA + DHA pro Tag.[*]

Halten Sie Ausschau nach einem konzentrierten Omega-3-reichen Fischöl, das pro Kapsel oder Teelöffel eine reichliche Menge EPA und DHA enthält. (Vermeiden Sie Mischpräparate aus Omega-3, Omega-6 und Omega-9. Die meisten Menschen nehmen aufgrund ihrer derzeitigen Ernährung mehr als genug Omega-6 auf. Und Omega-9 kommt in Olivenöl und anderen natürlichen Fetten vor, deshalb ist es nicht notwendig, es zusätzlich zu ergänzen.)

Zusätzlich zu Fischöl können Sie auch ein Gamma-Linolensäure-Präparat (GLA) einnehmen; Gamma-Linolensäure findet man in Nachtkerzenöl und Schwarzem Johannisbeeröl. GLA liefert wichtige Bausteine für die antientzündlichen Botenstoffe im Körper und kann hilfreich sein, wenn Sie Fischöl nicht vertragen. Die allgemeine GLA-Dosierung liegt bei 1–2 Gramm pro Tag. Genau wie bei EPA und DHA sollten Sie nach einer konzentrierten Quelle fahnden.

---

[*] Weitere Informationen über die Nahrungsergänzung durch Fischöl finden Sie auf whole9life.com/fish-oil-faq.

> **KONTRAINDIKATIONEN** Aber Vorsicht: Fischöl kann die Blutgerinnung beeinträchtigen, indem es die Gerinnungsfaktoren und die Aggregation der Blutplättchen hemmt. Wenn Sie eine Blutungsneigung haben, blutverdünnende Medikamente (wie Coumadin) einnehmen oder Ihnen eine Operation bevorsteht, sollten Sie Ihren Arzt fragen, ob Fischöl gut für Sie ist oder nicht.

Da EPA und DHA im Kontakt mit Luft, Hitze und Licht ziemlich instabil sind, sollten Sie Fischöl außerdem niemals erhitzen! Sie können die nach Zitronen schmeckende Variante einem kalten Salatdressing zufügen, aber träufeln Sie Fischöl nicht über warme Speisen und heben Sie es auch nicht an einem warmen Ort auf – stattdessen empfehlen wir die Lagerung im Kühlschrank. Auch sollten Sie Fischöl nach dem Öffnen innerhalb von drei Monaten aufbrauchen.

VITAMIN D3[6]

Dieses Vitamin, das eigentlich ein Hormon ist, sollte Ihnen mittlerweile vertraut sein. Wir haben die Vorzüge von D3 bereits erwähnt – sie reichen von der Unterstützung des Immunsystems bis hin zur Knochengesundheit und darüber hinaus. Obwohl Vitamin D3 in vielen Nahrungsmitteln (etwa in Fleisch und Eiern) vorkommt, ist das Sonnenlicht die größte natürliche Quelle für unsere Vitamin-D-Vorräte.

Treffen die UV-B-Strahlen des Sonnenlichts auf unsere Haut, versetzen sie unsere Hautzellen in die Lage, Vitamin D3 zu synthetisieren. Haben Sie eine helle Haut, reichen im Sommer nur 10 Minuten in der Sonne (ohne Sonnenschutz, mit nackten Armen und Beinen) aus, um rund 10 000 IE dieses Vitamins zu bilden.

Menschen mit dunklerer Haut und Ältere produzieren weniger Vitamin D3. Wer in höheren Breiten lebt (ziemlich weit nördlich oder südlich des Äquators), kann im Winter möglicherweise nicht ausreichend Vitamin D bilden, da die Sonne so tief steht, dass ihre UV-B-Strahlen die Atmosphäre nicht durchdringen könnten. Dies bedeutet, dass viele von uns mit einem chronischen Vitamin-D3-Mangel herumlaufen und damit ein höheres Risiko für Krankheiten wie Osteoporose, Herzerkrankungen und bestimmte Arten von Krebs haben.

Glücklicherweise lassen sich die körpereigenen Speicher durch eine Nahrungsergänzung mit Vitamin D3 relativ zügig und anhaltend auffüllen. Wieder gilt, dass eine gewisse Menge gut ist, mehr davon aber nicht besser. Wenn wir Vitamin D3 mithilfe des Sonnenlichts synthetisieren, besteht keine Gefahr einer Überdosierung, doch weisen einige Forschungsergebnisse darauf hin, dass eine langfristige Nahrungsergänzung von mehr als 10 000 IE pro Tag toxisch sein könnte.

Generelle Empfehlung: Bis zu 5000 IE pro Tag, in Abhängigkeit von der geografischen Lage und der Sonnenbestrahlung.

Da Vitamin D3 fettlöslich ist, empfehlen wir, es morgens gleich als Erstes einzunehmen, zusammen mit Ihrem fettreichen Frühstück. Halten Sie Ausschau nach Vitamin D3 auf Olivenölbasis oder »trockenem« Vitamin D3 und meiden Sie angereichertes Soja- oder Maisöl. Ja, selbst bei den Nahrungsergänzungsmitteln müssen Sie die Etiketten lesen!

MAGNESIUM[7]

Magnesium ist der vierthäufigste Mineralstoff im Körper (wir könnten darauf wetten, dass Sie das nicht wussten, da sein großer Bruder Kalzium viel mehr Aufmerksamkeit bekommt). Rund 50 Prozent des körpereigenen Magnesiums befinden sich in den Knochen, die andere Hälfte liegt vorwiegend in den Geweben und Organen vor.

Magnesium ist für die Gesundheit der Knochen unverzichtbar, spielt aber auch eine große Rolle für die Muskel- und Nervenfunktion, den Herzrhythmus, die Immunität, die Regulierung des Blutzuckers und den Blutdruck. Aus eigener Erfahrung wissen wir, dass Magnesium für all diejenigen eine große Hilfe sein kann, die nur schwer zu erholsamem Schlaf finden. In der Tat bezeichnen wir Magnesium oft als »weißes Zauberpulver«, da es vielen Menschen dabei hilft, gut einzuschlafen.

Magnesium kommt in vielen Nahrungsmitteln vor. Hierzu zählen Blattgemüse (Spinat, Mangold, Sareptasenf und Rübstiel) sowie andere Gemüse und Früchte und verschiedene Arten von Nüssen und Samen. Der Weltgesundheitsorganisation (WHO) und verschiedenen Studien zufolge leidet in den Vereinigten Staaten jedoch eine große Zahl von Menschen an einem Magnesiummangel. Dasselbe trifft auf Deutschland und alle anderen industrialisierten

Länder zu. Gründe hierfür liegen in der Lebensmittelverarbeitung und dem höheren »Junkfood-Anteil« unserer Ernährung. Außerdem machen viele die Verarmung unserer Böden verantwortlich. Angeprangert werden die dauerhaft eingesetzten Methoden der industriellen Landwirtschaft, der exzessive Einsatz von Düngemitteln, Veränderungen in der Artenzusammensetzung der angebauten Pflanzen und der Rückgang der Mikroorganismen im Boden. Und wenn unsere Böden nicht mehr so viel Magnesium wie früher aufweisen, gilt das auch für die Pflanzen, die darauf wachsen. Schlussendlich leert chronischer Stress die körpereigenen Magnesiumspeicher. Demzufolge können Sie auch dann noch unter einem Magnesiummangel leiden, wenn Sie sehr viele magnesiumreiche Nahrungsmittel zu sich nehmen – Schuld daran ist Ihr durch übermäßigen Stress, zu wenig Schlaf und mangelhafte Ernährung bedingter Zustand.

Nahrungsergänzende Magnesiumpräparate gibt es in vielen Varianten. Allgemein gut verträglich und für den Körper leicht zu absorbieren, ist Magnesiumcitrat. Sie können es in Form von Kapseln einnehmen, doch wir ziehen Präparate in Pulverform vor.

Generelle Empfehlung: 1 bis 3 Teelöffel (200–600 mg) gründlich in Wasser aufgelöst allabendlich kurz vor dem Schlafengehen.

Sie können sich Ihr Magnesium auch auf althergebrachte Art zuführen – durch ein Bittersalzbad. Geben Sie zwei Tassen von diesem Salz (Magnesiumsulfat) ins warme Badewasser und entspannen Sie sich darin – ein Teil des im Salz enthaltenen Magnesiums wird über Ihre Haut aufgenommen.

ZU VIEL MAGNESIUM Aber Vorsicht: Zu viel Magnesium hat abführende Wirkung. Das mag für diejenigen vorteilhaft sein, die unter Verstopfung leiden – eine regelmäßige Gabe von Magnesium kann dabei helfen, dieses Verdauungsproblem zu lindern. Legen Sie jedoch keinen Wert auf eine derartige »Verdauungsförderung«, fangen Sie mit kleinen Mengen an und arbeiten Sie sich langsam vor.

Sie können die Nahrungsergänzung durch Magnesium auch in kleineren Portionen über den Tag verteilt einnehmen oder auf ein Präparat in ionischer oder topischer Form wechseln, wenn Sie das Magnesiumcitratpulver nicht gut vertragen.

VERDAUUNGSENZYME[8]

Enzyme sind Proteine, die chemische Reaktionen unterstützen. Sie kommen in unserer Nahrung vor, werden jedoch größtenteils von unserem Körper selbst hergestellt. Diese Enzyme sowie gute Ernährungsgewohnheiten – wie wir sie in unserer Vorlage zur Mahlzeitenplanung beschrieben haben – sind für eine gesunde Verdauung entscheidend.

Im Idealfall essen Sie alle naturbelassene, unverarbeitete Lebensmittel und nehmen sich ausreichend Zeit, um Ihr Essen gründlich zu kauen, was dem Dünndarm die Nährstoffaufnahme erleichtert. Wenn Sie die Nahrung jedoch verarbeiten, kochen, die Mahlzeiten herunterschlingen und beim Essen trinken, verringern Sie die Zahl der Enzyme, die es in den Verdauungstrakt schaffen – und erschweren es Ihrem Körper, die im Essen enthaltenen Nährstoffe auch wirklich zu »nutzen« (zu verdauen und zu absorbieren).

Breitspektrum-Verdauungsenzyme, die Salzsäure und Pepsin enthalten, helfen Ihrem Körper beim Abbau von Fetten, Kohlenhydraten und Proteinen und maximieren den Anteil der Nährstoffe, die Sie absorbieren können. Wir schätzen die Marke NOW Foods Digest Platinum, doch natürlich sind auch andere Präparate, die Salzsäure und Pepsin enthalten (und im Idealfall auch Papain und Bromelain), empfehlenswert.

Generelle Empfehlung: 2 bis 6 Kapseln zu jeder Mahlzeit.

Es ist besonders wichtig, diese Nahrungsergänzungsmittel zusammen mit eiweißreichen Mahlzeiten einzunehmen – essen Sie einen Bissen, nehmen Sie danach das/die Verdauungsenzym(e) und verleiben Sie sich dann das restliche Essen ein.

PROBIOTIKA[9]

Erinnern Sie sich noch an Kapitel 6, wo wir über unsere »besten Bakterienfreunde« gesprochen haben, die gesundheitsfördernden Darmbakterien? Im Wesentlichen ist es unser Bündnis mit ihnen, das uns dabei hilft, unser hochempfindliches Immunsystem zu regulieren, unser Essen zu verdauen, Mikronährstoffe aufzunehmen und Vitamine herzustellen. Auch nehmen diese »guten« Bakterien einen Platz ein, der anderenfalls von den schädlichen pathogenen Bakterien besetzt werden würde.

Von entscheidender Bedeutung ist hier eine ausgeglichene Zusammensetzung der Darmbakterien – die richtigen Arten in der richtigen Menge. Viele Faktoren können jedoch dazu führen, dass die Bakterienpopulation im Darm aus dem Gleichgewicht gerät – und das macht Ärger.

Bakterielle Infektionen, der Einsatz von Antibiotika, Stress, Alkohol und spezielle Ernährungsfaktoren können das sensible Gleichgewicht der nützlichen Bakterien in unserem Darm stören. Wird sie nicht behandelt, kann diese Dysbiose[10] zu verschiedenen Krankheiten beitragen, etwa zu Diabetes, Adipositas, verschiedenen Krebsarten und Autoimmunerkrankungen.

Doch bevor Sie jetzt losgehen und sich im nächsten Laden mit (oft teuren) probiotischen Nahrungsergänzungsmitteln eindecken oder im nächsten Reformhaus die Sauerkrautvorräte aufkaufen, ein Wort der Warnung.

In Ihrem Darm leben über 500 verschiedene Bakterienarten.

Ohne zu wissen, wie viel Sie von jeder Art haben (und welche Arten Ihnen fehlen) – wie wollen Sie entscheiden, welches Nahrungsergänzungsmittel Sie kaufen und wie viel davon Sie einnehmen sollten?

Wir sind keine großen Fans der Idee, willkürlich lebende Bakterien zu supplementieren. Denken Sie daran, dass die *Ausgewogenheit* von entscheidender Bedeutung ist – und ein Zuviel an Bakterien *jeglicher* Art kann sich als problematisch erweisen.

Generelle Empfehlung: Ohne Beratung oder Überprüfung sollten Sie keinesfalls konzentrierte Probiotika in größerer Menge in ein gestörtes System einbringen.

Wenn Sie also vermuten, dass Ihre Bakterienfreunde nicht besonders gut organisiert sind, bitten Sie zunächst Ihren Arzt oder Ihren Fachmann für funktionelle Medizin um entsprechende Tests. Auch wenn Sie die Laborauswertung nicht selbst übernehmen können, können Sie doch Maßnahmen ergreifen, um das gesunde Gleichgewicht der Darmbakterien mithilfe natürlich fermentierter Nahrungsmittel und Getränke wiederherzustellen – wir legen Ihnen ans Herz, diese regelmäßig zu konsumieren.

Fangen Sie jedoch *vorsichtig* mit rohem (nicht pasteurisiertem) Sauerkraut, Kimchi, Kombucha (ein vergorenes Getränk) oder Kefir auf Kokosnussbasis an. Ein Zuviel an vergorenen Lebensmitteln kann bei Menschen mit Dysbiose einige sehr unangenehme Symptome hervorrufen. Das kann bedeuten, dass man zunächst pro Tag nur einen Esslöffel »lebender Kulturen« aus unverfälschten Lebensmitteln zu sich nimmt und sich dann allmählich – wenn sich der Darm an die Zufuhr neuer Freunde gewöhnt hat – zu höheren »Dosierungen« vorarbeitet.

Des Weiteren ist Knochenbrühe überaus hilfreich für die Gesundheit und Heilung des Darms – doch Sie müssen sie selbst herstellen, denn das im Laden verkaufte Zeug hat nicht annähernd denselben Nährwert wie hausgemachte Brühe. Lässt man die Knochen langsam vor sich hin kochen, werden lebenswichtige Nährstoffe freigesetzt, die wir mit unserer täglichen Kost nur selten aufnehmen. Hierzu gehören Gelatine, Glucosamine und wichtige Aminosäuren, die die Bausteine eines gesunden, sich im Gleichgewicht befindenden Verdauungssystems bilden.

Verwenden Sie unser in Anhang A aufgeführtes Rezept für Knochenbrühe und nehmen Sie dafür wann immer möglich Knochen von Tieren aus biologischer Weidehaltung. Fangen Sie mit einer Tasse Knochenbrühe am Tag an, doch steigern Sie diese Menge getrost auf zwei bis drei Tassen pro Tag.

MULTIVITAMINE

Vielleicht ist es keine schlechte Idee, ein Multivitaminpräparat einzunehmen. Einerseits wissen wir, dass aus unverfälschten Lebensmitteln stammende Nährstoffe in unserem Körper auf komplexe und wunderbare Weise zusammenwirken und uns einen gesundheitlichen Nutzen bieten, mit dem Nahrungsergänzungsmittel einfach nicht mithalten können. Andererseits gründet die Annahme, dass wir alle benötigten Nährstoffe ausschließlich über unsere Nahrung und unsere Umwelt beziehen können, auf einer idealisierten Vorstellung. Schließlich ernähren wir uns nicht immer perfekt und unsere moderne Welt (die Böden, das Wasser, das Saatgut) beschert uns möglicherweise Nahrungsmittel, die nicht mehr so viel Nährwert haben wie früher.

Aus diesem Grund können Sie gesundheitlich von der Fülle an Mikronährstoffen profitieren, die in einem guten, ausgewogenen Multivitaminpräparat stecken – auch wenn Sie in Sachen Ernährung auf unverfälschte Lebensmittel setzen und damit Ihr Bestes geben. Denken Sie aber daran, dass die Bioverfügbarkeit von Mikronährstoffen aus Multivitaminpräparaten nicht ansatzweise an die aus naturbelassenen Lebensmitteln herankommt. Sorgen Sie deshalb dafür, dass Sie Ihre Vitamine und Mineralstoffe in erster Linie über die Pflanzen und Tiere auf Ihrem Teller beziehen.

Generelle Empfehlung: Schadet vermutlich nicht.

Wir mögen Pure Encapsulations Nutrient 950 mit Vitamin K, da es die Mikronährstoffe in großer Ausgewogenheit bereitstellt – und in einer Form, die Ihr Körper auch wirklich verwerten kann. (Berücksichtigen Sie Folgendes: Wenn etwas *technisch* in einem Produkt vorhanden ist, bedeutet dies noch lange nicht, dass es auch nutzbar ist. Die Qualität spielt hier wirklich eine entscheidende Rolle.)

GEDANKEN ZUM ABSCHLUSS

Auch wenn Ihre erste Einführung in unsere Philosophie des gesunden Essen nun am Ende angelangt ist, stehen wir doch erst am Anfang unseres gemeinsamen Weges! Die Verbesserung Ihrer Gesundheit und Lebensqualität ist ein sukzessiver, sich allmählich vollziehender Prozess. Unser Whole30-Programm stellt eine großartige Möglichkeit dar, um Ihnen bei Ihrer Umstellung auf gesundes Essen Starthilfe zu geben, doch werden sich Ihre neuen, gesunden Essgewohnheiten und Ihre Beziehung zum Essen zeitlebens weiterentwickeln. Und wir versprechen Ihnen, dass es Ihnen mit zunehmender Übung leichter fallen wird, Ihre neuen Lebensmittelvorlieben und Ernährungsgewohnheiten in einen nachhaltigen, zufriedenstellenden Lebensstil einzubinden.

Auf dem Weg dorthin wünschen Sie sich wahrscheinlich weiterhin ein wenig Hilfe, Unterstützung und Beratung, und dies sagen wir natürlich freudig zu. Auf unserer Webseite (whole30.com) finden Sie eine Fülle nützlicher Informationen, darunter ein aktives Forum, wo man Fragen stellen, mit anderen in Kontakt treten und seine Erfahrungen mit ähnlich denkenden Leuten teilen kann – in verschiedenen Phasen auf dem Weg zur gesunden Ernährung. Wir ermuntern Sie dazu, unsere wachsende Community zu besuchen, sich zu beteiligen und ein Teil von ihr zu werden.

Obwohl wir der Überzeugung sind, dass Ihr Weg zu optimaler Gesundheit mit der Ernährung *beginnt*, gibt es natürlich andere Einflussgrößen, die ebenfalls eine wichtige Rolle spielen. Gesundheit und Fitness hängen von vielen Faktoren ab, und obgleich die Ernährung immer die Grundlage dafür darstellt, dürfen wir uns unserer Meinung nach nicht nur auf einen Aspekt von Gesundheit konzentrieren und andere außer Acht lassen. Schlaf, Bewegungsgewohnheiten und Stress sind ebenfalls Faktoren in Ihrer persönlichen Gesundheitsgleichung.

Ist Ihre Gesundheit nach vielen Monaten (oder Jahren) gesunden Essens unter Berücksichtigung unserer Empfehlungen noch immer nicht optimal, sollten Sie vielleicht die Aspekte näher betrachten, die nichts mit dem Essen zu tun haben. Im Rahmen unserer Seminare betonen wir häufig: »Versuchen Sie nicht, ein mit Ihrem Lebensstil verbundenes Problem über das Essen zu lösen.« Ab einem gewissen Punkt bestärken wir Sie darin, Ihren Blick über die Ernährung hinausschweifen zu lassen und damit anzufangen, auch in anderen Bereichen des Lebens nachhaltige Veränderungen vorzunehmen.

Wir haben es genossen, unsere Geschichten und unsere Botschaft mit Ihnen zu teilen. Nun ermuntern wir Sie, dasselbe zu tun. Bitte besuchen Sie unsere Webseite oder unsere Facebook-Seite und berichten Sie uns, wie Whole30 und *Alles beginnt mit dem Essen* Ihr Leben verändert haben.

Wir wünschen Ihnen beste Gesundheit!

ANHANG
MAHLZEITENÜBERSICHT

ANHANG A:
MAHLZEITENÜBERSICHT

»Solange ich denken kann, habe ich darum gerungen, meine reaktive Hypoglykämie in den Griff zu bekommen – sogar schon als kleines Kind. Ich habe versucht, dies durch kleine, über den Tag verteilte Mahlzeiten hinzukriegen. Als das ständige häppchenweise Essen nicht half, befolgte ich die Anregung, es mit regelmäßigen konventionellen Hauptmahlzeiten zu probieren. Infolge meiner unkontrollierten und überaus heftigen Insulinreaktion wachte ich nachts oft schweißgebadet und mit Herzrasen auf. Seit meinem ersten Whole30-Durchgang kann ich meinen Blutzucker besser unter Kontrolle halten als je zuvor und der Gedanke ans Essen jagt mir keine Angst mehr ein. Whole30 hat mir dazu verholfen, meine Mahlzeiten in einem normalen zeitlichen Rhythmus einzunehmen. Ich brauche keine ständigen Zwischenmahlzeiten mehr und genieße die Freiheit, dann zu essen, wenn ich Hunger habe!«

Emily, Birmingham, Alabama

Sie haben mittlerweile alle Produkte verbannt, die Ihre Gesundheit beeinträchtigen, und Ihre Küche mit all den Lebensmitteln bevorratet, die Sie gesünder machen. Und jetzt?

Die Umstellung auf neue Essgewohnheiten fällt am leichtesten, wenn Sie Ihre Mahlzeiten aus leckeren *Zutaten* zusammenstellen anstatt komplizierte *Rezepte* nachzukochen. Dieser Ansatz hat zwei Vorteile. Einerseits brauchen Sie sich keine Gedanken darüber zu machen, ob ein Rezept Whole30-gerecht ist, da Sie alle Mahlzeiten auf der Grundlage mittlerweile vertrauter, »genehmigter« Zutaten zubereiten. Und andererseits können Sie leckere Mahlzeiten kreieren, die nur ein Minimum an Zeit und lediglich Grundkenntnisse im Kochen erfordern.

Die Mahlzeitenformel ist einfach:

TIERISCHES EIWEISS + VIEL GEMÜSE + HOCHWERTIGES FETT + GEWÜRZE

Auch wenn Sie Ihrer Meinung nach »nicht kochen können«, macht es Ihnen diese Formel leicht, Ihre Essgewohnheiten *ohne Stress* und *mit viel Geschmack* zu verändern. Während Ihres Whole30-Programms und danach helfen Ihnen unsere praktischen Tabellen dabei, Hunderte nährstoffreicher, befriedigender Mahlzeiten aus dem Handgelenk zu schütteln.

GESUNDES ESSEN: UNSERE MAHLZEITENÜBERSICHT

In diesem Abschnitt stellen wir Ihnen Zutaten vor, die Sie immer neu zusammenstellen können – zu so vielen Mahlzeiten, dass Sie damit über das *ganze Jahr* kommen. Und allesamt sind sie hundertprozentig für das Whole30-Programm und die Zeit danach geeignet. Doch aufgepasst – das ist kein in Stein gemeißelter Essensplan für 30 Tage.

Wir sagen Ihnen nicht, dass Garnelen ein Muss sind.

Wir schreiben Ihnen nicht vor, welches Gemüse Sie zu welcher Mahlzeit essen sollten.

Und wir sagen Ihnen nicht, was Sie ab Dienstag eine Woche lang verzehren sollten.

Wir sind alle erwachsen und brauchen in diesem Lebensstadium niemanden, der uns sagt, was und wann wir essen sollten. Wie schon erwähnt, sind wir große Anhänger der »Hilfe zur Selbsthilfe«: Damit Sie anfangen können, kompetent und komfortabel nach Ihrem neuen gesunden Ernährungsplan zu kochen (und zu essen), geben wir Ihnen alle notwendigen *Werkzeuge* an die Hand. Planen und zubereiten müssen Sie die Mahlzeiten jedoch nach wie vor selbst. Die gute Nachricht: Sie dürfen sie auch selbst essen!

Unsere grundlegende Mahlzeitenübersicht ist folgendermaßen aufgebaut:

GRUNDREZEPTE: EIWEISS UND GEMÜSE
Hier finden Sie etliche leicht umsetzbare Rezepte für eine Vielzahl von Gerichten, die reich an Eiweiß und Gemüse sind. Einige unserer besten Vorschläge haben wir in Form praktischer Tabellen umgesetzt, aus denen Sie genau ersehen können, wie Sie Fleisch, Gemüse und Gewürze kombinieren müssen, um in kürzester Zeit das Essen auf den Tisch bringen zu können.

GRUNDREZEPTE: CURRYS UND SUPPEN
Unsere Anleitung für eine komplette Mahlzeit aus der Suppenschüssel: Wir nennen Ihnen eine Fülle von Möglichkeiten, mit denen Sie je nach persönlichem Geschmack und Stimmung spielen können. Und viele Varianten sind in 20 Minuten oder in noch kürzerer Zeit fertig.

LETZTER SCHLIFF: SOSSEN, GEWÜRZE UND DRESSINGS
Mit ein paar Tropfen dieser würzigen Substanzen lassen sich Fleisch und Gemüse in ein Festmahl verwandeln, das einem Gourmetmagazin Ehre macht. Probieren Sie dies an den Grundrezepten aus und ziehen Sie den Koch in Ihnen zurate!

Wir schlagen Ihnen auch Rezepte für Gelegenheiten vor, bei denen es schnell gehen oder zum Abendessen etwas Besonderes auf den Tisch kommen soll.

SCHNELL UND BEQUEM: DAS PERFEKTE STEAK
Ein Klassiker und eine großartige Belohnung, wenn man auf unverfälschte Nahrung setzt.

SCHNELL UND BEQUEM: EINFACHE LACHSKÜCHLEIN
Hier sind alle Nährstoffe in einer ins Auge springenden Verpackung gebündelt. Achten Sie darauf, die notwendigen Zutaten im Haus zu haben: Dann können Sie Ihren Gästen oder Lieben in nur einer halben Stunde ein bewunderndes »Oh« entlocken!

MIT FANTASIE: KULINARISCHE DINNERPARTY
Dieses köstliche Menü mit Vorspeisen, Beilagen und Desserts ruft unweigerlich Bewunderung hervor und eignet sich perfekt für einen besonderen Anlass oder auch für einen ganz gewöhnlichen Mittwoch.

Wenn Sie Lust haben, sich in detailliertere Rezepte zu vertiefen, finden Sie schlussendlich in Anhang B eine Liste von Kochbüchern und Webseiten mit Tausenden Rezeptvorschlägen für gesundes Essen – die meisten davon sind Whole30-tauglich. Wir versichern Ihnen definitiv, dass Sie gesundes Essen dank unserer Mahlzeitenübersicht und der genannten Quellen niemals langweilig finden werden.

GRUNDREZEPTE: EIWEISS

HACKFLEISCH
Hackfleisch ist sehr vielseitig und lässt sich schnell zubereiten, daher ist eine Vielzahl von Mahlzeiten in nur wenigen Minuten fertig. Experimentieren Sie mit Rind, Lamm, Schwein, Pute und Büffel/Bison – im Folgenden finden Sie Vorschläge, die Ihnen den Start erleichtern. Vielleicht entdecken Sie ja einen neuen Favoriten!

GRUNDREZEPT: HACKFLEISCH
1–2 EL Kochfett • 1 mittelgroße Zwiebel, gewürfelt • 900 g Hack (Rind, Büffel/Bison, Lamm, Schwein, Pute oder Huhn) • Salz und schwarzer Pfeffer • Knoblauchpulver

Eine große Bratpfanne bei mittlerer bis starker Hitze etwa 3 Minuten lang erhitzen. Kochfett hineingeben und schmelzen lassen. Zwiebelwürfel zufügen und etwa 5 Minuten anschwitzen, bis sie glasig und leicht knusprig sind. Dabei mit einem Holzkochlöffel umrühren. Hack mit den Händen zerkrümeln und in die Pfanne geben, größere Brocken mit dem Holzlöffel zerkleinern. Großzügig mit Salz, Pfeffer und Knoblauchpulver würzen. Etwa 7–10 Minuten unter Rühren weiter bräunen, bis das Fleisch keine rosafarbenen Stellen mehr zeigt. Falls Sie kein Fleisch aus Weidehaltung oder Grasfütterung verwenden, schöpfen Sie das überschüssige Fett ab, bevor Sie es sich schmecken lassen.

Um Pfannengerichte herzustellen, kochen Sie 1–2 Tassen Gemüse (siehe Tabelle) pro Person. In einer großen Pfanne weitere 1–2 EL Kochfett bei mittlerer bis starker Hitze erwärmen. Gebratenes Hackfleisch und Gemüse zugeben, wie in der Tabelle angegeben würzen (die angegebenen Gewürzmengen sind *pro Person* gerechnet). Alles so lange köcheln lassen, bis es komplett durcherhitzt ist.

Hackfleischrezepte für die Pfanne	Anmerkungen
Asia-Rindfleisch mit Brokkoli: Rinderhack • Brokkoli • Möhren • rote Paprikaschote • 1 TL Coconut Aminos • je ⅛ TL Zimt und Ingwer	Für zusätzliches Gemüse auf einem Bett aus rohem jungen Spinat servieren. Mit gerösteten Sesamsamen und Frühlingszwiebelringen bestreuen. Zum Nachtisch genau wie im Chinarestaurant Orangenscheiben servieren.

Hackfleischrezepte für die Pfanne	Anmerkungen
Hack mit Cashewnüssen oder Mandeln: Rinderhack • Stangensellerie • grüne Paprikaschoten • ¼ Tasse Cashewnüsse oder Mandeln • 1 TL Coconut Aminos • jeweils eine Prise Zimt und Ingwer	Cashewnüsse oder Mandeln in einer Pfanne ohne Fett bei mittlerer bis starker Hitze 3–5 Minuten anrösten, dann hacken und über das Gericht streuen. Als würzige Variante 250 ml Knochenbrühe (siehe Rezept) zugeben.
Morgenmischung: Schweine- oder Putenhack • Apfelwürfel • je ⅛ TL Zimt und Muskat	Ein hervorragendes Frühstück, aber auch zum Abendbrot lecker. Kinder lieben es!
Süßkartoffeln mit Hackfleisch: Rinder- oder Putenhack • gebratene Süßkartoffeln • grüne Paprikaschoten • je ⅛ TL Paprika und Zimt	Butternusskürbis ist ein guter Ersatz für Süßkartoffeln. Geben Sie eventuell ein Spiegelei oder pochiertes Ei und ein wenig getrockneten Schnittlauch auf das Gericht. Super für Kinder!
Griechischer Geschmack: Rinder- oder Lammhack • Tomaten • grüne Bohnen • je ⅛ TL Oregano und Majoran	Sie können die grünen Bohnen auch durch Zucchini, Spinat oder Auberginen ersetzen. Träufeln Sie Klassische Vinaigrette (siehe Rezept) darüber und bestreuen Sie das Gericht mit gehackter frischer Petersilie.
Indisches Curry: Rinder- oder Lammhack • Blumenkohl • Möhren • 4 EL Kokosmilch • 1 TL Currypulver	Für eine andere Geschmacksvariante tauschen Sie den Blumenkohl gegen Brokkoli und/oder rohe gewürfelte Tomaten aus.
Thai-Hack mit Basilikum: Rinderhack • grüne Bohnen • rote Paprikaschoten • je 1 EL Limettensaft und Coconut Aminos • ein paar frische Basilikumblätter	Zusätzlichen Pfiff bekommt das Gericht, wenn Sie es durch einen Spritzer Limettensaft krönen. Mit einem zusätzlichen Ei in der Mischung eignet es sich perfekt fürs Frühstück – oder geben Sie viel Knochenbrühe dazu und servieren es als Suppe in einer Schale.
Die etwas andere Pizza: Rinderhack • Tomaten • junger Spinat • in Scheiben geschnittene schwarze Oliven • je ½ TL Rosmarin und Oregano	Auch lecker: Pilze, Zucchini und/oder Grünkohl; kurz vor dem Essen mit ein wenig Klassischem Pesto (siehe Rezept) beträufeln.

Hackfleischrezepte für die Pfanne	Anmerkungen
10-Minuten-Chili: Rinderhack • ½ Tasse Tomatenwürfel aus der Dose • grüne und rote Paprikaschoten • ½ TL Kreuzkümmel • 1 TL Chilipulver	Auf einem Bett aus jungem Spinat servieren und mit gewürfelter Avocado und/oder schwarzen Oliven sowie frischem gehacktem Koriander garnieren. Mit ein wenig Ranch Dressing (siehe Rezept) beträufeln.
Der etwas andere Burger: Rinderhack • grüne Paprikaschoten • ⅛ TL Paprika	Hack auf einem Stapel Salatblättern anrichten, mit Tomaten, Zwiebeln, Pilzen, Essiggurken, Olivenöl-Mayo (siehe Rezept), Senf, Jalapeños oder BBQ-Soße (siehe Rezept) bedecken.
Hack à la Mexicali: Rinderhack • Jalapeños • Tomaten • grüne und rote Paprikaschoten • ½ TL Chilipulver • ¼ TL Kreuzkümmel	Mit Traumhaftem Avocado-Dressing (siehe Rezept) beträufeln und mit Frühlingszwiebelringen und/oder frischem gehacktem Koriander garnieren.

HUHN, SCHWEIN ODER FISCH

Aus zarter und ach so vielseitiger Hühnerbrust – oder Schweinekoteletts oder Fisch und Meeresfrüchten – lassen sich im Handumdrehen Pfannengerichte zaubern, die Ihre Geschmacksknospen verwöhnen werden. Und dafür brauchen Sie weder große Kochkünste noch Unmengen an Zeit. Bringen Sie dieses zarte, würzige Eiweiß mit zwei leckeren Gemüsesorten auf den Tisch – in Sachen Ernährung eine schlagkräftige Einheit.

GRUNDREZEPT: HUHN, SCHWEIN ODER FISCH

Diese Anleitung funktioniert bei Hühnerbrust, Schweinekotelett, festen Weißfischfilets (mindestens 2,5 cm dick), Lachs und Meeresfrüchten (wie Garnelen oder Jakobsmuscheln).

900 g Hühnerbrust ohne Haut und Knochen, der Länge nach in 2,5 cm dicke Streifen geschnitten • Salz und schwarzer Pfeffer • 2–4 EL Kochfett • 2 Knoblauchzehen, gehackt oder zerquetscht • 5 EL Hühnerbrühe

Hühnerbruststreifen mit Salz und Pfeffer bestreuen. Das Fett in einer großen Pfanne mit Antihaftbeschichtung bei starker Hitze etwa 3 Minuten erwärmen.

Hühnerfleisch zugeben und Hitze auf mittlere bis hohe Stufe reduzieren. Hühnerfleischstreifen ohne Wenden auf einer Seite 2–3 Minuten lang anbraten. Dann die Streifen mithilfe einer Küchenzange umdrehen und 2–3 Minuten auf der anderen Seite bräunen lassen. (Bei Schweinefleisch pro Seite 3–4 Minuten braten.) Fleisch aus der Pfanne nehmen, Hitze auf mittlere Stufe zurückdrehen und zerkleinerten Knoblauch zufügen. Etwa 15 Sekunden garen lassen, bis er anfängt zu duften. Dann ablöschen und das Gericht mithilfe der unten aufgeführten Zutaten vollenden. (Zum Ablöschen Brühe und zusätzliche Gewürze in die Pfanne geben. Schmackhafte braune Verkrustungen mit einem Holzlöffel abkratzen und alles aufkochen lassen.)

Rezepte für Huhn/Schwein/Weißfisch	Anmerkungen
Kalifornische Art: 5 EL Biobalsamico • 8 sonnengetrocknete Tomaten (in Öl), gehackt • ½ Tasse frische Basilikumblätter, gehackt	Pfanne mit Balsamico, Brühe und sonnengetrockneten Tomaten ablöschen. Hühnerfleisch wieder in die Pfanne geben. 2–3 Minuten köcheln lassen, bis die Soße leicht eingedickt ist. Pfanne vom Feuer nehmen und Basilikum untermischen.
Estragon-Creme: 4 in dünne Ringe geschnittene Frühlingszwiebeln • 225 g in Scheiben geschnittene Pilze • 1 TL Estragon • 5 EL Kokosmilch	Angebratenes Hühnerfleisch aus der Pfanne nehmen, danach Frühlingszwiebeln und Pilze zufügen und etwa 1–2 Minuten anschwitzen, bis sie gerade eben weich sind. Mit Brühe, Estragon und Kokosmilch ablöschen. Hühnerfleisch wieder in die Pfanne geben. Alles zum Kochen bringen und bei geringer Hitze 2–3 Minuten köcheln lassen, bis die Soße eingedickt ist.
Italienische Art: 1 TL Oregano • 1 TL Rosmarin • 1 Dose (ca. 400 g) gewürfelte, gegrillte Tomaten • ½ Tasse frische Petersilienblättchen, gehackt	Mit Brühe, Oregano und Rosmarin ablöschen. Tomatenwürfel zufügen und aufkochen lassen. Hühnerfleisch in die Pfanne zurückgeben, 3–5 Minuten offen köcheln lassen, bis die Soße eingedickt ist. Pfanne vom Feuer nehmen und Petersilie zufügen.

Rezepte für Huhn/Schwein/Weißfisch	Anmerkungen
Zitrus-Hähnchen: 5 EL Limetten-, Zitronen- oder Orangensaft • 1 TL Limetten-, Zitronen- oder Orangenschale • ½ Tasse frische Petersilienblättchen, gehackt • 1 EL Butterschmalz	Pfanne mit der Brühe, Zitrussaft und -schale ablöschen. Hühnerfleisch in die Pfanne zurückgeben und 1–2 Minuten köcheln lassen, bis die Soße leicht eingedickt ist. Pfanne vom Feuer nehmen und Petersilie sowie Butterschmalz untermischen.
Marokkanische Art: zusätzlich 150 ml Hühnerbrühe • 1 TL gemahlener Kreuzkümmel • ½ TL Zimt • 1 Zwiebel, fein gewürfelt • ¼ Tasse Rosinen • 125 ml Kokosmilch	Pfanne mit der Hühnerbrühe, Kreuzkümmel und Zimt ablöschen. Zwiebelwürfel zufügen und 3–4 Minuten lang anschwitzen, bis sie weich sind. Rosinen und Kokosmilch in die Pfanne geben, alles zum Kochen bringen und bei geringer Hitze 2–3 Minuten leicht einkochen lassen.
Mexikanische Art: 4 EL Limettensaft • 2 TL Chilipulver • 1 TL gemahlener Kreuzkümmel • zusätzlich 150 ml Hühnerbrühe • 1 Dose (ca. 115 g) gewürfelte grüne Chilischoten (mild oder scharf) • ½ Tasse frische Korianderblätter, gehackt • 1 EL Butterschmalz	Pfanne mit Limettensaft, Chilipulver und Kreuzkümmel ablöschen. Hühnerbrühe und Chilischoten zufügen, dann das Hühnerfleisch zurück in die Pfanne geben. 7–10 Minuten köcheln lassen, bis die Flüssigkeit auf die Hälfte reduziert ist. Pfanne vom Feuer nehmen und Koriander und Butterschmalz untermischen.

EIER

Eier sind nicht nur für Mahlzeit 1 geeignet! In einer pikanten Frittata oder einem Omelett (warm verzehrt oder auf Raumtemperatur abgekühlt) stellen Eier die perfekte Nervennahrung dar, und ein Stück Frittata eignet sich prima zum Mitnehmen. Sind Sie in Eile? Dann machen Sie einfach ein Pfannengericht daraus! Sparen Sie sich das Fertigbacken im Ofen und garen Sie die Eier gleich in der Bratpfanne durch.

GRUNDREZEPT: FRITTATA

9 große Eier • ½ TL Salz • ¼ TL schwarzer Pfeffer • Gewürze (siehe Tabelle) • 1–2 EL Kochfett • 1–2 handtellergroße Portionen zusätzliches Eiweiß (siehe Tabelle) • 2–3 Tassen gekochtes Gemüse (siehe Tabelle)

Ofen auf 200 °C vorheizen. Eier aufschlagen und mit Salz, Pfeffer und Gewürzen verquirlen. Kochfett in einer großen ofenfesten Pfanne bei mittlerer Hitze so lange erhitzen, bis es zu schimmern beginnt. Zusätzliches Eiweiß und Gemüse in die Pfanne geben und im Fett wenden, dann die verquirlten Eier zufügen. Zum Umrühren einen Pfannenheber benutzen. Damit etwa 2 Minuten lang sanft am Pfannenboden entlangfahren, bis die Masse zu stocken beginnt. Die Pfanne rütteln, um die Zutaten gleichmäßig zu verteilen. Nun 30 Sekunden ohne Wenden garen lassen, bis der Boden fest wird. Pfanne in den vorgeheizten Ofen schieben und etwa 13–15 Minuten backen, bis sich die Oberfläche hebt und zu bräunen beginnt. Pfanne aus dem Ofen nehmen, der Frittata 5 Minuten Zeit zum Setzen geben und sie vor dem Servieren in Stücke teilen.

Nutzen Sie die folgenden Vorschläge für zusätzliches Eiweiß, Gemüse und Gewürze dazu, um mehr aus Ihrer Frittata zu machen.

Zusätzliches Eiweiß	Gemüse	Gewürze	Serviervorschläge
Rinderhack	Zwiebeln Spinat	1 TL süßes Paprikapulver	Hack-Spinat-Frittata mit fein gewürfelten frischen Tomaten bestreuen und mit Klassischer Vinaigrette beträufeln.
Garnelen oder Lachs	Pilze Spargel	1 EL Schnittlauch ½ TL Zitronenschale	Mit frischem Zitronensaft und frischer gehackter Petersilie abrunden oder mit Traumhaftem Avocado-Dressing beträufeln.
Garnelen oder Lachs	Frühlingszwiebeln Frische Basilikumblätter	½ TL Zitronenschale	Mit ein wenig Klassischem Pesto oder Remoulade beträufeln.

Zusätzliches Eiweiß	Gemüse	Gewürze	Serviervorschläge
Gewürfeltes Hühnerfleisch	Brokkoli Kohl	1–2 EL Coconut Aminos ½ TL Ingwer	Mit zerkleinerten Frühlingszwiebeln bestreuen und mit einem Hauch von Sesamöl beträufeln.
Schweine- oder Rinderhack	Rote Paprikaschoten Spargel	1 TL Estragon	Mit gehackter frischer Petersilie bestreuen und mit Klassischer Vinaigrette beträufeln.
Italienische oder Geflügelwurst	Paprikaschoten Zwiebeln Zucchini	1 TL Oregano	Mit Klassischer Vinaigrette beträufeln.
Schweine- oder Rinderhack	Pilze Brokkoli	½ TL Muskat	Mit Klassischer Vinaigrette beträufeln.
Lammhack	Butternusskürbis Spinat	1 TL Zimt ½ TL Kreuzkümmel	Mit Olivenöl Extra-Vergine beträufeln, mit gehackter frischer Petersilie bestreuen.

GRUNDREZEPTE: GEMÜSE

Die folgenden Anleitungen vermitteln Ihnen das gesamte Know-how für die Zubereitung von Gemüse – ganz gleich, welche Sorte Sie im Lebensmittelgeschäft oder auf dem Wochenmarkt kaufen. Möchten Sie das Gemüse als Beilage servieren, finden Sie hier entsprechende Vorschläge zum Würzen. Und falls Sie das Gemüse in eine Frittata, ein Curry oder eine Suppe einbinden wollen, orientieren Sie sich einfach an den Grundrezepten und lassen die in der Tabelle aufgeführten Gewürze weg.

GRUNDREZEPT: GEBRATENES GEMÜSE

Ofen auf 220 °C vorheizen. Gemüse putzen, in gleichmäßige Stücke zerteilen und in einer großen Schüssel mit 2 EL Butterschmalz oder Kokosöl, 1–2 zerdrückten Knoblauchzehen, Salz und Pfeffer mischen. Gemüse in nur einer Lage auf einem Backblech verteilen. Auf die mittlere Schiene des Backofens schieben und alle 15 Minuten wenden, damit alles gleichmäßig braun wird. Ist das Gemüse wunschgemäß gebräunt, aber noch nicht so weich, wie es Ihnen vorschwebt, reduzieren Sie die Hitze auf 180 °C und backen es weiter. Prüfen Sie alle 5–7 Minuten, ob das Gemüse durch ist.

GRUNDREZEPT: GEDÜNSTETES GEMÜSE

Gemüse unter fließendem Wasser abspülen, dann gemäß der nachfolgenden Tabelle in Stücke schneiden. 125 ml Wasser in eine große Pfanne mit Antihaftbeschichtung gießen. Wasser bei starker Hitze zum Kochen bringen, Gemüse hineingeben und Deckel auflegen. Gemüse entsprechend der angegebenen Zeiten durchgaren lassen. Sobald der größte Teil des Wassers verkocht ist, Deckel abnehmen und mit einem Holzkochlöffel umrühren. Prüfen, ob das Gemüse gar ist, und eventuell mehr Wasser zufügen. Unter kräftigem Rühren so lange dünsten, bis das Gemüse weich ist.

GRUNDREZEPT: GEGRILLTES GEMÜSE

450–900 g geputztes und zerkleinertes Gemüse in einer großen Schüssel mit 2 EL zerlassenem Butterschmalz oder Kokosöl, 1–2 zerdrückten Knoblauchzehen, Salz und Pfeffer mischen. 20–30 Minuten lang marinieren lassen. Grill anheizen (starke Hitze) und Deckel geschlossen halten. Gemüse aus der Marinade nehmen, in Folie wickeln (falls die Stücke anderenfalls durch die Gitterstäbe des Rosts fallen würden) und auf den Grill legen. Hitze auf mittlere Stufe reduzieren und Deckel schließen. Die Grilldauer entnehmen Sie der folgenden Tabelle. Alle 5 Minuten prüfen, ob das Gemüse ausreichend gebräunt und weich ist.

Sie können jedes in der folgenden Tabelle aufgeführte Gemüse schlagartig »kinderfreundlich« machen, indem Sie dazu als Dip ein wenig Ranch Dressing, Klassische Vinaigrette oder Traumhaftes Avocado-Dressing reichen. Gesunde Fette plus Gemüse sind ein Riesengewinn!

MAHLZEITENÜBERSICHT

Gemüse	Gebraten	Gedünstet	Gegrillt	Gewürze
Auberginen	Gut 1 cm dicke Scheiben 20–25 Minuten	2,5 cm große Stücke 6–8 Minuten	Gut 1 cm dicke Scheiben 6–7 Minuten pro Seite	Nach dem Kochen zerkleinerte frische Tomaten und etwas getrockneter Oregano
Beten	2,5 cm große Stücke 35–45 Minuten	2,5 cm große Stücke 15–20 Minuten	Halbiert, in Folie gewickelt 25–30 Minuten	Nach dem Kochen ein paar Tropfen Orangensaft und ein wenig Orangenschale
Blumenkohl	2,5 cm große Röschen 25–30 Minuten	2,5 cm große Röschen 5–7 Minuten	2,5 cm große Röschen, in Folie gewickelt 20–25 Minuten	Nach dem Kochen ein Spritzer Zitronensaft und ein wenig getrockneter Schnittlauch
Brokkoli	2,5 cm große Röschen 20–25 Minuten	2,5 cm große Röschen 5–7 Minuten	Große Stücke 8–10 Minuten pro Seite	Nach dem Kochen ein paar Tropfen Zitronensaft und ein wenig Zitronenschale
Butternusskürbis	2,5 cm große Stücke 45–50 Minuten	2,5 cm große Stücke 7–9 Minuten	Gut 1 cm breite Scheiben 7–8 Minuten	Vor dem Kochen getrockneter Thymian

Gemüse	Gebraten	Gedünstet	Gegrillt	Gewürze
Fenchel	2,5 cm große Stücke 30–40 Minuten	2,5 cm große Stücke 8–10 Minuten	Geviertelt 5–8 Minuten pro Seite	Nach dem Kochen ein Spritzer Orangen- oder Zitronensaft und ein wenig Orangen- oder Zitronenschale
Grüne Bohnen	Im Ganzen 12–15 Minuten	Im Ganzen 5–6 Minuten	Im Ganzen, in Folie gewickelt 30 Minuten	Vor dem Kochen getrockneter Thymian, nach dem Kochen ein paar Tropfen Zitronensaft und ein wenig Zitronenschale
Grünkohl	5 cm große Stücke 10–12 Minuten (Grünkohl-Chips!)	5 cm große Stücke 6–8 Minuten	Keine Angabe	Nach dem Kochen ein Spritzer Zitronensaft und etwas Zitronenschale
Kohl	8 Spalten 25–30 Minuten	8 Spalten 8–10 Minuten	8 Spalten, in Folie gewickelt 30 Minuten	Nach dem Kochen ein Spritzer Zitronensaft und etwas getrockneter Schnittlauch

MAHLZEITENÜBERSICHT

Gemüse	Gebraten	Gedünstet	Gegrillt	Gewürze
Möhren	2,5 cm lange Stücke 20–25 Minuten	Knapp 4 cm lange Stücke 6–8 Minuten	Im Ganzen 20–25 Minuten	Nach dem Kochen ein Spritzer Zitronensaft und ein wenig frische Petersilie und Minze (beides gehackt)
Paprikaschoten	2,5 cm große Stücke 25–35 Minuten	2,5 cm große Stücke 5–6 Minuten	Halbiert 5–6 Minuten pro Seite	Nach dem Kochen ein Spritzer Balsamico-Essig
Pastinaken	2,5 cm große Stücke 20–25 Minuten	Knapp 4 cm große Stücke 6–8 Minuten	Im Ganzen 20–25 Minuten	Vor dem Kochen getrockneter Thymian
Pilze	Halbiert 30–35 Minuten	Halbiert 4–5 Minuten	Halbiert, am Spieß 5–6 Minuten pro Seite	Nach dem Kochen ein Spritzer Balsamico-Essig und etwas getrockneter Schnittlauch
Rettiche	Halbiert 15–20 Minuten	Dünne Scheiben 5–7 Minuten	Halbiert, in Folie gewickelt 20–25 Minuten	Nach dem Kochen ein Spritzer Orangensaft und ein wenig frische Petersilie
Rosenkohl	Halbiert 35–40 Minuten	Halbiert 6–8 Minuten	Im Ganzen, am Spieß 7–8 Minuten pro Seite	Vor dem Kochen getrockneter Thymian und Zitronenschale

Gemüse	Gebraten	Gedünstet	Gegrillt	Gewürze
Spargel	Im Ganzen 25 Minuten	Im Ganzen 5–10 Minuten	Im Ganzen 2–3 Minuten	Nach dem Kochen ein Spritzer Zitronensaft und etwas Zitronenschale
Speiserüben	2,5 cm große Stücke 45–50 Minuten	2,5 cm große Stücke 7–9 Minuten	Gut 1/2 cm dicke Scheiben 3–4 Minuten pro Seite	Nach dem Kochen getrockneter Schnittlauch
Süßkartoffeln	2,5 cm große Stücke 45–50 Minuten	2,5 cm große Stücke 7–9 Minuten	Keine Angabe	Nach dem Kochen ein Spritzer Orangensaft und eine Prise Zimt
Tomaten	Geviertelt 30–40 Minuten	2,5 cm große Stücke 3–4 Minuten	Halbiert 3–5 Minuten pro Seite	Nach dem Kochen mit Olivenöl Extra-Vergine beträufeln und mit grobem Salz bestreuen
Zucchini/ Sommerkürbis	Geviertelt 6–10 Minuten	Gut 1 cm breite, runde Scheiben 5–6 Minuten	Gut 1 cm breite Längsstreifen 4–5 Minuten pro Seite	Nach dem Kochen Zitronenschale und getrockneter Schnittlauch

Gemüse	Gebraten	Gedünstet	Gegrillt	Gewürze
Zuckerschoten/ Knackerbsen	Im Ganzen 12–14 Minuten	Im Ganzen 4–5 Minuten	Im Ganzen, in Folie gewickelt 12–14 Minuten	Nach dem Kochen ein Spritzer Coconut Aminos und klein gehackte Frühlingszwiebeln
Zwiebeln	8 Spalten 20–25 Minuten	Gut 1 cm dicke Scheiben 5–7 Minuten	Geviertelt, am Spieß 8–10 Minuten pro Seite	Vor dem Kochen getrockneter Thymian, nach dem Kochen ein paar Tropfen Zitronensaft und ein wenig Zitronenschale

*Jedem Gemüse tut es gut, wenn Sie es nach dem Kochen mit ein wenig Olivenöl beträufeln.

GRUNDREZEPTE: CURRYS

Ein Thai-Curry mit Kokosmilch ist nahrhaft, samtig und wohltuend. Haben Sie bereits vorbereitete Zutaten zur Hand, steht es blitzschnell auf dem Tisch. Sie können in den meisten Lebensmittelgeschäften Currypaste kaufen. Die verschiedenen Farben bieten sich für verschiedene Gemüsekombinationen an – daher brauchen Sie niemals ein und dasselbe Gericht zweimal zu essen.

GRUNDREZEPT: THAI-CURRY

¼–½ Dose Kokosmilch *pro Person* • 1–2 EL gelbe, grüne oder rote Currypaste • Eiweißportion *pro Person* (siehe Tabelle) • 2 Tassen gekochtes Gemüse *pro Person* (siehe Tabelle)

Kokosmilch und Currypaste in einer großen Pfanne bei mittlerer Hitze erwärmen. So lange rühren, bis sich die Zutaten vermischt haben, dann 5 Minuten leise kochen lassen. Eiweiß (gegart) und Gemüse zufügen. Etwa 5–10 Minuten köcheln lassen, bis alles durcherhitzt ist. Stellen Sie die von Ihnen jeweils ausgewählten Proteinquellen und die von uns empfohlenen Gemüsesorten zu immer neuen Gerichten zusammen, wählen Sie eine Garnitur und servieren Sie!

Eiweiß	Gelbes Curry (Mild)	Grünes Curry (Mittel)	Rotes Curry (Scharf)	Garnitur (gehackt)
Garnelen Hart gekochte Eier Huhn Jakobsmuscheln Lachs Lamm Rindfleisch Schwein	Ananas Blumenkohl Butternusskürbis Kohl Möhren Pilze Rote Paprikaschoten Süßkartoffeln Zwiebeln	Auberginen Blumenkohl Brokkoli Grüne Bohnen Mangold Rote/grüne Paprikaschoten Spinat Zuckerschoten Zwiebeln Rezeptvorschlag: Grünes Curry mit Garnelen	Ananas Auberginen Grüne Bohnen Pilze Rote Paprikaschoten Süßkartoffeln Zucchini Zwiebeln	Basilikumblätter, frisch Cashewnüsse Frühlingszwiebeln Koriander Mandeln Rosinen Außerdem ein Spritzer frischer Zitronensaft

GRUNDREZEPTE: SUPPEN

Kann es etwas Besseres geben als Zuneigung, die man mit dem Löffel essen kann? Suppe ist warm, wohltuend und einfach zusammenzurühren – und eignet sich überraschenderweise auch hervorragend fürs Frühstück. In einer dampfenden Suppenschale sind Eiweiß, Gemüse und Fett aufs Beste miteinander vereint. Um zusätzlich Eiweiß zuzufügen, lassen Sie ein gebratenes oder hart gekochtes Ei in die Suppe gleiten.

GRUNDREZEPT: KNOCHENBRÜHE
4 l Wasser • 1 TL Salz • 2 EL Apfelessig • 2 große Zwiebeln, ungeschält und grob zerkleinert • 2 Möhren, geschrappt und grob zerkleinert • 3 Selleriestangen, grob zerkleinert • 1 Bund frische Petersilie • 2–3 Knoblauchzehen, leicht zerquetscht • 900–1800 g Fleisch- oder Geflügelknochen

Alle Zutaten in einen großen Schongarer (Slow Cooker) geben und auf hohe Stufe schalten. Nach dem Aufkochen bei niedriger Einstellung 12–24 Stunden lang garen lassen. Je länger die Brühe kocht, desto besser schmeckt sie! Bouillon durch ein feinmaschiges Sieb oder einen Kaffeefilter abgießen und die zurückbleibenden Bestandteile entsorgen. Hausgemachte Brühe friert man am besten portionsweise ein, wenn sie nicht innerhalb weniger Tage verbraucht wird.

GRUNDREZEPT: SCHNELLE SUPPEN
1–2 EL Kochfett *pro Person* • ½ mittelgroße Zwiebel, fein gewürfelt • ¼ TL Gewürz *pro Person* (siehe Tabelle) • Eiweißportion (gekocht) *pro Person* • 2–3 Tassen gekochtes Gemüse *pro Person* • 500 ml Knochenbrühe *pro Person*

Fett in einem großen Suppentopf erhitzen, bis es zu schimmern beginnt. Zwiebelwürfel zugeben und etwa 5–7 Minuten lang anschwitzen, bis sie weich und glasig sind. Gewürze zufügen und unter Rühren mit dem Fett vermischen. Eiweiß und Gemüse in den Topf geben und unter die Zwiebeln und das Fett mischen. Brühe zufügen, aufkochen und 5–7 Minuten bei halb geschlossenem Deckel köcheln lassen, bis sich die Aromen miteinander verbunden haben und die Suppe heiß ist.

Nutzen Sie die folgenden Vorschläge, um das Suppen-Grundrezept geschmacklich abzuwandeln und ihm eine individuelle Note zu verleihen. Oder nehmen

Sie einfach über den Tag verteilt immer wieder ein Schlückchen Brühe zu sich, um Ihre Kost mit zusätzlichen Vitaminen und Mineralstoffen anzureichern – und mit Mikronährstoffen, die den Darm gesunden lassen.

Suppen-Rezepte	Anmerkungen
Klassische Hühnersuppe: Paprika • Hühnchen • Süßkartoffeln oder Butternusskürbis, gewürfelt • Möhren • Stangensellerie • Hühnerbrühe	Mit ein paar Tropfen Olivenöl Extra-Vergine beträufeln und mit frischer, gehackter Petersilie bestreuen
Klassische Rindfleischsuppe: Paprika • Rinderhack oder Rindfleischwürfel • Süßkartoffeln oder Butternusskürbis, gewürfelt • Möhren • Rinderbrühe	Mit ein paar Tropfen Olivenöl Extra-Vergine beträufeln und mit frischer, gehackter Petersilie bestreuen
Rindfleisch-Taco-Suppe: Chilipulver • Rinderhack • Paprikaschoten • Zucchini • Rinderbrühe	Mit gewürfelter Avocado, gehacktem Koriander, gewürfelten roten Zwiebeln bestreuen und mit einem Spritzer Limettensaft abrunden
Faux-Pho-Suppe: Coconut Aminos • getrockneter Ingwer • Zimt • Schweinefleisch/ Hühnerfleisch/ Rindfleisch/Lammfleisch/Garnelen • grüne Bohnen • rote Paprikaschoten • Rinderbrühe	Mit klein geschnittenen Frühlingszwiebeln und frischen Basilikumblättchen bestreuen und mit einem Spritzer Limettensaft abrunden
Cremige Thai-Suppe: Currypulver • Hühnerfleisch/Garnelen • grüne Bohnen • rote Paprikaschoten • Mango • Hühnerbrühe, außerdem pro Person 125 ml Kokosmilch	Mit frischem, gehacktem Koriander oder Basilikumblättchen bestreuen und mit einem Spritzer Limettensaft abrunden
Ingwer-Spinat-Hühnersuppe: getrockneter Ingwer • Hühnerfleisch • Spinat • Frühlingszwiebeln • Hühnerbrühe	Mit einem Spritzer frischem Zitronensaft, schwarzem Pfeffer und ein paar gerösteten Sesamsamen abrunden

LETZTER SCHLIFF: SOSSEN, GEWÜRZE UND DRESSINGS

Ein paar köstliche Tropfen cremiger, fettiger oder würziger Konsistenz – oder alles auf einmal! – können schlichten Zutaten vollmundigen Geschmack und das gewisse Extra verleihen und dennoch gesund sein. Viele dieser Rezepte eignen sich gleichermaßen für Gemüse-Fleisch-Gerichte oder einen knackigen, frischen Salat.

OLIVENÖL-MAYO

Perfekt geeignet für Tunfisch-, Meeresfrüchte- und Eiersalat • und die Basis eines cremigen Dressings für gemischten Salat. Ergibt etwa 350 ml. Aus: Well Fed: Paleo Recipes for People Who Love to Eat.

1 großes Ei • 2 EL Zitronensaft • 4 EL plus 250 ml leichtes Olivenöl (nicht Extra-Vergine!) • ½ TL Senfmehl • ½ TL Salz

Aufgeschlagenes Ei und Zitronensaft in einen Mixer oder eine Küchenmaschine geben, bedecken und 30 Minuten stehen lassen, bis die Zutaten Zimmertemperatur angenommen haben. 4 EL Öl, Senfmehl und Salz zufügen. Mixer auf mittlere Geschwindigkeit einstellen und alle Zutaten gut vermischen. Während der Mixer läuft, das verbleibende Öl in 2–3 Minuten sehr langsam zugeben. Die Olivenöl-Mayo zugedeckt im Kühlschrank aufheben.

RANCH DRESSING

Sie werden die Buttermilch gar nicht vermissen. Ergibt etwa 125 ml. Aus: Well Fed: Paleo Recipes for People Who Love to Eat.

1 Knoblauchzehe, gehackt • ¼ TL Paprika • ¼ Tasse frische Petersilienblätter, gehackt • 1 EL getrockneter Schnittlauch • 125 ml Olivenöl-Mayo • 1 TL Zitronensaft • Salz und schwarzer Pfeffer

Knoblauch, Paprika, Petersilie, Schnittlauch und Olivenöl-Mayo in einer kleinen Schüssel mit einer Gabel vermischen. Unter Rühren den Zitronensaft tropfenweise zufügen, dann abschmecken und mit Salz und Pfeffer würzen. Ist das Dressing zu dickflüssig, entweder Zitronensaft oder Wasser (nicht mehr als ¼ TL auf einmal) zufügen, bis die richtige Konsistenz erreicht ist.

REMOULADE
Macht aus alltäglichem Fisch etwas ganz Besonderes. Ergibt etwa 125 ml.

125 ml Olivenöl-Mayo • 1 EL gehackte Cornichons oder in Essig eingelegte Dillgurken • 2 EL frische Petersilienblätter, gehackt • 2 TL gehackte Kapern • 2 TL gehackter Schnittlauch (frisch) • ½ EL Zitronensaft • 1 TL Gurken-Lake • Salz und gemahlener schwarzer Pfeffer

Alle Zutaten in eine Schüssel geben und mit einem Küchenspatel gut vermischen. Vor dem Servieren 30 Minuten ruhen lassen, damit sich die Aromen verbinden und entfalten können. Zugedeckt im Kühlschrank aufheben.

TRAUMHAFTES AVOCADO-DRESSING
Köstlich auf gegrilltem Fleisch oder frischem rohem Gemüse. Ergibt etwa 125 ml.

½ große Avocado • 1 EL Limettensaft • 4 EL Olivenöl-Mayo • 1 kleine Knoblauchzehe • ½ EL eingelegte Jalapeño-Ringe (optional) • 1 EL frische Korianderblätter (optional) • 2 EL Wasser • Salz und schwarzer Pfeffer

Alle Zutaten in einen Mixer oder eine Küchenmaschine geben und so lange pürieren, bis die gewünschte Konsistenz erreicht ist. Bei Bedarf zusätzlich Wasser zufügen (nicht mehr als 1 EL auf einmal). Vor dem Servieren 30 Minuten ruhen lassen, damit sich die Aromen verbinden und entfalten können. Zugedeckt im Kühlschrank aufheben.

KLASSISCHE VINAIGRETTE
Damit ist ein einfacher grüner Salat auch für besondere Gelegenheiten bestens gerüstet. Ergibt etwa 125 ml.

2 EL Rotwein- oder Weißweinessig • 1 Knoblauchzehe, zerdrückt • 1 TL Olivenöl-Mayo • ½ TL Senfmehl • ¼ TL Salz • ⅛ TL schwarzer Pfeffer • 6 EL Olivenöl Extra-Vergine • ¼ TL Thymian • ¼ TL Oregano • 2 EL gehackte frische Petersilie

Essig, Knoblauch, Olivenöl-Mayo, Senfmehl, Salz und Pfeffer in eine kleine Schüssel geben. Mit dem Schneebesen so lange schlagen, bis eine milchig-samtige Konsistenz entstanden ist. Unter ständigem Weiterschlagen das Öl langsam in die Mischung träufeln lassen. Ist das Öl eingearbeitet, die getrockneten Kräuter zwischen den Fingern zerreiben und in die Schüssel geben. Zum Schluss die Petersilie zufügen und leicht unterheben.

KLASSISCHES PESTO

Schmeckt köstlich, wenn man es einfach unter eine Suppe oder frisch gekochtes Gemüse rührt. Ergibt etwa 250 ml. Aus: Well Fed: Paleo Recipes for People Who Love to Eat.

⅓ Tasse Walnüsse oder Pinienkerne • 3 mittelgroße Knoblauchzehen, ungeschält • 2 Tassen frische Basilikumblätter (Frischepack) • ½ Tasse frische Petersilienblätter • 5 EL Olivenöl Extra-Vergine • ½ TL Salz • ⅛ TL schwarzer Pfeffer

Walnüsse bzw. Pinienkerne in einer schweren Bratpfanne unter Rühren bei mittlerer Hitze etwa 5 Minuten lang anrösten, bis sie duften und golden schimmern. Aus der Pfanne nehmen und beiseitestellen. Dann den Knoblauch in die Pfanne geben und bei mittlerer Hitze etwa 7 Minuten lang rösten. Anschließend abkühlen lassen. Alle Zutaten in einen Mixer oder eine Küchenmaschine geben und so lange pürieren, bis die gewünschte Konsistenz erreicht ist. Vor dem Servieren 30 Minuten ruhen lassen, damit sich die Aromen verbinden und entfalten können. Zugedeckt im Kühlschrank aufheben oder in eine Eiswürfelschale füllen und einfrieren – so ist immer Pesto zur Hand.

BBQ-SOSSE

Verändert nach: Cook's Illustrated's »Quick BBQ Sauce« (2007). Ergibt etwa 250 ml.

250 ml Tomatensoße • 5 EL ungesüßtes Apfelmus • 2 EL Apfelessig • 2 EL Coconut Aminos • 1 EL Dijon-Senf • 1 TL scharfe Pfeffersoße • ¼ TL schwarzer Pfeffer • ½ EL Butterschmalz oder Kokosöl • 1 Knoblauchzehe, gehackt • 1 TL Chilipulver • ½ TL Paprika • ¼ TL Cayennepfeffer (optional) • eine Prise Nelkenpulver

In einer mittelgroßen Schüssel Tomatensoße, Apfelmus, Apfelessig, Coconut Aminos, Senf, scharfe Pfeffersoße und schwarzen Pfeffer mit dem Schneebesen so lange schlagen, bis sich alle Zutaten vermischt haben. Butterschmalz bzw. Kokosöl in einer großen Kasserole bei mittlerer bis starker Hitze erwärmen. Dann Knoblauch, Chilipulver, Paprika, Cayennepfeffer und Nelkenpulver zufügen und etwa 30 Sekunden lang durchrühren, bis sich das Aroma entfaltet. Die Soßenmischung mit dem Schneebesen unterheben und alles zum Kochen bringen. 25–30 Minuten ohne Deckel leise köcheln lassen, bis die Soße eingedickt und würzig ist. Vor dem Servieren auf Zimmertemperatur abkühlen lassen. Die Soße lässt sich im Kühlschrank zugedeckt bis zu einer Woche aufheben.

SCHNELL UND BEQUEM: DAS PERFEKTE STEAK

Ein wunderbar marmoriertes Steak von einem mit Gras gefütterten Biorind gibt im Rahmen unserer gesunden, unverfälschten Kost ein ideales Abendessen ab – insbesondere, wenn es mit knackigem Salat und ergänzendem Gemüse serviert wird. Beherzigen Sie unsere Tipps, damit Ihnen ein perfektes Steak gelingt – heiß aus der Pfanne oder vom Gasgrill.

DALLAS' UND MELISSAS KAFFEE-GEWÜRZMISCHUNG
Die einzige Gewürzmischung für Ihr Steak, die Sie jemals brauchen werden. Reicht für 4 Steaks.

1 EL schwarzer Pfeffer • 1 EL gemahlener Koriander • 2 TL Salz • ½ TL gemahlene Nelken • 1 TL Zimt • 1 TL ungesüßtes Kakaopulver • 2 TL Kaffeepulver

Alle Zutaten in der Gewürzmühle oder im Handmörser zerkleinern. Steaks großzügig mit der Gewürzmischung einreiben, stramm in Frischhaltefolie einschlagen und vor dem Braten oder Grillen 30 Minuten lang ruhen lassen.

GRUNDREZEPT: (MOKKA-)STEAK AUS DER PFANNE
Für die Zubereitung in der Pfanne ca. 2,5–3 cm dicke Rib-Eye-Steaks verwenden. Steaks etwa 30–60 Minuten vor dem Braten großzügig mit der Kaffee-Gewürzmischung einreiben. Eine große Bratpfanne aus Gusseisen ca. 10 Minuten lang auf mittlerer Stufe erhitzen. 1–2 EL Butterschmalz in die Pfanne geben und diese leicht schwenken, damit sich das Fett verteilt. Steaks in die Pfanne gleiten lassen und etwa 5 Minuten lang braten, bis die Unterseite gut gebräunt ist. Mit der Küchenzange wenden und so lange weiter braten, bis das Fleisch wunschgemäß englisch, medium oder durch ist.

Englisch: 3 Minuten zugeben.
Englisch bis medium: 4 Minuten zugeben.
Medium: 5 Minuten zugeben.

Steaks aus der Pfanne nehmen und vor dem Servieren 5 Minuten ruhen lassen.

GRUNDREZEPT: (MOKKA-)STEAK VOM GASGRILL

Für die Zubereitung auf dem Gasgrill ca. 2,5–3 cm dicke Rumpsteaks, T-Bone-Steaks oder Rib-Eye-Steaks verwenden. Steaks etwa 30–60 Minuten vor dem Grillen großzügig mit der Kaffee-Gewürzmischung einreiben. Alle Brenner hochdrehen, Deckel schließen und den Grill etwa 15 Minuten lang aufheizen, bis er sehr heiß ist. Grillrost mit einer Grillbürste säubern. Einen Brenner auf hoher Stufe belassen und die/den anderen auf mittlere Hitze zurücksetzen. Nun die Steaks (bei geöffnetem Deckel) in der heißeren Grillzone für 2–3 Minuten grillen, bis sie auf einer Seite gut gebräunt sind. Mit einer Grillzange wenden und nochmals 2–3 Minuten von der anderen Seite grillen. Anschließend die von beiden Seiten gut gebräunten Steaks in die kühlere Grillzone schieben. So lange weitergrillen, bis das Fleisch wunschgemäß englisch, medium oder durch ist.
Englisch (120 °C): 5–6 Minuten.
Englisch bis medium (125–130 °C): 6–8 Minuten.
Medium (135–140 °C): 8–9 Minuten.

Steaks vom Grill nehmen und vor dem Servieren 5 Minuten ruhen lassen.

SCHNELL UND BEQUEM: EINFACHE LACHSKÜCHLEIN

In Ihrem Kühlschrank sollten immer drei Rezepte für schnelle, einfache Gerichte bereitliegen – für die Abende, an denen Sie zu müde zum Kochen sind. Die Zutaten dafür sollten Sie am besten immer im Haus haben. Diese Rezepte sorgen dafür, dass Sie auch dann ein leckeres, gesundes Essen auf den Tisch bringen, wenn Sie in heftiger Versuchung sind, einfach den Pizzaservice anzurufen. Unsere von Dallas' Mutter inspirierten Lachsküchlein sollten eigentlich Eiweiß-Fett-Gemüse-Küchlein genannt werden, weil sie all dies beinhalten. Sie werden in nur fünf Minuten zusammengerührt und sind nach einer kurzen halben Stunde im Ofen fertig. (Das Rezept kann leicht verdoppelt werden, und die Küchlein lassen sich super aufwärmen.)

SCHNELLE LACHSKÜCHLEIN
Für 2–3 Personen

1 Dose (400 g) Buckel- oder Rotlachs (Wildfänge) • 1 Tasse Süßkartoffeln aus Glas oder Dose • 1 großes Ei • ½ Tasse Mandelmehl • 2 EL gehackte frische Petersilie (oder 2 TL getrocknete) • 2 Frühlingszwiebeln (weiße und grüne Teile sehr dünn geschnitten verwenden) • 2 EL gehackter frischer Dill (oder 2 TL getrockneter) • 1 TL scharfe Pfeffersoße • ½ TL Paprika • 1 TL Salz • ¼ TL schwarzer Pfeffer • 2 EL Butterschmalz oder Kokosöl, zerlassen

Ofen auf 220 °C vorheizen und ein großes Backblech mit Backpapier auslegen. Lachs abtropfen lassen, das Fleisch mit den Fingern zerpflücken (dabei die Gräten entfernen) und in eine große Rührschüssel geben. Übrige Zutaten (außer dem Butterschmalz bzw. dem Kokosöl) zufügen und alles mit einem Holzlöffel gut vermischen. Das Backpapier mit ein wenig zerlassenem Fett bestreichen. Mit einem Schöpflöffel (oder einer Tasse) jeweils eine Portion von etwa 75 ml aus der Rührschüssel entnehmen und die Teighäufchen nebeneinander auf das Backpapier setzen. Die Lachsküchlein sollten einen Durchmesser von gut 6 cm haben und ca. 2,5 cm dick sein. 20 Minuten im Ofen backen, dann die Küchlein mit einem Pfannenheber wenden und weitere 10 Minuten backen, bis sie goldbraun und kross sind. Mit einem Spritzer Zitronensaft und Remoulade servieren.

MIT FANTASIE: KULINARISCHE DINNERPARTY

Es gibt anscheinend immer eine Gelegenheit, etwas zu feiern, doch ist dies kein Grund, Ihre neuen gesunden Essgewohnheiten in den Wind zu schießen, nur um jede Menge Spaß zu haben. Das hier vorgeschlagene Menü für Ihre Dinnerparty ist stilvoll, lässt sich leicht zubereiten und schmeckt köstlich.

GEBRATENER LACHS MIT HASELNÜSSEN
Verändert nach: Sur La Table. Für 4 Personen.
2 EL Haselnüsse, fein gehackt • ½ Tasse Butterschmalz (Zimmertemperatur) plus 1 EL zerlassenes Butterschmalz • 1 kleine Schalotte oder Knoblauchzehe, fein gehackt • 2 TL frische Thymianblätter, fein gehackt • ½ TL Salz • ¼ TL schwarzer Pfeffer • 4 Lachsfilets (à 120–150 g und 3,5–4 cm dick; Wildfänge)

Erhitzen Sie eine Bratpfanne auf mittlerer bis hoher Stufe und geben Sie die Haselnüsse hinein. Etwa 3–5 Minuten rösten, bis sie golden sind. Dann beiseitestellen und abkühlen lassen. Das feste Butterschmalz, die Schalotte bzw. den Knoblauch, Thymianblätter, Salz, Pfeffer und abgekühlte Nüsse in eine kleine Schüssel geben und alles mit einem Spatel gut vermischen. Ein großes Stück Frischhaltefolie flach auf die Arbeitsfläche legen. Die Haselnussbutter in die Mitte der Folie geben und grob zu einer Rolle von etwa 3,5–4 cm Durchmesser formen. Fest in die Folie einschlagen und etwa 2 Stunden lang in den Kühlschrank legen, bis die Masse fest ist. (Dies können Sie auch schon einige Tage vorher tun, um an dem großen Tag Zeit zu sparen.)

Ofen auf 200 °C vorheizen und ein großes Backblech mit Backpapier bedecken. Das Papier mit ein wenig zerlassenem Butterschmalz bestreichen und großzügig mit Salz und Pfeffer bestreuen. Lachsfilets mit der Hautseite nach unten in die Mitte des Backpapiers legen und dabei rundum mindestens 2,5 cm Abstand zwischen den Filets lassen. Oberseite der Filets mit dem restlichen zerlassenen Butterschmalz bestreichen und mit Salz und Pfeffer würzen. Blech in die Mitte des Ofens schieben. Den Lachs insgesamt etwa 8–10 Minuten braten, bis er gerade eben anfängt zu zerfallen, wenn man mit der Gabel hineinsticht. Zum Servieren jedes Filet auf einen Teller legen und mit 1–2 dünnen Scheiben Haselnussbutter bedecken.

BUTTERNUSSKÜRBISPÜREE MIT GERÖSTETEM KNOBLAUCH
Verändert nach: Well Fed: Paleo Recipes for People Who Love to Eat. *Für 4 Personen.*

1125 g Butternusskürbis • 1 Knoblauchknolle • 1 EL Butterschmalz • 2 EL Kokosmilch • ¼ TL Salz • ¼ TL Zimt • ⅛ TL Cayennepfeffer • ⅛ TL Muskat • ⅛ TL Piment

Ofen auf 180 °C vorheizen. Ein Backblech mit Backpapier bedecken. Den Kürbis vierteln, Kerne und faserige Bestandteile herauslösen. Mit der Schnittseite nach unten auf das Backblech legen und insgesamt 2 EL Wasser auf das Papier rund um die Kürbisstücke träufeln.

Die lockere, papierdünne Schale der Knoblauchknolle abziehen und die Knolle in Aluminiumfolie einwickeln. Kürbis und Knoblauch in den Ofen schieben. 40–50 Minuten lang backen, bis der Kürbis weich ist. Vor dem Weiterverarbeiten Kürbisviertel und Knoblauch beiseitestellen und etwa 20 Minuten abkühlen lassen.

Ist der Kürbis genug abgekühlt, das Fruchtfleisch mit einem Löffel herauslösen und in die Schüssel der Küchenmaschine füllen. Die Knoblauchzehen voneinander trennen, das geröstete Innere vorsichtig aus der Hülle drücken und zum Kürbis geben. Die Mischung zu einem glatten Püree verarbeiten, dann die restlichen Zutaten zufügen. Abschmecken und ggf. nachwürzen, sofort servieren.

GRÜNE BOHNEN MIT FEIGEN-VINAIGRETTE
Verändert nach: Sur la Table. Für 4 Personen.

450 g grüne Bohnen, geputzt • 4 EL Weißwein- oder Champagneressig • 1 kleine Schalotte oder Knoblauchzehe, gehackt • 1/2 TL Dijon-Senf • 4 EL Balsamico-Essig • 125 ml Olivenöl Extra-Vergine • ¼ Tasse getrocknete Feigen, fein gehackt • 2 TL frische Thymianblätter, gehackt • Salz und schwarzer Pfeffer

Bei starker Hitze einen großen Topf gesalzenes Wasser zum Kochen bringen. Grüne Bohnen hineingeben und etwa 3 Minuten blanchieren. Bohnen in einem Durchschlag abtropfen lassen und so lange unter fließend kaltem Wasser abspülen, bis sie sich kühl anfühlen (auf diese Weise wird der Garprozess gestoppt und die Farbe bleibt erhalten). Anschließend beiseitestellen.

In einer mittelgroßen Schüssel Weißwein- oder Champagneressig, Schalotte oder Knoblauchzehe, Senf und Balsamico-Essig mit dem Schneebesen verrühren. Unter ständigem Weiterschlagen das Olivenöl langsam in die Mischung träufeln. Feigen und Thymian unterrühren und mit Salz und Pfeffer abschmecken.

Den Bohnentopf wieder auf den Herd stellen und auf niedriger bis mittlerer Stufe erhitzen. Bohnen schütteln, um das überschüssige Wasser zu entfernen, und in den Topf geben. Genau so viel Vinaigrette über die Bohnen geben, dass sie umhüllt werden. Topf ein wenig rütteln, damit sich die Vinaigrette gleichmäßig verteilt. Abschmecken und ggf. mit Salz und Pfeffer nachwürzen. Sofort servieren.

POCHIERTE BIRNEN MIT MANDELN UND HIMBEERCREME
Für 4 Personen.

½ TL plus ¼ TL Vanillepulver • 10 schwarze Pfefferkörner • ein 5 cm langes Stück Zitronenschale • ¼ TL Salz • 4 reife Birnen (Boscs Flaschenbirnen), geschält, halbiert und entkernt • 2 EL Mandelblättchen • 180 g frische Himbeeren • 1 EL Balsamico-Essig • 250 ml Kokosmilch

750 ml Wasser, ½ TL Vanillepulver, Pfefferkörner, Zitronenschale und Salz in einem mittelgroßen Kochtopf zum Kochen bringen. Birnen zufügen und 5 Minuten kochen lassen. Dann die Kochplatte ausschalten, den Topf bedecken und für etwa 30 Minuten beiseitestellen, bis das Wasser auf Zimmertemperatur abgekühlt ist. Die Birnen mit einem Schaumlöffel herausnehmen und zur Seite stellen.

Während die Birnen garziehen, eine Bratpfanne bei mittlerer bis starker Hitze erwärmen und die Mandelblättchen hineingeben. Etwa 3–5 Minuten rösten, bis sie sich golden färben. Auf die Seite stellen und abkühlen lassen.

Etwa drei Viertel der Himbeeren und den Balsamico-Essig in einer kleinen Pfanne bei mittlerer bis starker Hitze erwärmen (restliche Himbeeren für die Garnitur zurückbehalten). Alles zum Köcheln bringen und bedeckt 5 Minuten lang simmern lassen, dann den Deckel abnehmen und eine weitere Minute lang köcheln lassen. Dabei die Beeren mit der Rückseite eines Holzlöffels zerdrücken. Kokosmilch und ¼ TL Vanillepulver zufügen. Wieder zum Kochen bringen und unter häufigem Rühren etwa 5 Minuten lang simmern lassen, bis die Masse leicht eingedickt ist. Die Soße hat die richtige Konsistenz, wenn sie den Löffel überzieht.

Zum Anrichten jeweils 1–2 EL warme Kokossoße in die Dessertschälchen füllen und mit einer Birne krönen. Mit ein paar frischen Himbeeren und den gerösteten Mandelblättchen garnieren.

Anmerkung: Sie können die Birnen gar ziehen lassen und in einem luftdicht verschlossenen Behälter 3 Tage lang aufheben, bevor sie verzehrt werden.

APPETIT AUF MEHR?

Sind Sie bereit, über unsere Mahlzeitenübersicht hinauszuwachsen und einige andere interessante und kreative Rezepte für gesundes Essen auszuprobieren? In Anhang B finden Sie eine Liste unserer Lieblingskochbücher und Lieblings-Online-Rezepte.

ANHANG B:

ALLES BEGINNT MIT DEN RICHTIGEN QUELLEN

Besuchen Sie unsere Webseite und laden Sie unter **whole30.com/pdf-downloads** kostenlos verschiedene Referenzblätter im PDF-Format herunter. Dazu zählen unsere ausführliche Einkaufsliste und unsere Schlagwörter für gesundes Essen, außerdem Ratschläge für die Bevorratung der Küche, für die Verwaltung des Lebensmittelbudgets, für das richtige Lesen von Etiketten, für Restaurantbesuche, Reisen etc.

UMRECHNUNG VERSCHIEDENER EINHEITEN

Der Einfachheit halber haben wir die metrischen Angaben ein wenig abgerundet.

UMRECHNUNG VON GEWICHTEN

US	Metrisch
¼ oz	7 g
½ oz	15 g
¾ oz	20 g
1 oz	30 g
8 oz (½ lb)	225 g
12 oz (¾ lb)	340 g
16 oz (1 lb)	455 g
2 lb	900 g
2 ¼ lb	1 kg

UMRECHNUNG VON VOLUMENEINHEITEN

US	Übersetzung	Metrisch	Imperial (UK)
¼ tsp	¼ TL	1,2 ml	
½ tsp	½ TL	2,5 ml	
1 tsp	1 TL	5 ml	
½ Tbsp (1.5 tsp)	½ EL (1,5 TL)	7,5 ml	
1 Tbsp (3 tsp)	1 EL (3 TL)	15 ml	
¼ cup (4 Tbsp)	¼ Tasse (4 EL)	60 ml	2 fl oz
⅓ cup (5 Tbsp)	⅓ Tasse (5 EL)	75 ml	2 ½ fl oz
½ cup (8 Tbsp)	½ Tasse (8 EL)	125 ml	4 fl oz
⅔ cup (10 Tbsp)	⅔ Tasse (10 EL)	150 ml	5 fl oz
¾ cup (12 Tbsp)	¾ Tasse (12 EL)	175 ml	6 fl oz
1 cup (16 Tbsp)	1 Tasse (16 EL)	250 ml	8 fl oz
1 ¼ cup	1 ¼ Tassen	300 ml	10 fl oz (½ pint)
1 ½ cup	1 ½ Tassen	350 ml	12 fl oz
2 cups (1 pint)	2 Tassen	500 ml	16 fl oz
2 ½ cups	2 ½ Tassen	625 ml	20 fl oz (1 pint)
1 quart	1 Liter	1 l	32 fl oz

UMRECHNUNG VON TEMPERATUREN

Fahrenheit (Grad F)	Celsius (Grad C)	Gasherd (Stufe)	Ofentemperaturen
225	110	¼	Warmhaltetemperatur
250	130	½	sehr schwache Ofenhitze
275	140	1	sehr schwache Ofenhitze
300	150	2	schwache Ofenhitze
325	165	3	schwache Ofenhitze
350	177	4	mittlere Ofenhitze
375	190	5	mittlere Ofenhitze
400	200	6	höhere Ofenhitze
425	220	7	starke Ofenhitze
450	230	8	starke Ofenhitze
475	245	9	starke Ofenhitze
500	260	10	sehr starke Ofenhitze
550	290	10	Grillhitze

GESUNDE REZEPTE

Hier finden Sie Kochbücher und Online-Rezeptseiten, die Whole30-gerecht sind und alle Anforderungen für gesundes Essen erfüllen: perfekt geeignet für den angehenden wie für den Gourmetkoch und alle anderen.

KOCHBÜCHER

Nom Nom Paleo: Food for Humans, **von Michelle Tam und Henry Fong** (www.nomnompaleo.com): Michelle Tam ist eine preisgekrönte Bloggerin und Paläo-Köchin. *Food For Humans* enthält 100 köstliche, alltagstaugliche Rezepte, von denen fast alle Whole30-gerecht sind. Wir lieben Michelles kinder- und familienfreundliche Art des Kochens. Die Illustrationen und Schritt-für-Schritt-Fotos machen sogar die Zubereitung komplizierter klingender Gerichte zum Kinderspiel.

Paleo Comfort Foods, **von Julie und Charles Mayfield** (www.paleocomfortfoods.com): Die Mayfields sind zwei begabte Köche, die mit riesiger Freude fantastische Lebensmittel anbauen, zubereiten und essen. Das Ehepaar zeigt Ihnen, wie Sie vertraute Nahrungsmittel auf einzigartige und unterhaltsame Weise zubereiten können, um deren Gesundheitswert zu maximieren. Die meisten Rezepte in *Paleo Comfort Foods* sind Whole30-gerecht (oder lassen sich ganz einfach an das Whole30-Program anpassen).

Well Fed **und** *Well Fed 2: Paleo Recipes for People Who Love to Eat*, **von Melissa Joulwan** (www.theclothesmakethegirl.com): Melissa Joulwan ist nicht nur das kulinarische Genie hinter unserer Mahlzeitenübersicht, sondern auch die Autorin eigener Bestseller-Kochbücher über gesundes Essen. *Well Fed* und *Well Fed 2* präsentieren über 300 köstliche Rezepte und Mahlzeitenvorschläge aus allen Teilen der Welt – hervorragende Inspirationsquellen für jeden schon praktizierenden oder angehenden Koch, der sich gesundem Essen verschrieben hat. Noch dazu sind fast alle Rezepte Whole30-tauglich.

ONLINE-REZEPTSEITEN

Chowstalker (www.stalkerville.net/diet/whole30): Eine Zusammenstellung von einigen der besten Rezepte für gesundes Essen, die man im Web findet – mit einem ganzen Abschnitt über Whole30-gerechte Mahlzeiten. Ein ideales Umfeld, um neue Food Blogger und Paläo-Köche aufzutun!

The Clothes Make the Girl www.theclothesmakethegirl.com): Melissa Joulwan ist nicht nur die Autorin von *Well Fed* und *Well Fed 2* und das Genie hinter unser Mahlzeitenübersicht – sie ist auch eine brillante Bloggerin in Sachen Ernährung, Fitness und Gesundheit. Auf ihrer Webseite findet man Hunderte kostenloser, Whole30-freundlicher Rezepte.

Nom Nom Paleo (www.nomnompaleo.com): Nom Nom ist die Kreation von Michelle Tam: Mutter, Feinschmeckerin und nach eigener Aussage ein »kulinarischer Nerd«. Seit Herbst 2010 stellt sie in schönster Regelmäßigkeit Bilder ihrer Whole30- und Paläo-Gerichte ins Netz und teilt ihre Küchenexperimente und Rezeptideen mit anderen.

Stupid Easy Paleo (www.stupideasypaleo.com): Stephanie Gaudreau ist eine Whole30-Botschafterin der ersten Stunde sowie eine talentierte Köchin und Lehrerin. Ihre köstlichen Gerichte, Soßen, Dressings und Beilagen sind so einfach, dass sie jeder Küchennovize problemlos nachkochen kann.

Whole Life Eating (www.wholelifeeating.com): Tom Denham ist Whole30-Experte (und einer der Lektoren dieses Buches!) und hat über 300 leckere, einfache Rezepte (darunter viele Eintopfgerichte) entwickelt, die *zu 100 Prozent* den Whole30-Regeln entsprechen.

WEBSEITEN, BÜCHER UND FILME

Möchten Sie mehr über die Steinzeiternährung und unsere gesunde Art des Essens erfahren, besuchen Sie diese Webseiten, lesen Sie diese Bücher und schauen Sie sich diese Dokumentarfilme an.

WEBSEITEN
Whole9 (whole9life.com): Ein ganzheitliches Programm für Gesundheit und Fitness, von Dallas und Melissa Hartwig entwickelt. Suchen Sie im »9 Blog« nach Originalartikeln über Ernährung, Bewegung, Schlaf, Stressbewältigung etc. Sie können uns auch auf Facebook (www.facebook.com/whole9) oder Twitter (www.twitter.com/whole9life) folgen.

The Whole30 Program (whole30.com): Das originale Ernährungsprogramm, darauf zugeschnitten, Ihr Leben in 30 Tagen zu verändern. Lesen Sie die Artikel im Whole30-Blog, treten Sie unserer Community bei, indem Sie sich in unser frei zugängliches Whole30-Forum einbringen (forum.whole9life.com), und besuchen Sie Whole30 auf Facebook (www.facebook.com/whole30), Twitter (www.twitter.com/whole30), Instagram (www.instagram.com/whole30) und Pinterest (www.pinterest.com/whole30).

Robb Wolf (www.robbwolf.com): Eine der inhaltsreichsten und am besten zugänglichen Quellen für Paläo-Ernährung und Lebensstil (und eine unserer Lieblingsseiten zu diesem Thema).

Mark's Daily Apple (www.marksdailyapple.com): Die Heimat aller »ursprünglichen« Dinge mit Tipps zu Ernährung, Bewegung und Lebensstil von Mark Sisson.

Gnolls.org (www.gnolls.org): Ernährung, Bewegung und noch viel mehr unter evolutionären Gesichtspunkten, entwickelt von J. Stanton. Seine Serie »Why Are We Hungry?« ist eine besonders lohnenswerte Lektüre.

Perfect Health Diet (www.perfecthealthdiet.com): Wie man altersbedingte und chronische Gesundheitsprobleme durch die Ernährung heilen kann. Von Paul und Shou-Ching Jaminet.

Chris Kresser (www.chriskresser.com): Als geprüfter Akupunkteur und Fachmann für integrative Medizin bietet Chris Kresser ein breites Spektrum von ernährungsbezogenen Artikeln und speziell abgestimmte Gesundheits- und Wellnessprogramme an.

BÜCHER UND FILME
- *A Mindful Carnivore*, Tovar Cerulli
- *Big River*, Dokumentarfilm
- *Eating Animals* (dt. *Tiere essen*), Jonathan Safran Foer
- *Fat Head*, Dokumentarfilm
- *Food, Inc.*, Karl Weber
- *Food, Inc.*, Dokumentarfilm
- *Food Rules* (dt. *64 Grundregeln Essen*), Michael Pollan

- *In Defense of Food* (dt. *Lebens-Mittel: Eine Verteidigung gegen die industrielle Nahrung und den Diätenwahn*), Michael Pollan
- *Inflammation Syndrome*, Jack Challem
- *King Corn*, Dokumentarfilm
- *Perfect Health Diet*, Paul und Shou-Ching Jaminet
- *Righteous Pork Chop*, Nicolette Hahn Nieman
- *Salt, Sugar, Fat* (dt. *Das Salz-Zucker-Fett-Komplott*), Michael Moss
- *Super Size Me*, Dokumentarfilm
- *The End of Overeating* (dt. *Das Ende des großen Fressens*), David Kessler
- *The Ethics of What We Eat*, Peter Singer und Jim Mason
- *The Future of Food*, Dokumentarfilm
- *The Omnivore's Dilemma* (dt. *Das Omnivoren-Dilemma*), Michael Pollan
- *The Paleo Approach*, Sarah Ballantyne
- *The Paleo Diet* (dt. *Die Paläo-Ernährung*), Loren Cordain
- *The Paleo Diet for Athletes* (dt. *Das Paläo-Prinzip der gesunden Ernährung im Ausdauersport*), Loren Cordain und Joe Friel
- *The Paleo Solution*, Robb Wolf

DANK

Wir haben so viele Gründe, dankbar zu sein, und es gibt so viele Menschen, die unseren Dank verdienen:

Robb Wolf, unser Freund und Mentor. Ohne ihn gäbe es kein Buch und kein Whole30-Programm. Wir können nur hoffen, halb so viele Leben zu verändern, wie er es geschafft hat. Wir sind dir ewig dankbar.

Melissa Joulwan, der Rockstar-Genius hinter all unseren Rezepten und Vorschlägen für die Mahlzeitenübersicht. Wir sind ihre größten Fans und lieben sie von ganzem Herzen. Danke für deine unverblümte Art, deine aufbauenden Worte und, ganz wichtig, für dein Essen.

Mathieu Lalonde hat unsere wissenschaftlichen Ausführungen drastisch verbessert, uns dabei eine Menge beigebracht und dieses Buch präziser und glaubwürdiger gemacht. Danke dafür!

J. Stanton half uns dabei, die psychologischen Auswirkungen unserer Essensentscheidungen wirkungsvoll zu übermitteln, schenkte uns großzügig seine Zeit, sein Fachwissen und den genialen Ausdruck »food with no brakes« (Essen ohne Sättigungsbremse).

Jamie Scott, unser brillanter Freund aus der Zukunft. Seine sonnige Unterstützung, sein Feedback und seine Ermutigung haben uns mehr bedeutet, als er sich je vorstellen kann.

Tom Denham und Vanessa Chang, unsere Freunde und Herausgeber. Sie haben jedes einzelne Kapitel besser gemacht und wir sind unendlich dankbar für ihre Zeit und ihre Fähigkeiten.

Pedro Bastos für seine Zeit, seine Großzügigkeit und all die Arbeit, die für die Grundsteinlegung von Büchern wie dem unsrigen erforderlich ist.

Amy Kubal, Erin Handley und Emily Deans, die immer genau die richtigen wissenschaftlichen Artikel bereithielten.

Robin Strathdee, für all die Hilfe, um unser Leben zu organisieren, und für die Projekte, die er für dieses Buch fertiggestellt hat. Wir wissen, was wir daran haben!

Dr. Luc Readinger, Dr. Chad Potteiger, Dr. Michele Blackwell, Dr. Matt Mechtenberg, Dr. Tim Gerstmar, Dr. Michael Hasz und Dr. Rick Henriksen für ihre Hilfe und ihre persönliche und professionelle Unterstützung.

Erich Krauss und das Victory-Belt-Team. Danke, dass ihr an uns geglaubt und diesem Projekt zum Leben verholfen habt!

Kathleen Shannon und Braid Creative, unser umwerfendes Grafikteam. Wir waren die schlimmsten Kunden, die die beiden je hatten, und sie haben es dennoch geschafft, uns ein wunderbares Paket zu schnüren, das alle unsere Vorstellungen weit übertraf. Danke dafür!

Greg White, unser Illustrator. Er hat es geschafft, etwas so Langweiliges wie das Verdauungssystem sexy aussehen zu lassen. Super gemacht!

Dave Humphreys für die fantastische Food-Fotografie. Sein Talent und seine Kreativität sind grenzenlos.

Andy Deas, Clif Harski, Dan Pardi und Julie und Charles Mayfield für ihre grenzenlose Unterstützung, ihren unerschütterlichen Glauben, ihre aufbauenden Worte und – ganz wichtig – für den Snark.

Jenn Maloney, Melissas beste Freundin und jemand, der ihr gelegentlich einen Tritt in den Hintern gibt. Du hast mich nie im Stich gelassen.

Unsere Eltern, unsere Schwestern und unser Bruder. Danke, dass ihr an uns geglaubt habt, auch nachdem wir die am besten bezahlten Jobs aufgegeben haben, die wir jemals haben werden, um dieses Business zu starten. Wir lieben euch. (Und wir haben jetzt eine Krankenversicherung.)

Und schließlich die Whole9- und Whole30-Community. *Wir tun das für euch.* Danke, danke, danke, dass ihr uns die Inspiration und Motivation für dieses Buch geschenkt und so viele eurer Geschichten mit uns geteilt habt. Wir können uns glücklich schätzen, dass es euch gibt!

ÜBER DIE AUTOREN

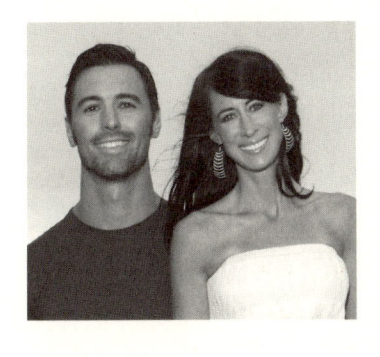

DALLAS HARTWIG

Dallas Hartwig, Master of Science (MS), ist zertifizierter Sport-Ernährungsberater der International Society of Sports (CISSN), gesetzlich zugelassener Physiotherapeut und Experte für funktionelle Medizin. Er hat sich auf die Krankheiten zugrunde liegenden Ursachen spezialisiert und folgt einem systemorientierten Ansatz. Bis er im November 2009 gemeinsam mit seiner Frau Melissa die Online-Community Whole9 (whole9life.com) ins Leben rief, betrieb er ein Sportstudio, an dem er auch beteiligt war. Die beiden leben in Salt Lake City, Utah, und halten weltweit Gesundheits- und Ernährungsseminare ab.

MELISSA HARTWIG

Melissa Hartwig ist zertifizierte Sport-Ernährungsberaterin der International Society of Sports (CISSN) und RKC-zertifizierte Kettlebell-Trainerin. Sie hat sich darauf spezialisiert, Menschen dabei zu helfen, ihr Verhältnis zum Essen zu ändern und lebenslang nachhaltige, gesunde Gewohnheiten zu entwickeln. Sie nutzt die gemeinsamen Ressourcen, schreibt Artikel und bietet über die Whole30-Website (whole30.com) Unterstützung für die mehr als eine Million Menschen, die dort allmonatlich vorbeischauen.

WHOLE 9

Besuchen Sie Dallas und Melissa auf www.whole9life.com

QUELLEN

KAPITEL 1: IHR ESSEN SOLLTE SIE GESÜNDER MACHEN

1. Mit freundlicher Genehmigung von Brent Pottenger, mit Dank an Dave Lull. Pottenger, Brent. »Black Swan Logic for N=1 Health.« *epistemocrat.blogspot.com*, The Epistemocrat. Februar 2010.

KAPITEL 2: RAHMENBEDINGUNGEN UNSERER ERNÄHRUNG

1. Lindeberg, Staffan. Palaeolithic diet (»stone age« diet). *Scandinavian Journal of Food & Nutrition* Juni 2005; 49(2):75–77.
2. Hier finden Sie 35 Studien, die sich auf die Paläo-Diät beziehen: Cordain Loren, Fontes Maelán, Bastos Pedro Carrera. »Rebuttal to U.S. News and World Top 20 Diets.« *robbwolf.com*, Robb Wolf. 11. Juni 2011.

KAPITEL 4: WIE DAS GEHIRN AUF UNSER ESSEN REAGIERT

1. Jeffery R W, Drenowski A, Epstein L H, Stunkard A J, Wilson G T, Wing R R et al. Long-term maintenance of weight loss; current status. *Health Psychol* 2000; 19:5–16.
2. Joseph R J, Alonso-Alonso M, Bond D S, Pascual-Leone A, Blackburn G L. The neurocognitive connection between physical activity and eating behavior. *Obes Rev* 2011; 12:800–812.
3. Mann T, Tomiyama J A, Westling E, Lew A M, Samuels B, Chatman J. Medicare's search for effective obesity treatments: Diets are not the answer. *American Psychologist* April 2007; 62(3):220–233.
4. Martin C K, Rosenbaum D, Han H, Geiselman P, Wyatt H, Hill J, Brill C et al. Change in food cravings, food preferences and appetite during a low-carbohydrate and lowfat diet. *Obesity* 2011; 19(10):1963–1970.
5. White M A, Whisenhunt B L, Williamson D A, Greenway F L, Netemeyer R G. Development and validation of the food-craving inventory. *Obes Res* 2001; 10:107–114.
6. Hill, Andrew J. The psychology of food cravings. *Proceedings of the Nutrition Society*. 2007; 66:277–285.
7. Kessler, David M. *The End of Overeating*. New York: Rodale, 2009.
8. Eaton S B, Shostak M, Konner M. *The Paleolithic Prescription: A program of diet & exercise and a design for living*. New York, NY: Harper & Row, 1988.
9. Sørensen LB, Møller P, Flint A, Martens M, Raben A. Effect of sensory perception of foods on appetite and food intake: a review of studies on humans. *Obesity* 2003; 27:1152–1166.

    Yeomans M R. Taste, palatability and the control of appetite. *Proceedings of the Nutrition Society* 1998; 57:609–615.

10. van Koningsbruggen G M, Stroebe W, Aarts H. Mere exposure to palatable food cues reduces restrained eaters' physical effort to obtain healthy food. *Appetite* April 2012; 58(2):593–596.
11. Benelam, B. Satiation, satiety and their effects on eating behaviour. *Nutrition Bulletin* 2009; 34:126–173.
12. Thouvenot Pierre, Latge C, Laurens M H, Antoine J M. Fat and starch gastric emptying rate in humans: a reproducibility study of a double-isotopic technique. *Am J Clin Nutr* 1994; 59(suppl):781S.
13. Oreo ist eine eingetragene Marke von Kraft Foods.

14 Stefano G B. The neurobiology of pleasure, reward processes, addiction and their health implications. *Neuroendocrinol Lett* 2004; 25(4):235–251.

Kessler, David M. *The End of Overeating*. New York, NY: Rodale, 2009.

15 Kessler, David M. *The End of Overeating*. New York: Rodale, 2009.

16 George Sophie A, Khan Samir, Briggs Hedieh, Abelson James L. CRH-stimulated cortisol release and food intake in healthy, non-obese adults. *Psychoneuroendocrinology* Mai 2010; 35(4):607–612.

17 Epel E, Tomiyama J, Dallman M. »Stress and Reward Neural Networks, Eating, and Obesity.« Handbook of Food and Addiction. Oxford: Oxford University Press.

KAPITEL 5: HORMONE GUT, ALLES GUT

1 Gastaldelli A, Ferrannini E, Miyazaki Y, Matsuda M, De Fronzo R A. Beta-cell dysfunction and glucose intolerance: results from the San Antonio metabolism (SAM) study. *Diabetologia* Januar 2004; 47(1):31–39.

Singleton J R, Smith A G, Bromberg M B. Increased prevalence of impaired glucose tolerance in patients with painful sensory neuropathy. *Diabetes Care* 2001; 24(8)1448–1453.

Gianluca Bardini, et al. Inflammation markers and metabolic characteristics of subjects with onehour plasma glucose levels. *Diabetes Care* Februar 2010; 33(2):411–413.

Held C, Gerstein H C, Zhao F et al. Fasting plasma glucose is an independent predictor of hospitalization for congestive heart failure in high-risk patients. *American Heart Association 2006 Scientific Sessions* 13. November 2006. Abstract 2562.

Pär Stattin, Ove Björ, Pietro Ferrari, Annekatrin Lukanova, Per Lenner, Bernt Lindahl, Göran Hallmans, Rudolf Kaaks. Prospective Study of Hyperglycemia and Cancer Risk. *Diabetes Care* 2007; 30:561–567.

D. Batty et al. Post-challenge blood glucose concentration and stroke mortality rates in non-diabetic men in London: 38-year follow-up of the original Whitehall prospective cohort study. *Diabetologia* Juli 2008; 51(7):1123–1126.

2 »NISMAT Exercise Physiology Corner: Energy Supply for Muscle.« *nismat.org*, Nicholas Institute of Sports Medicine and Athletic Trauma. März 2007.

3 Beckerman Martin. *Cellular Signaling in Health and Disease*. New York: Springer, 2009.

4 Schoeller D A, Cella L K, Sinha M K, Caro J F. Entrainment of the diurnal rhythm of plasma leptin to meal timing. *J Clin Invest* 1. Oktober 1997; 100(7):1882–1887.

5 Richards, Byron J. *Mastering Leptin*. Minneapolis: Wellness Resources Books, 2009.

6 MacLean Paul S, Bergouignan Audrey, Cornier Marc-Andre, Jackman Matthew R. Biology's responses to dieting: the impetus for weight regain. *Am J Physiol Regul Integr Comp Physiol* Sep 2011; 301(3):R581–600.

7 Beckerman, Martin. *Cellular Signaling in Health and Disease*. New York: Springer, 2009.

8 Sahu A. Leptin signaling in the hypothalamus: emphasis on energy homeostasis and leptin resistance. *Front Neuroendocrin* Dezember 2003; 24(4):225–253.

Knight Z A, Hannan K S, Greenberg M L, Friedman J M. Hyperleptinemia Is Required for the Development of Leptin Resistance. *PLoS One* 29. Juni 2010; 5(6):e11376.

Gray Sarah L, Donald Christine, Jetha Arif, Covey Scott D, Kieffer Timothy J. Hyperinsulinemia Precedes Insulin Resistance in Mice Lacking Pancreatic B-Cell Leptin Signaling. *Endocrinology* September 2010; 151(9):4178–4186.

Morioka Tomoaki, Asilmaz Esra, Hu Jiang, Dishinger John F, Kurpad Amarnath J, Elias Carol F, Li Hui, Elmquist Joel K, Kennedy Robert T, Kulkarni Rohit N. Disruption of leptin receptor expression in the pancreas directly affects B cell growth and function in mice. *J Clin Invest* Oktober 2007; 117(10):2860–2868.

Seufert Jochen. Leptin Effects on Pancreatic B-Cell Gene Expression and Function. *Diabetes* Februar 2004; 53(1):S153—158.

Tudurí Eva, Marroqui Laura, Soriano Sergi, Ropero Ana B, Batista Thiago M, Piquer Sandra, Lopez-Boado Miguel A, Carneiro Everardo M, Gomis Ramon, Nadal Angel, Quesada Ivan. Inhibitory Effects of Leptin on Pancreatic a-Cell Function. *Diabetes* Juli 2009; 58 :1616–1624.

Kieffer Timothy J, Heller R Scott, Leech Colin A, Holz George G, Habener Joel F. Leptin Suppression of Insulin Secretion by the Activation of ATP-Sensitive K+ Channels in Pancreatic B-Cells. *Diabetes* Juni 1997; 46(6):1087–1093.

9   Savage D B, Petersen K F, Shulman G I. Disordered lipid metabolism and the pathogenesis of insulin resistance. *Physiol Rev* 2007; 87(2):507–520.

Kieffer T J, Heller R S, Leech C A, Holz G G, Habener J F. Leptin suppression of insulin secretion by the activation of ATP-sensitive K+ channels in pancreatic beta-cells. *Diabetes* Juni 1997; 46(6):1087–1093.

Tudurí E et al. Inhibitory effects of leptin on pancreatic alpha-cell function. *Diabetes* Juli 2009; 58(7):1616–1624.

10 Corcoran M P, Lamon-Fava S, Fielding R A. Skeletal muscle lipid deposition and insulin resistance: effect of dietary fatty acids and exercise. *Am J Clin Nutr* 2007; 85(3):662–677.

Reaven G M. Role of insulin resistance in human disease. *Diabetes* Dezember 1988; 37(12): 1595–1607.

11 Boden, Guenther. Obesity, insulin resistance and free fatty acids. *Curr Opin Endocrinol Diabetes* April 2011; 18(2):139–143.

Delarue Jacques, Magnan Christophe. Free fatty acids and insulin resistance. *Curr Opin Clinic Nutr Metab Care* März 2007; 10(2):142–148.

12 Robertson R Paul. Chronic Oxidative Stress as a Central Mechanism for Glucose Toxicity in Pancreatic Islet Beta Cells in Diabetes. *J Biol Chem* 8. Oktober 2004; 279(41): 42351–42354.

Prentki M, Joly E, El-Assaad W, Roduit R. Malonyl. CoA signaling, lipid partitioning, and glucolipotoxicity: role in β-cell adaptation and failure in the etiology of diabetes. *Diabetes* Dezember 2002; 51(Suppl. 3):S405–S413.

Robertson R Paul, Harmon Jamie S. Diabetes, glucose toxicity, and oxidative stress: A case of double jeopardy for the pancreatic islet β cell. *Free Radical Bio Med* 15. Juli 2006; 41(2):177–184.

Unger R H, Grundy S. Hyperglycaemia as an inducer as well as a consequence of impaired Islet cell function and insulin resistance: implications for the management of diabetes. *Diabetologia* 1985; 28:119–121.

Leahy J L, Cooper H E, Deal D A, Weir G C. Chronic hyperglycemia is associated with impaired glucose influence on insulin secretion. A study in normal rats using chronic in vivo glucose infusions. *J Clin Invest* 1986; 77:908–915.

Rossetti L, Giaccari A, DeFronzo RA. Glucose toxicity. *Diabetes Care* 1990; 13:610–630.

13 Fahim Abbasi, Byron William Brown Jr, Cindy Lamendola, Tracey McLaughlin, Gerald M Reaven. Relationship between obesity, insulin resistance, and coronary heart disease risk. *J Am Coll Cardiol* 4. September 2002; 40(5):937–943.

Zunker Peter, Schick Achim, Buschmann Hans-Christian, Georgiadis Dimitrios, Nabavi Darius G., Edelmann Michael, Ringelstein E. Bernd. Hyperinsulinism and Cerebral Microangiopathy. *Stroke* 1996; 27:219–223.

Luchsinger J A. Adiposity, hyperinsulinemia, diabetes and Alzheimer's disease: an epidemiological perspective. *Eur J Pharmacol* 6. Mai 2008; 585(1):119–129.

14 Hofeldt Fred, Dippe Stephen, Forsham Peter. Diagnosis and classification of reactive hypoglycemia based on hormonal changes in response to oral and intravenous glucose administration. *Am J Clin Nutr* November 1972; 25(11):1193–1201.

15 Page Kathleen, et al. Circulating glucose levels modulate neural control of desire for high-calorie foods in humans. *J Clin Invest* 2011; 121(10):4161–4169.

16 Paulev Poul-Erik, Zubieta-Calleja Gustavo. New Human Physiology, 2nd Edition. *zuniv.net, Zubieta University Library*.

Bansal Pritpal, Wang Qinghua. Insulin as a physiological modulator of glucagon secretion. *Am J Physiol Endocrinol Metab* 2008; 295:E751–E761.

17 Andrews Robert C, Walker Brian R. Glucocorticoids and insulin resistance: old hormones, new targets. *Clinical Science* 1999; 96:513–523.

18 Dallman Mary F, Pecoraro Norman C, la Fleur Susanne E. Chronic stress and comfort foods: self-medication and abdominal obesity. *Brain Behav Immun* Juli 2005; 19(4):275–280.

19 Talbott Shawn. *The Cortisol Connection*. Alameda: Hunter House, 2007.

Epel E S, McEwen B, Seeman T, Matthews K, Castellazzo G, Brownell K D, Bell J, Ickovics J R. Stress and body shape: stress-induced cortisol secretion is consistently greater among women with central fat. *Psychosom Med* September–Oktober 2000; 62(5):623–632.

Fraser Robert, Ingram Mary C, Anderson Niall H, Morrison Caroline, Davies Eleanor, Connell John M C. Cortisol Effects on Body Mass, Blood Pressure, and Cholesterol in the General Population. *Hypertension* 1999; 33:1364–1368.

Peeke P M, Chrousos G P. Hypercortisolism and Obesity. *Ann NY Acad Sci* 29. Dezember 1995; 771:665–676.

20 Donahue Richard P, Bloom Ellen, Abbott Robert D, Reed Dwayném, Yano Katsuhiko. Central obesity and coronary heart disease in men. *Lancet* 11. April 1987; 329(8537):821–824.

Brunzell John D, Hokanson John E. Dyslipidemia of Central Obesity and Insulin Resistance. *Diabetes Care* 1999; 22(Suppl 3):C10–13.

Krotkiewski M, Björntorp P, Sjöström L, Smith U. Impact of obesity on metabolism in men and women: importance of regional adipose tissue distribution. *J Clin Invest* 1983; 72:1150–1162.

Desprès J P, Moorjani S, Ferland M, Tremblay A, Lupien P J, Nadeau A, Pinault S, Theriault G, Bouchard C. Adipose tissue distribution and plasma lipoprotein levels in obese women, importance of intra-abdominal fat. *Arteriosclerosis* 1989; 9:203–210.

Ashwell M, Cole T J, Dixon A K. Obesity: new insight into the anthropometric classification of fat distribution shown by computed tomography. *BMJ* 1985; 290:1692–1694.

Terry R B, Wood P D S, Haskell W L, Stefanick M L, Krauss R M. Regional adiposity patterns in relation to lipids, lipoprotein cholesterol, and lipoprotein subfraction mass in men. *J Clin Endocrinol Metab* 1989; 68:191–199.

Welborn T A. Preferred clinical measures of central obesity for predicting mortality. *Eur J Clin Nutr* 2007; 61:1373–1379.

21 Lee, John R. *What Your Doctor May Not Tell You about Menopause: The Breakthrough Book on Natural Progesterone*. New York: Grand Central Publishing. 2004. Talbott Shawn. *The Cortisol Connection*. Alameda: Hunter House, 2007.

KAPITEL 6: RUND UM DEN DARM

1. Koopmans H S. Satiety signals from the gastrointestinal tract. *Am J Clin Nutr* November 1985; 42(5):1044–1049.

2. Bowen R. Gross and Microscopic Anatomy of the Small Intestine. *vivo.colostate.edu*, Colorado State University Biomedical Hypertexts. 18. April 2000.

3. Furness John B, Kunzel Wolfgang A A, Clerc Nadine. The intestine as a sensory organ: neural, endocrine, and immune responses. *AJP-GI* November 1999; 299(5):G922–G928.

4. Arrieta M C, Bistritz L, Meddings J B. Alterations in intestinal permeability. *Gut* 2006; 55(10):1512–1520.

   Liu Z, Li N, Neu J. Tight junctions, leaky intestines, and pediatric diseases. *Acta Paediatr* April 2005; 94(4):386–393.

   Laukoetter M G, Nava P, Nusrat A. Role of the intestinal barrier in inflammatory bowel disease. *World J Gastroenterol* Januar 2008; 14(3):401–407.

   Shen L, Turner J R. Role of epithelial cells in initiation and propagation of intestinal inflammation. Eliminating the static: tight junction dynamics exposed. *Am J Physiol Gastrointest Liver Physiol* April 2006; 290(4):G577–582.

   Fasano A, Shea-Donohue T. Mechanisms of disease: the role of intestinal barrier function in the pathogenesis of gastrointestinal autoimmune diseases. *Nat Clin Pract Gastroenterol Hepatol* September 2005; 2(9):416–422.

   Berkes J, Viswanathan V K, Savkovic S D, Hecht G. Intestinal epithelial responses to enteric pathogens: effects on the tight junction barrier, ion transport, and inflammation. *Gut* März 2003; 52(3):439–451.

5. Mazmanian Sarkis K, Liu Cui Hua, Tzianabos Arthur O, Kasper Dennis L. An immunomodulatory molecule of symbiotic bacteria directs maturation of the host immune system. *Cell* 15. Juli 2005; 122(1):107–118.

   Kelly Denise, Conway Shaun, Aminov Rustam. Commensal gut bacteria: mechanisms of immune modulation. *Trends in Immunology* Juni 2005; 26(6):326–333.

6. Oriishi T, Sata M, Toyonaga A, Sasaki E, Tanikawa K. Evaluation of intestinal permeability in patients with inflammatory bowel disease using lactulose and measuring antibodies to lipid A. *Gut* Juni 1995; 36(6):891–896.

   Welcker K, Martin A, Kölle P, Siebeck M, Gross M. Increased intestinal permeability in patients with inflammatory bowel disease. *Eur J Med Res* 2004; 9:456–460.

7. Anja Sandek et al. Altered intestinal function in patients with chronic heart failure. *J Am Coll Cardiol* Oktober 2007; 50(16); 1561–1569.

   Pradhan Aruna D, Manson JoAnn E, Rifai Nader et al. C-reactive protein, interleukin 6, and risk of developing type 2 diabetes mellitus. *JAMA* 2001; 286(3):327–334. Cani Patrice D et al. Metabolic endotoxemia initiates obesity and insulin resistance. *Diabetes* Juli 2007; 56(7):1761–1772.

   Arrieta, M C, L Bistritz, J B Meddings. Alterations in intestinal permeability. *Gut* 2006; 55:1512–1520.

8. Forbes Elizabeth E et al. IL-9- and mast cell–mediated intestinal permeability predisposes to oral antigen hypersensitivity. *J Exp Med* 14. April 2008; 205(4):897–913.

   Ventura M T, Polimeno L, Amoruso A C, Gatti F, Annoscia E, Marinaro M, Di Leo E, Matino M G, Buquicchio R, Bonini S, Tursi A, Francavilla A. Intestinal permeability in patients with adverse reactions to food. *Digest Liv Dis* Oktober 2006; 38(10):732–736.

9. Fasano A, Shea-Donohue T. Mechanisms of disease: the role of intestinal barrier function in the pathogenesis of gastrointestinal autoimmune diseases. *Nat Clin Pract Gastroenterol Hepatol* September 2005; 2(9):416–422.

Fasano Alessio. Leaky Gut and Autoimmune Diseases. Clinical Reviews in Allergy and Immunology. *Nature* September 2005; 2(9):416–422.

Visser J, Rozing J, Sapone A, Lammers K, Fasano A. Tight Junctions, Intestinal Permeability, and Autoimmunity. *Ann NY Acad Sci* 2009; 1165:195–205.

Bosi E, Molteni L, Radaelli M G, Folini L, Fermo I, Bazzigaluppi E, Piemonti L, Pastore M R, Paroni R. Increased intestinal permeability precedes clinical onset of type 1 diabetes. *Diabetologia* 2006; 49(12):2824–2827.

10 Lam Yan Y et al. Role of the Gut in Visceral Fat Inflammation and Metabolic Disorders. *Obesity* 2011; 19(11):2113–2120.

Gummesson A, et al. Intestinal permeability is associated with visceral adiposity in healthy women. *Obesity* 2011; 19(11):2280–2282.

KAPITEL 7: ENTZÜNDUNGEN: NIEMAND IST GESCHÜTZT

1 Holgersson Jan, Gustafsson Anki, Breimer Michael E. Characteristics of protein-carbohydrate interactions as a basis for developing novel carbohydrate-based antirejection therapies. *Immunol Cell Biol* 2005; 83:694–708.

2 »What is Metabolic Syndrome?« *nhlbi.nih.gov*, U.S. Department of Health and Human Services. 3. November 2011.

3 Espinola-Klein C, Gori T, Blankenberg S, Munzel T. Inflammatory markers and cardiovascular risk in the metabolic syndrome. *Front Biosci* 2011; 16:1663–1674.

4 Espinola-Klein C, Gori T, Blankenberg S, Munzel T. Inflammatory markers and cardiovascular risk in the metabolic syndrome. *Front Biosci* 2011; 16:1663–1674.

Rocha Viviane Z, Libby Peter. Obesity, inflammation, and atherosclerosis. *NatRev Cardiol* Juni 2009; 6:399–409.

Haffner Steven M. The Metabolic Syndrome: Inflammation, diabetes mellitus, and cardiovascular disease. *Am Jour Cardiol* Januar 2006; 97(2)Supp 1:3–11.

Ridker Paul, Wilson Peter W F, Grundy Scott. Should C-reactive protein be added to metabolic syndrome and to assessment of global cardiovascular risk? *Circulation* 2004; 109:2818–2825.

Cirillo Pietro, Sautin Yuri Y, Kanellis John, Kang Duk-Hee, Gesualdo Loreto, Nakagawa Takahiko, Johnson Richard J. Systemic inflammation, metabolic syndrome and progressive renal disease. *Nephrol Dial Transplant* 2009; 24(5):1384–1387.

5 Wisse Brent E. The inflammatory syndrome: the role of adipose tissue cytokines in metabolic disorders linked to obesity. *J Am Soc Nephrol* 2004; 15(11):2792–2800.

Wajchenberg Bernardo Léo, Nery Marcia, Cunha Maria Rosaria, Silva Maria Elizabeth Rossi da. Adipose tissue at the crossroads in the development of the metabolic syndrome, inflammation and atherosclerosis. *Arq Bras Endocrinol Metab* März 2009; 53(2):145–150.

Wellen Kathryn E, Hotamisligil Gökhan S. Obesity-induced inflammatory changes in adipose tissue. *J Clin Invest* 2003; 112(12):1785–1788.

Lam, Yan Y et al. Role of the gut in visceral fat inflammation and metabolic disorders. *Obesity* 2011; 19(11):2113–2120.

6 Berg Anders H, Scherer Philipp E. Adipose Tissue, Inflammation, and Cardiovascular Disease. *Circulation* Research 2005; 96:939–949.

KAPITEL 8: ZUCKER, SÜSSUNGSMITTEL UND ALKOHOL

1. Gucciardi, Anthony. »Experts agree – Sugar is a health destroyer.« *naturalnews.com*, Natural News. 9. Mai, 2011.
2. Katz, David. »Sugar *Isn't* Evil: A Rebuttal.« *huffingtonpost.com*. The Huffington Post Internet Newspaper. 18. April 2011.
3. Artificial Sweeteners: No Calories...Sweet! *FDA Consum* Juli-August 2006; 40(4):27–28.
4. Kawai K, Sugimoto K, Nakashima K, Miura H, Ninomiya Y. Leptin as a modulator of sweet taste sensitivities in mice. *Proc Natl Acad Sci USA* 26. September 2000; 97(20):11044–11049.
5. Abou-Donia M B, El-Masry E M, Abdel-Rahman A A, McLendon R E, Schiffman S S. Splenda alters gut microflora and increases intestinal p-glycoprotein and cytochrome p-450 in male rats. *J Toxicol Environ Health A* 2008; 71(21):1415–1429.
6. Nach dem American Psychiatric Association's Diagnostic and Statistical Manual of Mental Disorders (DSM-IV).
7. O'Keefe S J, Marks V. Lunchtime gin and tonic a cause of reactive hypoglycemia. *Lancet* 1977; 1(8025):1286–1288.

    Huang Zhen, Sjöholm Åke. Ethanol acutely stimulates islet blood flow, amplifies insulin secretion, and induces hypoglycemia via NO and vagally mediated mechanisms. *Endocrinology* 2008; 149:232–236.
8. Vishnudutt Purohit et al. Alcohol, intestinal bacterial growth, intestinal permeability to endotoxin, and medical consequences: Summary of a symposium. *Alcohol* August 2008; (42)5:349–361.
9. Szabo Gyongyi. Consequences of alcohol consumption on host defence. *Alcohol and Alcoholism* 1999; 34(6):830–841.
10. Brocardo P S, Gil-Mohapel J, Christie B R. The role of oxidative stress in fetal alcohol spectrum disorders. *Brain Res Rev* 24. Juni 2011; 67(1–2):209–225.
11. Kahn, Amina. »Resveratrol researcher faked data, report says; what drives academic fraud?« *articles.latimes.com*, Los Angeles Times. 12. Januar 2012.
12. Sanders T H, McMichael R W. »Occurrence of resveratrol in edible peanuts.« American Oil Chemists Society, Las Vegas, Nevada, 1998. Presentation.
13. »Red wine and resveratrol: Good for your heart?« *mayoclinic.com*, The Mayo Clinic. 4. März 2011.

KAPITEL 9: SAMENÖLE

1. Ikemoto S, Takahashi M, Tsunoda N, Maruyama K, Itakura H, Ezaki O. High-fat diet-induced hyperglycemia and obesity in mice: differential effects of dietary oils. *Metabolism* Dezember 1996; 45(12):1539–1546.

    Jen KL, Buison A, Pellizzon M, Ordiz Jr. F, Santa Ana L, Brown J. Differential effects of fatty acids and exercise on body weight regulation and metabolism in female Wistar rats. *Exp Biol Med (Maywood)* Juli 2003; 228(7):843–849.

    Simopoulos, Artemis P. Omega-3 Fatty Acids in Inflammation and Autoimmune Diseases. *Am J Clin Nutr* 2002; 21(6):495–505.
2. Calder Phillip C. n-3 Polyunsaturated fatty acids, inflammation, and inflammatory diseases. *Am J Clin Nutr* Juni 2006; 83(6):S1505–1519S.
3. Gupta Sanjay. »If we are what we eat, Americans are corn and soy.« *cnn.com*, CNN Health. 22. September 2007.
4. Simopoulos A P, The importance of the ratio of omega-6/omega-3 essential fatty acids. *Biomed Pharmacother* Oktober 2002; 56(8):365–379.

Simopoulos Artemis P, Cleland Leslie G. *Omega-6/Omega-3 Essential Fatty Acid Ratio: The Scientific Evidence (World Review of Nutrition and Dietetics)*. Basel: Karger, 2003.

Simopoulos, Artemis. Evolutionary Aspects of Diet: The Omega-6/Omega-3 Ratio and the Brain. *Mol Neurobiol* 1. Oktober 2011; 44(2)203–215.

5   Gupta Sanjay. »If we are what we eat, Americans are corn and soy.« *CNN.com*. CNN Health, 22. September 2007.

Blasbalg T L, Hibbeln J R, Ramsden C E, Majchrzak S F, Rawlings R R. Changes in consumption of omega-3 and omega-6 fatty acids in the United States during the 20th century. *Am J Clin Nutr* Mai 2011; 93(5):950–962.

Simopoulos A P. The importance of the omega-6/omega-3 fatty acid ratio in cardiovascular disease and other chronic diseases. *Exp Biol Med (Maywood)* Juni 2008; 233(6):674–688.

Ramsden C E et al. n-6 fatty acid-specific and mixed polyunsaturate dietary interventions have different effects on CHD risk: a meta-analysis of randomised controlled trials. *Br J Nutr* 2010; 104(11):1586–1600.

Russo G L. Dietary n-6 and n-3 polyunsaturated fatty acids: from biochemistry to clinical implications in cardiovascular prevention. *Biochem Pharmacol* 15. März 2009; 77(6):937–946.

6   Aruoma, Okezie I. Free Radicals, Oxidative Stress, and Antioxidants in Human Health and Disease. *JAOCS*. 1998; 75(2):199–212.

Ames B N, Shigenaga M K, Hagen T M. Oxidants, antioxidants, and the degenerative diseases of aging. *PNAS* September 1993; 90(17)7915–7922.

Tuppo and Forman. Free radical oxidative damage and Alzheimer's disease. *JAOA* Dezember 2001; 101(12) S11–S15.

Touyz Rhian M. Reactive Oxygen Species, Vascular Oxidative Stress, and Redox Signaling in Hypertension. *Hypertension* 2004; 44:248–252.

Dreher D, Junod A F. Role of oxygen free radicals in cancer development. *Eur J Canc Januar* 1996; 32(1):30–38.

7   Melton, Lisa. »The antioxidant myth: a medical fairy tale.« *New Scientist* 5. August 2006:40–43.

8   Esterbauer, H. Cytotoxicity and genotoxicity of lipid-oxidation products. Am J Clin Nutr Mai 1993; 57(5):779S–785S.

Hayam Israela, Cogan Uri, Mokady Shoshana. Dietary oxidized oil and the activity of antioxidant enzymes and lipoprotein peroxidation in rats. *Nutrition Research* Juli 1995; 15(7):1037–1044.

Kanazawa K, Ashida H, Minamoto S, Natake M. The effect of orally administered secondary autoxidation products of linoleic acid on the activity of detoxifying enzymes in the rat liver. *Biochim Biophys Acta* 24. Oktober 1986; 879(1):36–43.

Kanazawa Kazuki. Tissue injury induced by dietary products of lipid peroxidation. *Free Radicals Antioxid Nutr* 1993; 383–399.

9   Baylin A, Kabagambe E K, Siles X, Campos H. Adipose tissue biomarkers of fatty acid intake. *Am J Clin Nutr* Oktober 2002; 76(4):750–757.

Dayton S, Hashimoto S, Dixon W, Pearce M L. Composition of lipids in human serum and adipose tissue during prolonged feeding of a diet high in unsaturated fat. *J Lipid Res* Januar 1966; 7(1):103–111.

10   Simopoulos A P. The importance of the ratio of omega-6/omega-3 essential fatty acids. *Biomed Pharmacother* Oktober 2002; 56(8):365–379.

Weaver Kelly L, Ivester Priscilla, Seeds Michael, Arm Jonathan P, Chilton Floyd H. Effect of Dietary Fatty Acids on Inflammatory Gene Expression in Healthy Humans. *J Biol Chem* 5 Juni 2009; 284(23):15400–15407.

Staprans I, Rapp J H, Pan X M, Kim K Y, Feingold K R. Oxidized lipids in the diet are a source of oxidized lipid in chylomicrons of human serum. *Arterioscl Throm Vas* 1994; 14:1900–1905.

Massiera, et al. A Western-like fat diet is sufficient to induce a gradual enhancement in fat mass over generations. *Journal Lipid Res* 2010; 51(8):2352.

KAPITEL 10: GETREIDE UND HÜLSENFRÜCHTE

1 »Draft Guidance: Whole Grain Label Statements.« *fda.gov*, U.S. Food and Drug Administration. 17. Februar 2006. »Government Guidance.« wholegrainscouncil.org, Whole Grains Counsel.

2 Nutritional analysis performed in FoodWorks, Version 13.

3 Nachgedruckt mit ausdrücklicher Genehmigung von Jennifer Anderson Ph.D., R.D., Department of Food Science and Human Nutrition, Colorado State University. Anderson J, Perryman S, Young L, Prior S. »Dietary Fiber.« *ext.colostate.edu*, Colorado State University. Dezember 2010.

4 Kelly S A M, Summerbell C D, Brynes A, Whittaker V, Frost G. Wholegrain cereals for coronary heart disease (Review). *The Cochrane Library* 2009; 1:1–61.

5 Cordain Loren. Cereal grains: humanity's double-edged sword. *World Rev Nutr Diet* 1999; 84:19–73.

Munir Cheryana, Rackisb Joseph J. Phytic acid interactions in food systems. *Crit Rev Food Sci Nutr* 1980; 13(4):297–335.

Torrea M, Rodrigueza A R, Saura-Calixtob F. Effects of dietary fiber and phytic acid on mineral availability. *Crit Rev Food Sci Nutr* 1991; 30(1):1–22.

Schlemmer Ulrich, Frølich Wenche, Prieto Rafel M, Grases Felix. Phytate in foods and significance for humans: Food sources, intake, processing, bioavailability, protective role and analysis. *Mol Nut Food Res* 2009; 53:S330–S375.

Hallberg L, Rossander L, Skånberg A B. Phytates and the inhibitory effect of bran on iron absorption in man. *Am J Clin Nutr* Mai 1987; 45(5):988–996.

6 Shewry Peter R, Halford Nigel G, Belton Peter S, Tatham Arthur S. The structure and properties of gluten: an elastic protein from wheat grain. *Philos Trans R Soc Lond B Biol Sci* 28. Februar 2002; 357(1418):133–142.

Biesiekierski J R, Newnham E D, Irving P M, Barrett J S, Haines M, Doecke J D, Shepherd S J, Muir J G, Gibson P R. Gluten causes gastrointestinal symptoms in subjects without celiac disease: a doubleblind randomized placebo-controlled trial. *Am J Gastroenterol* März 2011; 106(3):508–514.

Visser J, Rozing J, Sapone A et al. Tight junctions, Intestinal permeability and Autoimmunity. *Ann NY Acad Sci* 2009; 1165:195–205.

Shan L, Qiao SW, Arentz-Hansen H et al. Identification and Analysis of Multivalent Proteolytically Resistant Peptides from Gluten: Implications for Celiac Sprue. *J Proteome Res* 2005; 4(5):1732–1741.

Drago S, Asmar R, Di Pierro M, et al. Gliadin, zonulin and gut permeability: Effects on celiac and non-celiac intestinal mucosa and intestinal cell lines. *Scandinavian Journal of Gastroenterology* 2006; 41:408/419.

7 Gálová Zdenka, Palenčárová Eva, Chňapek Milan, Balážová Želmíra. Gastrointestinal digestion of wheat celiac active proteins. *JMBFS* Februar 2012; 1:601–609.

Battais F, Richard C, Jacquenet S, Denery-Papini S, Moneret-Vautrin D A. Wheat grain allergies: an update on wheat allergens. *Eur Ann Allergy Clin Immunol* 2008; 40(3):67–76.

Visser J et al. Tight junctions, intestinal permeability, and autoimmunity: celiac disease and type 1 diabetes paradigms. *Ann N Y Acad Sci* Mai 2009; 1165:195–205.

Dieterich W et al. Cross linking to tissue transglutaminase and collagen favours gliadin toxicity in coeliac disease. Gut April 2006; 55(4):478–484.

Fasano A et al. Gliadin, zonulin and gut permeability: Effects on celiac and non-celiac intestinal mucosa and intestinal cell lines. *Scand J Gastroenterol* April 2006; 41(4):408–419.

Alaedini A et al. Immune cross-reactivity in celiac disease: anti-gliadin antibodies bind to neuronal synapsin I. *J Immunol* 15. Mai 2007 15; 178(10):6590–6595.

Alaedini A, Green PH. Autoantibodies in celiac disease. *Autoimmunity* Februar 2008; 41(1):19–26. Shaoul R, Lerner A. Associated autoantibodies in celiac disease. *Autoimmun Rev* September 2007; 6(8):559–565.

Simonato Barbara, Pasini Gabriella, Giannattasio Matteo, Peruffo Angelo D B, De Lazzari Franca, Curioni Andrea. Food Allergy to Wheat Products: The Effect of Bread Baking and in Vitro Digestion on Wheat Allergenic Proteins. A Study with Bread Dough, Crumb, and Crust. *J Agric Food Chem* 2001; 49(11):5668–5673.

8 Used with express permission of The Celiac Disease Foundation. »What Happens With Celiac Disease.« *celiac.org*, The Celiac Disease Foundation.

9 Fasano Alessio et al. Divergence of gut permeability and mucosal immune gene expression in two gluten-associated conditions: celiac disease and gluten sensitivity. *BMC Medicine* 2011; 9:23.

10 Haard Normal F et al. »Fermented cereals. A global perspective.« *fao.org*, FAO Agricultural Services Bulletin, No. 138. 1999.

Egli I, Davidsson L, Juillerat M A, Barclay D, Hurrell R F. The Influence of Soaking and Germination on the Phytase Activity and Phytic Acid Content of Grains and Seeds Potentially Useful for Complementary Feedin. *J Food Sci* November 2002; 67(9):3484–3488.

Ruiz R G, Price K, Rose M, Rhodes M, Fenwick R. A preliminary study on the effect of germination on saponin content and composition of lentils and chickpeas. *Z Lebensm Unters Forsch* 1996; 203:366–369.

Ruiz R G, Price K R, Arthur A E, Rose M E, Rhodes M J, Fenwick R G. Effect of soaking and cooking on the saponin content and composition of chickpeas (Cicer arietinum) and lentils (Lens culinaris). *J Agric Food Chem* 1996; 44:1526–1530.

11 Levitt M D, Hirsh P, Fetzer C A, Sheahan M, Levine A S. H2 excretion after ingestion of complex carbohydrates. *Gastroenterology* Februar 1987; 92(2):383–389.

Gibson P R, Shepherd S J. Personal view: food for thought—western lifestyle and susceptibility to Crohn's disease. The FODMAP hypothesis. *Aliment Pharmacol Ther* 2005; 21:1399–1409.

Clausen M R, Jorgensen J, Mortensen P B. Comparison of diarrhea induced by ingestion of fructooligosaccharide Idolax and disaccharide lactulose: role of osmolarity versus fermentation of malabsorbed carbohydrate. *Dig Dis Sci* 1998; 43:2696–2707.

Rumessen J J, Gudmand-Hoyer E. Fructans of chicory: intestinal transport and fermentation of different chain lengths and relation to fructose and sorbitol malabsorption. *Am J Clin Nutr* 1998; 68:357–364.

Davidson M H, Maki K C. Effects of dietary inulin on serum lipids. *J Nutr* 1999; 129:1474S–1747S.

Pedersen A, Sandstrom B, van Amelsvoort J M M. The effect of ingestion of inulin on blood lipids and gastrointestinal symptoms in healthy females. *Br J Nutr* 1997; 78:215–222.

Nilsson U, Dahlqvist A. Cereal fructosans: Part 2 – characterisation and structure of wheat fructosans. *Food Chem* 1986; 22:95–106.

12 Humfrey Charles, Holmes Philip. *Phytoestrogens in the Human Diet.* le.ac.uk, Institute for Environment and Health. Oktober 2000 Sacks Frank M, Lichtenstein Alice, Van Horn Linda, Harris William, Kris-Etherton Penny, Winston Mary. Soy Protein, Isoflavones, and Cardiovascular Health. Circulation 2006; 113:1034–1044.

Ginsburg J, Prelevic G M. Is there a proven place for phytoestrogens in the menopause? *Climacteric* 1999; 2:75–78.

Newton Katherine M, Grady Deborah. Soy Isoflavones for Prevention of Menopausal Bone Loss and Vasomotor Symptoms. *Archives of Internal Medicine (AMA)* August 2011; 171(15):1369–1370.

Irvine CH and others. Phytoestrogens in soy-based infant foods: concentrations, daily intake and possible biological effects. *Proc Soc Exp Biol Med* März 1998; 217(3):247–253.

13 Wang Q, Yu L G, Campbell B J, Milton J D, Rhodes J M. Identification of Intact Peanut Lectin in Peripheral Venous Blood. *Lancet* 1998; 352,1831–1832.

14 Bender A E. Haemagglutinins (Lectins in Beans). *Food Chemistry* 1983; 11:309–320.

Boufassa C, Lafont J, Rouanet, J M, Besancon P. Thermal Inactivation of Lectins (PHA) Isolated from Phaseolus vulgaris. *Food Chemistry* 1986; 20:295–304.

KAPITEL 11: MILCH

1 Cordain L, Eades M R, Eades M D. Hyperinsulinemic diseases of civilization: more than just syndrome X. *Comp Biochem Physiol Part A* 2003; 136:95–112.

Adebamowo C A et al. High school dietary dairy intake and teenage acne. *J Am Acad Dermatol* 2005; 52(2):99–106.

Kostraba J N, Cruickshanks K J, Lawler-Heavner J, Jobin L F, Rewers M J, Gay E C, Chase H P, Klingensmith G, Hamman R F. Early exposure to cow's milk and solid foods in infancy, genetic predisposition, and risk of IDDM. *Diabetes* Februar 1993; 42(2):288–295.

2 Daniel Hannelore, Vohwinkel Margret, Rehner Gertrud. Effect of casein and β-casomorphins on gastrointestinal motility in rats. *J Nutr* März 1990; 120(3):252–257.

3 Kurek M, Przybilla B, Hermann K, Ring J (1992). A naturally occurring opioid peptide from cow's milk, beta-casomorphine-7, is a direct histamine releaser in man. *Int Arch Allergy Immunol* 1997; (2): 115–120.

Miller M J, Zhang X J, Gu X, Tenore E, Clark D A. Exaggerated intestinal histamine release by casein and casein hydrolysate but not whey hydrolysate. *Scand J Gastroentero* 1991; 26(4):379–384.

Maintz Laura, Novak Natalija. Histamine and histamine intolerance. *Am J Clin Nutr* Mai 2007; 85(5):1185–1196.

4 Kristjánsson G, Venge P, Hällgren R. Mucosal reactivity to cow's milk protein in coeliac disease. *Clin Exp Immunol* März 2007; 147(3):449–455.

5 Millward C, Ferriter M, Calver S, Connell-Jones G. Gluten and casein-free diets for autistic spectrum disorder. *Cochrane Database of Systematic Reviews* 2004; 2:CD003498.

6 Whiteley Paul, Rodgers Jacqui, Savery Dawn, Shattock Paul. A gluten-free diet as an intervention for autism and associated spectrum disorders: preliminary findings. *Autism* 1999; 3(1):45–65.

Swinburn Boyd. »Beta casein A1 and A2 in milk and human health.« Report to New Zealand Food Safety Authority. 13. Juli 2004.

7 Ganmaa D, Sato A. The possible role of female sex hormones in milk from pregnant cows in the development of breast, ovarian and corpus uteri cancers. *Med Hypotheses* 2005; 65(6):1028–1037.

Farlow D W, Xu X, Veenstra T D. Quantitative measurement of endogenous estrogen metabolites, risk factors for development of breast cancer, in commercial milk products. *J Chromatogr B* Mai 2009; 877(13):1327–1334.

8 Gannon M C, Nuttall F Q, Krezowski P A, Billington C J, Parker S. The serum insulin and plasma glucose responses to milk and fruit products in Type 2 (non-insulindependent) diabetic patients. *Diabetologia* 1986; 29(11):784–791.

Holt S H, et al. An insulin index of foods: the insulin demand generated by 1000-kj portions of common foods. *Am J Clin Nutr* November 1997; 66(5):1264–1276.

Ostman E M, Liljeberg Elmstahl H G M, Bjorck I M E. Inconsistency between glycemic and insulinemic responses to regular and fermented milk products. *Am J Clin Nutr* 2001; 74:96–100.

9 Hoppe C et al. High intakes of milk, but not meat increase s-insulin and insulin resistance in 8-year old boys. *Eur J Clin Nutr* März 2005; 59(3):393–398.

10 Borghouts L B, Keizer H A. Exercise and insulin sensitivity: a review. *Int J Sports Med* Januar 2000; 21(1):1–12.

11 Renehan A G, Zwahlen M, Minder C, O'Dwyer S T, Shalet S M, Egger M. Insulinlike growth factor (IGF)-I, IGF binding protein-3, and cancer risk: systematic review and metaregression analysis. *Lancet* 2004; 363;1346–1353.

Wolk A. The growth hormone and insulin-like growth factor I axis, and cancer. *Lancet* 2004; 363:1336–1337.

Grimberg A. Mechanisms by which IGF-I may promote cancer. *Cancer Biol Ther* 2003 November-Dezember; 2(6):630–635.

12 Swallow D M. Genetics of lactase persistence and lactose intolerance. *Ann Rev Genet* 2003; 37:197–219.

»Lactose intolerance.« *nlm.nih.gov*, U.S. National Library of Medicine, National Institute of Health. 7. Juli 2010.

Lomer M C E, Parkes G C, Sanderson J D. Lactose intolerance in clinical practice – myths and realities. *Aliment Pharmacol Ther* Januar 2008; 27(2)93–103.

13 Agranoff B W, Goldberg D. Diet and the geographical distribution of multiple sclerosis. *Lancet* 1974; 2:1061–1066.

Butcher P J. Milk consumption and multiple sclerosis – an etiological hypothesis. *Med Hypothesis* 1986; 19(2):169–178.

Lauren K. Diet and multiple sclerosis. *Neurology* August 1997; 49(2)S55–61.

Cordain L, Toohey L, Smith M J, Hickey M S. Modulation of immune function by dietary lectins in rheumatoid arthritis. *Brit J Nutr* 2000; 83:207–217.

McLachlan C N. Beta-casein A1, ischaemic heart disease mortality, and other illnesses. *Med Hypotheses* Februar 2001; 56(2):262–272.

14 Other Nutrients and Bone Health at a Glance. *niams.nih.gov* National Institutes of Health. Dezember 2004.

15 Adams J, Pepping J. Vitamin K in the treatment and prevention of osteoporosis and arterial calcification. *Am J Health Syst Pharm* August 2005; 62 (15):1574–1581.

Tanaka, K, Kuwabara, A. Fat soluble vitamins for maintaining bone health. *Clin Calcium* September 2009; 19(9):1354–1360.

Schaafsma A, Muskiet FA, Storm H, Hofstede GJ, Pakan I, Van der Veer E. Vitamin D(3) and vitamin K(1) supplementation of Dutch postmenopausal women with normal and low bone mineral densities: effects on serum 25-hydroxyvitamin D and carboxylated osteocalcin. *Eur J Clin Nutr* August 2000; 54(8):626–631.

Okano T. Vitamin D, K and bone mineral density. *Clin Calcium* September 2005; 15(9):1489–1494.

Weber P. Vitamin K and bone health. *Nutrition* Oktober 2001; 17(10):880–887.

QUELLEN

16. Feskanich D, Weber P, Willett WC, Rockett H, Booth SL, Colditz GA. Vitamin K intake and hip fractures in women: a prospective study. *Am J Clin Nutr* 1999; 69(1):74–79.

    Bügel S. Vitamin K and bone health in adult humans. *Vitam Horm* 2008; 78:393–416.

17. Abraham GE, Grewal H. A total dietary program emphasizing magnesium instead of calcium. Effect on the mineral density of calcaneous bone in postmenopausal women on hormonal therapy. *J Reprod Med* 1990; 35(5):503–507.

18. Watkins BA et al, »Importance of Vitamin E in Bone Formation and in Chondrocyte Function« Purdue University, West Lafayette, IN 47907.

19. Burckhardt Peter, Dawson-Hughes Bess, Weaver Connie M. *Nutritional Influences on Bone Health.* New York: Springer, 2010.

20. Talbott Shawn. *The Cortisol Connection.* Alameda: Hunter House, 2007.

21. Cordain Loren. *The Paleo Answer.* Hoboken: John Wiley & Sons, 2012.

22. Cordain Loren. *The Paleo Answer.* Hoboken: John Wiley & Sons, 2012.

23. Cordain Loren. *The Paleo Answer.* Hoboken: John Wiley & Sons, 2012.

    Mellanby, Edward. The Rickets-Producing and Anti-Calcifying Action of Phytate. *J. Physiol* 1949; 109:488–533.

    Batchelor A J, Compston J E. Reduced plasma halflife of radio-labelled 25-hydroxyvitamin D3 in subjects receiving a high-fibre diet. *Brit J Nutr* 1983; 49:213.

    Clements Mr, Johnson L, Fraser Dr. A new mechanism for induced vitamin D deficiency in calcium deprivation. *Nature* 1987; 324:62–65.

24. Kerstetter Jane E, O'Brien Kimberly O, Insogna Karl L. Dietary protein, calcium metabolism, and skeletal homeostasis revisited. *Am J Clin Nutr* September 2003; 78(3):584S–592S.

    Cao J J, Nielsen F H. Acid diet (high-meat protein) effects on calcium metabolism and bone health. *Curr Opin Clin Nutr Metab Care* November 2010; 13(6):698–702.

25. Heaney Robert P, Recker Robert R, Stegman Mary Ruth, Moy Alan J. Calcium absorption in women: Relationships to Calcium intake, Estrogen status, and age. *J Bone Min Res* August 1989; 4:(4)469–475.

26. Freskanich D et al. Milk, dietary calcium, and bone fractures in women: a 12-year prospective study. *Am J Pub Health* Juni 1997; 87(6): 992–997.

    Cumming R G et al., Case-control study of risk factors for hip fractures in the elderly. *Am J Epidem* 1. März 1994; 139(5): 493–503.

    Grant A M, et al. Calcium/vitamin D not effective for secondary prevention of fracture. *Lancet* 2005; 365:1621–1628.

27. Patel A M, Goldfarb S. Got Calcium? Welcome to the Calcium-Alkali Syndrome. *JASN* 1. September 2010; (21):9,1440–1443.

    Bolland Mark J, Avenell Alison, Baron John A, Grey Andrew, MacLennan Graeme S, Gamble Greg D, Reid Ian R. Effect of calcium supplements on risk of myocardial infarction and cardiovascular events: meta-analysis. *BMJ* 2010; 341:c3691.

    Bolland Mark J, Grey Andrew, Avenell Alison, Gamble Greg D, Reid Ian R. Calcium supplement with or without vitamin D and risk of cardiovascular events: reanalysis of the Women's Health Initiative limited access dataset and meta-analysis. *BMJ* 2011; 342:d2040.

28. Chai W et al. Effect of Different Cooking Methods on Vegetable Oxalate Content. *J Agric Food Chem* April 2005; 53(8):3027–3030.

    Savage G P et al. Effect of Cooking on the Soluble and Insoluble Oxalate Content of Some New Zealand Foods. *J Food Comp Anal* Juni 2000; 13(3):201–206.

29 Heaney RP, Weaver CM. Calcium absorption from kale. *Am J Clin Nutr* 1990; 51:656–657.

30 Park H M, Heo J, Park Y. Calcium from plant sources is beneficial to lowering the risk of osteoporosis in postmenopausal Korean women. *Nutr Res* Januar 2011; 31(1):27–32.

»Go Green for Bone Health.« *Taste For Life*. Mai 2011:6.

Tucker Katherine L, Hannan Marian T, Chen Honglei, Cupples L Adrienne, Wilson Peter W F, Kiel Douglas P. Potassium, magnesium, and fruit and vegetable intakes are associated with greater bone mineral density in elderly men and women. *Am J Clin Nutr* April 1999; 69(4):727–736.

New Susan A, Robins Simon P, Campbell Marion K, Martin James C, Garton Mark J, Bolton-Smith Caroline, Grubb David A, Lee Sue J, Reid David M. Dietary influences on bone mass and bone metabolism: further evidence of a positive link between fruit and vegetable consumption and bone health? *Am J Clin Nutr* Januar 2000; 71(1):142–151.

31 Marier J R. Magnesium Content of the Food Supply in the Modern-Day World. *Magnesium* 1986; 5:1–8.

32 Kohrt Wendy, Bloomfield Susan, Little Kathleen, Nelson Miriam E, Yingling, Vanessa R. Physical Activity and Bone Health. *Strength training: Medicine & Science in Sports & Exercise* November 2004; 36(11):1985–1996.

33 Prentice Ann, Laskey Ann, Shaw Jacquie, Hudson Geoffrey, Day Kenneth, Jarjou Landing, Dibba Bakary, Paul Alison A. The calcium and phosphorus intakes of rural Gambian women during pregnancy and lactation. *Brit J Nutr* 1993; (69)885–896.

De Souza Genaro P, Martini L A. Effect of Protein Intake on Bone and Muscle Mass in the Elderly. *Nutr Rev* 2010; 68(10):616–623.

Sellers EAC, Sharma A, Rodd C. Adaptation of Inuit Children to a Low-Calcium Diet. *Can Pub Health J* 2003; 168(9):1141–1143.

KAPITEL 12: WIE SICH ALLES AUFSUMMIERT

1 »What is autoimmunity?« and »What causes autoimmunity?« *aarda.org*, The American Autoimmune Related Diseases Association. Fasano Alessio: Zonulin and Its Regulation of Intestinal Barrier Function: The Biological Door to Inflammation, Autoimmunity, and Cancer. *Physiol Rev* Januar 2011; 91(1):151–175.

2 Cordain Loren. Cereal grains: humanity's double-edged sword. *World Rev Nutr Diet* 1999; 84:19–73.

3 »Molecular Mimicry.« *direct-ms.org* Direct-MS.

Oldstone M B. Molecular mimicry and immune-mediated diseases. *FASEB J* Oktober 1998; 12(13):1255–1565.

Ostenstad B, Dybwad A, Lea T, Forre O, Vinje O, Sioud M. Evidence for monoclonal expansion of synovial T cells bearing V alpha 2.1/V beta 5.5 gene segments and recognizing a synthetic peptide that shares homology with a number of putative autoantigens. *Immunology* Oktober 1995; 86(2):168–175.

Wucherpfennig K W, Strominger J L. Molecular mimicry in T cell-mediated autoimmunity: viral peptides activate human T cell clones specific for myelin basic protein. *Cell* 10. März 1995; 80(5):695–705.

Honeyman M C, Stone N L, Harrison L C. T-cell epitopes in type 1 diabetes autoantigen tyrosine phosphatase IA-2: potential for mimicry with rotavirus and other environmental agents. *Mol Med* April 1998; 4(4):231–239.

Chervonsky Alexander V. Influence of microbial environment on autoimmunity. *Nature Immunology* 2010; 11:28–35.

4 Fasano Alessio. Leaky Gut and Autoimmune Diseases. *Clin Rev Allerg Immun* 2011; 42(1):71–78.

KAPITEL 13: FLEISCH, FISCH, MEERESFRÜCHTE UND EIER

1. Astrup A. The satiating power of protein—a key to obesity prevention? *Am J Clin Nutr* Juli 2005; 82(1):1–2.
2. Astrup A. The satiating power of protein – a key to obesity prevention? *Am J Clin Nutr* Juli 2005; 82(1):1–2.
3. Ikerd, John. »The New American Food Economy.« web.missouri.edu, University of Missouri. Januar 2008.
4. Duckett S K, Neel J P S, Fontenot J P, Clapham W M. Effects of winter stocker growth rate and finishing system on: III. Tissue proximate, fatty acid, vitamin and cholesterol content. *J Anim Sci* 5. Juni 2009; jas.2009-1850.
5. Alterman Tabitha. »More Great News About Free-Range Eggs.« *motherearthnews.com*, Mother Earth News. Februar/März 2009.
6. »PCBs in Farmed Salmon: Wild versus farmed.« *ewg.org*, Environmental Working Group.
7. Diez-Gonzalez Francisco, Callaway Todd R, Kizoulis Menas G, Russell James B. Grain-feeding and the dissemination of acid-resistant Escherichia coli from Cattle. *Science* 11. September 1998; 281:1666–1668.
8. Berechnung nach Zahlen des US-Landwirtschaftsministeriums (U.S. Department of Agriculture), 2002 *Census of Agriculture*, Juni 2004.
9. Nachgedruckt mit ausdrücklicher Genehmigung von Sustainable Table. »Factory Farming.« *sustainabletable.org*, Sustainable Table.
10. Pearson A M, Dutson T R. *Quality Attributes and Their Measurement in Meat, Poultry and Fish Products*. New York: Springer, 1995.
11. Ravnskov Uffe. »The Cholesterol Myths.« *ravnskov.nu*, Uffe Ravnskov, MD, PhD.
12. El Harchaoui Karim et al. Value of Low-Density Lipoprotein Particle Number and Size as Predictors of Coronary Artery Disease in Apparently Healthy Men and Women. *J Am Coll Cardiol* 2007; 49:547–553.
13. Bittner Vera, Johnson B. Delia, Zineh Issam, Rogers William J, Vido Diane, Marroquin Oscar C, Bairey-Merz C Noel, Sopko George. The Triglyceride/High-Density Lipoprotein Cholesterol Ratio Predicts all-Cause Mortality in Women With Suspected Myocardial Ischemia: A Report From the Women's Ischemia Syndrome Evaluation (WISE). *Am Heart J* 2009; 157(3):548–555.

    Gaziano J M, Hennekens C H, O'Donnell C J, Breslow J L, Buring J E. Fasting triglycerides, highdensity lipoprotein, and risk of myocardial infarction. *Circulation* 1997; 96:2520–2525.
14. »Two-egg diet cracks cholesterol issue.« *physorg.com*, PhysOrg. 28. August 2008.
15. Ward M, Cross A. Processed meat intake, CYP2A6 activity, and risk of colorectal adenoma. *Carcinogenesis* 2007; 28(6):1210–1216.

    Santarelli R L, Pierre F, Corpet D E. Processed meat and colorectal cancer: a review of epidemiologic and experimental evidence. *Nutr Cancer* 2008; 60(2):131–144.

KAPITEL 14: GEMÜSE UND FRÜCHTE

1. Dauchet L, Amouyel P, Dallongeville J. Fruit and vegetable consumption and risk of stroke: A meta-analysis of cohort studies. *Neurology* 25. Oktober, 2005; 65(8):1193–1197.
2. Hu F B, Willett W C. Optimal diets for prevention of coronary heart disease. *JAMA* 2002; 288:2569–2578.
3. Shacter E, Weitzman S. Chronic Inflammation and Cancer. *Oncology* 31. Januar 2002; 16(2):217–232.

4   Rizzo AM, Berselli P, Zava S, Montorfano G, Negroni M, Corsetto P, Berra B. Endogenous antioxidants and radical scavengers. *Adv Exp Med Biol* 2010; 698:52–67.

5   Ramachandra Prabhu H. Lipid peroxidation in culinary oils subjected to thermal stress. *Indian J Clin Biochem* 2000; 15(1):1–5.

6   Ji Li. Free radicals and exercise: implications in health and fitness. *JESF* 2003; 1(1):15–22.

7   Shen J. Impact of genetic and environmental factors on hsCRP concentrations and response to therapeutic agents. *Clin Chem* 2009; 55(2):256–264.

8   Wannamethee S, Lowe G, Rumley A, Burckdorfer K, Whincup P. Associations of vitamin C status, fruit and vegetable intakes, and markers of inflammation and hemostasis. *Am J Clin Nutr*. März 2006; 83(3):567–574.

9   Allen, Gary J. and Albala, Ken. *The business of food: encyclopedia of the food and drink industries.* Santa Barbara: ABC-Clio/Greenwood, 2007.

10 Skerrett P J. »Is fructose bad for you?« *health.harvard.edu*, Harvard Health Blog. 26. April 2011.

»A Special Interview with Dr. Richard Johnson By Dr. Mercola.« *mercola.com*, Mercola. 18. Mai 2010.

Johnson R, et al. Potential role of sugar (fructose) in the epidemic of hypertension, obesity and the metabolic syndrome, diabetes, kidney disease, and cardiovascular disease. *Am J Clin Nutr* 2007; 86:899–906.

Nakagawa T et al. A causal role for uric acid in fructose-induced metabolic syndrome. *AJP – Renal Physiol* März 2006; 290(3):F625–F631.

11 Bray George A. How bad is fructose? *Am J Clin Nutr* Oktober 2007; 86(4):895–896.

12 Berechnung nach n*utritiondata.com*.

13 Bocarsly M E, et al. High-fructose corn syrup causes characteristics of obesity in rats: Increased body weight, body fat and triglyceride levels. *Pharmacol Biochem Behav* November 2010; 97(1):101–106.

14 Heller Lorraine. »HFCS is not ‚natural', says FDA.« *FoodNavigator-USA.com*, Food Navigator USA. 2. April 2008.

15 Walikea Barbara C, Jordan Henry A, Stellar Eliot. Preloading and the regulation of food intake in man. *J Comp Physiol Psych* Juli 1969; 68(3):327–333.

KAPITEL 15: DIE RICHTIGEN FETTE

1   Foster-Schubert K E et al. Acyl and total ghrelin are suppressed strongly by ingested proteins, weakly by lipids, and biphasically by carbohydrates. *J Clin Endocrinol Metab* Mai 2008; 93(5):1971–1979.

2   Rapoport B I. Metabolic Factors Limiting Performance in Marathon Runners. *PLoS Comput Biol* 2010; 6(10):e1000960.

3   Kyungwon Oh et al. Dietary Fat Intake and Risk of Coronary Heart Disease in Women: 20 Years of Follow-up of the Nurses' Health Study. *Am J Epidemiol* 2005; 161(7):672–679.

4   Appel L et al. Effects of Protein, Monounsaturated Fat, and Carbohydrate Intake on Blood Pressure and Serum Lipids. *JAMA* 2005; 294(19):2455–2464.

5   Garg A. High-monounsaturated-fat diets for patients with diabetes mellitus: a meta-analysis. *Am J Clin Nutr* März 1998; (67):3,577S–582S.

6   Miles E, Zouboulis P, Calder P. Differential anti-inflammatory effects of phenolic compounds from extra virgin olive oil identified in human whole blood cultures. *Nutrition* März 2005; 21(3):389–394.

7   Siri-Tarino P, Sun Q, Hu F, Krauss R. Meta-analysis of prospective cohort studies evaluating the association of saturated fat with cardiovascular disease. *Am J Clin Nutr* März 2010; 91(3):535–546.

8   Koenig W, Sund M, Fröhlich M, Fischer H G, Löwel H, Döring A, Hutchinson W L, Pepys M B. C-Reactive protein, a sensitive marker of inflammation, predicts future risk of coronary heart disease in initially healthy middle-aged men: results from the MONICA (Monitoring Trends and Determinants in Cardiovascular Disease) Augsburg Cohort Study, 1984 to 1992. *Circulation* 19. Januar 1999; 99(2):237–242.

9   Wellen K, Hotamisligil G. Inflammation, stress, and diabetes. *J Clin Invest* 2005; 115(5):1111–1119.

10   Benoit Stephen C et al. Palmitic acid mediates hypothalamic insulin resistance by altering PKC-θ subcellular localization in rodents. *J Clin Invest* 1 Sep 2009; 119(9):2577–2589.

11   Kennedy Arion, Martinez Kristina, Chuang Chia-Chi, LaPoint Kathy, McIntosh Michael. Saturated Fatty Acid-Mediated Inflammation and Insulin Resistance in Adipose Tissue: Mechanisms of Action and Implications. *J Nutr* Januar 2009; 139(1):1–4.

12   German J, Dillard C. Saturated fats: what dietary intake? *Am J Clin Nutr* Sep 2004; (80):3,550–559.

     Wood A, et al. Dietary carbohydrate modifies the inverse association between saturated fat intake and cholesterol on very low-density lipoproteins. *Lipid Insights* 2011; (4):7–15.

13   Dean Ward, English Jim. Medium Chain Triglycerides (MCTs) »Beneficial Effects on Energy, Atherosclerosis and Aging.« *nutritionreview.org*, Nutrition Review.

14   Bach A C, Babayan V K. Medium-chain triglycerides: An update. *Am J Clin Nutr* 1982; 36:950–962.

15   Kay Colin D, Gebauer Sarah K, West Sheila G, Kris-Etherton Penny M. Pistachios Increase Serum Antioxidants and Lower Serum Oxidized-LDL in Hypercholesterolemic Adults. *J. Nutr* Juni 2010; 140(6):1093–1098.

16   Hu F B; Stampfer M J. Nut consumption and risk of coronary heart disease: a review of epidemiologic evidence. *Curr Atheroscler Rep* November 1999; 1(3): 204–209.

17   Jiang Rui, Jacobs David R, Mayer-Davis Elizabeth, Szklo Moyses, Herrington David, Jenny Nancy S, Kronmal Richard, Barr R Graham. Nut and Seed Consumption and Inflammatory Markers in the Multi-Ethnic Study of Atherosclerosis. *Am J Epidemiol* 1. Februar 2006; 163(3):222–231.

     Mukuddem-Petersen J, Oosthuizen W, Jerling J C. A systematic review of the effects of nuts on blood lipid profiles in humans. *J Nutr* 2005; 135(9):2082–2089.

     Lamarche B, Desroche S, Jenkins D J et al. Combined effects of a dietary portfolio of plant sterols, vegetable protein, viscous fiber and almonds on LDL particle size. *Br J Nutr* 2004;92(4):654–663.

18   Adaptiert nach Daten der USDA National Nutrient Database Reference, Release 18.

19   Fallon Sally, Enig Mary G. »Tripping Lightly Down the Prostaglandin Pathways.« *westonaprice.org*, The Weston A Price Foundation. 2000.

20   Sanders T A B, Younger Katherine M. The effect of dietary supplements of omega-3 polyunsaturated fatty acids on the fatty acid composition of platelets and plasma choline phosphoglycerides. *Br J Nutr* 1981; 45:613–616.

     Salem Jr N, Wegher B, Mena P, Uauy R. Arachidonic and docosahexaenoic acids are biosynthesized from their 18-carbon precursors in human infants. *Proc Natl Acad Sci U S A* 9. Januar 1996; 93(1):49–54.

21   Duda Monika K et al. Fish oil, but not flaxseed oil, decreases inflammation and prevents pressure overload-induced cardiac dysfunction. *Cardiovasc Res* 2009; 81(2):319–327.

KAPITEL 16: MAHLZEITEN PLANEN LEICHT GEMACHT

1   MacDonald Ann. Why eating slowly may help you feel full faster. *health.harvard.edu*, Harvard Health Publications. 19. Oktober 2010.

2   Skov A R, Toubro S, Bulow J, Krabbe K, Parving H H, Astrup A. Changes in renal function during weight loss induced by high vs. low-protein low-fat diets in overweight subjects. *Int J Obes Relat Metab Disord* November 1999; 23(11):1170–117.

3   Walikea, Barbara C, Henry A. Jordana, Eliot Stellara. Preloading and the regulation of food intake in man. *J Comp Physiol Psychol* Juli 1969; (68)3:327–333.

4   David E S, Cingari D S, Ferraris R P. Dietary induction of intestinal fructose absorption in weaning rats. *Pediatr Res* Juni 1995; 37(6):777–782.

    Shu Rong, David Elmer S, Ferraris Ronaldo P. Luminal fructose modulates fructose transport and GLUT-5 expression in small intestine of weaning rats. *AJP – GI* Februar 1998; 274(2):G232–G239.

    Sakar Y, Nazaret C, Lettéron P, Ait Omar A, Avenati M, Viollet B, Ducroc R, Bado A. Positive regulatory control loop between gut leptin and intestinal GLUT2/GLUT5 transporters links to hepatic metabolic functions in rodents. *PLoS One* 30. November 2009; 4(11):e7935.

KAPITEL 17: EINFÜHRUNG IN DAS WHOLE30-PROGRAMM

1   Akobeng A K, Thomas A G. Systematic Review: Tolerable Amount of Gluten for People With Coeliac Disease. *Aliment Pharmacol Ther* 2008; 27:1044–1052.

2   Barrett, Deirdre. *Waistland: A (R)evolutionary View of Our Weight and Fitness Crisis*. New York: W.W. Norton & Co., Inc. 2007.

    Ouellette Judith A, Wood Wendy. Habit and intention in everyday life: The multiple processes by which past behavior predicts future behavior. *Psychol Bull* Juli 1998; 24(1):54–74.

    Lally P, van Jaarsveld C, Potts H, Wardle, J. How are habits formed: Modelling habit formation in the real world. *Eur J Soc Psych* Oktober 2010; 40(6):998–1009.

KAPITEL 18: WHOLE30: AUSSCHLUSSPROZESS

1   Sant' Diniz Yeda, Faine Luciane A, Galhardi Cristiano M, Rodrigues Hosana G, Ebaid Geovana X, Burneiko Regina C, Cicogna Antonio C, Novelli Ethel LB. Monosodium glutamate in standard and high-fiber diets: metabolic syndrome and oxidative stress in rats. *Nutrition* Juni 2005; 21(6):749–755.

2   Knodel L C. Current Issues in Drug Toxicity; Potential health hazards of sulfites. Toxic Subst. *Mech* 1997; 16(3): 309–311.

    Lester M R. Sulfite sensitivity: Significance in human health. *J Am Coll Nutr* 1995; 14(3):229–232.

3   Bhattacharyya Sumit, Gill Ravinder, Chen Mei Ling, Zhang Fuming, Linhardt Robert J, Dudeja Pradeep K, Tobacman Joanne K. Toll-like Receptor 4 Mediates Induction of the Bcl10-NFBInterleukin-8 Inflammatory Pathway by Carrageenan in Human Intestinal Epithelial Cells. *J Bio Chem* April 2008; 283(16)10550–10558.

    WHO Food Additives Series: 59. «Safety evaluation of certain food additives and contaminants.» Juni 2007.

KAPITEL 21: FEINTUNING FÜR BESONDERE BEVÖLKERUNGSGRUPPEN

1   Lindeberg S, Jönsson T, Granfeldt Y, Borgstrand E, Soffman J, Sjöström K, Ahrén B. A Palaeolithic diet improves glucose tolerance more than a Mediterranean-like diet in individuals with ischaemic heart disease. *Diabetologia* 2007; 50(9):1795–1807.

2   Cordain Loren. Lysozyme From Egg Whites. *The Paleo Diet Update*, März 2010; 6(4):3–6.

3   Akbar A, Yiangou Y, Facer P, Walters J R F, Anand P, Ghosh S. Increased capsaicin receptor TRPV1-expressing sensory fibres in irritable bowel syndrome and their correlation with abdominal pain. *Gut* 2008; 57:923–929.

Childers N.F. A relationship of arthritis to the Solanaceae (nightshades). *J Intern Acad Prev Med* 1979; 7:31–37.

Smith Garrett. »Nightshades.« *westonaprice.org*, The Weston A. Price Foundation. 29. März 2010

Milch: Dip J B. The distribution of multiple sclerosis in relation to the dairy industry and milk consumption. *New Zealand Med* J 1976; 83:427–430.

Monetini L, Cavallo M G, Stefanini L et al. Bovine beta-casein antibodies in breast- and bottle-fed infants: their relevance in Type 1 diabetes. *Diabetes Metab Res Rev* 2001; 17:51—54.

Agranoff B W, Goldberg D. Diet and the geographical distribution of multiple sclerosis. *Lancet* 2 November 1974; 2(7888):1061–1066.

Malosse D, Perron H, Sasco A et al. Correlation between milk and dairy product consumption and multiple sclerosis prevalence: a worldwide study. *Neuroepidemiology* 192; 11:304–312.

4   Bjarnason I, Williams P, Smethurst P, Peters T J, Levi J. Effect of non-steroidal antiinflammatory drugs and prostaglandins on the permeability of the human small intestine. *Gut* 1986; 27:1292–1297.

5   Interview with Chad Potteiger, DO, Smoky Mountain Gastroenterology, Maryville, TN. November 2011.

Abraham Clara, Cho Judy H. IL-23 and Autoimmunity: New Insights into the Pathogenesis of Inflammatory Bowel Disease. *Ann Rev Med* Februar 2009; 60:97–110.

6   Gibson P R, Newnham E, Barrett J S, Shepherd S J, Muir J G. Fructose malabsorption and the bigger picture. *Aliment Pharma Ther* Februar 2007; 25(4):349–363.

7   Alun Jones V, Mclaughlin P, Shorthouse M et al. Food intolerance: a major factor in the pathogenesis of irritable bowel syndrome. *Lancet* 1982; 2(8308):1115–1117.

Parker T J, Naylor S J, Riordan A M et al. Management of patients with food intolerance in irritable bowel syndrome: the development and use of an exclusion diet. *J Hum Nutr Diet* 1995; 8:159–166.

8   Stenson W F, Cort D, Rodgers J, Burakoff R, DeSchryver-Kecskemeti K, Gramlich T L, Beeken W. Dietary supplementation with fish oil in ulcerative colitis. *Ann Intern Med* April 1992; 116(8):609—614.

9   Campbell-McBride Natasha. Food Allergy. *J Orthomol Med* 2009; 24(1):31—41.

10 Dunbar C C, Kalinski M I. Using RPE to regulate exercise intensity during a 20-week training program for postmenopausal women: a pilot study. *Percept Mot Skills* Oktober 2004; 99(2):688—690.

Duncan G E, Sydeman S J, Perri M G, Limacher M C, Martin A D. Can sedentary adults accurately recall the intensity of their physical activity? *Prev Med* Juli 2001; 33(1):18–26.

11 Goldman H I et al. Clinical effects of two different levels of protein intake on low-birth-weight infants. *J Pediatr* Juni 1969; 74(6):881—889.

Goldman H I et al. Effects of early dietary protein intake on low-birth-weight infants: evaluation at 3 years of age. *J Pediatr* Januar 1971; 78(1):126—129.

Goldman H I et al. Late effects of early dietary protein intake on low-birth-weight infants. *J Pediatr* Dezember 1974; 85(6):764—769.

Koletzko B et al. Lower protein in infant formula is associated with lower weight up to age 2 y: a randomized clinical trial. *Am J Clin Nutr* Juni 2009; 89(6):1836—1845.

Speth J D. Protein selection and avoidance strategies of contemporary and ancestral foragers: unresolved issues. *Philos Trans R Soc Lond B Biol Sci* 29. November 1991; 334(1270):265–270.

12 Coletta J M, Bell S J, Roman A S. Omega-3 fatty acids and pregnancy. *Rev Obstet Gynecol* 2010; 3(4):163—171.

Simopoulos Artemis P, Leaf Alexander, Salem Jr. Norman. Essentiality of and Recommended Dietary Intakes for Omega-6 and Omega-3 Fatty Acids. *Ann Nutr Metab* 1999; 43:127–130.

13 Kresser Chris. Episode 7 – Nutrition for Fertility, Pregnancy & Breastfeeding. *chriskresser.com*, Chris Kresser L.Ac. 12. April 2011.

Per E-Mail geführtes Interview mit Chris Kresser, L.Ac. 16. Februar 2012.

14 Jackson Kelly M, Nazar Andrea M. Breastfeeding, the Immune Response, and Long-term Health. *J Am Osteopath Assoc* 1. April 2006; 106(4); 203–207.

Cordain Loren. Cereal grains: humanity's double-edged sword. *World Rev Nutr Diet* 1999; 84:19–73.

Virtanen S M, Räsänen L, Ylönen K, Aro A, Clayton D, Langholz B, Pitkäniemi J, Savilahti E, Lounamaa R, Toumilehto J. Early introduction of dairy products associated with increased risk of IDDM in Finnish children. The Childhood in Diabetes in Finland Study Group. *Diabetes* Dezember 1993; 42(12):1786–1790.

KAPITEL 22: ERGÄNZEN SIE IHRE GESUNDE ERNÄHRUNG

1 Jacobs Jr David R, Gross Myron D, Tapsell Linda C. Food synergy: an operational concept for understanding nutrition. *Am J Clin Nutr* Mai 2009; (89)5:1543S–1548S.

2 Martin Suzy. »Some vitamin supplements don't protect against lung cancer.« eurekaalert.org, Eureka Alert. 2007:

Anthes Emily. »The Vita Myth: Do supplements really do any good?« *slate.com*, Slate. 6. Januar 2010.

El-Kadiki Alia, Sutton Alexander J. Role of multivitamins and mineral supplements in preventing infections in elderly people: systematic review and meta-analysis of randomised controlled trials. *BMJ 16*. April 2005; 330(7496):871.

Neuhouser M L, Wassertheil-Smoller S, Thomson C, Aragaki A, Anderson G L, Manson J E, Patterson R E, Rohan T E, van Horn L, Shikany J M, Thomas A, LaCroix A, Prentice R L. Multivitamin use and risk of cancer and cardiovascular disease in the Women's Health Initiative cohorts. *Arch Intern Med* 9. Februar 2009; 169(3):294—304.

Lonn E, Bosch J, Yusuf S, Sheridan P, Pogue J, Arnold J M, Ross C, Arnold A, Sleight P, Probstfield J, Dagenais G R Effects of long-term vitamin E supplementation on cardiovascular events and cancer: a randomized controlled trial. *JAMA* 16. März 2005; 293(11):1338—1347.

Cook N R, Albert C M, Gaziano J M et al. A randomized factorial trial of vitamins C and E and beta carotene in the secondary prevention of cardiovascular events in women: results from the Women's Antioxidant Cardiovascular Study. Archives of Internal Medicine. 2007; 167(15):1610–1618.

3 »Dietary Supplement Fact Sheet: Vitamin C.« *ods.od.nih.gov*, National Institutes of Health.

4 »Antioxidant Supplements For Health: An Introduction.« *nccam.nih.gov*, The National Center for Complimentary and Alternative Medicine. Oktober 2011.

Hodis Howard N., Mack Wendy J, Sevanian Alex. Antioxidant Vitamin Supplementation and Cardiovascular Disease. *Nutrition and Health* 2005; (III):245—277.

Jacobs Jr. David R, Gross, Myron D, Tapsell Linda C. Food synergy: an operational concept for understanding nutrition. *Am J Clin Nutr* Mai 2009; 89:(5)1543S–1548S.

Bjelakovic Goran, Nikolova Dimitrinka, Gluud Lise Lotte, Simonetti Rosa G, Gluud Christian. Mortality in Randomized Trials of Antioxidant Supplements for Primary and Secondary Prevention Systematic Review and Meta-analysis. *JAMA* 2007; 297(8):842—857.

Bjelakovic Goran, Nikolova Dimitrinka, Simonetti Rosa G, Gluud Christian. Antioxidant supplements for prevention of gastrointestinal cancers: a systematic review and meta-analysis. *The Lancet* Oktober 2004; 364(9441)1219—1228.

Kritharides Leonard, Stocker Roland.The use of antioxidant supplements in coronary heart disease. *Atherosclerosis* Oktober 2002; 164(2)211—219.

QUELLEN

Bjelakovic G, Nikolova D, Gluud L L, Simonetti R G, Gluud C. Antioxidant supplements for prevention of mortality in healthy participants and patients with various diseases. *Cochrane Database of Systematic Reviews* 2008; 2:CD007176.

5 Kris-Etherton Penny M, Harris William S, Appel Lawrence J. Fish Consumption, Fish Oil, Omega-3 Fatty Acids, and Cardiovascular Disease. *Circulation* 2002; 106:2747—2757.

Herold P M, Kinsella J E. Fish oil consumption and decreased risk of cardiovascular disease: a comparison of findings from animal and human feeding trials. *Am J Clin Nutr* April 1986; 43(4)566—598.

Wang Chenchen, Harris William S, Chung Mei, Lichtenstein Alice H, Balk Ethan M, Kupelnick Bruce, Jordan Harmon S, Lau Joseph. n-3 Fatty acids from fish or fish-oil supplements, but not α-linolenic acid, benefit cardiovascular disease outcomes in primary- and secondary-prevention studies: a systematic review. *Am J Clin Nutr* Juli 2006; 84(1):5—17.

Rissanen Tina, Voutilainen Sari, Nyyssönen Kristina, Lakka Timo A, Salonen Jukka T. Fish Oil–Derived Fatty Acids, Docosahexaenoic Acid and Docosapentaenoic Acid, and the Risk of Acute Coronary Events. *Circulation* 2000; 102:2677—2679.

Nestel, Paul J. Fish oil attenuates the cholesterol induced rise in lipoprotein cholesterol. *Am J Clin Nutr* Mai 1986; 43(5):52—757.

Nestel, Paul J. Fish oil and cardiovascular disease: lipids and arterial function. *Am J Clin Nutr* Januar 2000; 71(1):228S–231S.

Connor, William E, Connor Sonja L. The importance of fish and docosahexaenoic acid in Alzheimer disease. *Am J Clin Nutr* April 2007; 85(4):929—930.

»Fish Oil.« *nlm.nih.gov*, National Library of Medicine, National Institutes for Health. Dezember 2011.

6 Holick M F. Vitamin D: importance in the prevention of cancers, type 1 diabetes, heart disease, and osteoporosis. *Am J Clin Nutr* 2004; 79(3):362—371.

Giovannucci Edward, Liu Yan, Hollis Bruce W, Rimm Eric B. 25-Hydroxyvitamin D and Risk of Myocardial Infarction in Men. *Arch Intern Med* 2008; 168(11):1174—1180.

Guyton K Z, Kensler T W, Posner G H. Vitamin D and vitamin D analogs as cancer chemopreventive agents. *Nutr Rev* 2003; 61(7):227—238.

Vieth R, Chan P C, MacFarlane G D. Efficacy and safety of vitamin D3 intake exceeding the lowest observed adverse effect level. *Am J Clin Nutr* 2001; 73(2):288—294.

Heaney R P, Davies K M, Chen T C, Holick M F, Barger-Lux M J. Human serum 25-hydroxycholecalciferol response to extended oral dosing with cholecalciferol. *Am J Clin Nutr* 2003; 77(1):204—210.

7 King Dana E, Mainous III Arch G, Geesey Mark E, Woolson Robert F. Dietary Magnesium and C-reactive Protein Levels. *J Am Coll Nutr* Juni 2005; 24(3):166—171.

Ford E S, Mokdad A H. Dietary magnesium intake in a national sample of US adults. *J Nutr* Sep 2003; 133(9):2879—2882.

Cotruvo J, Bartram J, eds. »Calcium and Magnesium in Drinking-water: Public health significance.« Genf, Weltgesundheitsorganisation, 2009.

8 Balch Phyllis, Balch James. *Prescription for Natural Healing*. New York: Avery Trade, 2010.

9 Interview mit Dr. Timothy Gerstmar, N.D. Aspire Natural Health, Redmond, WA. 16. Februar 2012.

10 Lipski Elizabeth. Digestive Wellness. New York: Mc-Graw Hill. 2005. Steinhoff U. Who controls the crowd? New findings and old questions about the intestinal microflora. *Immunol Lett* Juni 2005; 99(1):12—16.

STICHWORTVERZEICHNIS

A

Abnehmen 35, 72, 225, 241 siehe auch Gewichtsverlust

ADHS (Aufmerksamkeitsdefizit-/Hyperaktivitätssyndrom) 93, 286

Adipositas 58–59, 64, 96, 114, 193, 221, 243, 267, 296

Akne 93, 96, 143, 154, 264, 290

Alkohol 102, 108–112, 182, 237–238, 250, 257, 296

Allergie 21, 30, 84, 89, 93, 96, 131–132, 145, 154, 174, 233, 246, 264, 276, 285–286

Alzheimer-Krankheit 93, 96, 115, 290

Aminosäure

Anämie 32, 65, 77, 130, 143, 162–163, 297

Antibiotikum 24, 164–166, 197, 296

Antikörper 89, 162

Anti-Nährstoff 128–129, 149

Antioxidantien

Appetit 11, 115–116, 152, 175–176, 190, 200, 289

Arterienverkalkung 64, 96, 182, 198

Arthritis 18–19, 84, 93, 96–97, 114, 132, 156, 158, 270, 288, 290

rheumatoide 18, 19, 84, 97, 156, 158, 288

Asthma 21, 84, 92–93, 96, 132, 143, 154, 237, 264, 285–286

Autismus 145

Autoimmunerkrankung 13, 84–85, 89, 103, 107, 131–132, 155–156, 158, 270, 272–273, 275, 286, 296

B

Bacon 173

Ballaststoff 31, 76, 81, 107, 122–129, 135–136, 167, 176, 179, 181, 183, 185, 273

Bauchspeicheldrüse 50–51, 57–60, 65, 156, 158

Bewegung 56, 63, 72, 98, 120, 216, 333–334

bio 167, 180–181, 197

Biorhythmus 62

Bipolare Störung 96, 132

Blutglukose siehe Blutzucker

Bluthochdruck 64, 84–85, 92, 96, 98, 115, 150, 182, 206

Blutzucker 12, 50, 58, 60–62, 65–66, 68, 71, 74, 106, 109, 124, 198, 217, 270, 293, 302

-anstieg 51, 66, 70

-menge 66

-spiegel 16, 50–51, 57–63, 66–68, 74, 106, 109, 122–124, 148, 158, 188, 190, 207, 215, 283

-wert 67–68, 70–71, 74

Bohnen siehe Hülsenfrüchte

Brustkrebs 138, 206

Butter 154, 189, 192, 196–197, 223, 242

C

Carrageen 242–243

Casein 143–145, 158

Casomorphine 144, siehe auch Exorphin

Cholesterin 64, 77, 168–172, 193, 196

Colitis ulcerosa 84, 96, 132, 273

Cortisol 49, 61–64, 66, 68, 70, 74, 85, 169–170, 213

C-reaktives Protein (CRP) 172

D

Darmbakterien 81, 85, 106, 110, 136–137, 147, 153–154, 158, 245, 274, 295–296

Darmdurchlässigkeit 83–85, 103, 131–132, 144–145, 156–158, 197, 234, 243, 253, 272, 276, siehe auch Leaky-Gut-Syndrom

Darmerkrankungen, chronisch-entzündliche (CED) 273, 290

Depression 59, 93, 96, 132, 170, 290

DHA 114, 199, 201–202, 284, 290–292

Diabetes mellitus 96
Docosahexaensäure siehe DHA
Dopamin 42–44
Dünndarm 75–79, 81, 103, 110, 128, 131, 136, 181, 295
Dysbiose 106–107, 136–137, 147, 296

E

Eicosapentaensäure siehe EPA
Einfach ungesättigte Fette (MUFAs) siehe Fett
Endorphin 43
Entzündung, chronische systemische 86, 88, 91–93, 95, 99, 103, 110, 156
EPA 114, 199, 201–202, 284, 290–292
Epigenetik 98, 156
Erbsen 134, 177, 263
Erdnuss 113, 134, 138–140, 238
Essensgelüste 18, 35, 56, 86, 207, 214, 232, 239–240, 253, 256
Exorphin 144

F

Fasten 63
Fett
    Bauchfett 63–64, 72, 84–85, 96
    einfach ungesättigte Fette (MUFAs) 32, 118, 189–190, 192, 195, 200
    essenzielle Fettsäuren 114, 152
    gesättigte Fette (FSAs) 32, 53, 167, 190–196, 198
    Körperfett 20, 53–59, 61, 63–64, 66, 71, 74, 95–96, 106, 122, 187, 245
    mehrfach ungesättigte Fette (PUFAs) 32, 113–114, 116–117, 189, 199–202, 290–291
    Nahrungsfett 32, 66, 76, 115–116, 189, 193–194, 223
    Transfett 189
    Viszeralfett 55, 84
fettadaptiert 188, 195, 213, 245
Fettgewebe 85, 95, 166
Fettleibigkeit 92, 96, 182 siehe auch Adipositas
Fettsucht siehe Adipositas, Fettleibigkeit

Fischöl 274, 288–292
FODMAP 137
freie Radikale 31, 58, 110, 115, 117, 175, 182, 271
Frühstück 65–67, 70, 155, 183, 212, 216, 221, 252, 293
Fruktan 137
Fruktose 107, 181–183, 221, 273, 279

G

Galaktane 136–137
Gallenblase 77, 198
Geflügel 163
Gemüse, fermentiertes 178
gesättigte Fette (FSAs), siehe Fett
Getreide
    Pseudo- 119, 132, 277
    raffiniertes 120–124, 129, 135, 190
Gewichtsverlust 21, 241, siehe auch Abnehmen
Gewürze 178, 219, 246, 272, 303–304, 308, 310–317
Ghee 154, 196, 223, 238, 242, 272
Glucagon 49, 60–63, 66, 68, 70–71, 74, 103, 109, 188, 207, 212, 214–215, 279
Glukose 31–32, 50–55, 57–61, 64–68, 74, 109, 122–124, 147, 181–182, 195
Gluten 129–133, 145, 152, 156, 192, 242, 252
    -frei 108, 111–113, 119, 132–133, 222, 250, 252
    -sensitivität (GS) 131, 137
    -unverträglichkeit 130
Glykämischer Index (GI) 123
Glykogen 51–52, 60–62, 65, 68, 187
Grasfütterung 165, 173, 197, 277, 290–291, 305

H

Hafer 120, 238, 252
Hanf 201, 277
    -öl 118
Hashimoto-Thyreoiditis 84, 96, 132, 156
HDL-Cholesterin 23, 64, 168, 171–172, 189
Heißhunger 13, 36, 222, 226, siehe auch Essensgelüste

STICHWORTVERZEICHNIS

-attacke 35–35, 226, 247, 250

Herzerkrankung 59, 64, 84, 92, 96–98, 114, 169, 171–172, 174, 189, 193–194, 196, 292

Histaminintoleranz 145, 154

Hühnchen 44, 68, 161, 285, 320

Hülsenfrüchte 19, 119–120, 134–140, 149, 158, 177, 187, 235, 237–238, 242, 244, 250, 252, 257, 277, 286

Hyperinsulinismus 146

Hyperglykämie 51, 58, 64, 106

Hypertonie siehe Bluthochdruck

Hypoglykämie 59–60, 302

I

Immunsystem 13, 19, 27, 32–33, 75, 77–79, 81–83, 85, 87–92, 99, 103, 110, 131, 139, 142, 155–158, 175, 247, 272, 276, 286, 292, 295

Insulin
  -ähnlicher Wachstumsfaktor 1 (IGF-1) 145–146
  -resistenz 53, 57–64, 67, 69–74, 92, 96, 103, 106–107, 114, 122, 143, 146, 156, 195, 190, 194–195, 221
  -sensitivität 51, 57, 146

Isoflavon 137, siehe auch Phytoöstrogen

J

Joghurt 69, 71–72, 104, 146, 153–154, 238, 243, 252, 277, 286, siehe auch Milch

K

Kaffee 26, 65, 68, 70, 107, 126, 213, 233, 239, 248, 274

Kalorienrestriktion 63

Kalzium 31, 125, 128, 142–143, 148–151, 163, 167, 293

Kartoffel 9, 10, 127, 219, 272, 278

Käse 68, 135, 144, 155, 238, 252, 277

Kefir 146, 153–154, 238, 277, 296 siehe auch Milch

Kind 139, 143–144, 146, 160, 188, 210, 248, 282, 285–287, 302, 306

Kleie 121–123, 128–129, 238

Knochenbrühe 150, 163, 297, 306, 319

Knochendichte 149, 151

Koffein 68–69, 213, 239, 274

Kokosnuss 13, 136, 143, 198, 202, 245

Kohlenhydrate
  einfache 31
  fermentierbare 137
  komplexe 31, 51
  kurzkettige 136
  raffinierte 194–196, 214

Kombucha 154, 296

Konjugierte Linolsäure (CLA) 152, 154, 197

Kräuter 178, 219, 246, 323

Krebs 96, 107, 114–115, 146, 170, 248, 290, 292
  -arten 146, 173–174, 289, 296
  Brust- 138, 206
  Prostata- 146
  -risiko 26

L

Laktose 107, 145, 147, 152–153

LDL-Cholesterin 23, 168, 170, 172, 189

Leaky-Gut-Syndrom 79, 110, 157, siehe auch Darmdurchlässigkeit

Lebensmittelverarbeitung 294

Leber 52–55, 57, 60–61, 63–68, 74, 77–78, 85, 116, 161, 163, 169, 182, 187, 195, 198, 221

Leinsamen 200–201

Lektin 138–140

Leptin 49–50, 53–56, 66–67, 71, 105, 211, 213–214
  -botschaft 54–56, 74, 105, 207
  -resistenz 50, 53, 55–59, 61, 69, 70–74, 103, 105–107, 122, 156, 185, 189, 195, 243
  -signal 54–56
  -spiegel 53–54, 62, 65, 212, 214
  -wert 54, 213

Lipoprotein 168–169
  -Cholesterin-Komplex 168

Lupus 96, 132, 156, 270

M

Magnesium 125, 128, 148, 163, 293–294
- -mangel 293–294
- -speicher 294

Mahlzeitenübersicht 219, 146, 30–304, 329, 332–333

Mais 120, 131, 165, 177, 183, 238, 252
- -öl 118, 293
- -sirup 37–38, 182–183, 192

Makronährstoff 31–32, 40, 50, 76, 142, 162, 208

Massentierhaltung 165–167, 193, 197, 203, 277

Mehrfach ungesättigte Fette (PUFAs) siehe Fett

Melatonin 62

Metabolisches Syndrom 64, 74, 92–93, 99, 114, 145–146, 182

Mikronährstoff 31, 76, 81, 106, 122, 124, 126, 143, 151, 166–168, 176, 179, 200, 218, 285–286, 288–289, 295, 297–298, 320

Mimikry, molekulare 157–158

Milch
- entrahmte 68, 70–71, 126
- fermentierte 153
- Kokos- 198, 223, 239, 242, 283–285, 306, 308–309, 317–318, 320, 327, 329
- Kuh- 141–144, 285
- -eiweiß 143, 146–147
- -konsum 141, 143, 145–146
- -produkte 50, 143–147, 154, 238, 242, 272, 277
- -protein 143, 145, 152–154, 158, 197, 242
- Mutter- 142–144, 147, 285
- Roh- 153
- Soja- 67, 155
- Voll- 154
- Weide- 152–153, 277
- Ziegen- 141

Mittelkettige Triglyzeride (MKTs) 198

Molkeneiweiß 145–146, siehe auch Molkenprotein

Molkenprotein 143, 145–146, siehe auch Molkeneiweiß

Mononatriumglutamat (MNG) 37, 242–243

Morbus Crohn 75, 84, 96, 132, 273

Multiple Sklerose (MS) 96, 132, 156

Multivitamine 297

N

Nachtschattengewächs 272–273

Nahrungsergänzungsmittel 146, 149, 151, 154, 289–290, 293, 295–297

Nichtsteroidale Antirheumatika (NSAR) 272–273

Niere 163, 207, 217, 270
- Neben- 62–63, 156

Nüsse und Samen 127, 150, 191, 200–202, 223, 245, 272, 274, 293

O

Omega-3-Fettsäuren 113–114, 152, 154, 168, 197, 199, 201–202, 284, 290, siehe auch Fischöl

Omega-6-Fettsäuren 113–114, 117, 199–201, 291

Opioid 43–44

organisch siehe bio

Osteoporose 93, 97, 148–150, 292

Östrogen 137–138, 145, 170

Oxidation 115–116

Oxidationsprozess 110, 115–116, 190, 199–200, 291

P

Paläo-Diät 20, 23–25, 207

Palmitinsäure (PA) 53, 194–196

Pasteurisierung 152, 185

Pestizid 108, 164–166, 197, 203, 204
- -rückstände 180–181, 203

Pflanzenöl 113, 118

Phytat 128–129, 133, 135, 149

Phytonährstoff 31, 38, 106–107, 124, 150, 176, 179, 181, 285, 289

Phytoöstrogen 137–138, 140

Portionsgrößen 127, 215

Probiotika 119, 178, 295–296

Prolamin 130–131

Protein

STICHWORTVERZEICHNIS

Casein- 146
Getreide- 131
Getreide- 267
Milch- 143, 145, 152–154, 158, 197, 242
Molken- 143, 145–146
Nahrungs- 19, 149, 217
- molekül 77
-quelle 50, 163, 216–217, 277, 318
-struktur 129
Weizen- 158
Psoriasis siehe Schuppenflechte

Q
Quinoa 119–120, 132, 238, 252, 277

R
Reis 119–120, 238, 252
    Natur- 31, 71, 127
    -essig 242
    -keimöl 118
    Wild- 120
Reizdarmsyndrom (RDS) 84, 86, 92, 178, 273, 273
Resveratrol 111
Rindfleisch 50, 66, 161, 163, 173, 279, 285, 305, 318

S
Salz 9–10, 38, 71–72, 122, 201, 219, 294
Samen 113, 115, 118, 134–135, 137, 164, 177, siehe auch Nüsse und Samen
    -öl 37, 113–118, 161, 175, 190, 192, 199–200, 291
Sattheit 40–42, 46, 185–186, 220–221
Sättigungsgefühl 34, 40, 59, 122
Sauerkraut 154, 178, 296
Schilddrüse 74, 156
    -funktion 64
    -hormon 55
    -hormonspiegel 54
Schlaf 13–14, 21, 47, 53, 62–63, 69–70, 213, 234, 293–294, 299, 333

-gewohnheiten 65, 69
-mangel 19, 44, 63, 74
Schuppenflechte 97, 132, 290
Schwangerschaft 186, 282–284
Snack 68, 70, 122, 199, 212–214, 279, 283
Sodbrennen 21, 97
Soja 137–138, 140, 238, 251, 277
    -allergie 174
    -bohne 113–114, 134, 137, 165, 277
    -milch 67, 155
    -öl 293
    -produkte 137, 277
Speck 173, 197, 224, siehe auch Bacon
Spurenelement siehe Mikronährstoff
Statin-Therapie 170
Stillen 144, 282–285
Stimmungsschwankung 93
Sulfite 242–243
Supplemente 201, 289, siehe auch Nahrungsergänzungsmittel
Süßkartoffel 127, 176, 280, 285, siehe auch Kartoffel
Süßungsmittel, künstliche 37–38, 104–108, 183, 242

T
Tabakware 238
Testosteron 110, 170
Training 62–63, 146, 162, 175, 253, 278–280, siehe auch Bewegung
Transfett siehe Fett
Triglyzerid 53, 55, 57, 68, 74, 77, 106, 122, 172, 182
    -spiegel 57, 96, 172
    -überschuss 55, 74
    -wert 55, 64, 92, 171–172, 183, 195–196

U
Unterzuckerung 60, 68, 109, 227, 283, siehe auch Hypoglykämie

V

Veganer 162, 276–277
Vegetarier 162, 276–277
Verdauungsenzyme 76, 119, 130, 274, 295
Verdauungsproblem 245, 274–275, 294
Verdauungsprozess 31, 40–41, 78, 123, 138, 144, 162, 243
Verdauungssystem 41, 66, 76–77, 83, 85, 136, 142, 297, 338
Viszeralfett siehe Fett
Vitamin A 77, 125, 152, 168
Vitamin B12 126, 167
Vitamin C 31, 125, 175, 179, 289
Vitamin D 125, 148–149, 284, 289, 292–293
Vitamin E 126, 175, 197
Vitamin K 126, 148, 150, 154, 284, 298
Vitamine
  pränatale 284
  vorgeburtliche 284
Vollkorn 119, 123–125, 128, 132, 135, 162, 167, 176, 183 siehe auch Getreide
  -brot 123–124, 127, 253
  -mehl 123–124
  -nudeln 68, 253
  -produkt 31, 119, 123, 126

W

Weidehaltung 66, 152, 164–165, 167, 173, 191, 197, 290, 297, 305
Weizen 120, 130, 137, 238
  -allergie 158
  -protein 174
Whole30
  Ausschluss 237
  Wiedereinführung 250
Wiederkäuer 163–164
Work-out 146, 178, 279–282

Z

Zöliakie 97, 119, 130–132, 137, 156, 158, 233
  -patient 131–132, 145
Zwischenmahlzeit 162, 212–213, 275, 302 siehe auch Snack